국제의료관광 코디네이터

보건의료서비스 지원관리

Healthcare Service Management Support

나 승 권 저

감 수

•윤 형 로•
공학박사/연세대학교 의공학부 교수

•황 락 훈•
공학박사/세명대학교 전기공학과 교수

•김 종 탁•
이학박사/상지영서대학교 의료시스템정보과 교수

•남 삼 극•
의학박사/삼육서울병원 의무원장

•김 선 일•
관광학박사/한국폴리텍대학 호텔관광과 교수

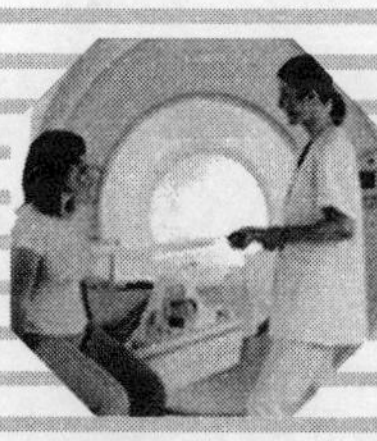

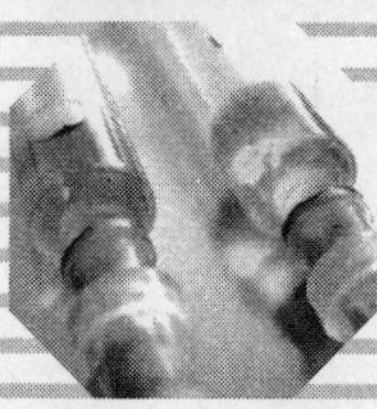

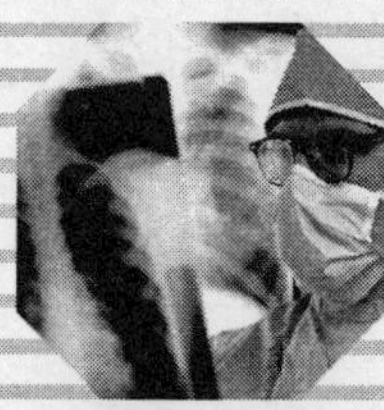

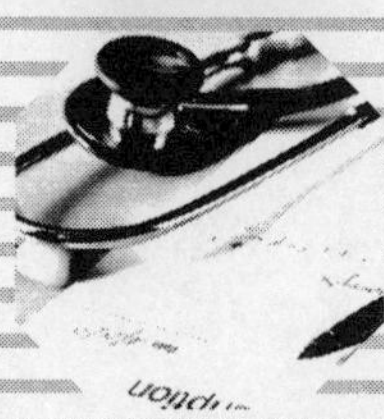

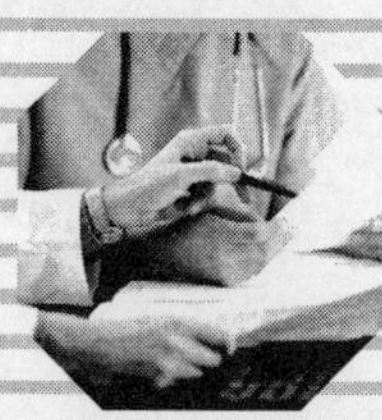

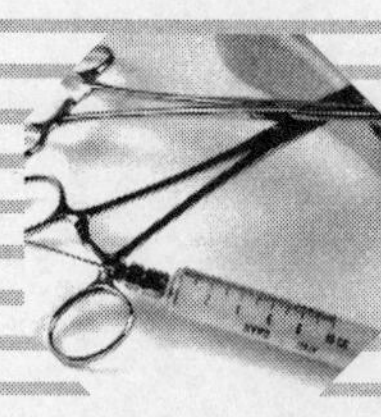

도서출판 상학당

欲爲大者 當爲人役

크고자 하거든 남을 섬기라

머리말 Preface

현대 의학의 발달, 생활수준, 환경의 개선으로 평균수명이 높아지면서 급격히 고령화 사회로 진행되고 있다. 이는 질병의 변화를 가져와 만성 퇴행성 질병이 많아짐에 따라 의료서비스 수요가 큰 폭으로 증가하였고, 전 세계가 네트워크화 되어 자국보다 양질의 의료서비스를 원하는 수요자가 늘어났다.

또한 의료서비스와 관광을 병행하고자 하는 새로운 트렌드가 형성됨에 따라 의료관광(글로벌 헬스케어)분야는 새롭게 각광받는 사업으로 떠올랐다. 이에 우리나라는 한류 열풍과 맞물려 해외 의료관광 수요자들이 급속하게 증가하고 있기에 의료법을 개정하여 새로운 의료관광산업에 대해 적극적으로 지원하고 있다. 따라서 국내 의료관광 서비스 산업에 필요한 인력들의 수요가 그만큼 증가하고 있으며 그 역할의 중요성 또한 높아지고 있다.

국제의료관광코디네이터 자격시험에서 요구하는 ≪보건의료서비스 지원관리≫는 다음과 같이 첫째 의료에 대한 이해, 둘째 병원 서비스 관리, 셋째 의료서비스에 대한 내용, 넷째 의료 커뮤니케이션을 중심으로 다루어 설명하였다.

국제의료관광코디네이터는 의료분야뿐만 아니라 호텔 및 관광분야에 걸쳐 의료의 이해, 병원서비스의 관리, 의료서비스의 이해, 의료 커뮤니케이션 등 다양한 분야를 수행할 수 있는 능력이 필요하기에 고급 인력으로 인정받는 직업이다. 그러므로 한국을 찾는 해외환자들의 기대에 부응할 수 있는 수준 높은 서비스를 제공하기 위해서 국제의료관광코디네이터 국가자격시험이 시행되었다.

의료관광코디네이터의 직무특성상 복잡하고 방대한 이론과 현장 중심의 전문성을 요구하기 때문에 이 분야를 처음 접하는 수험생들에게는 어렵게 느껴지는 과목일 수 있지만 이 책을 통해 쉽게 학습할 수 있도록 이론을 최대한 단순하게 설명하였다. 중요 부분은 사례를 통하여 이론 문제에 적용하는 과정 속에서 시험과목별 기본원리와 개념을 자연스럽게 습득하도록 하였다.

이 책은 ① ≪보건의료 관광행정≫, ② ≪보건의료서비스 지원관리≫, ③ ≪보건의료 관광마케팅≫, ④ ≪관광서비스 지원관리≫, ⑤ ≪의학용어 및 질환의 이해≫의 5과목으로 이루어져 있는 시험과목 중 하나로써 이론과 문제의 범위가 방대하므로 수험생의 눈

높이에 맞추어 이해가 쉽도록 구성하였다.

방대한 이론부분을 이해하기 쉽도록 자세한 그림과 표를 활용하여 최대한 수험생의 눈높이에서 설명하였다. 어려운 의학전문 용어는 일반인도 이해가 쉽도록 설명하였으며 전문화된 그림을 인용하여 학습의 효율성을 높였다. 또한 의료관광코디네이터의 직무특성상 복잡하고 현장 중심의 업무내용을 분야별로 세분화하여 이해할 수 있도록 하였다.

학과 공부와 병행하며 《보건의료서비스 지원관리》 책을 위해 평일에는 늦은 밤까지 고생하고 주말을 할애하여 많은 시간을 자료수집과 문서작업을 위해 수고한 김영준, 이직수 학생에게 감사를 전한다. 국제의료관광코디네이터 자격증을 취득하려는 사람들에게 도움이 되는 책이 되길 바라며, 집필 중 많은 고심에도 불구하고 손길이 미치지 못한 곳은 앞으로 계속 보완할 것이다.

끝으로 출판과정에 도움을 주신 도서출판 상학당 남승우 사장님과 이 책에 관심과 애정을 주신 모든 분들께 감사의 말씀을 전한다.

공학박사 나 승 권 씀

차 례

Contents

부 록 · 445

제1장

의료의 이해

01 건강과 질병관리에 대한 이해

02 의료체계와 의료전달체계

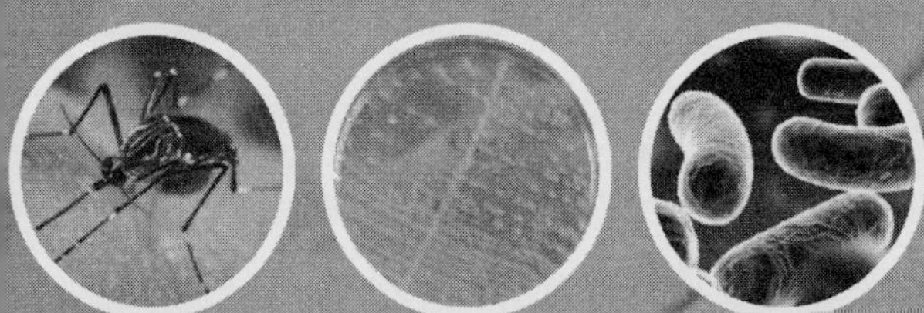

01 건강과 질병관리에 대한 이해

건강은 단순히 질병이 없는 상태를 의미하는 것이 아니라 육체적으로, 정신적으로 또한 사회적으로 온전한 상태이다(세계보건기구에서 건강에 대한 정의). 질병은 건강과 반대되는 개념으로 국어사전에서는 몸에 이상이 생겨 고통을 느끼게 되는 각종 병이라고 정의하고 있다. 시대와 문화에 따라 증상에 대한 설명, 질병에 대한 인식, 치료방식 등이 차이가 난다. 그리고 이러한 차이가 치료결과나 건강에 영향을 미치기도 한다. 따라서 환자의 상태를 정확히 이해하고 환자에게 적절한 도움을 주기 위해서는 건강과 질병에 대한 이해가 필요하다.

1. 공중보건의 정의 및 역사

공중보건은 국민을 질병으로부터 보호하며 국민의 육체적, 정신적 그리고 사회적인 건강을 유지 및 증진하여 수명을 연장하기 위해 조직화된 사회나 국가가 시행하는 과학기술 및 의료행위 전부를 총칭하는 것이다. 공중보건의 의미는 인간의 건강수준을 향상시키기 위한 과학이나 기술을 의미하는 경우와 과학이나 기술이 사회적으로 적용되어 그 결과가 인간생활에 미치는 영향상태를 나타내는 의미가 있다. 공중보건의 역사는 고대(기원전~AD 500) 환경위생의 시대에서부터 현재까지 이어지고 있다.

〈표 1-1〉 공중보건 사업수행의 3요소

대 상	지역주민
목적	질병예방, 수명연장, 건강증진 및 안녕도모, 효율의 증진
접근방법	환경위생, 전염병관리, 건강교육, 의료전달체계의 조직화 등 체계적이고 조직화된 지역사회의 노력을 통한 목적달성
공중보건사업의 주요 내용	보건봉사, 환경위생, 보건교육*, 보건행정, 정신보건, 사고예방과 응급처치

건강을 유지 및 향상시키고자 하는 것은 대상에 따라서 3차원으로 나눌 수 있다. 1차원은 개인의 건강한 생활을 영위하기 위한 것이고, 2차원은 가족과 지역사회의 건강을 위한 것이다. 그리고 3차원은 국민의 보건복지와 건강을 증진시키기 위한 것이다. 공중보건학은 1차원과 2차원의 건강유지 및 향상을 통하여 3차원의 자국국민 또는 인류의 건강 및 수명증진의 목적을 지녔다고 할 수 있다.

* 보건교육 : 건강에 관계되는 여러 가지 문제에 대한 지식이나 태도를 향상시켜 보다 건강한 생활을 하도록 하는 교육이다.

(1) 공중보건의 요소

1) 보건교육

근로자의 건강을 보호 · 유지 · 증진하기 위한 지식을 부여하여 행동으로 실천하게 하는 교육이다. 산업현장에서의 보건교육은 일반적인 보건교육 이외에 직장의 작업조건 및 근로환경이 건강에 미치는 영향, 이를 방지하는 방법 등을 실시해야 한다. 보건교육은 채용 시 교육, 직장 내 정기교육, 작업변경 시 교육, 유해작업취업 시 교육으로 나누어진다. 근로자를 채용했을 때는 물론, 작업내용을 변경했을 때에도 실시해야 하며, 유해한 업무에 근로자를 취업시킬 때에는 당해 업무와 관계되는 보건에 관한 특별교육을 실시해야 한다. [그림 1-1]은 공중보건사업수행 3요소 중에 보건교육에 대한 그림이다.

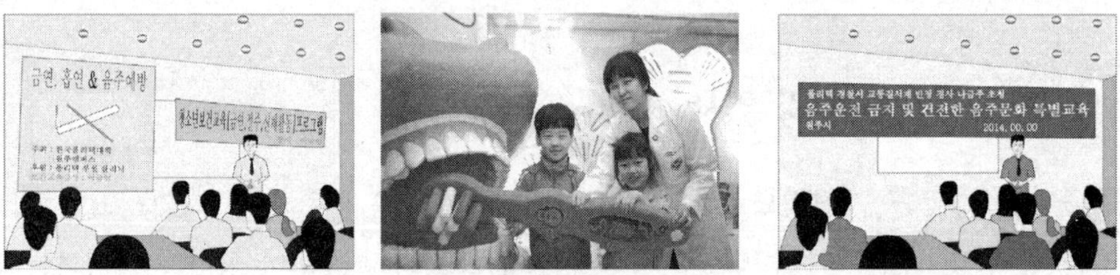

(a) 금연교육 (b) 치아교육 (c) 음주문화 교육

[그림 1-1] 보건교육

2) 보건행정

국민보건향상과 증진에 관한 모든 사항을 총괄하는 행정적 수단이다. 보건복지부장관 총괄하에 행해지는 것으로서 보건향상의 계몽, 국민영양개선과 식품위생, 환경위생과 산업보건, 학교보건과 구강위생, 의료사업의 감독 지도, 보건에 관한 실험 · 검사, 전염병 예방과 진료, 모자보건, 그 밖의 국민보건향상에 관한 일체의 업무를 관장하는 행위이다.

3) 보건법규

보건교육에 관한 법규로는 학교보건법과 학교급식법 및 그 시행령 · 시행규칙 등이 있다. 이와 같은 학교보건에 관계되는 법규는 각급 학교에서 시행하는 보건교육의 준거가 되며, 보건교육을 확립하는 수단으로 활용된다.

(2) 공중보건 서비스

인간의 건강과 관련되어 있기 때문에 무엇보다 서비스의 질이 높아야 하고, 질 높은 서비스를 제공하기 위해서는 고도의 지식과 전문적인 기술과 능력이 필요하다. 또한 이러한 서비스는 개별적으로 이루어지는 것이 아니라 사회 전반적으로 이루어지는 것이기 때문에 조직화되고 체계화된 시스템을 통하여 일관성과 포괄성을 지녀야 한다.

공중보건을 위한 서비스를 제공함에 있어서 제공받는 자는 제공하는 자를 신뢰할 수 있어야 하고 제공하는 자는 신뢰받을 수 있는 행위를 해야 할 것이다.

(3) 공중보건의 용어

조직적인 사회활동을 통해 사회, 경제, 문화 등의 광범위한 접근에 의하여 지역주민의 건강유지 및 향상을 위한 학문으로 2차 세계대전을 기점으로 개인위생에서 공중보건으로 확립되었다. 우리나라 헌법에도 모든 국민은 건강하고 문화적인 최저한도의 생활을 영위할 권리를 가지며 국가는 이를 위하여 사회복지, 사회보장 및 공중위생의 향상과 증진에 힘써야 한다는 항목이 포함되어 있다.

1) 세계보건기구(WHO*)의 정의

WHO에서는 공중보건의 정의는 전염병의 예방, 환경위생의 개선, 개인위생의 원리에 기초를 두고 위생교육과 질병의 조기진단과 예방적 치료를 위한 의료 및 간호업무의 조직화이며 더 나아가 지역사회의 모든 주민이 건강을 위하여 충분한 생활수준을 누릴 수 있도록 사회기구의 발전을 위해 지역사회의 노력을 통해서 질병을 예방하고, 생명을 연장하며, 건강과 인간적 능률의 증진을 꾀하는 과학이자 기술이다. 그래서 공중보건학이라고도 한다.

① 공중보건이 사회적으로 넓은 관할 영역을 지니면서 그 지역주민의 질병예방과 건강의 유지를 목적으로 하고 있다는 점은 개개인의 건강과 질병예방을 목적으로 하는 위생학이나 개인을 대상으로 하는 의료활동(진단이나 치료)과는 다르다.

② 공중보건에서 건강은 단순히 신체적 · 정신적인 병을 갖지 않는 상태가 아니라 더

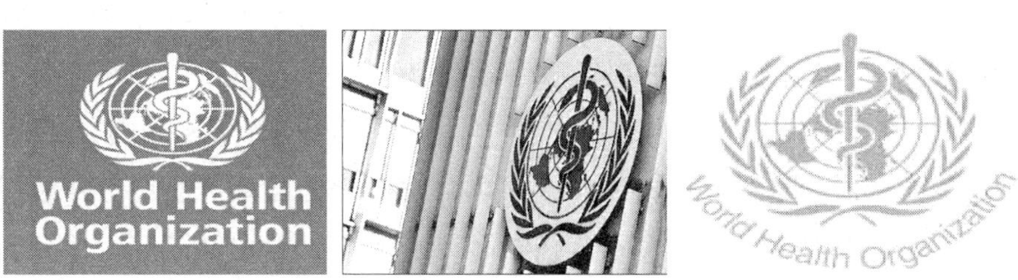

[그림 1-2] 세계보건기구(WHO) 로고

* WHO : 보건위생 분야에서 국제협력을 하는 국제연합(UN) 전문기구의 하나이다.

욱 넓은 뜻으로 사회적으로도 안정된 상태를 포함하여 쓰이고 있다. 세계보건기구(WHO)는 보건위생분야에서 국제협력을 하는 국제연합(UN) 전문기구의 하나로 [그림 1-2]는 로고를 나타낸다.

2) 르네 듀보의 정의

르네 듀보(Rene Dubos)는 1981년에 "건강은 기능하는 능력으로 정의될 수 있다"라고 하였다. 이를 의료사회복지 관점에서 보면 건강은 질병, 상태, 곤경 및 일상적 활동을 수행하는 능력의 손상이 없이 적절한 사회적 기능을 수행할 수 있는 상태를 의미하는 것이라고 할 수 있다. 즉 건강은 정상적으로 일상생활을 누릴 수 있는 신체적 능력과 개인적 혹은 사회적으로 안정된 상태를 나타낸다.

3) 윈슬로의 정의

윈슬로(Winslow, C.E.A.)는 "건강은 육체적으로나 정신적으로 모두 그 기능을 효과적으로 발휘하는 상태이다. 이것은 개인과 단체, 공간과 시간의 차이에 따라 상대적인 동시에 절대적인 의미를 지닌다. 그것은 내적 · 외적 여러 요소, 선천적인 것과 후천적인 것, 개인적인 것과 집단적인 것, 사회적인 것과 공적인 것, 의학 · 환경 및 사회적 요인 등이 결집된 산물이다. 그리고 건강은 문화와 경제, 법률과 정부에 의하여 좌우된다."라고 하였다.

(4) 공중보건의 범위

공중보건은 환경 관련 분야, 질병 관련 분야 및 보건관리 분야로 구분된다.

1) 환경 관련 분야

환경 관련 분야로는 환경위생, 식품위생, 환경오염, 산업보건 등이 있다.

① **환경위생** : 환경은 인간을 둘러싼 모든 주변을 의미하고 있으며 자연적 환경과 사회적 환경으로 대별된다. 환경위생의 의의는 복합적인 생활환경을 건강의 유지, 증진이라는 입장에서 조정 통제하고 사회의 기능이 충분히 발휘될 수 있도록 조건을 준비하는 데 있다. 환경위생에는 [그림 1-3]과 같은 것이 있다.

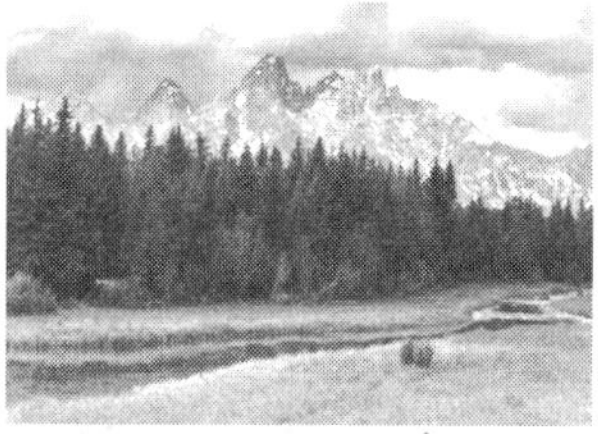

(a) 위생적인 자연

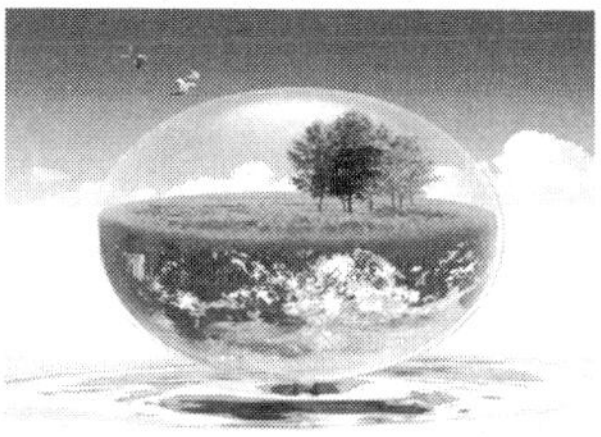

(b) 자연적인 환경

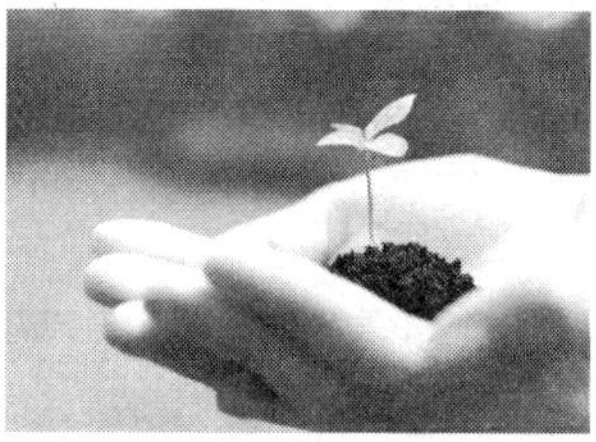

(c) 피어나는 새싹

[그림 1-3] 환경위생

② **식품위생** : 식품, 첨가물, 기구 또는 용기, 포장을 대상으로 하는 음식에 관한 위생이다. 식품의 안전성을 고려하여야 하는 구체적인 단계는 원료의 재배, 채취 및 수확단계, 식품의 제조 및 가공단계, 식품의 기구, 용기 및 포장단계, 수송, 저장 및 판매단계 그리고 섭취단계로 나뉜다(그림 1-4).

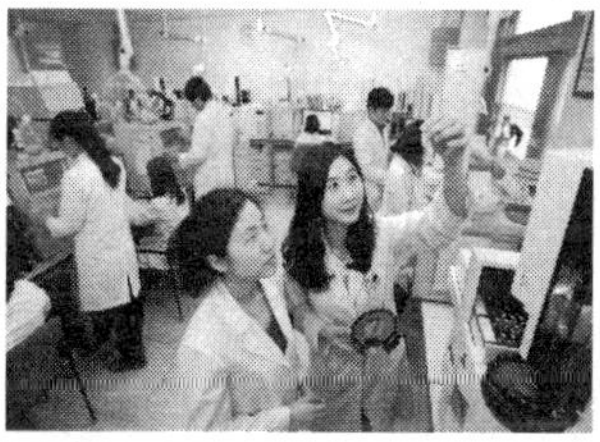

(a) 식품위생연구소

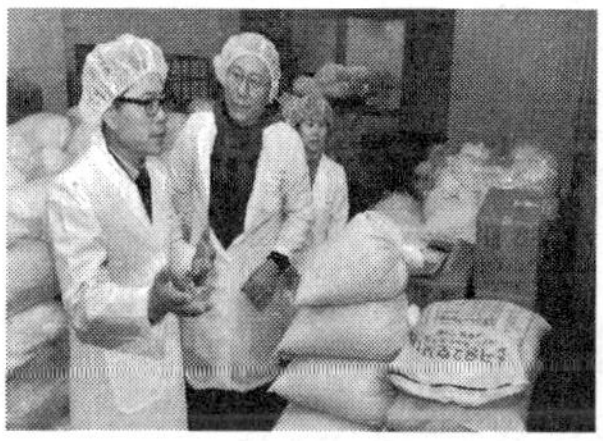

(b) 위생관리

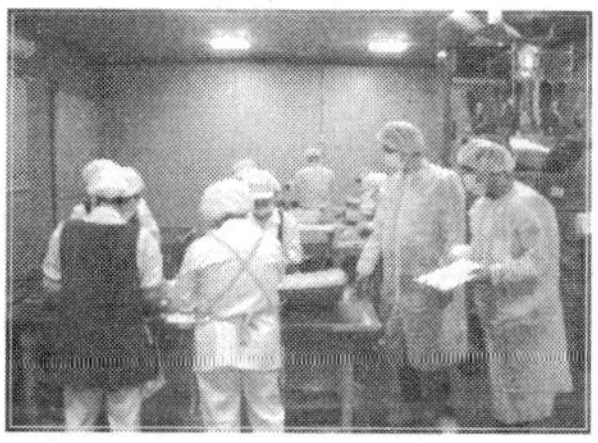

(c) 위생복 착용

[그림 1-4] 식품위생

③ **환경오염** : 인간의 활동으로 인해 환경의 고유 기능이 상실되는 것을 의미한다. 사업활동, 기타 사람의 활동에 따라 발생되는 대기오염, 수질오염, 토양오염, 해양오염, 방사능오염, 소음, 진동, 악취, 일조방해 등으로 사람의 건강이나 환경에 피해를 주는 모든 활동이다. 환경오염에는 [그림 1-5]와 같은 것이 있다.

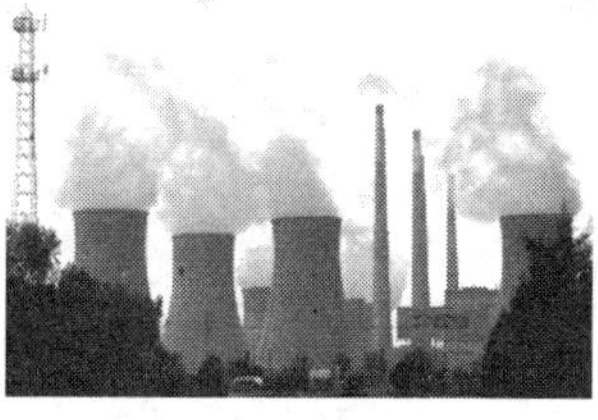

(a) 대기오염

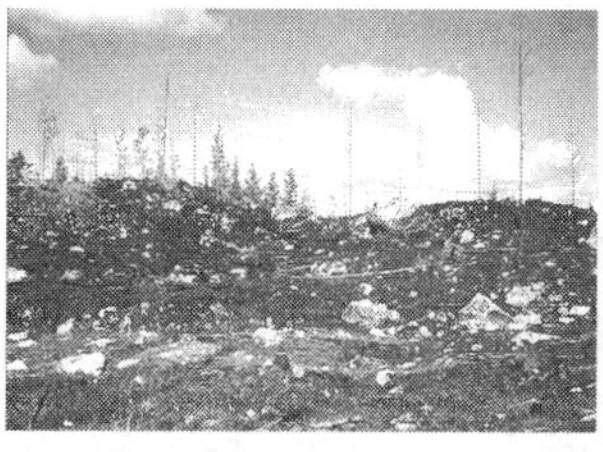

(b) 토양오염

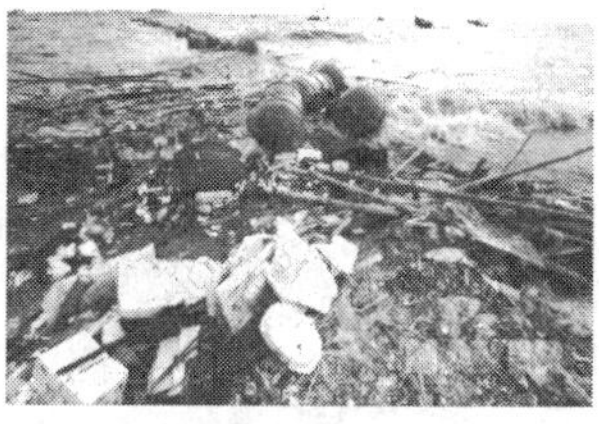

(c) 수질오염

[그림 1-5] 환경오염

④ **산업보건** : 모든 사업장 직원들이 노동의 조건 및 환경에 의한 피로, 재해, 질병을 조사 분석하여 근로자의 건강과 복지를 확보하고, 가장 적합한 근로환경을 고려하여 근로자의 건강에 유해함이 없도록 작업능률을 상승시키는 것이 목적이다(그림 1-6).

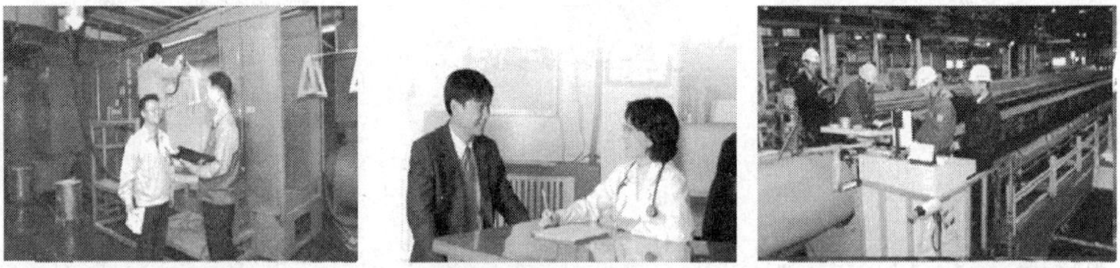

(a) 산업환경조사 (b) 산업보건상담 (c) 근로자 질병조사

[그림 1-6] 산업보건

2) 질병 관련 분야

질병 관련 분야로는 전염병관리, 역학, 비전염성 질환관리 등이 있다.

① **전염병관리** : 사회나 지역에 전염병을 조사, 연구하여 생활에 지장이 없도록 하는 것이며, 전염병관리에는 [그림 1-7]과 같은 것이 있다.

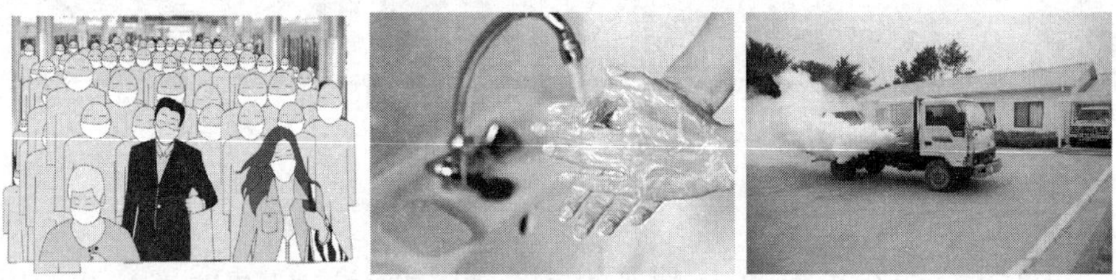

(a) 지하철 마스크 착용 (b) 손씻기 (c) 소독차

[그림 1-7] 전염병관리

② **역학** : 사회집단을 대상으로 하여 질병의 분포와 경향의 양상을 파악하고 분포와 경향을 결정하는 인자를 규명하므로 질병발생의 원인을 연구, 예방대책을 실시한다(그림 1-8).

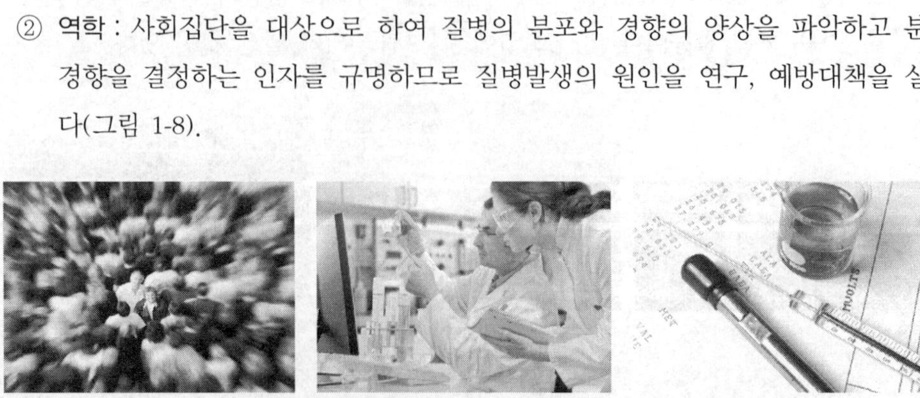

[그림 1-8] 역 학

③ **비전염성 질환관리** : 비전염성 질환은 장기간의 의료처치 또는 보호를 요하는 상태나 질병이다. 이러한 것을 관리, 감독해주는 것을 비전염성 질환관리라 한다(그림 1-9).

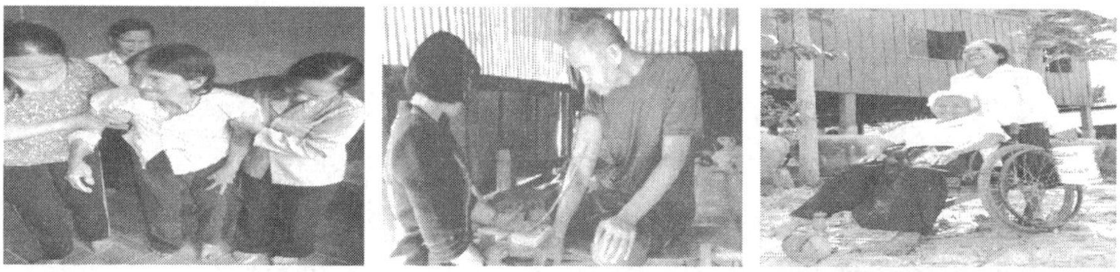

(a) 노화 (b) 혈압측정 (c) 하지마비

[그림 1-9] 비전염성 질환관리

3) 보건관리 분야

보건관리 분야에는 보건행정, 보건교육, 모자보건, 의료보장제도, 보건영양, 인구보건, 보건통계, 정신보건, 영유아보건 등이 있다.

① **보건행정** : 지역사회 주민의 건강을 유지, 증진시키고 사회적 효율을 도모할 수 있도록 하기 위한 공적인 행정활동이다(그림 1-10).

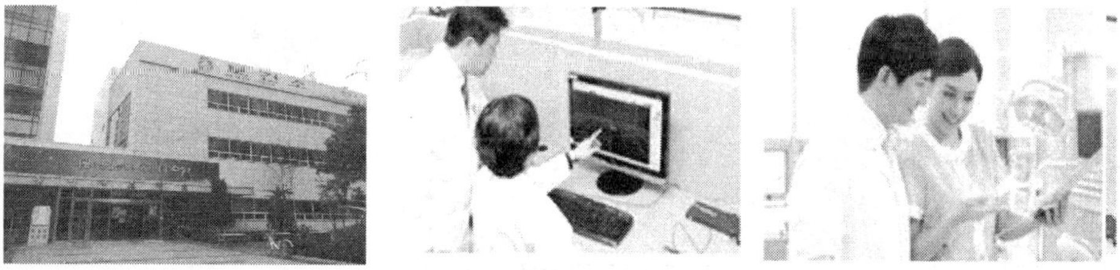

(a) 보건소 (b) 행정보건 (c) 지역사회 데이터 분석

[그림 1-10] 보건행정

② **보건교육** : 개인과 사회의 효율적인 생활을 위한 교육이다. 건강을 유지, 증진하는데 필요한 지식은 교육을 통해 개인 또는 지역사회가 바람직한 건강행위를 실생활에서 실천할 수 있도록 해주는 교육이다(그림 1-11).

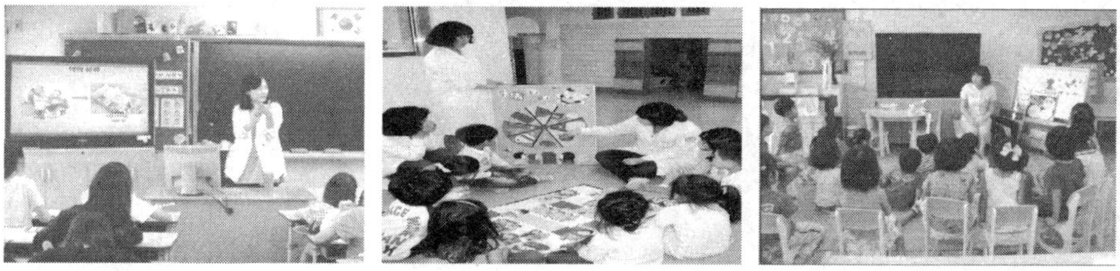

(a) 보건학습 (b) 영유아에게 교육을 진행 (c) 영유아 보건학습을 진행

[그림 1-11] 보건교육

③ **모자보건** : 모든 임산부와 수유부의 건강을 잘 유지하고 육아기술을 획득하게 하며 안전하게 아기를 출산하고 건강하게 자녀를 키우도록 책임지고 관리하는 것이다.(그림 1-12).

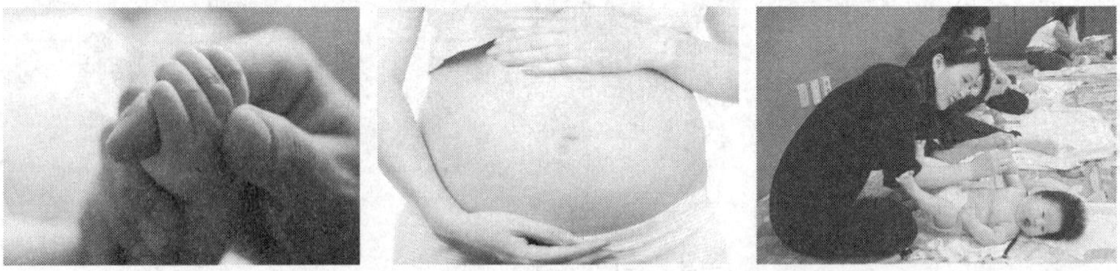

[그림 1-12] 모자보건

④ **의료보장제도** : 개인의 건강권을 보호하기 위하여 필요한 보건의료서비스를 국가나 사회가 제도적으로 제공하는 것이며, 산재보험, 건강보험, 의료급여를 포괄하는 제도이다(그림 1-13).

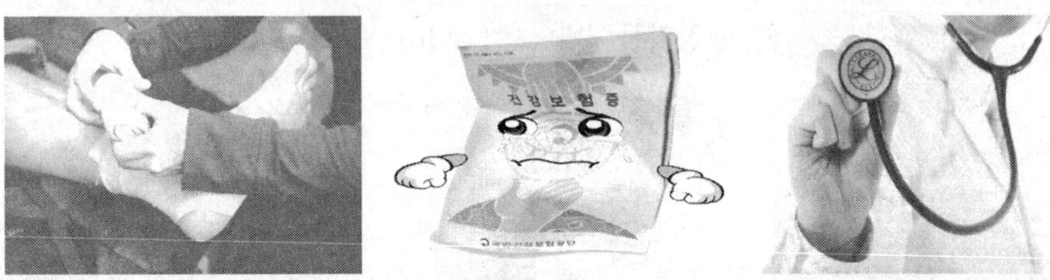

(a) 산재보험 (b) 건강보험 (c) 의료서비스

[그림 1-13] 의료보장제도

⑤ **보건영양** : 우리가 식생활에 관련되어 섭취하는 영양에 대하여 연구, 분석하여 개개인의 영양관리와 건강한 생활을 할 수 있도록 분석한 자료의 평가를 홍보하는 것이다(그림 1-14).

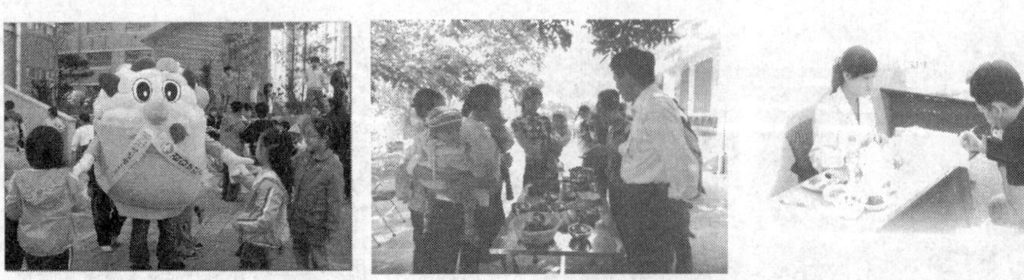

(a) 영유아 보건영양 홍보 (b) 지역사회 홍보 (c) 개개인에게 홍보

[그림 1-14] 보건영양

⑥ **인구보건** : 1961년 사단법인 대한가족계획협회가 창립되어 오늘날의 인구보건협회가 탄생하였다. 주요 업무는 저출산대책사업, 생식보건의료사업, 고령화대책사업, 청소년사업, 교육연수사업, 국제협력사업, 임신 · 출산 · 육아 상담사업이 있다(그림 1-15).

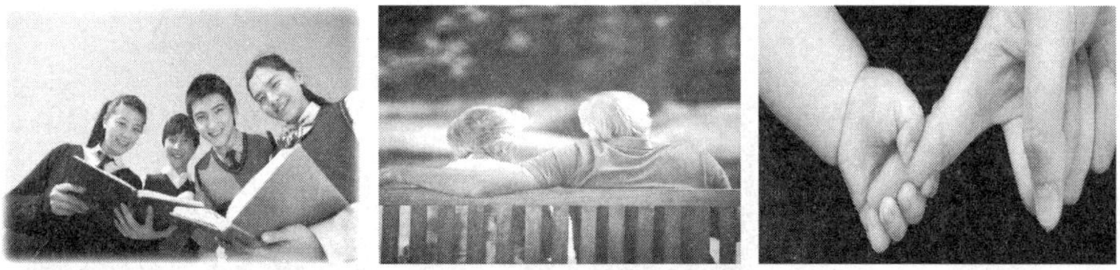

(a) 청소년사업 (b) 고령화대책사업 (c) 저출산대책사업

[그림 1-15] 인구보건

⑦ **보건통계** : 지역사회나 국가의 보건상태 평가에 이용되며 출산통계, 사망통계, 질병통계, 병원통계 등 정보를 수집하여 보건사회의 문제점이나 취약점을 수정, 보강할 수 있도록 도움이 되는 정보수집이다(그림 1-16).

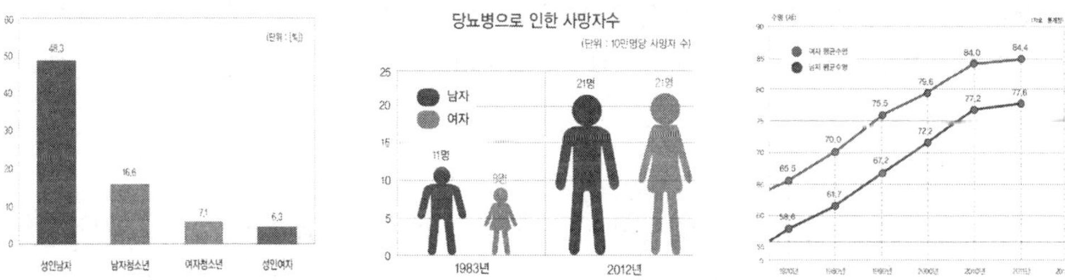

(a) 흡연통계 (b) 질병통계 (c) 수명통계

[그림 1-16] 보건통계

⑧ **정신보건** : 정신위생이라고도 하며, 정신장애인의 치료뿐만 아니라 개개인의 정신건강 향상을 도모하기 위하여 생물학적, 의학적, 교육적, 사회적인 면에서 협력하여 보다 더 좋은 인간관계를 위하여 활동하는 분야이다(그림 1-17).

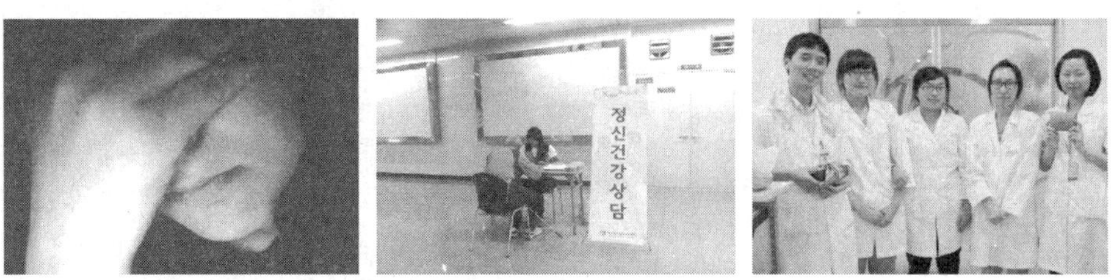

(a) 정신장애 (b) 정신건강상담 (c) 정신보건 진료진

[그림 1-17] 정신보건

⑨ **영유아보건** : 영유아의 질병을 조기발견, 치료함으로써 장애를 예방하여 정상적인 성장발달을 도모하기 위한 것으로, 영유아의 건강증진을 도모하고 건강한 미래 인적자본으로 성장하도록 지원하는 사업이다(그림 1-18).

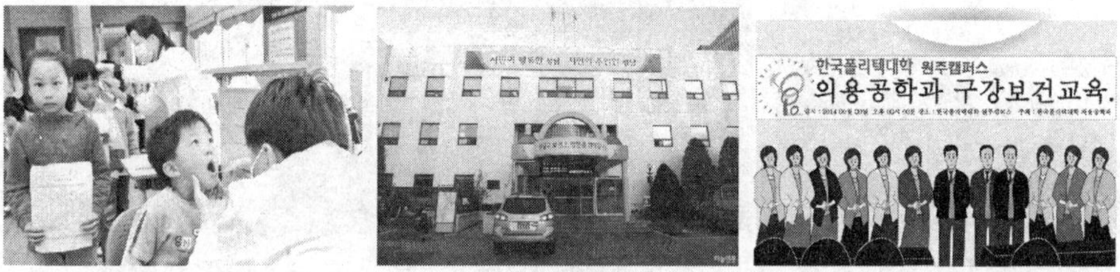

(a) 영유아 보건 (b) 보건소 (c) 영유아 구강보건교육

[그림 1-18] 보건관리

(5) 공중보건의 유사 개념

공중보건은 질병을 취급하는 경우 단순히 생물학적 요인뿐만 아니라 사회적인 제요인의 제거대책이 필요하기 때문에 사회과학으로 표현하기도 한다. 공중보건과 유사한 개념의 학문으로는 위생학, 예방의학, 지역사회의학, 건설의학이 있다.

1) 위생학

인간을 둘러싸고 있는 사회적 환경이 어떻게 질병발생과 관련되는지를 규명함으로써 질병을 예방하고 건강을 유지, 증진하고자 하는 학문으로 환경위생과 개인위생을 강조한다. 사람의 건강한 생활을 보전할 목적으로 생활환경 등 사람에게 미치는 영향을 자세히 검토하고 그 성과를 바탕으로 질병예방, 건강증진을 위한 수단이나 방법을 강구한다. 위생학(Hygiene Sanitation) 분야 중 식품위생학과 치위생학, 환경위생학이 있다(그림 1-19).

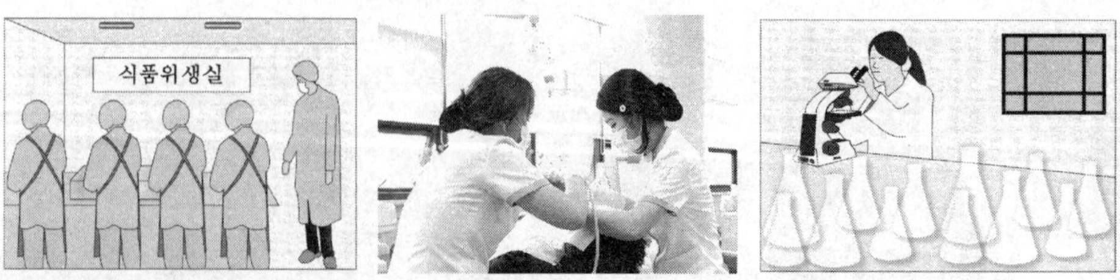

(a) 식품위생학 (b) 치위생학 (c) 환경위생학

[그림 1-19] 위생학

2) 예방의학

질병을 예방하고 유해환경요소를 제거하여 건강증진과 건강유지, 재활을 도모하는 학문으로 공중보건학과 목적이 같으나 대상 및 접근방법 등에서 차이를 보인다. 예방의학(preventive medicine)은 [그림 1-20]과 같이 실시하고 있다.

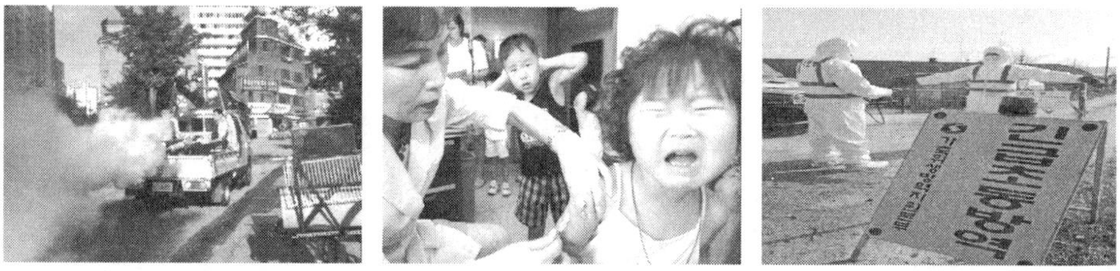

(a) 소독자동차 (b) 영유아 예방접종 (c) 가축위생방역

[그림 1-20] 예방의학

3) 지역사회의학

생물학적 측면 외에 사회적 맥락 속에서 건강위해요인을 제거하는 데 중점을 두고 의료공급자, 지역주민, 지역사회가 상호협력하여 지역사회의 보건문제를 해결함으로써 지역사회 주민의 질병예방과 건강증진에 관여한다. 지역사회의학(community medicine) 활동은 [그림 1-21]과 같다.

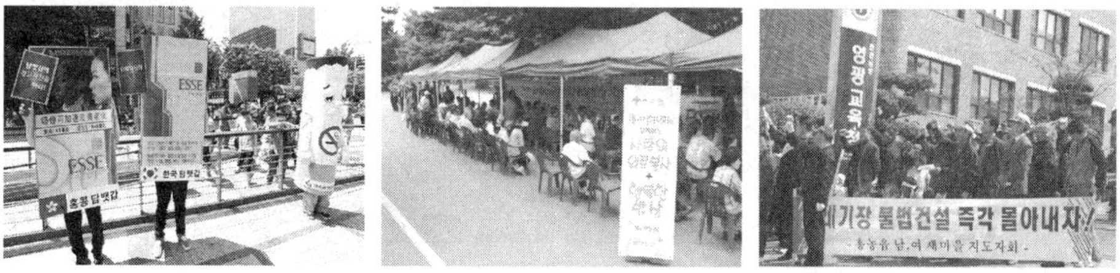

(a) 담배경고그림 의무화 운동 (b) 사랑의 무료건강검진 (c) 쓰레기장 설치반대 운동

[그림 1-21] 지역사회의학

4) 건설의학

현재의 건강상태를 최고도로 증진하는 데 역점을 둔 적극적인 건강관리방법을 연구하는 학문이다. 대체적으로 생활건강이나 헬스 활동을 통해 국민건강증진을 도모한다. 건설의학(constructive medicine)에는 [그림 1-22]와 같은 것이 있다.

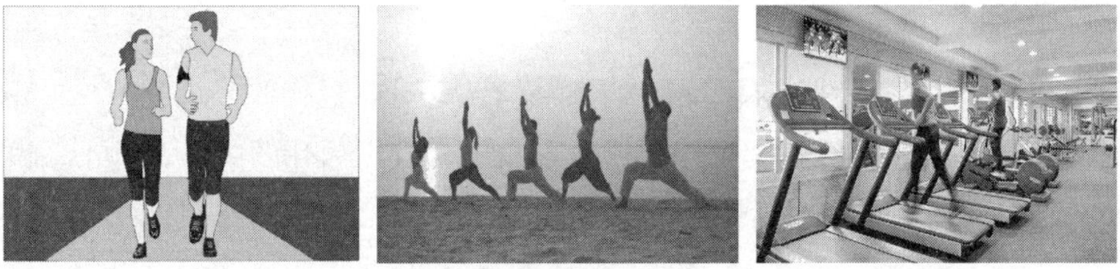

(a) 생활운동 (b) 요가 (c) 헬스

[그림 1-22] 건설의학

(6) 공중보건의 역사

공중보건의 역사는 기원전 최초의 개인 및 환경위생을 시작으로 현재의 공중보건으로 이어져 오고 있다. 시대별로 나누어 보면 고대, 중세, 근세, 근대, 현대로 나눌 수 있다.

1) 고대(기원전~AD 500)

환경위생시대로서 인도, 미노인, 크레타인, 레비타쿠스, 그리스, 로마, 바빌로니아, 이집트의 위생상태는 다음과 같다.

① **인도** : 기원전 4,000년 전의 고대 인도문명에서는 도시가 계획, 건설되었고 그 유적에서 배수관과 목욕탕을 찾을 수 있다. [그림 1-23]은 고대 인도문명인 인더스 문명의 유적의 일부이다.

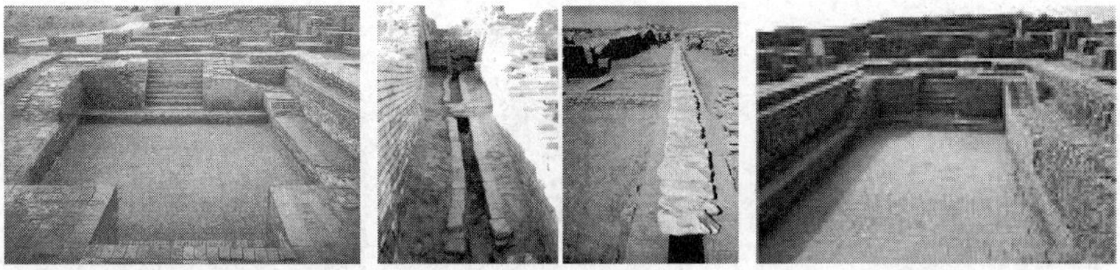

(a) 인도의 모헨조다로 유적 (b) 인도의 배수관 유적 (c) 인도의 하수도

[그림 1-23] 인더스 문명 목욕탕

② **미노인, 크레타인** : 고대 크레타 문명의 기원전 3,000~1,000년의 미노인들과 크레타인들은 건물양식이 화장실과 배수시설을 갖추고 있었다(그림 1-24).

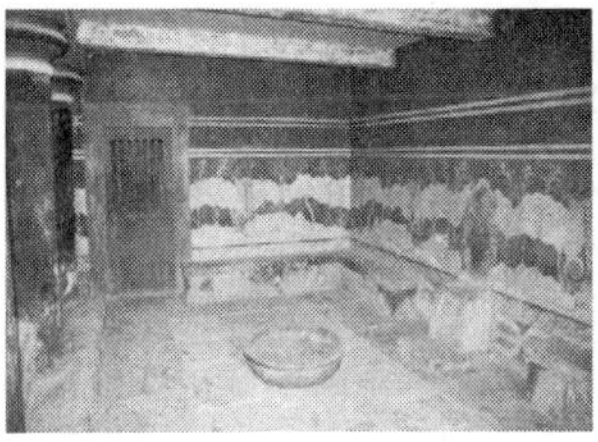
(a) 크레타 문명 건물 내부

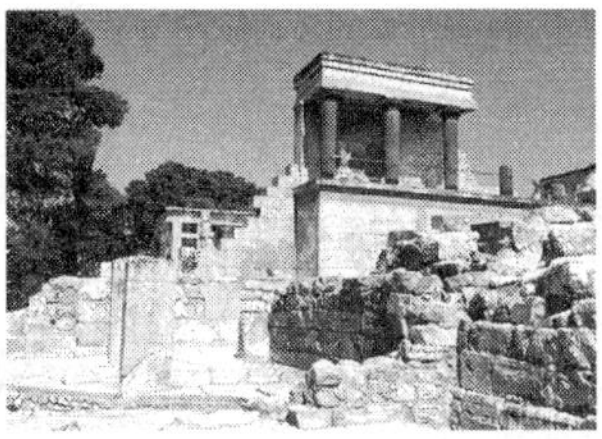
(b) 크레타 문명 건물 외부

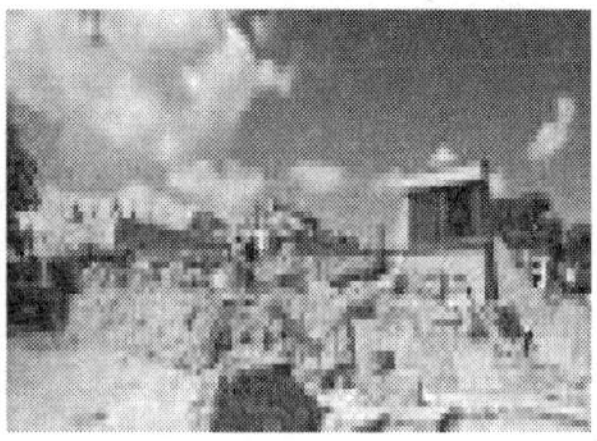
(c) 크레타 문명

[그림 1-24] 크레타 문명

③ **레비티쿠스** : 기원전 1500년경 모세에 의해서 기록된 최초의 위생법전으로 모세에 의하여 위생법전이 기록되었는데 유대인들이 지켜야 할 위생에 관한 내용을 담고 있다. 신체의 청결, 접촉성 질병의 만연에 대한 대책, 악성 피부병과 한센 환자에 대한 조기진단 및 격리를 통한 감염병 질병예방, 성병예방을 위하여 그릇된 성관계를 금하는 규정, 위생에 대한 개인과 사회의 책임, 오물처리방법, 야영지의 위생, 질병 후 가택소독에 관한 내용을 담고 있다. 그리고 급수와 하수를 관장하는 공무원이 존재하였다. [그림 1-25]는 유대인모습이다.

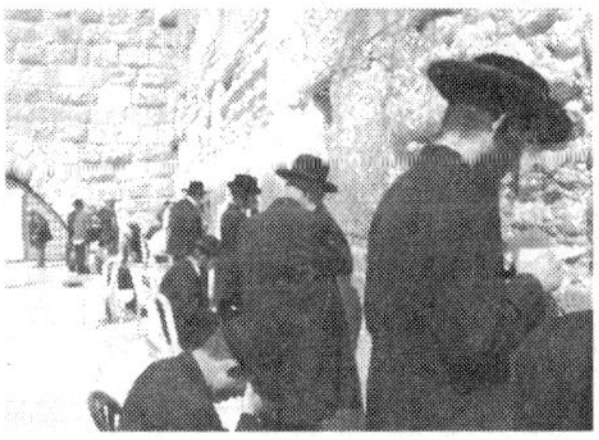
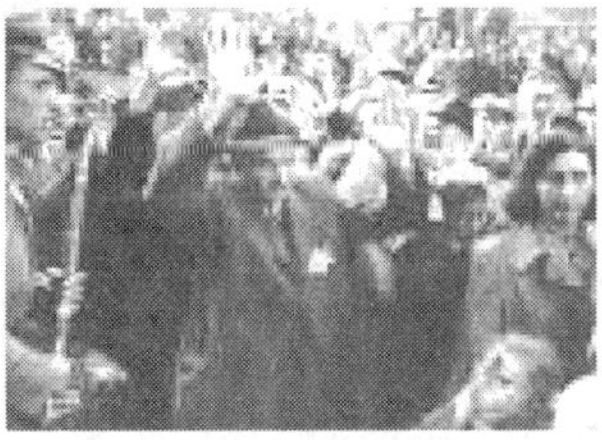
(a) 유대인

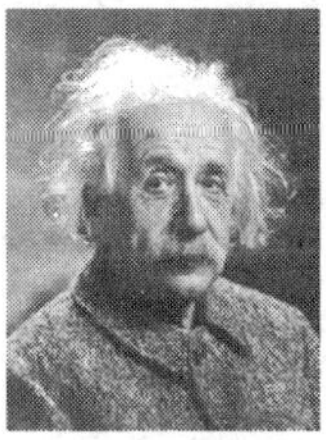
(b) 유대인 아인슈타인

[그림 1-25] 유대인

④ **그리스** : 고대 그리스(Ancient Greece)는 그리스의 역사 가운데 기원전 1100년경부터 기원전 146년까지의 시대를 일컫는다. 고대 그리스 사람들은 동족 의식을 가지고 부분적으로 결합을 이루었으나, 폴리스를 중심으로 하는 독립성이 강하여 통일된 국가를 형성하려는 뜻이 없었고 필요시 여러 폴리스들 간에 동맹을 맺는 형식을 취하였다. 히포크라테스의 저서에서 장기설(Miasma theory)과 4액체설을 주장했다.

㉠ 장기설 : "인간은 환경과의 부조화로 질병을 발생시킨다"는 주장으로 생활환경의 중요성을 강조하였다.

㉡ 4액체설 : "인체는 혈액 · 점액 · 황담즙 · 흑담즙을 가지고 있다"는 말은 고대 그리스의 히포크라테스에 의해 주장되었던 4액체설이다(그림 1-26).

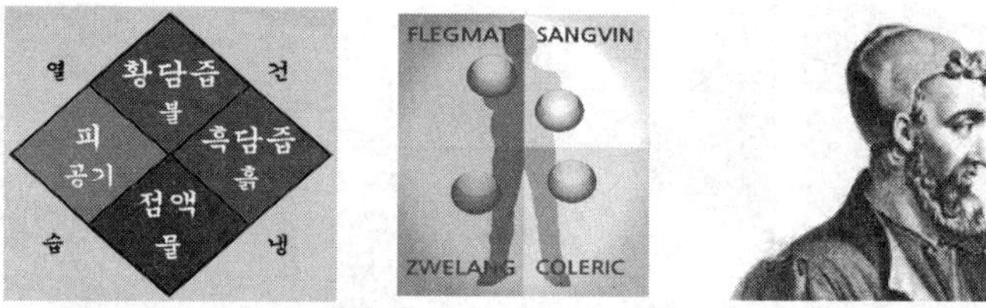

(a) 히포크라테스 4액체설 (b) 히포크라테스

[그림 1-26] 그리스 4액체설

⑤ **로마** : 로마에는 상·하수 시설이 존재했으며 위생시설의 흔적으로 공중목욕탕이나 급수 시스템이 발견되었고, 공중보건 서비스의 발달과 이를 관장하는 행정조직 체계(Roman Office of Aedile)가 갖추어졌으며 공무원이 존재했다. [그림 1-27]은 로마시대의 대표적 건축문화 중 하나인 공중목욕탕과 공중화장실이다.

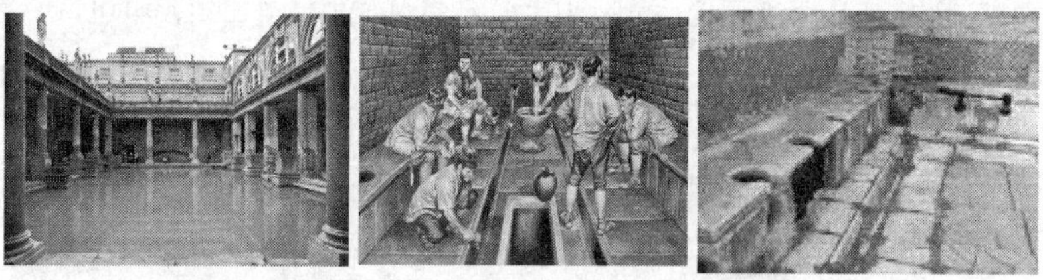

(a) 공중목욕탕 (c) 공중화장실

[그림 1-27] 로마시대 공중화장실과 공중목욕탕

⑥ **바빌로니아** : 메소포타미아 남쪽의 고대 왕국으로 티그리스강과 유프라테스강 사이 메소포타미아 남동쪽의 지명이다. '바빌로니아(Babylonia)'라는 이름은 수도였던 바빌론(Babylon)에서 유래하였다. 함무라비 법전(Code of Hammurabi)은 기원전 1792년에서 1750년에 바빌론을 통치한 함무라비왕이 반포한 고대 바빌로니아의 법전이다. 의료제도와 의사의 행위를 규정하는 내용이 기록되어 있다. 바빌로니아 왕국의 대표적 유물 중 하나인 [그림 1-28]은 함무라비 법전을 나타낸다.

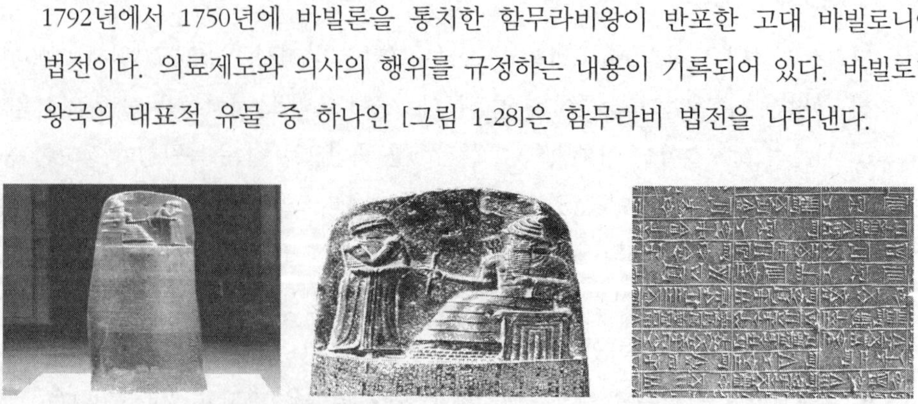

(a) 함무라비 법전 비석 (b) 함무라비 법전 내용일부

[그림 1-28] 바빌로니아 함무라비 법전

⑦ **이집트** : 고대 이집트 문명은 나일강 하류에서 번성한 문명이었으며, 최전성기인 기원전 15세기에는 나일강 삼각주에서 제벨 바르카(Jebel Barkal)까지 세력을 뻗쳤다. 기원전 3200년부터 기원 전 332년까지 3천년 동안 존재했으며 알렉산더 대왕의 점령으로 그 막을 내리게 되었다. 이집트는 원조 수로 제국으로서 관개 산업에 의존하는 문명이다. 개인의 청결관념이 존재하였고 화장실과 상·하수도 시설의 흔적이 남아 있다. [그림 1-29]는 이집트 문명의 유적인 스핑크스와 상형문자이다.

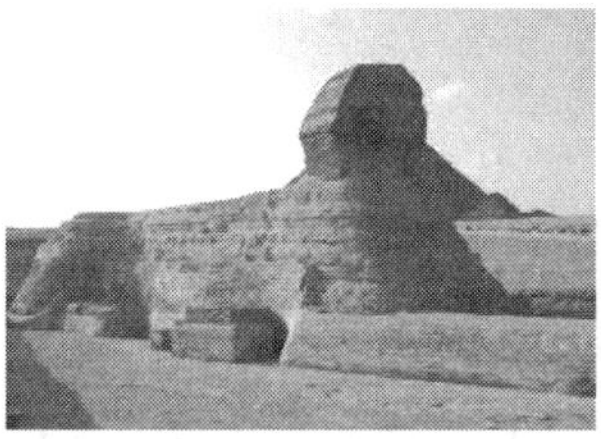
(a) 이집트 스핑크스

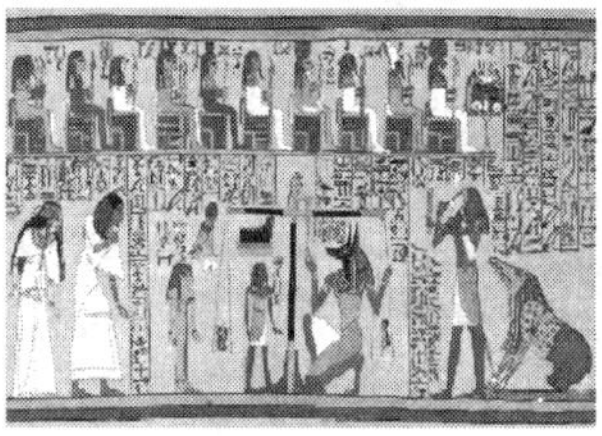
(b) 이집트 문명 그림

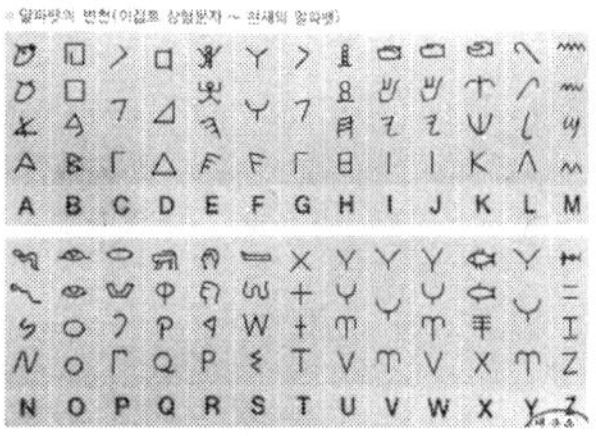

(c) 이집트 상형문자

[그림 1-29] 이집트 문명

2) 중세시대(500~1500년) : 암흑기

중세시대는 서구문명이 혼란 속에 있었던 암흑기이다. 이때는 모든 것을 선악설에 의존하는 종교적인 사상이 지배적이었다. 물질적인 사치나 육체를 경시하고 육체적인 금욕을 행동규범으로 삼았다. 콜레라, 한센병, 페스트와 같은 전염병이 세계적으로 유행하였다.

① 6~7세기경 이슬람 교도들의 성지순례로 인하여 콜레라가 만연하였고, 순례자들이 귀향하면서 콜레라를 전염시킴으로써 전염병이 세계적으로 유행하였다.
한센병은 십자군과 다른 민족의 이동으로 인하여 유럽지역에 상당히 많은 사람을 전염시키고 많은 사람들이 희생되었다. 이에 방역의사, 경찰의, 감정의, 빈민구제의사 등의 활동이 활발했고, 불결물 제거법, 식품경찰법, 건축위생법, 시가청소법, 급수법 등을 제정하였다.

② 페스트로 인하여 많은 사람이 사망하였고 페스트 환자는 죽은 사람으로 취급되어 격리되었다. 1383년 마르세유에서는 페스트가 대유행하자 40일간 교통을 차단하였다. 나병, 페스트 등의 전염병을 거치고 교통을 차단하는 행위를 통하여 최초로 마르세유에서 검역법에 제정되고 검역소가 설치되었다.

③ 우리나라에서는 감초, 인삼, 우황, 박하와 같은 한약재를 이용하여 질병을 치료하였다. 흑사병에 의해 중세 유럽국가의 암흑기가 도래하였다(그림 1-30).

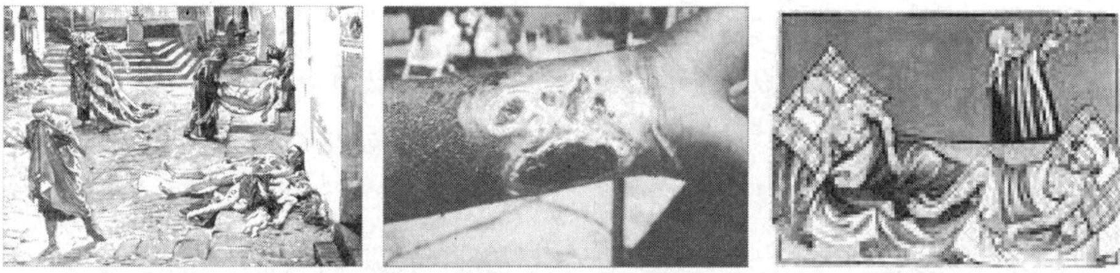

(a) 흑사병 유행 (b) 흑사병 증상 (c) 흑사병 환자

[그림 1-30] 중세기의 페스트(흑사병)

3) 근세(1500~1850년) : 여명기

근세시대는 공중보건의 사상이 대두되기 시작한 시기이다. 중세의 침체에서 벗어나 과학기술과 산업혁명의 영향으로 의하여 인간의 건강과 복지에 대한 사회적 책임을 처음으로 인식하였고, 사회적 도덕관념이 조성되었으며 공중보건학이 제도 및 내용 면에서 발전의 발판을 다진 시기이다.

① 이탈리아 : 프라카스트로는 이탈리아 출신의 의사이자 과학자, 시인으로 인간이 눈으로는 볼 수 없는 질병의 원인이 되는 종이 있다고 주장하였다.

㉠ 프라카스트로(Fracastro)의 주장은 파스퇴르와 로베르트 코흐가 실험으로 증명한 세균설 보다 300년 앞서 주장하였다. 그는 세심한 관찰력으로 ≪전염병에 대하여≫라는 책을 썼는데 처음으로 구제역 증상을 기록하였다.

㉡ 라미찌니(Ramazzini)는 직업병에 관한 ≪근로자의 질병≫을 저술하였고 산업보건학의 기초를 수립하였다. 고대 이탈리아 출신의 의학자를 [그림 1-31]에서 보여주고 있다.

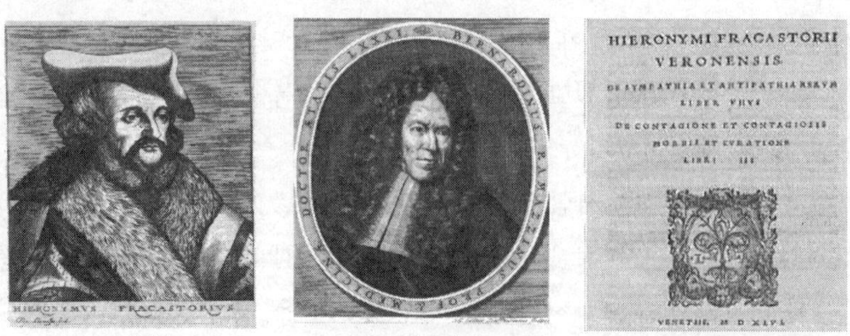

(a) 프라카스토 (b) 라마찌니 (c) 프라카스트로의 ≪전염병에 대하여≫

[그림 1-31] 이탈리아 출신 의학자

② **네덜란드** : 레벤후크는 최초로 현미경으로 미생물을 관찰하여 프라카스트로의 주장을 입증하였다. [그림 1-32]는 네덜란드의 레벤후크와 그의 현미경이다.

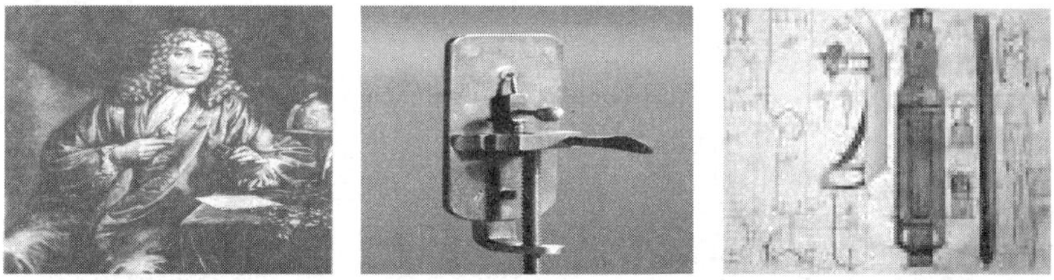

(a) 레벤후크 (b) 레벤후크의 현미경 (c) 레벤후크 현미경 설계도

[그림 1-32] 레벤후크

③ **독일** : 피터 프랭크(J. P. Frank)는 국민의 건강을 확보하는 것은 국가의 책임이라는 건강의 국가책임론을 주장하였고, 공중보건과 개인위생을 체계화하였으며 최초의 공중보건학 저서 《전의사 경찰체제》라는 의사행정에 관한 21권의 저서를 출간하였다(그림 1-33).

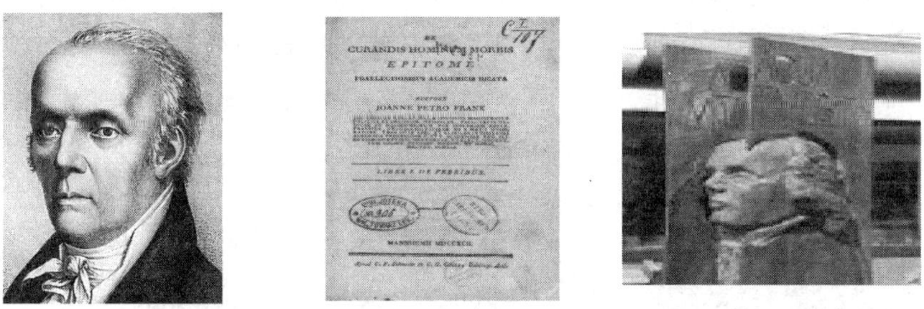

(a) 피터 프랭크 (b) 의사행정 관련 책에서 (c) 피터 프랭크 석상

[그림 1-33] 피터 프랭크

지역사회적 규모의 의학과 조직관리의 필요성 및 개인위생, 국민보건, 정신보건을 체계화하였다. 국민건강의 확보는 국가의 책임이라 주장한 독일의 피터 프랭크이다.

④ **영국** : 유럽의 각국에서 영아의 사망 중 가장 큰 원인이 천연두였는데 1789년에 에드워드 제너(E. Jenner)가 우두종두법을 개발하여 예방접종의 대중화를 가능하게 하였고 오늘날 천연두가 근절되는 계기를 만들었다.

㉠ 애드윈 차드윅(Edwin Chadwick)은 산업혁명으로 빈부차가 심각해졌으며 노동자 계급에서 열병 등의 질병이 발병하게 되었다는 '영국 근로자의 위생상태에 관한 조사' 보고서를 작성하여 정부에 보고하였다. 이 보고서를 계기로 1842년에 공중위생감독 및 각종 위생조사를 위한 보건정책조사위원회가 설립되었다.

㉡ 보건정책조사위원회에서 작성한 보고서에서 보건행정기구의 필요성을 제시함에 따라 1848년 세계 최초의 공중보건법이 제정되었다. 1919년에는 세계 최초 보건부가 설치되어 보건행정의 기틀이 마련되었다. [그림 1-34]는 영국 출신의 대표적인 의학자들이다.

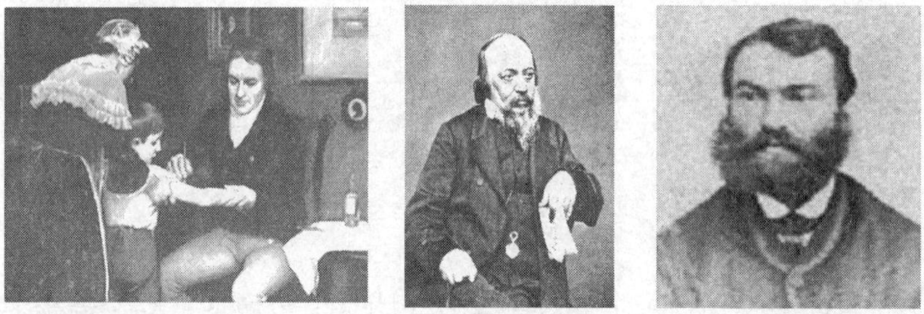

(a) 에드워드 제너 (b) 애드윈 차드윅 (c) 제임스 파킨슨

[그림 1-34] 영국 출신 의학자

⑤ **스웨덴** : 17세기에 덴마크, 러시아 그리고 폴란드를 상대로 전쟁에서 승리한 스웨덴은 겨우 100만명의 인구에도 불구하고 강대국으로 떠오른다. 1749년 세계 최초의 국세조사(인구조사)가 실시되었다. [그림 1-35]는 17세기 세계 최초로 실시된 스웨덴의 인구조사이다.

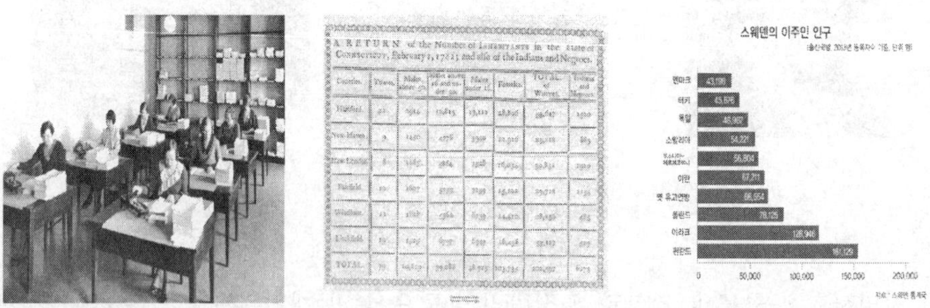

(a) 1749년 인구조사 (b) 인구조사 보고서 (c) 스웨덴 인구조사

[그림 1-35] 스웨덴 인구조사

4) 근대(1850~1900) : 확립기

근대시기에는 영국, 프랑스, 독일 등의 국가에서 세균학 및 면역분야의 많은 업적들이 있었다. 그리고 질병발생에 대한 예방의학적 개념이 확립된 시기로 세균학 및 면역분야의 많은 업적들이 있었으며, 면역학의 발전으로 전염병의 근원적 차단이나 치료 및 질병의 예방에 많은 업적이 있던 시기였다.

① 영국 : 존 스노우(John Snow)는 콜레라에 관한 역학조사 보고서를 발표하였는데 Mismas설을 뒤집고 전염병을 입증하는 동기가 되었으며 오늘날 역학조사의 좋은 실례로 남아 있다. Livapool시에서 1863년 라스본(William Rathborne)에 의해 방문간호사법을 시작한 것이 오늘날 보건소 제도의 효시가 되었다. 알렉산더 플레밍(Alexander Fleming)은 1928년에 최초의 항생제 페니실린을 개발하였다. 근대 영국의 대표적인 의학자는 [그림 1-36]과 같다.

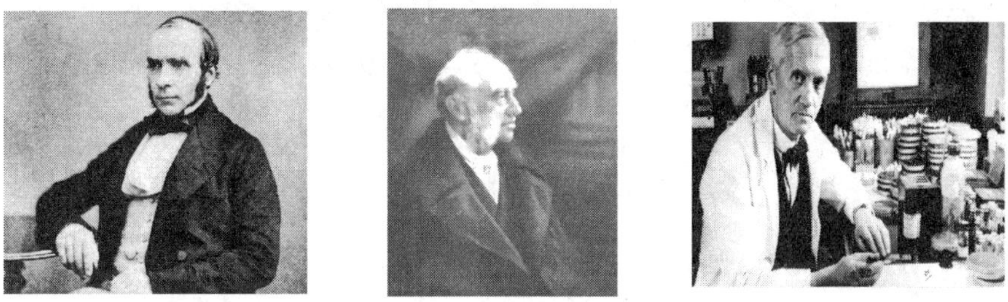

(a) 존 스노우 (b) 라스본 (c) 알렉산더 플레밍

[그림 1-36] 영국 출신 의학자

② 독일 : 1883년 비스마르크(Bismark)에 의하여 세계 최초의 근로자 질병보호법이 제정되었다. 이는 사회보장제도를 마련하는 계기가 되었다.

㉠ 환경위생의 창시자로서 1866년에는 페텐코퍼(Max von Pettenkofer)에 의하여 뮌헨 대학에 최초의 뮌헨대학 위생학 교실이 창립되어 실험위생학의 기초를 확립하였다.

㉡ 로버트 코흐(R. Koch)는 결핵균(1882년), 콜레라균(1883년)을 발견하였으며 에를리히(Paul Ehrlick)는 매독치료인 살바르산(Salvarsan)을 발명하였고, 플레밍과 함께 페니실린을 개발하였다. 근대 독일의 대표적인 의학자는 [그림 1-37]과 같다.

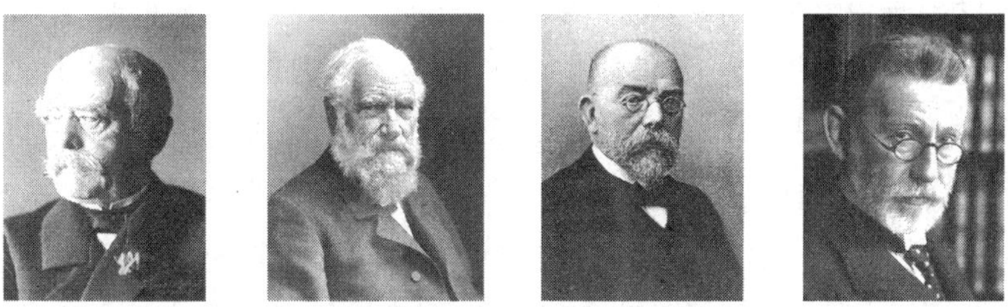

(a) 비스마르크 (b) 페텐코퍼 (c) 로버트 코흐 (b) 에를리히

[그림 1-37] 독일 출신 의학자

③ **프랑스** : 파스퇴르(L. Pasteur)는 현대의학의 창시자로 불리며 결핵균과 탄저균(1877년), 닭콜레라(1880년)의 발견과 광견병 항혈청을 개발(1883년)하였다. [그림 1-38]은 파스퇴르의 모습과 결핵균이다.

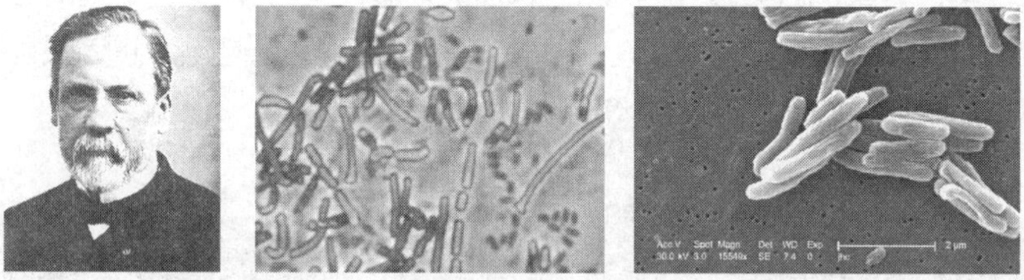

(a) 파스퇴르 (b) 탄저균 (c) 결핵균

[그림 1-38] 파스퇴르

5) 현대(1900년 이후) : 발전기

미생물학의 시대로 질병의 예방, 치료 중심에서 건강을 향상시키고 유지하는 데 관심이 집중되었다. 공중보건의 발전기는 영국과 미국을 중심으로 이루어졌다. 전문적인 문화와 체계적인 종합화를 이루기 시작하여 질병의 치료, 예방 중심시대에서 건강을 향상시키고 유지하는 시대로 변모하여 사회학적, 경제적 개념의 시대로 변화하였다. 그리고 공중보건학에 대한 사회적 책임의 개념이 대두, 사회 및 경제적 상태가 건강에 영향을 미친다는 것을 인식하기 시작하였다.

현미경과 유전자공학과 같은 과학기술의 급격한 발달은 질병예방에 기여하였고, 항생제의 개발로 인하여 전염병이 줄어 감염성 질환의 발병이 감소하여 평균수명이 늘어나게 되어 인구가 급증하였고 산업화와 도시화로 인하여 환경문제가 대두되었다. 1960년대 이후 공중보건과 치료의학의 조화로운 발전으로 보건의료에 대한 지역사회의 다양한 요구에 부응하기 위해 포괄 보건의료의 필요성이 대두되어 공중보건학과 치료의학은 조화로운 변화를 이루어가고 있다.

① **보건소의 보급** : 지역사회보건학의 확립시기로 보건소제도의 확대보급에 따라서 지역사회문제를 해결하는 지역사회보건 관리활동이 활발해졌다(지역사회보건 확립).

② **세계보건기구 설립** : 1948년 4월 7일 국제적 차원에서 보건문제를 해결하기 위하여 세계보건기구(WHO)가 설립되었고 스위스 제네바에 위치하고 있다. 세계보건기구의 목적은 모든 사람들이 가능한 한 최고수준의 건강을 달성할 수 있도록 돕는 것이다. 주로 하는 일은 중앙검역소와 연구자료를 제공하고 유행성 질병 및 전염병 대책 등의 일을 한다. [그림 1-39]는 세계보건기구의 본부 전경이다.

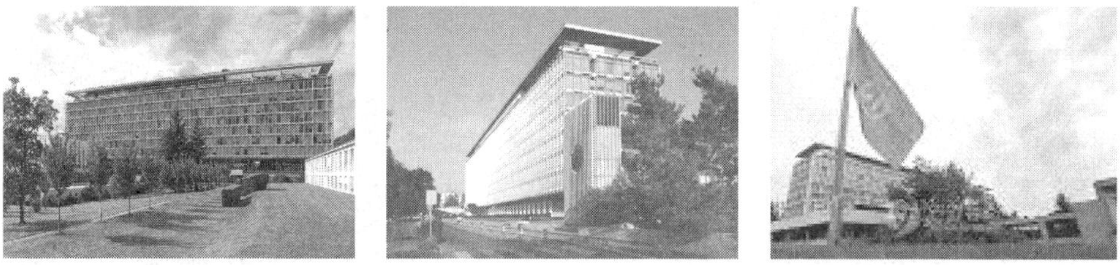

[그림 1-39] WHO 본부

③ **국제연합인간환경회의** : 1972년 스웨덴의 스톡홀름에서 'the only one earth'라는 슬로건을 내걸고 인간환경선언을 하였고, 1974년에 국제환경기구(United Nation Environment Program : UNEP)를 설립하였고 로고는 [그림 1-40]과 같다.

[그림 1-40] 국제연합인간환경회의 로고

④ **알마아타 회의** : 1978년 러시아의 알마아타에서 열린 회의로 '2000년대에 전 인류에게 건강을'이라는 실현을 목표로 선정하여 1차 보건의료 실천을 결의하였다. 1978년 러시아에서 열린 알마아타 회의의 모습은 [그림 1-41]과 같다.

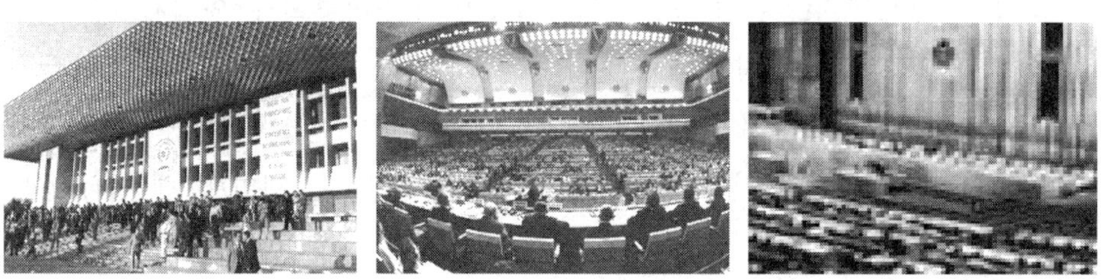

[그림 1-41] 알마아타회의

⑤ **리우선언** : 1992년 브라질의 리우데자네이루에서 178개국의 83개국 정부대표가 참석한 당시로서 사상 최대 규모의 국제회의였다. 각국 정상들이 모여 지구환경 정상회담을 개최하고 '리우환경선언'이 선포되는 등 환경오염으로부터 지구를 지키기 위한 노력이 세계적 관심으로 확산, 지구보건환경을 위한 적극적인 노력을 추진하였다. [그림 1-42]는 환경오염에 대한 국제회의인 리우선언이다.

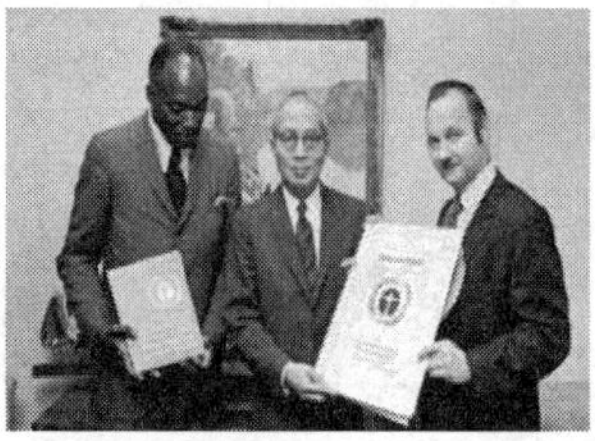

RIO+20
United Nations
Conference on
Totalitarian
Development

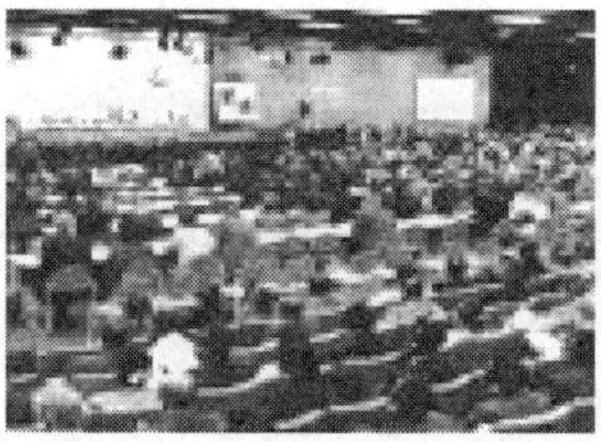

[그림 1-42] 리우선언

(7) 우리나라 공중보건의 역사

우리나라의 공중보건의 역사는 고조선부터 대한민국 해방 이후까지 이어지고 있는데 역사적으로 다음과 같다.

① **고조선** : 고조선시대에 사람들의 생활에 대하여 기록이 남아 있는 '삼국지' 위지 동이전에 따르면 고조선 사람들은 사람이 죽으면 옛집을 버리고 새집으로 옮겨간다고 하고 있으며 사람이 죽게 되면 그날로 매장한다고 하였다.

② **부여** : 부여 사람들은 흰 옷을 숭상하고 사람들의 의복이 매우 청결하였다는 기록이 남아 있다. 또한 여름에 사람이 죽게 되면 얼음으로 시체를 보관하여 질병예방에 힘썼다.

③ **삼국시대** : 고구려, 백제, 신라의 공중보건은 다음과 같다.

㉠ 고구려 : 시의제도를 두고 왕실치료를 담당하였다.

㉡ 백제 : 약물을 관리하는 약부관청, 의학을 담당하는 의박사, 약초를 담당하는 채약사, 약사주가 존재하였다.

㉢ 신라 : 의료행정기관인 약전, 약을 지어 바치던 공봉의사, 왕실시의인 내공봉의사, 의박사가 존재하였다.

④ **고려시대** : 의약관청으로 태의감과 상약국을 설치하여 왕실과 관공리의 의약치료를 담당하였고 서민과 빈민들의 진료 및 사회구제기관으로 제위보, 혜민국, 동서대비원을 두었다.

⑤ **조선시대** : 중앙과 지방에 의약기관과 의녀제도를 두었다. 제생원을 설치하여 서민의 의료업무를 총괄하게 하였다. 허준은 의서인 《동의보감》을 발간하였다. 1885년 선교사인 알렌을 궁중전의로 위촉하고 왕립병원인 광혜원을 설립하였다. 이는 근대적인 의미의 최초 보건의료 행정기관인 위생국이다. 1894년 갑오개혁을 계기로 관제를 개혁하고 내무아문 안에 위생국을 설치하였다.

⑥ **일제강점기** : 1910년 조선총독부 경무총감부 내에 위생과가 신설되었다. 서울과 지

방에 자혜의원이 설치되어 검역, 방역, 서양의학과 같은 보건개념이 확립되었다.

⑦ **해방 이후** : 해방 이후 미 군정에 의하여 보건행정체계가 확립되었다. 미 군정청은 위생국을 설치하였고 각 도에 보건후생국을 설치하였다. 보건후생국은 1946년 보건후생부로 명칭이 바뀌었다.

⑧ **대한민국정부 수립 이후** : 1948년 5월 10일 총선거를 통해 제헌국회를 구성하고 8월 15일 대한민국 정부가 수립한다. 이후 대한민국의 공중보건은 다음과 같이 현재에 이르게 된다.

㉠ 1948년 보건후생부가 폐지되고 사회부가 설치되었다. 이 사회부는 현재의 보건복지부이다.

㉡ 1956년 보건소법 제정으로 공중보건의 체계화가 이루어졌다.

㉢ 1960년 가족계획사업을 실시하였다.

㉣ 1977년 1월 의료보호사업이 실시되었다.

㉤ 1977년 7월 의료보험사업이 실시되었다.

㉥ 1989년 7월 전국민 의료보험이 실시되었다.

2. 건강의 이해

건강은 육체적 · 정신적으로 질병에 이상이 없고 개인적으로 정상적인 생활을 영위할 수 있는 신체상태이며, 오늘날에는 개인이 사회생활에 의존하는 경향이 커짐에 따라서 사회가 각 개인의 건강에 기대하는 것도 많아졌기 때문에 사회적인 건강면에서 이와 같은 정의가 생겨났다. 한국의 헌법에는 건강을 "모든 국민이 마땅히 누려야 할 기본적인 권리"라고 규정하고 있어 건강을 하나의 기본권적 개념으로 보고 있다.

또한 질병이 없는 상태라는 수동적 건강에 대한 태도에서 금주 · 금연 등 생활습관의 변화나 운동 같은 적극적으로 건강해지려는 노력 등 능동적 태도가 강조되고 있다. 건강의 구체적 요소로는 육체적인 형태적 요소(신장 · 체중과 같은 외형적 계측값이나 내장의 여러 기관 등)와 기능적 요소(여러 기관의 생리기능이나 종합적인 체력 등) 그리고 정신 기능적 요소로 분류하여 평가하기도 한다.

(1) 건강의 개념

건강(health)의 의미는 생의학적 의미에서 질병이 없는 상태를 의미한다. 하지만 단순히 질병이 없는 상태가 건강하다는 것은 아니다. 건강하다는 것은 개인이 환경에 잘 적응하면서 본인이 가지고 있는 잠재력을 최대한 발휘할 수 있는 상태로, 신체적 역량은 물론이고 정신적, 사회적, 지적 혹은 영적 대처능력을 강조하는 포괄적인 개념이다.

건강의 3요소로는 〈표 1-2〉처럼 육체적인 요소, 기능적 요소, 정신적 요소로 분류된다.

〈표 1-2〉 건강의 3요소

분 류	종 류
육체적 요소	신장, 체중, 내장 같은 여러 기관 등
기능적 요소	여러 기관의 생리적인 기능이나 종합적인 체력 등
정신적 요소	스트레스, 감성, 이성 등

(2) 건강에 영향을 미치는 요인들

라론데(Lalonde)는 [그림 1-43]처럼 건강을 결정하는 중요한 요인으로 생활양식(50[%]), 환경(20[%]), 생물학적 요인(20[%]), 보건의료체제(10[%])의 4가지를 들고 건강관리를 위해서는 포괄적인 접근이 필요하다고 주장하였다.

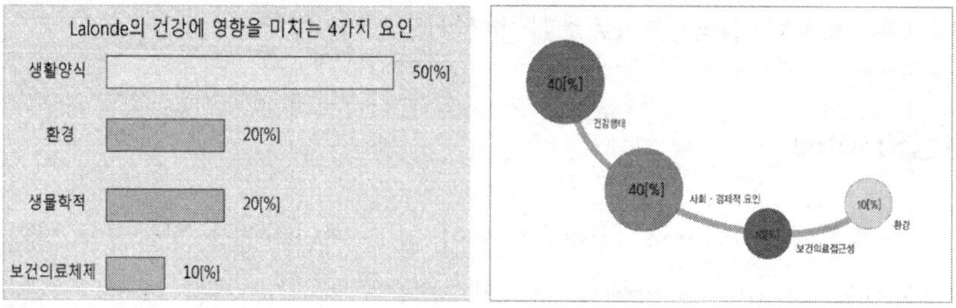

[그림 1-43] 건강에 영향을 미치는 요인

1) 생활양식

수면, 흡연, 운동, 식습관, 음주 등이다. 현대 사회의 잘못된 식습관은 [그림 1-44]와 같다.

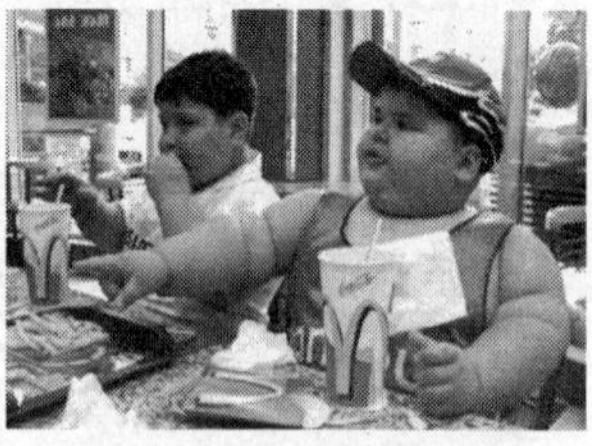

(a) 정크푸드의 폐허

(b) 불규칙한 식사

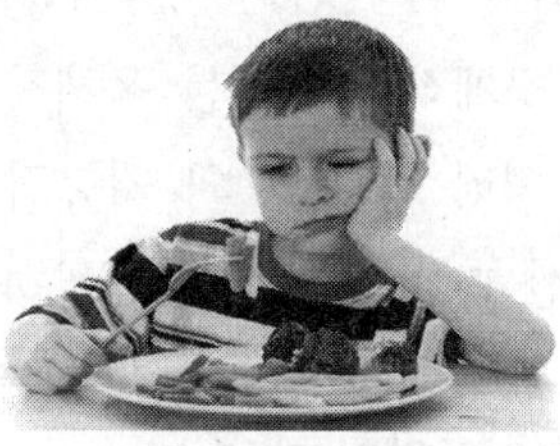

(c) 편식

[그림 1-44] 잘못된 식습관

2) 환경요인

환경요인은 물리적 환경과 사회적 환경이 있다.

① **물리적 환경** : 음식, 물, 공해, 지리적 요건, 기후, 주택구조, 매연, 소음 등이며 물리적 환경요인은 [그림 1-45]와 같다.

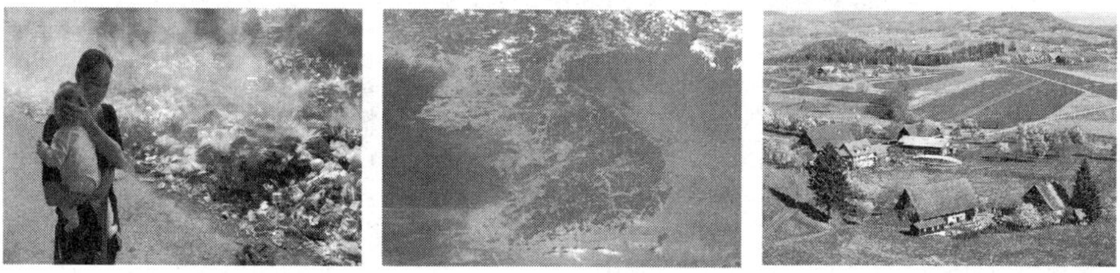

(a) 오염상태 (b) 지리적 요건 (c) 청정지역

[그림 1-45] 물리적 환경요인

② **사회적 환경** : 교육제도, 직업, 수입, 인간관계, 정치 · 경제적 안정 등이다. [그림 1-46]은 사회적 환경요인 중에 있는 직업을 나타낸다.

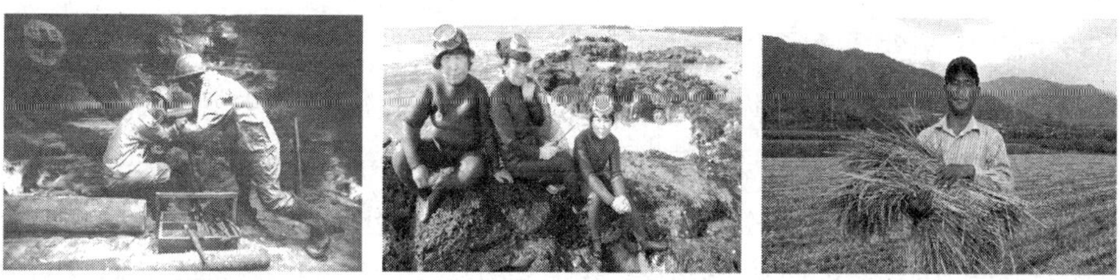

(a) 탄광 (b) 해녀 (c) 벼농사

[그림 1-46] 사회적 환경요인 중 직업

3) 생물학적 요인 · 유전적 요인

인종, 성별, 나이와 같이 유전적 환경 등이 있다(그림 1-47).

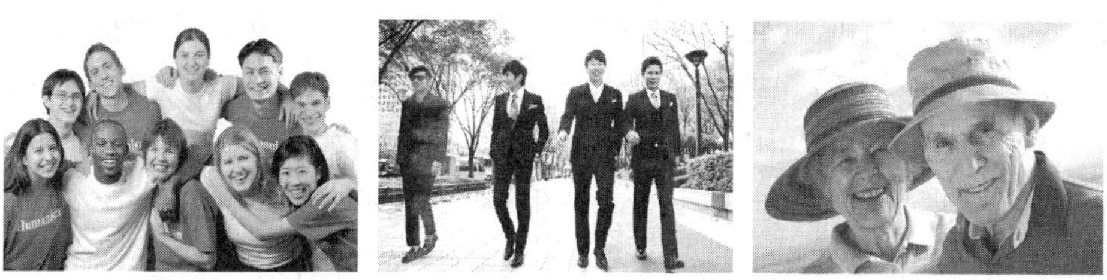

(a) 20～30대 (b) 40～50대 (c) 60～70대

[그림 1-47] 생물학적 요인 중 하나인 나이

4) 보건의료체제

보건의료의 조직화, 체계화, 접근성 등이다. 국내 보건의료체제 활동은 [그림 1-48]과 같다.

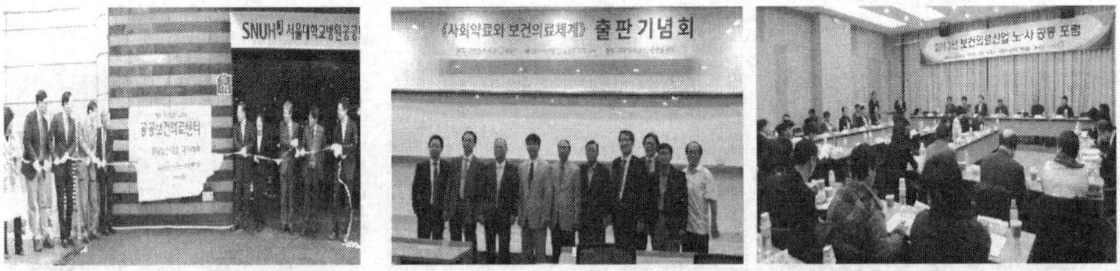

(a) 서울대 공공보건의료센터(메디컬뉴스)　(b) 보건의료체계 출판　(c) 보건의료산업 노·사·점 공동 포럼

[그림 1-48] 보건의료체제

(3) 건강의 중요성

건강은 생명의 존엄성을 유지하는 가장 기본적이고 필수적인 요소다. 삶의 가치를 실현하는 요소이며 개인의 건강은 나아가서 사회, 국가의 번영에도 영향을 미친다. 꿈과 소망을 이루기 위한 필수조건인 것이다.

비스마르크는 “돈을 잃으면 조금 잃는 것이고 명예를 잃으면 많이 잃는 것이다.”라고 했다. 어떠한 부와 권력을 가졌어도 건강을 잃으면 모든 것이 부질없다. 따라서 우리가 질병에 들지 않고 신체적, 정신적으로 장애가 없는 건강한 상태를 유지하기 위해서는 건강의 중요성을 이해하여 일상생활에서 항상 즐거움을 갖고 건강증진을 위해 적절한 운동으로 체력을 단련하는 노력을 해야 한다.

(4) 건강의 개념 변천

과거에는 건강은 육체적, 정신적 질병이 없는 상태로 개인적으로 정상적인 생활을 영위할 수 있는 신체상태를 의미하였다. 그러나 현재는 질병이 없는 상태의 건강에 대한 수동적 태도에서 벗어나 생활습관의 변화나 운동 등으로 적극적으로 건강해지려는 노력 즉, 능동적 태도가 강조되고 있다. 현대에는 개인이 사회생활에 많은 영향을 받고 의존함에 따라서 개인이 사회에 기대하는 것도 많아졌다. 사회적 건강은 우리나라 헌법에는 “모든 국민이 마땅히 누려야 할 권리”라고 규정하여 건강을 국민이 누려야 할 기본권으로 보고 있다. 인간은 역사적으로 어느 시대나 완전한 건강을 누리고자 하였다.

1) 관점별 개념 변천

건강의 개념은 그 시대를 살았던 사람들의 관점에 따라 생태학적, 생의학적, 사회의학적, 사회생태학적 등으로 분류할 수 있다.

① **생태학적 관점** : "인간의 건강 혹은 질병은 외적 환경요인과의 형평의 결과이다"라는 개념으로 히포크라테스의 사상에 근거한다. 인간과 인간의 주변환경의 균형이 인간의 내적인 균형에 영향을 미친다. 건강한 것은 자연스럽고 자연과 조화를 이룬 상태이며, 건강하지 않다는 것은 자연과 불균형을 이루고 있다는 것으로 보고 의학의 역할은 자연적인 치유과정을 돕는 것으로 보았다. [그림 1-49]는 고대 그리스의 의학의 아버지라 하는 히포크라테스이다.

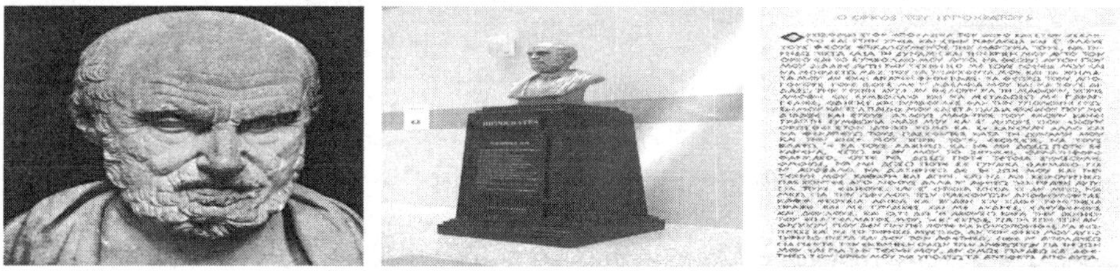

(a) 히포크라테스　(b) 계명대 히포크라테스　(c) 히포크라테스 선언

[그림 1-49] 히포크라테스

② **생의학적 관점** : 16세기 이후 등장한 서양의 철학과 과학으로 인하여 기존의 환경과 인간의 균형으로 인한 신체적, 정신적 관계를 무시하고 정신과 신체를 기계론적 관점에서 해석하려 하였다. 질병을 "개체를 구성하는 부분의 손상 또는 관계가 일시적 또는 영구적으로 기능이 손상된 상태"라고 생각하였다. 따라서, 의료인은 손상된 기계를 고치는 것이며 손상된 부분을 고치면 질병도 회복되는 것으로 보았다. 건강의 생의학적 관점에 관한 것으로는 [그림 1-50]과 같다.

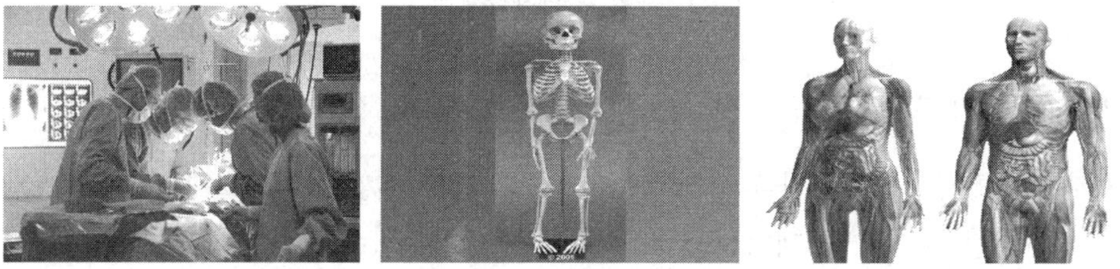

(a) 생체 수술　(b) 인간의 골격　(c) 해부도

[그림 1-50] 생의학적 관점

③ **사회의학적 관점** : 산업화와 도시화로 인하여 야기된 환경오염이 인간의 건강에 해

를 미친다는 주장으로 19세기초, 영국, 프랑스, 독일을 중심으로 건강에 대한 사회의학적 관점이 새롭게 등장하였다. 이후 미국, 캐나다 등을 중심으로 건강을 국가가 관심을 가져야 하는 하나의 사회과학으로 보게 되었고, 국민건강을 향상시키기 위해 건강한 사회환경조성과 의료의 제공, 의료에 대한 접근성, 질병과 사고예방, 보건교육 등의 중요성을 강조하였다. [그림 1-51]은 건강의 사회의학적 관점의 예이다.

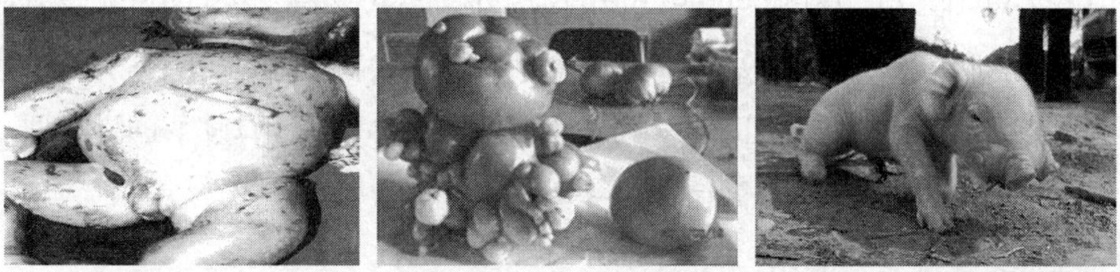

(a) 기형아 (b) 기형식물 (c) 기형동물

[그림 1-51] 사회의학적 관점

④ **사회생태학적 관점 :** 인간의 건강을 사회와 환경의 상호작용 속에서 이해하고자 하는 방식이다. 건강증진에 있어서 사회, 환경의 중요성을 강조한다. 인간과 환경의 상호의존성과 상호작용성에 중점을 두고 인간을 둘러싼 생물학적, 물리적, 사회적 환경과 인간의 관계를 중시한다. [그림 1-52]는 건강의 사회생태학적 관점에 관한 것을 나타내었다.

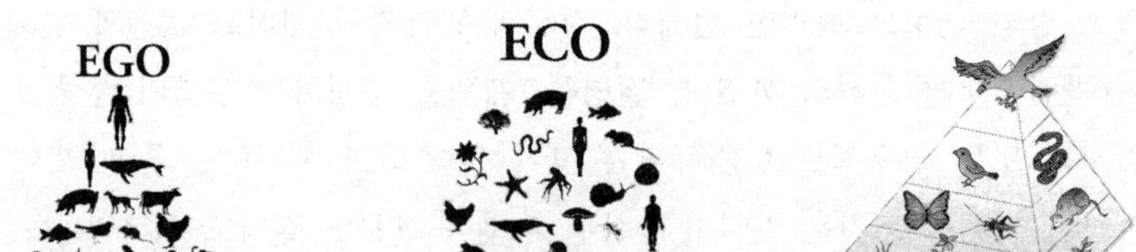

[그림 1-52] 사회생태학적 관점

2) 시대별 개념 변천

시대별 건강에 대한 시선을 고대에서부터 20세기 이후까지에서 고대기~중세기, 19세기 초반, 중반 그리고 20세기 이후로 나눌 수 있다.

① **고대기~중세기 :** 고대로부터 중세기까지 질병과 고통을 받는 것은 우리가 지은 죄 때문에 신이 내린 저주나 천벌로 생각하였다. 수많은 희생자를 가져온 페스트(plague)는 그리스어로 타격(plege)이라는 뜻에서 유래되었는데, 분노한 신이 죄를

지은 사람들에게 강한 타격을 주기 위해서 그들을 페스트로 고통을 준다고 하여 붙여진 이름이다.

간질(epilpsy)의 어원은 그리스어로 위(epi)를 의미하는 단어와 사로잡히다(lambabeia)라는 언어가 합쳐져 "위에 사로잡히다"라는 뜻에서 유래되었다. 그들이 받는 고통과 아픔, 전염병이 창궐*하는 것은 신이 노하여 내린 벌이라고 생각하는 것이 옛 사람들의 생각이었고, 건강을 위해 자신이 노력해야 하는 것이 아니라 건강은 신이 정한다고 생각하였다. 흑사병으로 중세 유럽 전역의 암흑기가 도래하였다(그림 1-53).

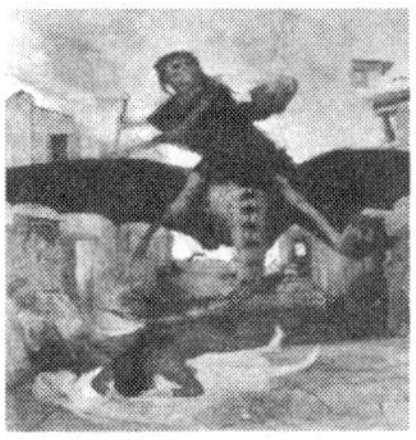
(a) 카트라이트 & 비디스 (질병의 역사)

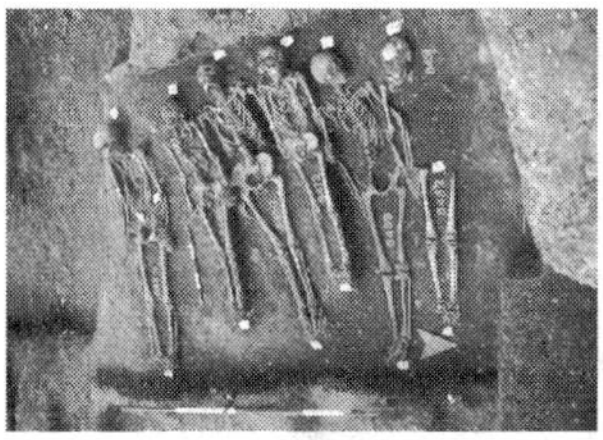
(b) 중세시대 흑사병의 피해자

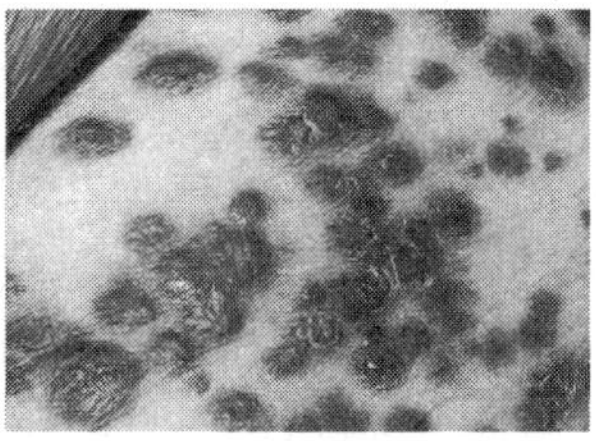
(c) 흑사병

[그림 1-53] 중세 흑사병

② **19세기 초반** : 선상은 자신의 후천적인 노력의 결과로 달라진다는 생각을 하게 되고 육체적 건강을 중요시 하였다.

③ **19세기 중반** : 건강에는 육체적 건강뿐만 아니라 정신적 건강도 있어야 한다는 육체와 정신의 불가분의 관계를 이해하기 시작하였다.

④ **20세기 이후** : 세계보건기구의 선언을 통하여 건강을 육체적 건강, 정신적 건강, 사회적 건강 등 통합적 개념으로 규정하였다. 오타와(Ottawa) 헌장에는 "건강은 생활이 목표로서가 아니라 일상생활을 영위하는 활력소로 이해되어야 한다"라고 명시되어 있다. 건강에 대한 사람들의 관심과 욕구에 대한 노력은 시간이 지날수록 증가하고 있다. 예전에는 없어서 못 먹었던 음식을 지금은 건강에 좋지 않다고 가려 먹으며 건강과 관련된 상품과 서비스가 넘쳐나고 있다. 웰빙시대, 힐링시대라는 것은 사람들이 건강에 대해 많은 관심을 갖지고 있다는 것이다.

3) 우리나라의 건강관에 영향을 미친 요인

우리나라 고유의 의학이 상고 때부터 존재하였고 중국에서 도입된 대륙의학을 받아들

* 창궐 : 못된 세력이나 전염병 따위가 세차게 일어나 걷잡을 수 없이 퍼지는 것이다.

여 우리의 한의학으로 발전되었다. 근세에 이르러서는 서양의학을 받아들여 오늘에 이르게 되었다. 과거 우리나라의 건강관은 유교, 도교, 불교, 무속신앙과 밀접한 관계가 있었다. 건강관이 경험의학적인 성격뿐만 아니라 주술의학적인 성격도 가지며 그 시대의 자연철학을 배경으로 이루어졌었다.

① **음양설** : 우주 만물은 음과 양으로 나누어져 있다는 이론으로 사람은 밖이 양이고 안이 음이며, 오장육부를 그 위치에 따라 이론적으로 음양의 체계에 부합시켰고 그 위치를 해부학적으로 설명하였다. 동양의 해부학적 관점 중 하나로 [그림 1-54]와 같은 음양설이 있다.

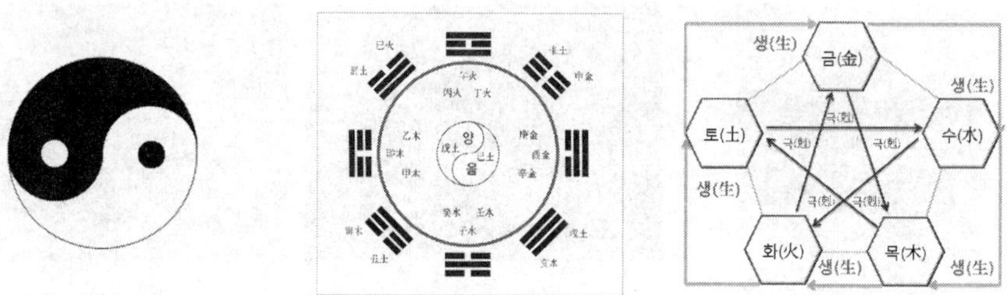

(a) 음양설 (b) 음양설 2 (c) 음양오행설

[그림 1-54] 음양설

② **오행육기설** : 목(木), 화(火), 토(土), 금(金), 수(水)의 오행과 풍(風), 한(寒), 서(暑), 습(濕), 조(燥), 화(火)의 육기에 의하여 사람의 몸의 각 부분을 체계적으로 파악하였다. 생리적 기능이나 병리적 원리에 근거하기 보다 오행설에 유추하여 배합한 것이다. 인간의 건강도 상생상극의 관계에 따라 그 조화가 이루어졌을 때 건강이 유지되며 그 조화가 깨졌을 때 질병이 생겨난다고 생각하였다. 동양의 해부학적 관점 중 하나인 [그림 1-55]와 같은 오행육기설이 있다.

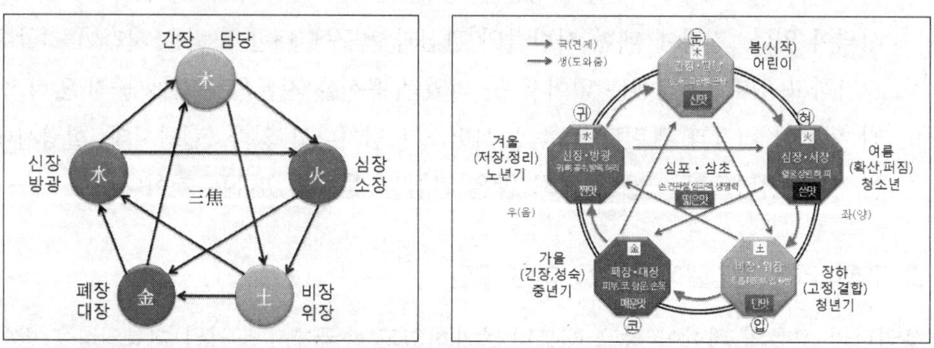

(a) (b)

[그림 1-55] 오행육기설

③ **도교** : 인위적인 손길이 가해지지 않은 자연에 거스르지 않고 순응하여 살아가는 무위자연을 주장하였다. 갈홍이 쓴 '포박자'에서 보면 복장, 식습관, 음주, 수면, 성생활과 같은 일상생활에서 건강을 지키기 위한 원칙을 제시하였다. 또한 호흡법에 의하여 묵은 기운을 내뱉고 새로운 기운을 받아들이는 호흡법도 제시하였다. 동양 철학사상 중 하나인 도교가 있다(그림 1-56).

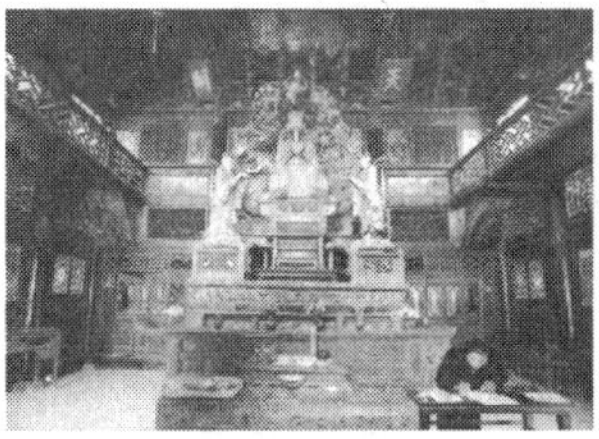
(a) 도교

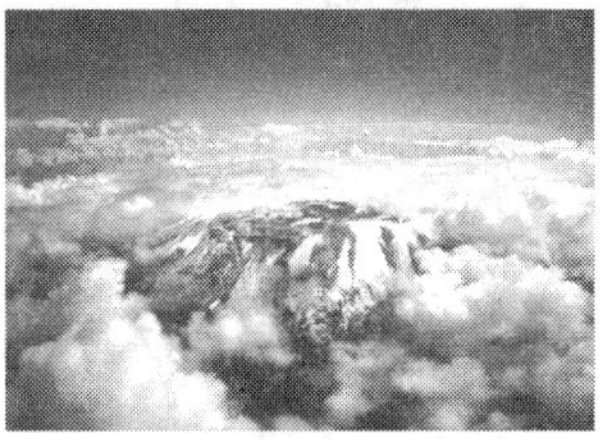
(b) 인위적인 손길이 가해지지 않은 자연

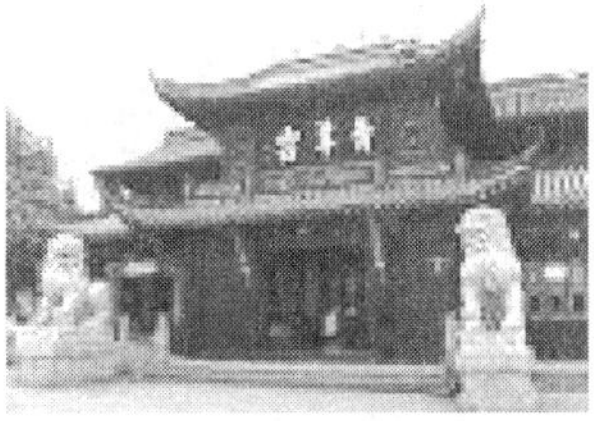
(c) 도관

[그림 1-56] 도 교

④ **무속신앙** : 동양에서는 재앙을 불러일으키기 위한 주술보다는 재앙을 막고자 하는 주술을 행하였다. 병에 걸리거나 상처를 입었거나 신체적인 부조화가 생겨나서 건강을 되찾기 위한 방법으로 부적, 기도, 푸닥거리나 주문, 각종 그림이나 도구 등 다양한 방법을 이용하였다. 눈에 보이지는 않지만 어떠한 강대한 힘에 의하여 영향을 받는다고 생각하였다. 부적의 경우 부적 안에 쓰여진 문자에서 강한 힘이 나온다고 생각하였다. 우리나라 기우제나 여제에 쓰여진 기원문, 벽온방 등에 나타나고 있다. 동양에서는 질병을 생태학적 관점에 반하는 무속신앙(샤머니즘)이 있다(그림 1-57).

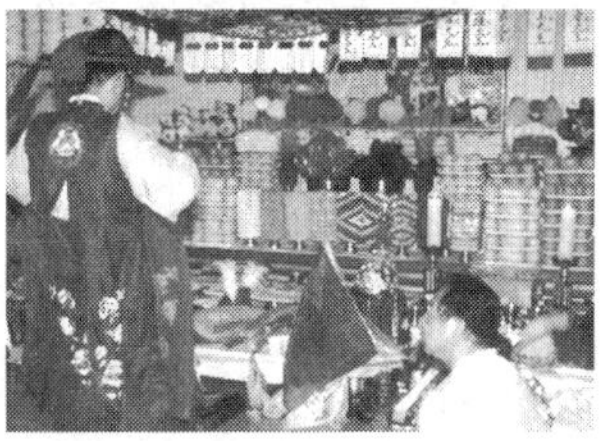
(a) 무당의 신내림

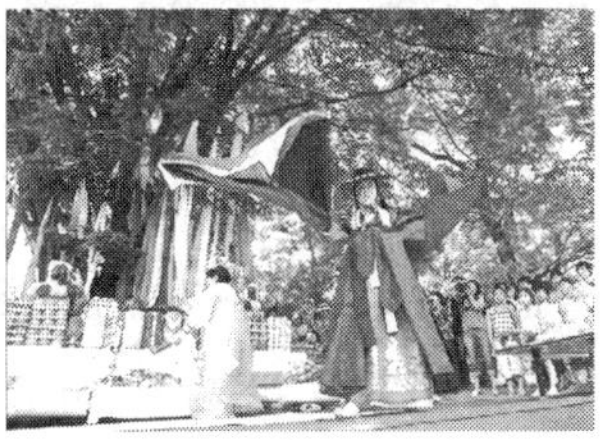
(b) 무당의 굿

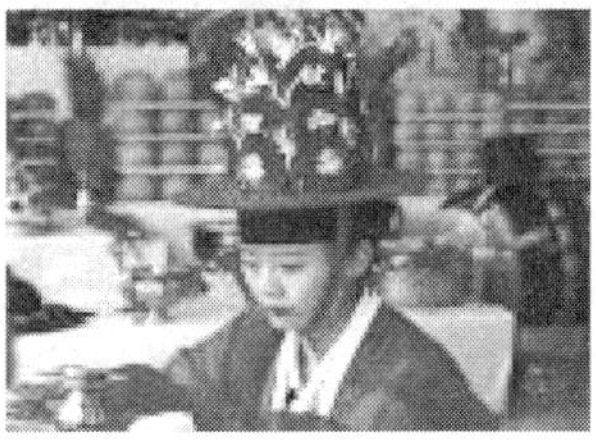
(c) 무속인

[그림 1-57] 무속신앙

⑤ **불교** : 불교에서는 사대고(四大苦)와 팔고(八苦)의 세계에 있으므로 인간이 살아가는데 있어서 병고를 면할 수 없고 그 병고는 지(地), 수(水), 화(火), 풍(風)의 조화가 깨져 생긴다고 하였다. 인간의 생리현상과 건강을 오온가화합(五蘊假和合)으로

설명하고 오온은 색(色), 수(受), 상(想), 행(行), 식(識)의 5가지 요소들로 인간의 생명체가 구성된다고 보았다. 동양의 종교로 대표적인 것이 불교이다(그림 1-58).

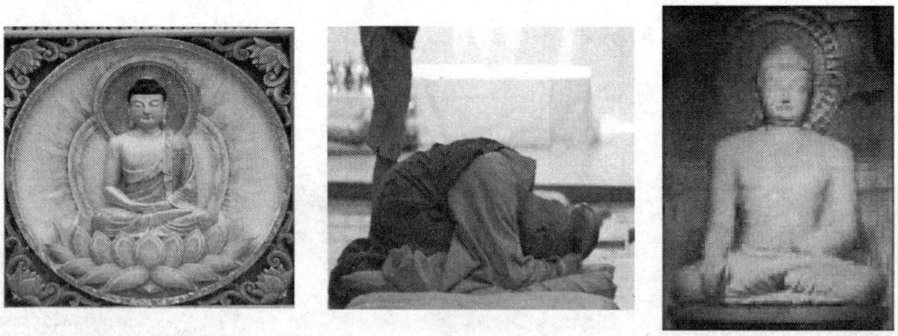

(a) 불상 (b) 스님 (c) 석가모니

[그림 1-58] 불 교

⑥ 유교 : 음양오행설이 전통적인 병인론으로 자리를 잡고, 성리설이 의학에 혼입되어 음양을 남녀로 대응시키고 선악과 강유로 집약하고 인, 의, 예, 지, 신의 오상을 수, 화, 금, 목, 토로 대비시켜 종래의 음양오행부조의 병리설이 더욱 확고하게 발전되었다. 유교는 도교나 불교보다 실천적인 측면이 강하여 일상생활의 양생과 섭생을 매우 강조하였다. 현대까지 우리나라 철학의 근간을 이루고 있는 것은 유교이다(그림 1-59).

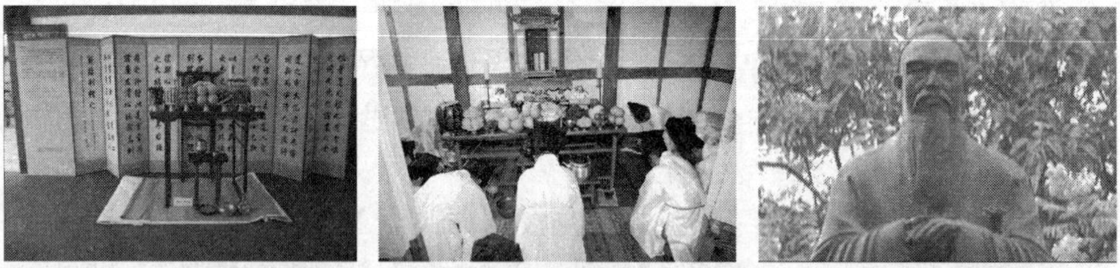

(a) 유교 제사상 (b) 유교 제사 (c) 유교의 시조인 공자

[그림 1-59] 유 교

⑦ 음식 : 동양의학에서는 음식이 생명의 유지와 인간활동을 근원으로 보고 음식이 질병의 예방과 치료에 직접적인 영향을 준다고 하였다. 음식이 갖는 특성을 파악하여 의학에 활용하였다.

㉮ 한의학에서 인삼과 돼지고기를 같이 먹으면 효능이 없다고 하는데 이는 인삼은 속을 따뜻하게 하지만 돼지고기는 속을 차게 하기 때문이라고 한다. 그밖에도 도교와 유교의 영향으로 폭음, 폭식을 삼가고 소식을 권장하며 자연식과 발효식품이 좋다고 한다. 이것은 현대 식생활에 있어서도 좋은 길잡이라고 할 수 있다.

㉠ 우리나라 건강관리에 영향을 미친 요인과 건강관리법에 대하여 설명하였다. 그 밖에도 물을 이용하거나 특수한 요법이나 민간요법 등이 있었다. '동의보감'에

서 보면 발한을 이용하는 각탕법(脚湯法), 약물의 효능과 물의 효능을 같이 활용하여 특정한 목적으로 활용하는 약탕목욕법(藥湯沐浴法) 등이 수록되어 있다. 냉수마찰이나 건욕 등도 건강의 목적에서 활용되었다.

㉡ 수많은 민간요법이 존재하며 이는 선조들의 경험에 의한 지혜라고 할 수 있다. "허리가 아플 때 지네를 먹으면 낫는다"라는 과학적 근거가 없는 민간요법이 있는가 하면 효과는 있지만 현재에도 이를 과학적으로 규명할 수 없는 것도 존재한다. 동양에서는 음식으로도(그림 1-60) 질병을 치료할 수 있다는 관점도 있다.

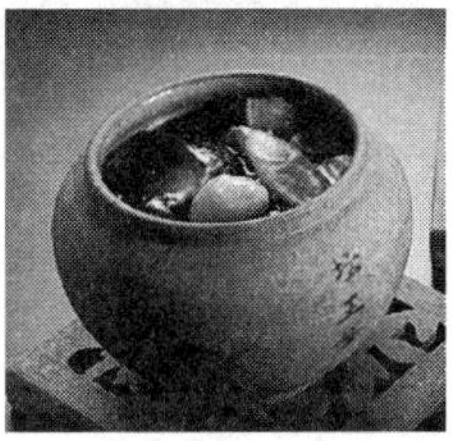

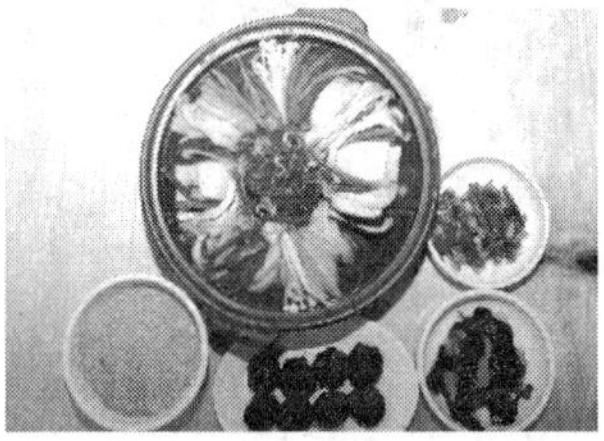

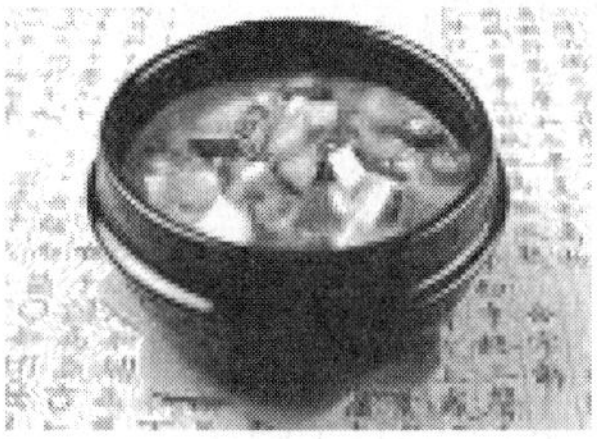

(a) 불도장 (b) 보양식 (c) 발효식품

[그림 1-60] 음 식

3. 사고 및 질병관리의 이해

인간의 건강을 위협하는 존재는 항상 주변에 있다. 건강을 위협하는 존재에는 사고와 질병이 있다. 사고는 인간의 부주의에 의하여 발생하기도 하고 불가항력적인 원인에 의해서도 신체에 상해를 입힌다. 또 다른 건강을 위협하는 존재로는 유기체에 의한 것인데, 주로 눈에 보이지 않으며 전염에 의하여 신체의 기능이 저하되거나 무기력해지는 것이다. 이처럼 사고 및 질병은 인간의 주변에서 인간의 신체를 위협하고 있다.

(1) 사고의 정의

사고는 일상생활에서 질환 이외의 치료를 요하는 상해의 원인이다. 사고에는 인적 사고와 물적 사고가 있다. 국제질병분류에서는 불시의 사고, 중독 및 폭력으로 인한 질환으로서 외인에 의한 분류, 상해의 성질에 의한 분류를 채택하고 있다. 가장 많은 것은 불의사고 중 교통사고인데 자살, 남에 의한 가해, 전쟁행위 등의 고의의 사고도 이 속에 포함된다.

1) 인적 사고

사고의 발생이 직접 사람에게 상해를 입히는 것을 의미한다. 이것은 다시 사람의 동작에 의하여 생기는 사고, 물건의 운동에 의하여 생기는 사고, 접촉 흡수에 의하여 생기는 사고로 나누어진다. 사람의 직접적인 동작이나 부주의로 인해 [그림 1-61]과 같이 일어나는 것이 인적 사고이다.

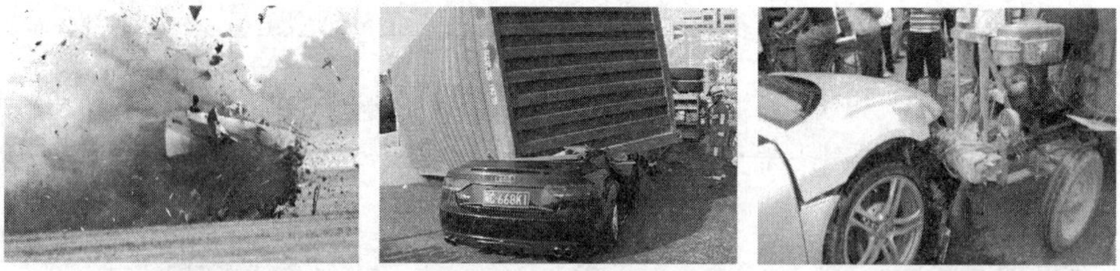

(a) 추락 (b) 부주의 사고 (c) 충돌

[그림 1-61] 인적 사고

① **사람의 동작에 의하여 생기는 사고** : 전도(넘어지거나, 미끄러짐), 추락, 충돌, 협착(끼이거나, 말려듬), 찰자(찔리거나, 베임), 염전(엇갈림) 등이 있다.

② **물건의 운동에 의하여 생기는 사고** : 격돌, 압중(낙하물, 중량물), 역차(깔림), 진동 등이 있다.

③ **접촉흡수에 의하여 생기는 사고** : 감전, 독극물 접촉, 질식, 익수, 고온이나 저온에 접촉, 이상기압, 방사선, 음향흡수 등이 있다.

2) 물적 사고

간접적으로 사람의 상해에 관련된 것으로 상해가 일어나지 않아도 사고로 취급하는 것도 있다. 물적사고에는 폭발, 화재, 파괴, 누설, 절단, 비산, 낙하, 붕괴, 부식, 탈선, 누전, 정전 등이 있다. [그림 1-62]는 물적 사고에 속하는 붕괴와 화재이다.

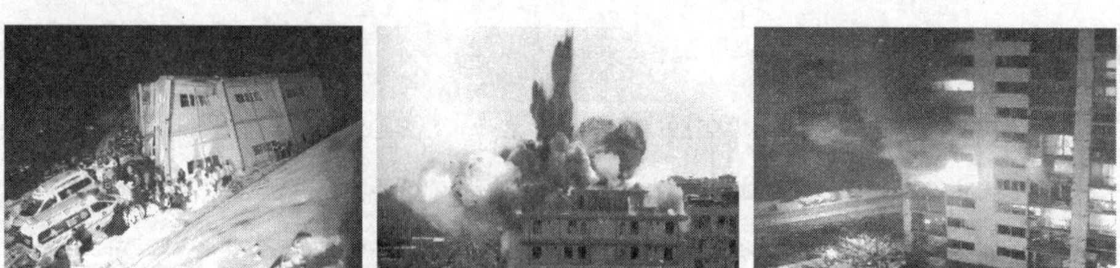

(a) 붕괴 (b) 폭발 (c) 화재

[그림 1-62] 물적 사고

3) 중증외상센터

교통사고나 추락사고 등 사고에 의하여 응급을 요하는 외상(다발성 외상, 출혈 등) 환자가 병원에 도착 즉시 응급수술과 치료를 할 수 있는 시설, 인력, 장비를 갖춘 외상전용 치료센터를 의미한다.

① 2010년 기준으로 국내 외상환자 사망률은 35.2[%]인데 반해 일찍이 응급진료체계를 갖춘 미국, 일본 등은 10~15[%]에 불과하였다. 현대의학에서는 환자의 응급처치(그림 1-63)의 중요성이 부각되고 있다.

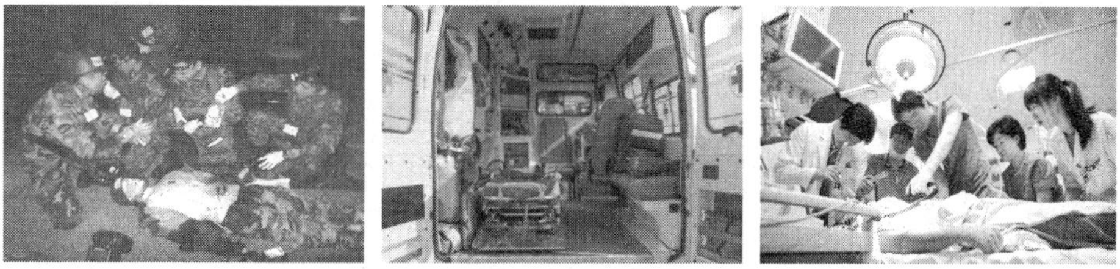

(a) 응급처치 (b) 앰블런스 내부 (c) 응급실

[그림 1-63] 중증외상센터

② 보건복지부는 2011년 10월 중증외상센터를 2016년까지 중증외상센터를 전국 16곳의 거점병원에 설치할 계획이라고 하였다.

㉠ 중증외상센터가 설립되면 전국적으로 총 650개(1개 센터당 40~50개)의 전용병상이 마련되어 연간 약 2만명의 중증외상환자 치료가 가능해진다.

㉡ 의료진은 전문의 8명과 간호사 15명으로 구성된 의료팀 4개조가 고정 배치되어 365일 24시간 교대 근무를 하게 된다.

㉢ 중증외상센터는 심각한 외상으로 인해 생명이 위급한 사람이 이용할 수 있으며 그 대상으로는 6[m]이상의 건물에서 떨어진 사람, 자동차 혹은 중장비나 오토바이 등에 의하여 큰 부상을 입은 사람, 목이나 몸통에 자상(刺傷)을 입은 사람 등이다. 현대에서는 의료관광과 결합한 의료서비스가 다양한 상품들로(그림 1-64) 성행하고 있다.

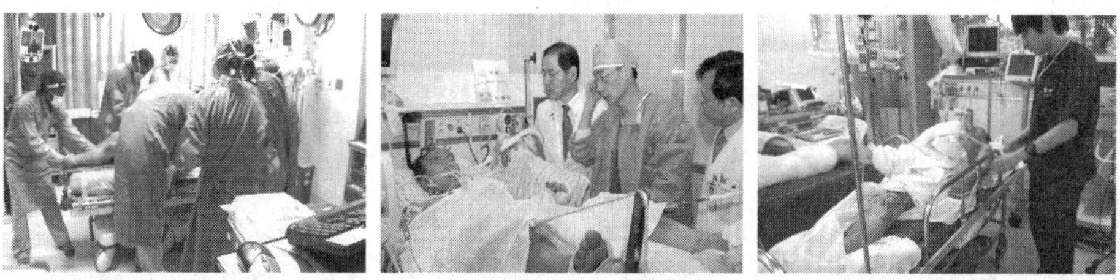

(a) 중증외상센터 수술실 (b) 중증외상치료 중인 의사 (c) 중증외상환자

[그림 1-64] 의료관광과 결합한 다양한 상품들

(2) 질병의 이해

질병은 넓은 의미로 한 개인의 육체적, 지적, 정신적, 사회적 혹은 영적 기능이 이전상태에 비하여 감소되거나 손상된 비정상적인 상태를 광의의 개념이고, 좁은 의미에서 본다면 신체의 구조나 기능에 이상이 생겨 정상적인 범위를 벗어나게 된 상태로 자극에 대해 조직이나 장기의 항상성이 무너져 병적인 반응이 나타나는 상태를 협의의 개념이라 할 수 있다.

1) 질병의 정의

질병은 유기체의 신체적 기능이 비정상적으로 된 상태이다. 일반적으로 질병을 세분화하면 질병, 병, 질환으로 나누어진다.

① **질병**(illness) : 환자 개인이 스스로 건강하지 못하다고 느끼는 개인적인 반응이나 전문직을 포함한 주변 집단의 사회적 평가와 반응을 지칭하는 개념으로 실제로 질환과 관련되지 않을 수도 있다. 따라서 질병은 "환자와 가족 또는(환자를 둘러싼) 사회적 연계망이 어떤 증상과 장애를 인식하고 그것과 더불어 살며 반응하는 방식"이라고 할 수 있다. 질병은 [그림 1-65]와 같은 감기와 비염 이외도 있다.

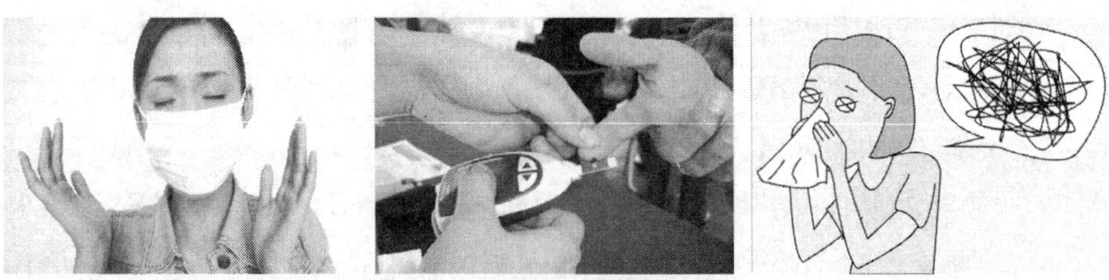

(a) 감기 (b) 당뇨병 (c) 비염

[그림 1-65] 질 병

② **병**(sickness) : 병은 사회적 개념이다. 다른 사람들에 의하여 적용되며 자신에 의하여 수용된 사회적인 명칭이다. 환자의 사회적 역할에 관심을 가진다는 점에서 다

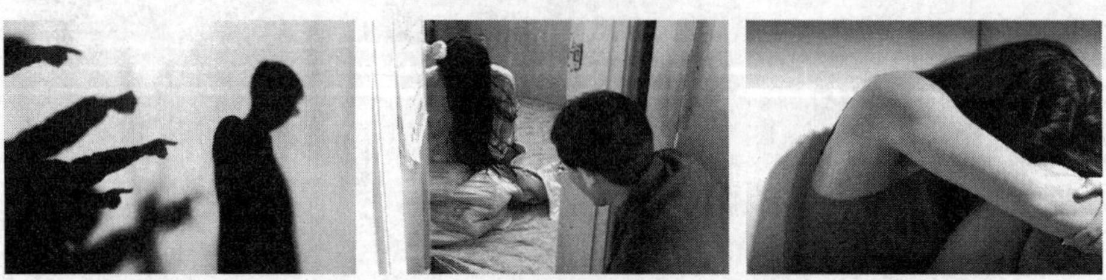

(a) 왕따 (b) 은둔형 외톨이 (c) 우울증

[그림 1-66] 병

르다. 병은 사회를 이루어 살아가는 세상의 필연적인 결과물 중 하나로 환자, 가족, 지역사회에 영향을 끼치고 상호간에 연관성을 지닌다. 질병의 관점과는 달리 사회적 개념에 의해 분류되는 병으로 [그림 1-66]과 같은 것이 있다.

③ **질환**(disease) : 의학적으로 규정된 신체적, 정신적 기능이나 구조의 병리학적 변화를 의미하는 용어이다. 병리학적 변화를 의미하는 질환에는 [그림 1-67]과 같은 것이 있다.

㉾ 급성·만성질환, 전염성 질환, 선천적 질환, 퇴행성질환, 악성질환, 정신질환, 신장질환, 잇몸질환 등으로 표현한다.

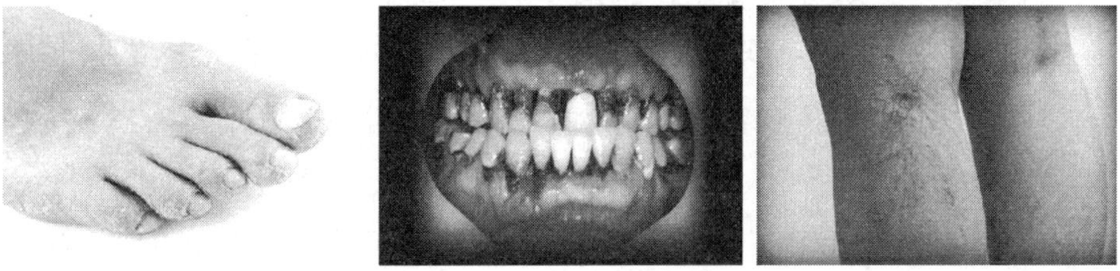

(a) 무좀 (b) 치주병 (c) 하지정맥류

[그림 1-67] 질 환

2) 질병의 분류

질병은 크게 전염성 질환과 비전염성 질환으로 나눌 수 있다.

① **전염성 질환** : 바이러스, 곰팡이, 세균, 기생충과 같이 질병을 일으키는 병원체 그리고 병원체가 증식하고, 생활하는 장소인 병원소가 있어서 이 병원소에서 나온 병원체가 동물이나 사람을 통하여 전파되어 침입하면 질환을 일으키게 된다.

㉠ 전염성 질환에서는 질환을 일으키는 병원체가 명확하고 필수적이지만 숙주에 접촉하였다고 하여 모두 질환을 일으키게 되는 것은 아니다. 인간의 병원체에 대한 저항력 정도에 따라 다르다.

㉡ 전염성 질환 중 세균에 의한 질환은 항생제의 발달로 인하여 대부분 치료가 가

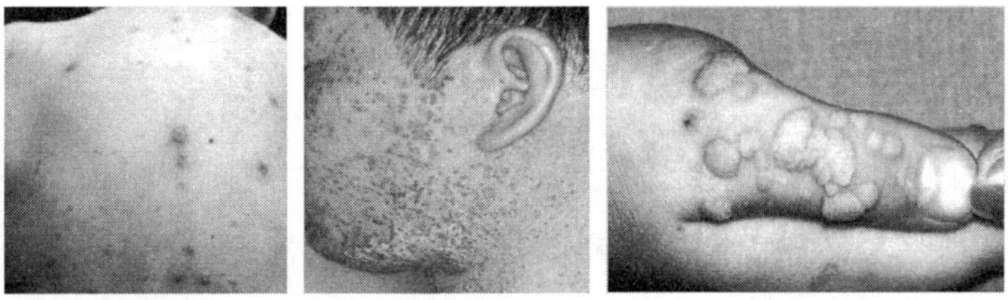

(a) 전염성 농가진 (b) 아토피 (c) 전염성 사마귀

[그림 1-68] 전염성 질환

능해졌지만 바이러스성 질환에 대한 항바이러스 개발에는 아직 해결해야 할 과제가 많이 있다. 전염성 질환에는 [그림 1-68]과 같은 것도 있다.

② **비전염성 질환** : 병원체 없이 일어날 수 있는 고혈압, 당뇨와 같은 질환을 의미한다. 보통 발현기간이 길거나 만성적인 경우가 많다. 예전에는 비전염성 질환보다 전염성 질환을 해결하기 위해 노력했지만 항생제의 발견으로 전염성 질환의 치료가 쉬워짐에 따라 비전염성 질환의 치료예방이 더 중요해졌다.

㉠ 노인인구의 증가, 각종 성인질환 등 과거에 발견하지 못했던 비전염성 질환들은 의학기술의 발달로 비전염성 질환을 진단할 수 있는 여건이 높아짐에 따라 비전염성 질환의 중요성이 높아졌다.

㉡ 비전염성 질환은 그 원인이 명확하게 밝혀지지 않은 것이 많으며 여러 가지 위험인자가 복합되어 질환을 유발한다. 따라서 치료가 쉽지 않은 경우가 많으며 식습관, 운동, 유전적 성향 등 다각적인 방면에서 접근해야 한다.

㉢ 흡연과 폐암, 술과 간암, 짜게 먹는 식습관과 고혈압 등 비전염성 질환과 대표적 위험인자에 대한 연구가 많이 행하여졌고 발표되었다. 이제는 병이 나고 고치는 것이 아니라 질병이 발생하기 전에 위험인자를 줄이거나 제거하여 사전에 예방하는 것이 중요하다.

㉣ 음주, 식습관, 환경개선, 운동 등을 통하여 위험인자를 없애야 한다.

㉤ 병원체의 의한 감염이 아닌 자연적인 발생으로 나타나는 비전염성 질환이 있다 (그림 1-69).

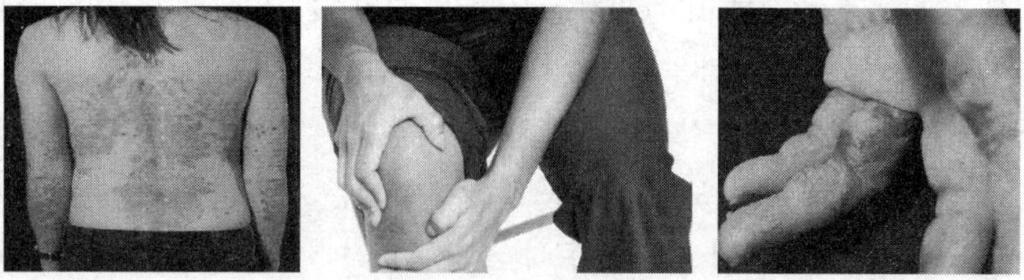

(a) 건선 (b) 관절염 (c) 한포진

[그림 1-69] 비전염성 질환

3) 국제질병분류

질병이나 부상은 증상이나 검사소견, 부위, 치료방법, 경과 등에 따라서 매우 다양하다. 증상, 경과 등의 유사성에 따라 질병이나 부상을 분류하여 치료나 예방에 대해서 검토할 수 있다.

① 분류방법은 여러 가지가 존재하며 국가적 통계에서 자주 사용되는 것은 국제질병

분류(International Classification of Diseases : ICD)이다. WHO의 분류를 바탕으로 더욱 상세하게 분류하고 있으며, 안과학은 ICD-Oph, 치과구강학은 ICD-DA, 종양학은 ICD-O, 전문가용 보조분류나 의료행위분류인 ICPM, 국제장애분류시안, 프라이머리 케어 분류인 ICPC 등이 있다.

② 미국병리학회에서는 해부학적 부위, 병인, 형태, 기능별로 코드를 부여하여 다차원적으로 보는 SNOP(Systematized Nomenclature of Pathology), 그리고 거기에 병명, 직업, 수술처치 등을 더한 SNO-MED(System of Nomenclature in Medicine)를 만들어 사용하고 있다. 국제적인 기준에서 질병을 분류 정의하여 관리하고 있다(그림 1-70).

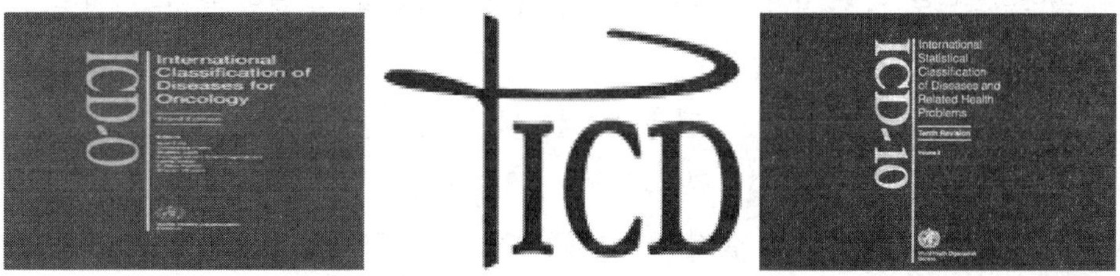

(a) ICD-0 (b) ICD 로고 (c) ICD-10

[그림 1-70] 국제질병분류

4) 질병의 발생

모든 현상이나 변화에는 이유가 있기 마련이다. 그러한 이유를 인지함으로써 우리는 더욱 더 편리하고 건강한 생활을 할 수 있다. 그렇다면 질병은 어떻게 우리의 몸에 이상을 가져다주는지에 대해서 살펴보면, 그 요인에 따라 내적 요인(인체 내에 존재하는 인자)과 외적 요인(인체 외부로부터 가해지는 인자)으로 나누며 질병을 일으키는 원인을 〈표 1-3〉에 나타내었다.

〈표 1-3〉 질병의 요인

내적 요인	• 소인(질병에 대한 감수성이 높은 경향 : 연령, 성별, 인종) • 유전 • 면역상태 • 영양상태
외적 요인	• 물리적 요인(기계적 외상, 열, 전기, 방사선, 기압 등) • 영양장애(과소, 과대 섭취) • 생물학적 요인(바이러스, 세균, 기생충 등) • 화학적 요인(가스, 의약품, 화학물질, 유기물, 대기오염 등) • 사회, 환경적 요인(스트레스, 사고, 성폭행 등)

5) 질병의 발생기전

질병을 일으키는 원인들에 의하여 우리 몸에서 일어나는 기전과 경과로 유해물질, 미생물 등에 의한 염증반응이나 발암물질로 인한 발암과정, 인체의 면역체계로 인한 면역반응 등이다. 다음은 여러 질병의 발생원인에 따른 나열이다.

① **세포의 변화로 인한 질병** : 대표적으로 암이 있다.

② **심장이나 혈관의 문제로 인한 질병** : 쇼크, 동맥경화, 고혈압, 협심증, 심근경색, 뇌경색, 뇌출혈 등이 있다.

③ **필요 물질의 과소 또는 과대로 인한 질병** : 당뇨, 황달, 통풍, 요독증, 결석증, 담석증, 요로 결석증, 간성혼수 등이 있다.

④ **면역반응으로 인한 질병** : 기관지 천식, 접촉성 피부염, 수혈의 부작용, 아토피 등이 있다.

⑤ **선천적 질환** : 터너증후군, 혈우병, 적록색맹, 다운증후군 등이 있다.

⑥ **염증, 전염으로 인한 질병** : 폐렴, 간염, 홍역, 장티푸스, 감기, 인플루엔자 등이 있다.

⑦ **자신의 방어기전에 의한 질병** : 수혈 부작용, 자가 용혈성 빈혈, 기관지 천식, 아토피, 건선, 접촉성 피부염, 루프스, 류마티스 관절염 등 과민반응 등이 있다.

⑧ **손상된 세포가 재생되지 않고 다른 조직으로 대치되어 발생하는 질병** : 심부전증, 간경변증 등이 있다.

6) 질병발생의 삼원론(F. G. Clark)

인간의 건강은 병인, 숙주, 환경 간의 균형에 의해 결정되며 이들 서로 간의 균형이 깨어질 때 질병발생이 용이해진다.

① **병인** : 질병발생에 직접적인 원인이 되는 것을 의미한다. 물리적, 화학적, 영양, 심리적, 생물학적 요인 등이 있다.

㉠ 물리적 요인 : 화학물질, 온도, 압력, 방사능 등이 있다.

㉡ 화학적 요인 : 오염원, 약물 등이 있다.

㉢ 영양요인 : 영양의 과소 혹은 과다가 있다.

㉣ 심리적 요인 : 스트레스, 사회적 격리, 사회적 지지 등이 있다.

㉤ 생물학적 요인 : 박테리아, 바이러스, 곰팡이 등이 있다.

② **숙주** : 질병은 개인의 면역, 감수성에 따라서 같은 조건의 병인과 환경일지라도 숙주마다 질병의 양상이 다를 수 있다. 이러한 질병의 면역, 감수성에 영향을 미치는 요인은 생물학적, 사회적, 체질적 요인이 있다.

㉠ 생물학적 요인 : 성별, 인종, 연령 등과 같은 특성이다.

㉡ 사회적 요인 : 문화, 직업, 생활습관, 종족, 사회 · 경제적 위치, 결혼 및 가족상태 등 특성과 관련 있다.

㉢ 체질적 요인 : 선천적이거나 면역성 및 영양상태 등이 있다.

③ **환경** : 병원체 혹은 병원체 - 숙주 - 환경 관계에 작용하여 질병발생에 영향을 끼치고 환경에는 생물학적, 물리적, 사회적 환경이 있다.

㉠ 생물학적 환경 : 병원소, 동 · 식물, 미생물, 매개체병원체, 매개체 등이 있다.

㉡ 물리적 환경 : 습도, 방사선, 온도, 기압, 기온, 강우량, 지리적 조건 등이 있다.

㉢ 사회 · 경제적 환경 : 경제, 교육수준, 인구밀도, 보건의료체계, 보건의식수준 등이 있다.

④ **숙주, 병인, 환경의 관계** : 숙주와 병인, 환경의 관계는 상호 유기적인 관계에 있으며 [그림 1-71]의 균형이 깨질 때 질병이 발생할 가능성이 증가한다.

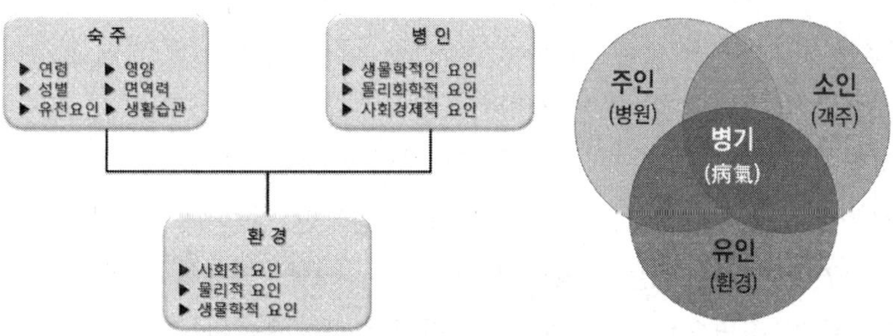

[그림 1-71] 숙주, 병인, 환경의 관계

7) 질병예방

질병의 생명주기와 그에 따른 예방에 대해 살펴보면 〈표 1-4〉와 같다.

① **질병의 자연사 5단계**(리벨과 클라크, 1965년) : 질병의 자연사는 한 질병이 어떠한 처치도 가하지 않은 상태에서 발생 초부터 끝까지 거치게 되는 과정이다. 리벨과 클라크(Leavell & Clark)의 질병 자연사 5단계는 다음과 같다.

㉠ 비병원성기(제1단계) : 숙주의 저항력, 환경요인이 숙주에게 유리하게 작용하여 건강을 유지하는 단계로 환경을 개선하거나, 정기적인 운동, 균형있는 음식섭취 등 적극적 예방으로 건강증진을 도모한다.

㉡ 초기 병원성기(제2단계) : 병인의 자극으로 질병에 감염되는 초기 단계이다. 숙주의 면역강화에 의한 저항력이 요구되는 기간, 특수예방 또는 예방접종을 통한 소극적 예방조치이다.

〈표 1-4〉 질환과 예방의 단계

구 분	비병원성기	초기 병원성기	불현성 전염기	발현성 질환기	회복기
내용	병에 걸리지 않은 단계	질병(감염)에 전염되는 초기 단계	전염(감염)은 되었으나 증상이 나타나지 않은 단계	전염되어 증상이 나타나는 단계	회복하거나 불구, 사망에 이르게 되는 단계
예방 단계	1차 예방		2차 예방		3차 예방
예방 조치	적극적 예방 (환경위생, 건강증진활동)	소극적 예방 (예방접종)	중증화 예방	진단과 치료, 합병증 예방	무능력의 예방 (후유증최소화), 재활, 사회복귀
예비적 조치	환경위생개선, 건강증진	특수예방, 예방접종	초기진단 및 치료집단검진	악화방지, 장해제한을 위한 치료	재활, 사회생활로 복귀
단계	건강유지단계	저항력 요구 시기	증상이 나타나지 않는 초기 단계	임상증상이 나타나는 시기	신체적, 정신적 후유증 최소화

㉢ 불현성 전염기(제3단계, 잠복기) : 병인의 자극에 대한 숙주의 반응이 시작되는 시기이다. 전염병의 경우 잠복기에 해당하고 비전염질환의 경우 자각증상이 없는 초기 단계이다. 정기검진 등을 통한 조기진단 및 조기치료를 통해 중증으로 진전되지 않도록 하는 단계이다.

㉣ 발현성 질환기(제4단계) : 임상적인 증상이 나타나는 시기이다. 해부학적 혹은 기능적 변화가 나타나며, 증상에 따라 정확한 진단과 치료가 요구된다.

㉤ 회복기(제5단계 또는 사망) : 사망, 회복, 재활, 불구의 단계로 회복기에 있는 환자에게 질병으로 인한 신체적·정신적 후유증이나 불구를 최소화하고 정신적·육체적으로 일부 기능장애가 발생한 경우 장애를 최소화하여 사회생활을 할 수 있도록 도와주는 시기이다.

② **질병의 예방** : 좁은 의미로 질병의 발생을 막는 것을 협의라고 한다. 질병의 넓은 의미로는 질병의 진행을 제한하고자 하는 모든 조치를 의미하며 1차, 2차, 3차로 구분하고 광의라고 한다.

㉠ 1차 예방(질병발생 억제단계) : 질병을 사전에 예방하거나 질병에 대한 대처능

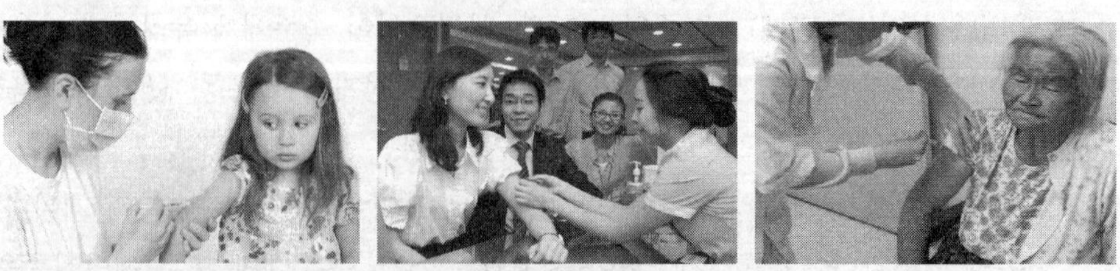

(a) 소아 예방접종 (b) 성인 예방접종 (c) 노인 예방접종

[그림 1-72] 1차적 예방의 한 종류인 예방접종

력을 강화하는 단계로, 즉 질병발생을 억제하고자 하는 단계로 예방접종, 환경개선, 안전관리, 영양개선, 보건교육 등 공중보건학적인 방법이다(그림 1-72).

ⓛ 2차 예방(조기발견과 조기치료 단계) : 건강에 문제가 발생한 개인의 건강유지에 중점을 두고 조기발견과 조기치료를 통해 중증화를 예방하고 병의 악화를 완화시키는 것이다. 신체검사, 조기진단, 조기치료, 선별검사 등의 임상의학적인 접근방법이다. 질병의 2차 예방 중 하나는 건강검진이다(그림 1-73).

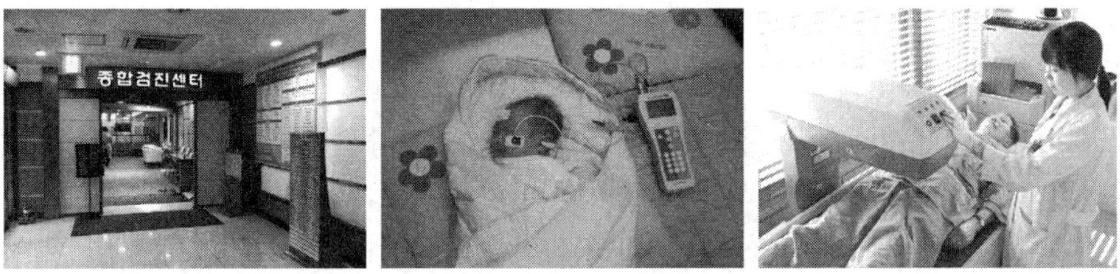

(a) 종합검진 (b) 신생아 청각선별검사 (c) 검진

[그림 1-73] 2차적 예방의 한 종류인 건강검진

ⓒ 3차 예방(재활 및 사회복귀 단계) : 질병이나 불구상태에서 후유증을 최소한으로 하여 불구를 예방하고, 장애의 범위 내에서 최적의 기능회복에 중점을 둔다. 물리치료, 작업치료, 재활 등이 이에 포함된다. 질병의 3차 예방의 한 요소로 [그림 1-74]와 같은 재활치료가 있다.

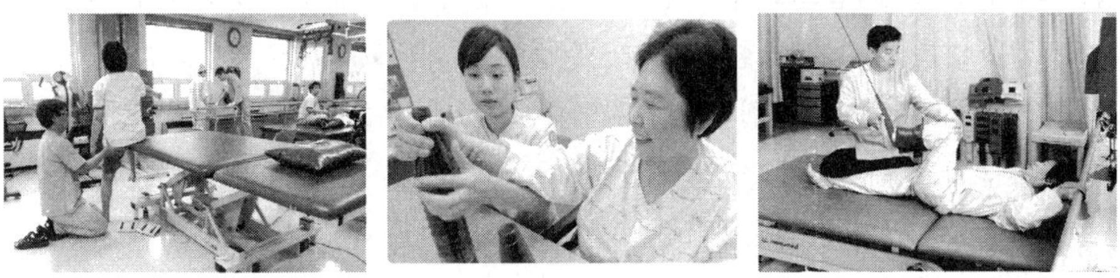

(a) 재활 물리치료 (b) 노인 작업치료 (c) 노인 물리치료

[그림1-74] 3차적 예방의 한 종류인 재활치료

4. 건강증진의 개념과 전략

건강(health)과 증진(promotion)의 합성어로 인간의 건강과 삶의 질을 더 나은 상태로 향상시키고자 취하는 활동 혹은 과정을 의미한다. 1984년에 세계보건기구에서 내린 정의에 의하면 건강증진은 사람들로 하여금 스스로의 건강에 대한 관리를 증가시키는 과정이며 자신의 건강을 개선하게 하는 과정이라고 하였다.

(1) 건강증진

국민건강증진법에 의하면 "국민에게 건강에 대한 가치와 책임의식을 함양하도록 건강에 관한 바른 지식을 보급하고, 스스로 건강생활을 실천할 수 있는 여건을 조성함으로써 국민의 건강증진을 목적으로 한다"고 되어 있다. 이는 건강증진(health promotion)은 개인 및 지역사회가 가진 건강잠재력을 최대한으로 이끌어낼 수 있도록 역량을 강화하고 보건교육과 건강환경을 조성하는 것을 나타낸다.

(2) 건강증진의 주요 수단

① **보건교육** : 개인, 집단, 지역사회 구성원의 건강을 위하여 생활습관을 개선하기 위한 능력을 개발하도록 하는 것을 의미한다.

② **건강환경조성** : 보건인력을 양성하여 활용하고, 관련법을 제정, 정비하고, 재정적으로 지원하며 건강검증 등의 예방적인 의료행위를 제공하는 것을 의미한다. 건강과 삶의 질을 더 나은 상태로 만들기 위한 목적을 가진 건강증진은 건강을 저해하는 인자를 제외하여 건강상태를 유지할 뿐만 아니라, 보다 양호한 건강상태를 목표로 영양, 체력 등을 고려하여 적극적으로 건강상태를 향상시키고자 한다.

1) 넓은 의미로써의 건강증진

넓은 의미로 보건활동으로서 매우 중요한 측면이며 본래의 환경위생학, 영양학 등을 중심에서 더 넓은 시야를 넓힌 건강증진활동이 기대되고 있다.

① 질병, 특히 만성퇴행성질환이나 감염증, 스트레스 등을 제거하여 일상생활의 활동력을 높이고 체력향상, 영양의 개선, 운동과 휴식, 정신 등 사람이 살아가는 삶을 전반적으로 관리가 필요하다.

② 전통적인 치료의학과 건강증진은 대상이나 방법, 결과에 따라 차이를 보인다. 공중보건학과 예방의학은 〈표 1-5〉와 같다.

〈표 1-5〉 공중보건학과 예방의학

구 분	기존의 치료의학	건강증진
치료 대상	질병	건강에 위해를 끼치는 요인들
치료방법	약, 수술	상담, 교육, 행동인지 치료법 등
치료결과	증상의 감소, 질병의 퇴치	최적의 건강, 삶의 질 향상

2) 건강증진의 목적

국민에게 건강에 대한 가치와 책임의식을 함양*하도록 건강에 관한 바른 지식을 보급하고 스스로 건강생활을 실천할 수 있는 여건을 조성하는 데 그 목적을 둔다.

(3) 건강증진행위

건강을 증진시키는 행위를 의미이며 인간은 건강잠재력을 지니고 있다. 이러한 건강잠재력의 충분한 발휘는 질병의 예방과 치료를 위한 의료서비스만으로는 부족하다.

① 개인마다 건강에 대하여 충분히 인식하고 올바른 행동을 하며 좋은 환경을 조성하는 것이 요구된다. 건강증진행위의 이론적 정의는 개인이나 집단에게 주어진 안녕수준을 높이고 자아실현 및 개인적 만족감을 유지 또는 향상시키기 위한 행위를 의미한다.

② 베커(Becker)의 건강신념 모형 아래 건강행위, 질병행위, 환자역할행위를 설명하고 있는데서 건강증진행위가 시작되었다. 건강증진행위는 질병 중심의 환자를 간호하는 것에서 질병예방과 건강증진을 중심으로 초점이 옮겨짐에 따라 오늘날 현대사회에서는 이전보다 더 크게 중요성이 부각되고 있다.

(4) 건강증진의 분류

건강증진은 질병예방, 건강보호, 건강증진으로 구분되며 이는 개인과 인구집단의 행동에 내재되어 있는 동기에 따라 구분된다. [그림 1-75]와 같이 건강증진은 살아가는 환경과의 상호작용 속에서 삶의 질을 증진시키고자 하는 적극적 측면의 행동을 취한다. 질병예방과 건강보호는 질병과정을 막아 보고자 하는 소극적인 행동을 취한다.

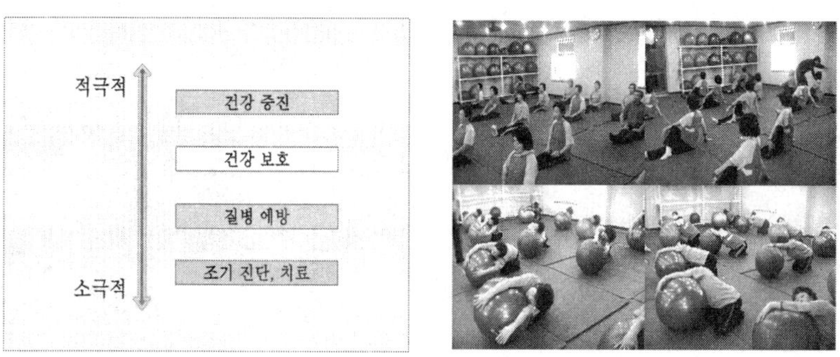

[그림 1-75] 적극적인 시점의 건강증진

* 함양 : 능력이나 품성을 기르고 닦는다.

1) 질병예방

건강을 위협할 수 있는 위험요인을 조기에 발견하고 관리하여 질병의 발생을 막거나 악화를 방지하기 위한 활동으로 상담, 교육, 예방접종과 같은 서비스를 의미한다.

① 건강의 악화를 막고자 하는 소극적 측면의 건강개념(부정적, 회피적 개념)이며, 건강을 위협하는 위험요인을 조기에 발견 · 관리하여 질병발생 및 악화를 방지하기 위한 활동, 위험집단을 대상으로 한 가지 질병이나 병리학적 병변예방을 목표로 한다.

② 의료전문인에 의하여 시행되는 건강진단, 조기치료, 환경위생 및 시설안전, 예방접종 등의 의료서비스가 이에 해당한다. [그림 1-76]과 같은 간단한 활동으로 질병예방의 효과를 볼 수 있다.

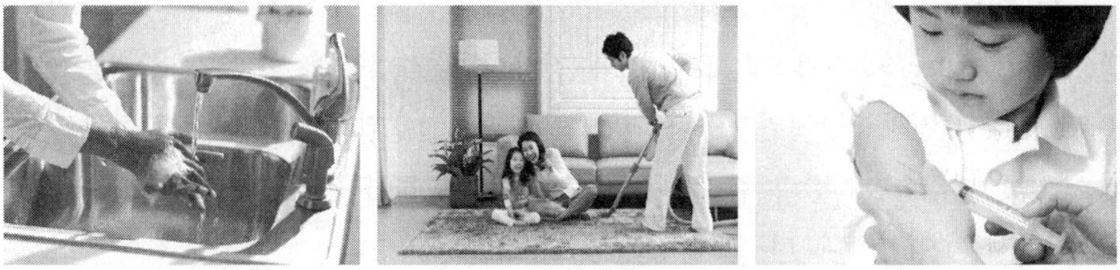

(a) 손씻기 (b) 주변 청소 (c) 예방접종

[그림 1-76] 질병예방

2) 건강보호

질병을 능동적으로 피하고 조기에 발견하여 질병상태에서 기능을 유지하려는 의도에 의하여 동기화된다. 내적, 외적환경에서 질병과 상해를 일으킬 수 있는 상태가 무엇인지 확인 및 보호대책을 구축하는 것을 통하여 건강과 안녕을 손상시키는 방해요인을 피하고자 하는 노력을 의미한다. [그림 1-77]과 같은 활동만으로도 건강을 보호할 수 있다.

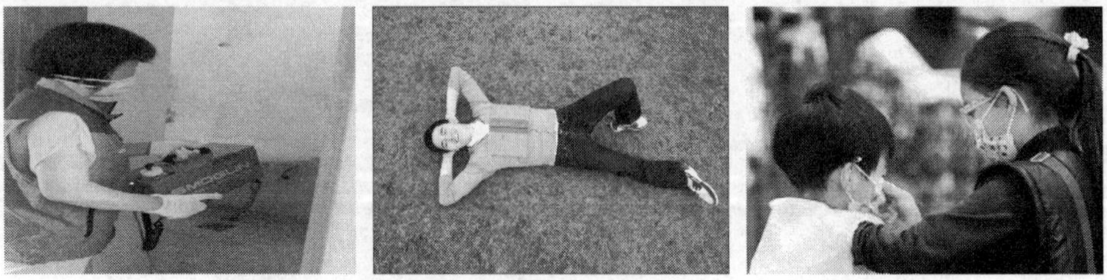

(a) 소독 (b) 충분한 휴식 (c) 마스크

[그림 1-77] 건강보호

3) 건강증진을 위한 활동

인구집단 전체의 건강에 초점을 맞추고 전반적인 안녕을 향상(긍정적, 적극적 개념)시키고, 건강잠재력을 실현하려는 의도에 의하여 동기화 된다. 법규제정, 보건교육, 운동시설이나 휴양시설 설치와 같은 사회적이고 환경적인 조치이다. 건강행동변화는 건강을 위하는 개인의 의지와 노력이 중요하다. [그림 1-78]은 건강증진을 위한 활동이다.

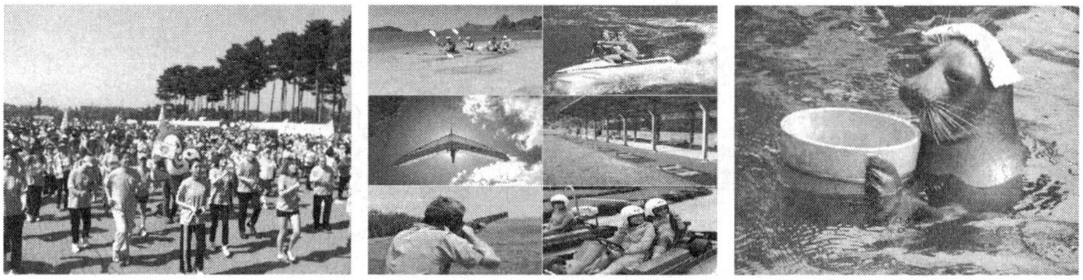

(a) 마라톤 대회 (b) 여가활동 (c) 휴양활동

[그림 1-78] 건강증진

(5) 건강증진의 접근전략

건강증진의 접근전략에는 행태변화적 접근, 의학적·예방의학적 접근, 교육적 접근이 있는데 이것은 다음과 같다.

1) 행태변화적 접근

개인 스스로가 건강에 대하여 책임을 지고 건강한 생활양식을 선택하도록 장려하는 것이다. 개인의 바르지 못한 생활습관에 의하여 건강에 문제가 생기면 개인 스스로가 그에 대한 책임을 가진다고 본다. 개인 스스로가 자신의 건강을 지키고 유지하는 관점을 행태변화적 접근이라 한다(그림 1-79).

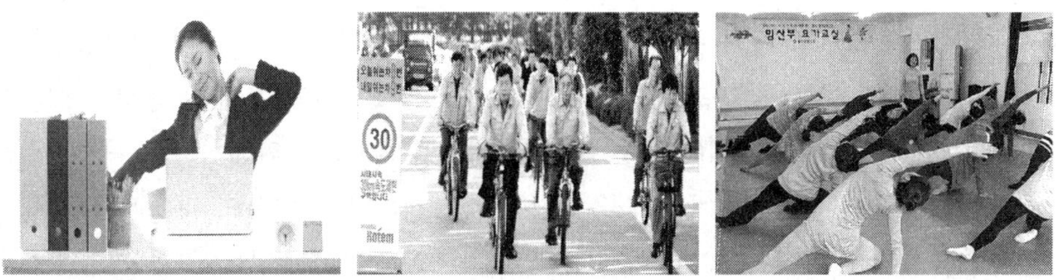

(a) 건강증진활동 (b) 출퇴근 자전거 (c) 임산부 요가교실

[그림 1-79] 형태변화적 접근

2) 의학적 · 예방의학적 접근

전체 인구집단이나 특정 위험군을 대상으로 하며 질환이나 사망을 감소시키는 것을 목적으로 1차 예방, 2차 예방, 3차 예방 등 3단계 사업으로 실시하는 것을 의미한다. 건강증진의 접근전략 중 의학적 · 예방의학적 접근의 예는 [그림 1-80]과 같은 것이 있다.

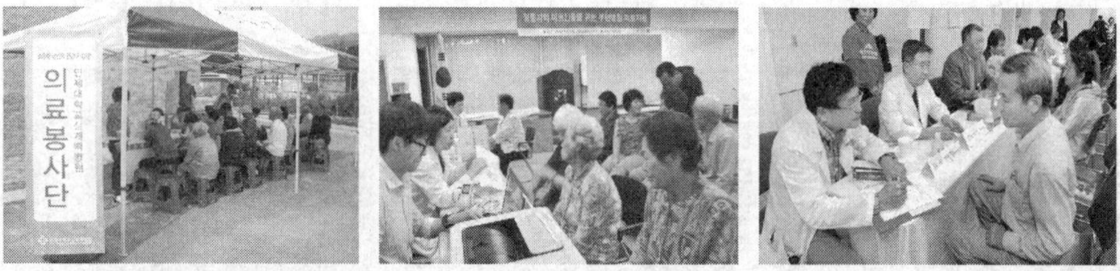

(a) 의료봉사단　(b) 노인 의료지원　(c) 무료 건강검진

[그림 1-80] 의학적 · 예방의학적 접근

3) 교육적 접근

개인 스스로가 건강에 대한 책임을 지니고 건강한 생활양식을 영위할 수 있도록 지식과 정보를 제공하거나 기술습득을 돕는 것을 의미한다. 건강증진의 교육적 접근에 의한 활동에는 [그림 1-81] 같은 것이 있다.

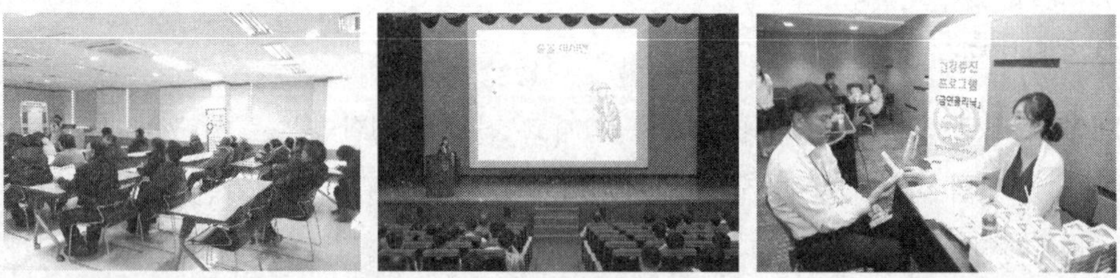

(a) 예방교육　(b) 음주 교육　(c) 금연 클리닉

[그림 1-81] 교육적 접근

① 역량강화 : 대상에 따라서 개인과 지역사회로 나누어진다. 개인의 역량강화를 위해서는 건강에 대한 정확한 정보와 기술습득을 돕고, 개인이 바른 선택과 실천을 할 수 있도록 돕는 것을 의미한다. 지역사회의 역량강화를 위해서는 지역사회의 주민들이 그들의 건강에 미치는 교육훈련 프로그램이나 주민들의 모임을 통하여 지역 보건문제에 대하여 결정할 수 있도록 돕는 것을 의미한다. 건강증진의 교육적 접근의 분류 중 역량강화에 대한 교육이 있다(그림 1-82).

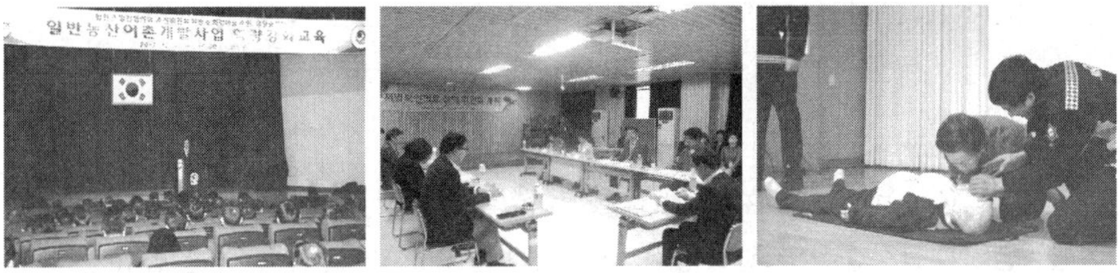

(a) 합천군 역량강화교육 (b) 지역보건의료 개최 (c) 응급처치교육

[그림 1-82] 역량강화

② **사회적 변화** : 정책이나 환경수준에 초점을 맞추고 건강결정에 있어서 사회적, 경제적 환경을 고려하여 정책이나 환경수준에 초점을 맞춰 건강증진 효과를 가져올 수 있는 물리적, 사회적, 경제적 환경의 변화를 의미한다. 사람들이 건강한 선택을 하고자 할 때에 비용이 너무 많이 들거나 유용성이나 접근성이 떨어지면 많은 사람들이 포기할 수 있기 때문에 사회적인 변화로 사람들이 건강한 선택을 할 수 있도록 도와야 한다(그림 1-83).

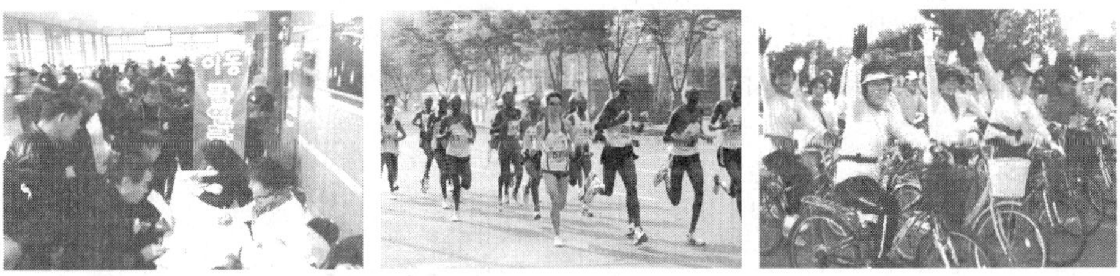

(a) 금연 클리닉 (b) 마라톤 대회 (c) 자전거 타기

[그림 1-83] 사회적 변화

4) 건강증진 원칙과 활동영역

건강에 대한 관심과 연구는 세계적으로 이루어지고 있다. 그렇다면 건강증진에 대하여 활동하는 것은 다음과 같다.

① **건강증진 원칙** : 세계보건기구(WHO)는 제1차 건강증진 국제회의(1986년)에서 각 국가가 국민의 건강증진을 성취하기 위하여 준수해야 할 원칙으로 옹호, 역량강화, 연합을 천명하였다.

㉠ 옹호(advocacy) : 건강에 대한 대중의 관심을 불러일으키고, 정책입안자나 행정가들에게 보건의료수요를 충족시킬 수 있는 보건정책을 수립하도록 강력히 촉구하는 것이다.

㉡ 역량강화(empowerment) : 자기 자신이나 가족의 건강을 유지할 수 있도록 하

는 것을 본인들의 권리로 인정하며, 이들이 스스로의 건강관리에 적극 참여하고 스스로의 행동에 책임을 느끼게 하는 것이다.

㉢ 연합(alliance) : 사람들이 건강을 증진 · 유지할 수 있도록 건강에 영향을 미치는 경제, 언론, 학교 등 관련 분야 전문가들이 상호 협조하는 것이다.

② **활동영역** : 건강증진의 활동영역으로는 [그림 1-84]와 같이 건강한 공공정책의 수립, 지지적 환경의 조성, 개인적인 기술개발, 지역사회의 활동강화, 보건의료서비스의 방향재설정으로 이루어져 있다.

㉠ 건강한 공공정책의 수립 : 법제정, 건강장애요인제거, 재원마련 등이다.

㉡ 지지적 환경의 조성 : 건강증진에 바람직한 물리적, 사회적, 경제적, 문화적 환경을 구축한다.

㉢ 개인적인 기술개발 : 건강에 대한 정보와 교육을 제공하여 개인 스스로 건강을 챙길 수 있도록 지원한다.

㉣ 지역사회의 활동강화 : 지역사회의 인력과 물적 자원을 발굴하며, 건강 관련 분야에 주민이 참여하는 시스템을 개발한다.

㉤ 보건의료서비스의 방향재설정 : 소비자의 필요와 요구에 맞는 서비스 개발 및 교육, 다른 분야와의 협력 등이다.

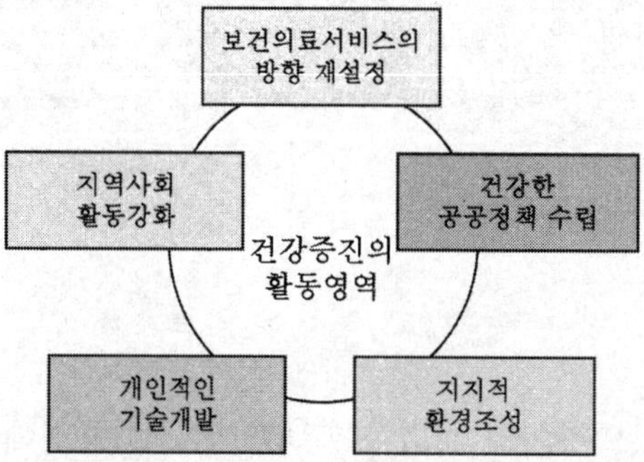

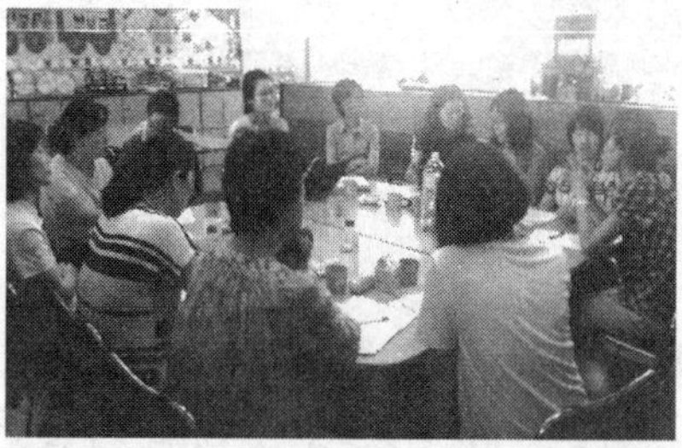

[그림 1-84] 건강증진의 활동영역

(6) 건강증진의 발달과정

건강증진의 용어와 개념은 1974년 캐나다의 보건복지부장관 라롱드(Lalonde)가 《캐나다 사람들의 건강에 대한 새로운 관점(A new perspectives on the health of canadians)》이라는 보고서를 계기로 등장하였다. 그리고 그 보고서의 영향으로 인하여 세계보건기구는 1978년에 알마아타 선언(Alma-Ata Declaration)을 발표하였다. 이 선언의 주제인 HFA(Health for All) 200전략은 건강관리의 초점을 기존의 질병치료 중심에서 예방 중심으로 더 나아가 건강증진으로 변화시켰다. 건강증진 국제회의는 〈표 1-6〉과 같이 지금까지 총 7차례 개최되었다.

〈표 1-6〉 건강증진 국제회의

순서	개최연도	개최장소	주요 안건
1차	1986년	캐나다 : 오타와	건강한 공공정책, 오타와 건강증진헌장 선포
2차	1988년	호주 : 애들레이드	건전한 공공정책 수립
3차	1991년	스웨덴 : 선드볼	건강지원 환경구축
4차	1997년	인도네시아 : 자카르타	21세기 건강증진을 이끌고 갈 새로운 시대의 새로운 일꾼
5차	2000년	멕시코 : 멕시코시티	보건교육 수행전략 개발, 형평성 제고를 위한 계층 간의 격차 해소
6차	2005년	태국 : 방콕	건강증진정책과 건강결정요소
7차	2009년	케냐 : 나이로비	건강증진 수행역량 격차해소

1) 제1차 건강증진 국제회의

제1차 건강증진 국제회의는 캐나다 오타와에서 개최되었으며(그림 1-85) 건강한 공공정책(healthy public policy)이 주요 안건이었다. 오타와 헌장을 선포하여 건강증진의 개념을 정립하고 이를 실천하기 위하여 5가지 기본 전략을 제시하였다. 오타와 헌장의 5대 우선순위는 건전한 공공정책의 수립, 지지적 환경의 조성, 지역사회 조직활동강화, 개인의 기술개발, 보건의료서비스의 방향재설정이다.

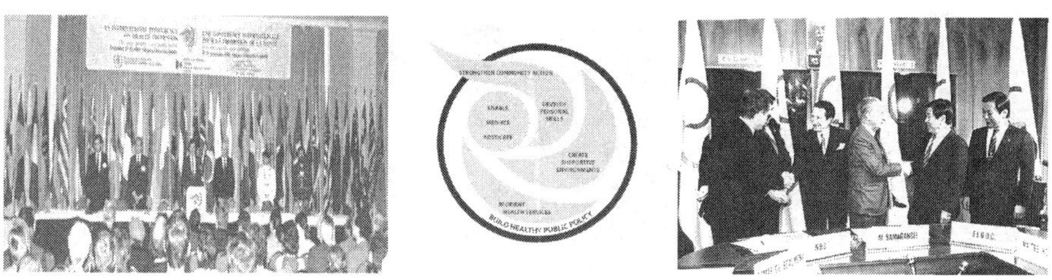

[그림 1-85] 제1차 건강증진 국제회의

① **건강증진의 개념 제시** : 건강증진은 자신들의 건강을 관리하고 이를 개선하는 과정을 의미한다. 완전한 육체적, 정신적, 사회적 안녕상태에 도달하기 위해서는 개인이나 집단은 자신들의 계획을 인식하고 실현하며 욕구를 충족시키며, 환경을 변화시키거나 이에 대처해 나가야만 한다.

따라서 건강은 인생의 목적이 아닌 일상적인 삶을 위한 자원 중 하나로 여겨야 한다. 건강증진은 사람들로 하여금 자신들의 건강을 관리하고 이를 개선하게 하는 과정이다. 완전한 건강은 신체적 능력일 뿐만 아니라 사회적 그리고 개인의 자원임을 강조하는 적극적 개념이다. 따라서 건강증진은 건강부문이 짊어질 책임일 뿐만 아니라 건강에 이로운 생활양식을 뛰어 넘는 것을 포괄하고 있다.

② **건강의 전제조건** : 건강을 위한 근본적인 상황과 자원은 평화, 주거, 교육, 식량, 소득, 안정적인 생태계, 지속 가능한 자원, 사회적 정의와 형평이라고 하였다. 건강의 개선을 위하여서는 이와 같은 기초적인 전제조건들의 토대를 다지는 것이 선행되어야 할 것이다.

③ **건강증진활동** : 건강에 이로운 공공정책의 수립, 지원적 환경의 창출, 지역사회활동의 강화, 개인적 수기의 개발, 건강 서비스의 개편, 미래로 나아가는 것이다.

2) 제2차 건강증진 국제회의

1988년 호주 애들레이드(Adelaide Recommendation on Healthy Public Policy)에서 열렸다. 건강은 인간의 기본적인 권리인 동시에, 건전한 사회적인 투자라는 전제하에 제1차 건강증진 국제회의(그림 1-86)에서 제시한 5가지의 우선순위 중 건전한 공공정책의 수립에 대하여 집중적으로 토의하였다. 모든 국가가 건강증진운동에 참여하는 것과 건강증진을 위하여 정부의 정책이 중요하다는 것을 강조하였다. 정부정책을 통한 건강보장을 위하여 국가자원을 공평하게 분배하고, 쾌적한 생활환경과 작업환경을 조성하고, 정책수립에 있어서 기본인권, 평화, 사회정의, 자연환경(자연생태보전), 지속적인 발전을 보장하고, 관계부처간의 협력과 국민의료의 평등을 제시하였다.

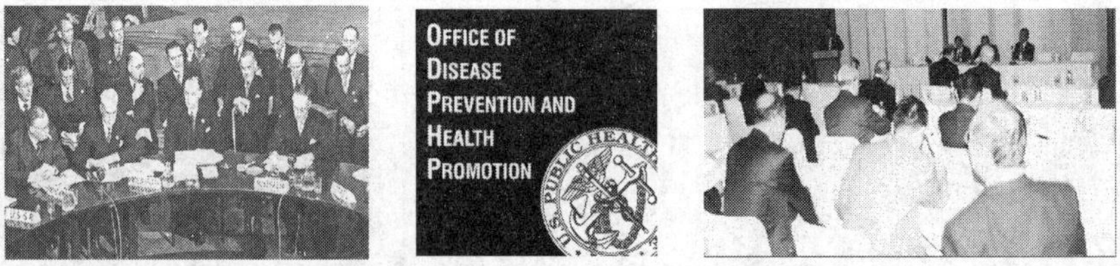

[그림 1-86] 제2차 건강증진 국제회의(애들레이드)

3) 제3차 건강증진 국제회의

1991년 스웨덴의 선즈볼에서 개최되었다(그림 1-87). 제1차 건강증진 국제회의에서 제시하였던 5가지 전략 중에 지지적 환경조성에 대하여 집중적인 토의가 이루어졌다. 또한 보건지원 환경을 구축하는 것의 중요성을 강조하였고, 모든 국가가 이를 위하여 적극적으로 행동할 것을 촉구하였다. 건강증진을 위한 환경적인 고려 요소들로 교육, 식량, 가정, 직업, 교통, 사회적 지원을 제시하였고 환경을 보다 건강을 지원하는 환경으로 변화시키기 위한 전략적 범주로 법제, 정책개발, 옹호, 인식의 재고, 자원의 동원, 지역사회의 역량강화를 채택하였다.

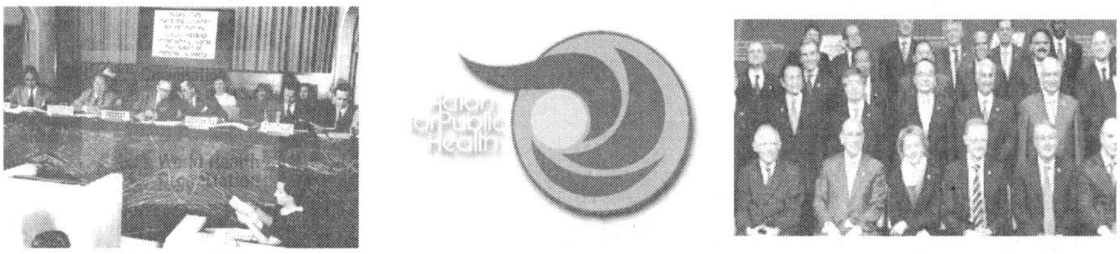

[그림 1-87] 제3차 건강증진 국제회의(선즈볼)

4) 제4차 건강증진 국제회의

1997년 인도네시아 자카르타에서 개최되었다. 자카르타 선언에서 건강증진은 가치 있는 투자라는 전제하에 "21세기 건강증진을 이끌고 갈 새로운 시대의 새로운 일꾼"을 주제로 토의하였다. 처음으로 개발도상국에서 개최된 회의이고 민간부문이 건강증진의 지원에 관여한 최초의 회의이기도 하다. 21세기의 건강증진을 위한 계획, 시행, 평가하는 과정에서 공공부문과 민간부문이 동반자 관계임을 강조하였다.

21세기에 건강증진을 위한 우선사항들로 건강에 대한 사회적 책임을 촉진하고, 건강개발을 위한 투자를 증가시키며, 건강을 위한 동반자 관계를 공공하게 하고 확대한다. 그리고 지역사회 능력을 강화하고 개인에게 역량을 부여한다. 마지막으로 건강증진을 위한 하부구조를 확보한다.

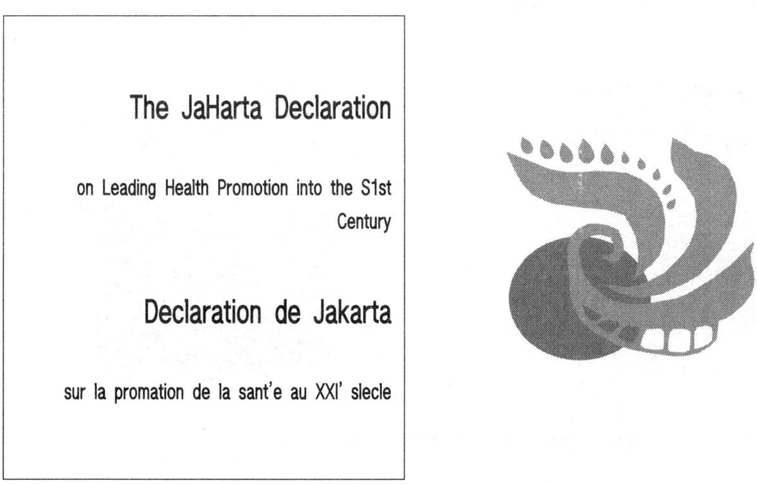

The JaHarta Declaration

on Leading Health Promotion into the S1st Century

Declaration de Jakarta

sur la promation de la sant'e au XXI' slecle

(a) 자카르타 선언 (b) 제4차 건강증진 국제회의 심볼

[그림 1-88] 제4차 건강증진 국제회의(자카르타)

자카르타 선언은 건강증진을 위한 비전과 초점을 제공하였다. 또한 이 선언은 자원들을 가능한 최대한으로 끌어들여 21세기에 건강의 결정요소들을 다루어 나가겠다는 국제회의 참가자들의 서약을 반영한 것이다. 자카르타 제4차 건강증진 국제회의에 대한 심볼이다(그림 1-88).

5) 제5차 건강증진 국제회의

2000년 멕시코의 멕시코시티에서 개최되었다. 건강증진 사업효과의 검토와 건강에 대한 사회적 형평성 제고를 위한 계층 간의 격차 해소를 목적으로 개최되었으며, 건강증진을 위한 과학적 근거의 확보와 파트너십 구축, 보건교육수행 전략개발에 대하여 토의 하였다. 멕시코의 멕시코시티에서 개최된 제5차 건강증진 국제회의의 안건과 회의문은 [그림 1-89]와 같다.

6) 제6차 건강증진 국제회의

2005년 태국의 방콕에서 제6차 건강증진 국제회의가 개최되었다. 건강증진정책과 건강결정요소를 주제로 회의가 이루어졌다. 급속하게 이루어지는 세계화 속에서 새롭게 직면하게 되는 건강결정요소 및 건강과제를 파악하며 이에 효과적으로 대처하기 위한 전략을 제시하였다.

건강의 중요성과 형평성을 주장하였고, 건강을 위한 투자, 건강증진을 위한 역량의 강화, 규제 및 법규의 제정, 건강을 위한 파트너십과 연대구축, 등 건강증진정책과 지속 가능하고 통합적인 건강증진을 위한 틀과 전략을 제시하였다(그림 1-90).

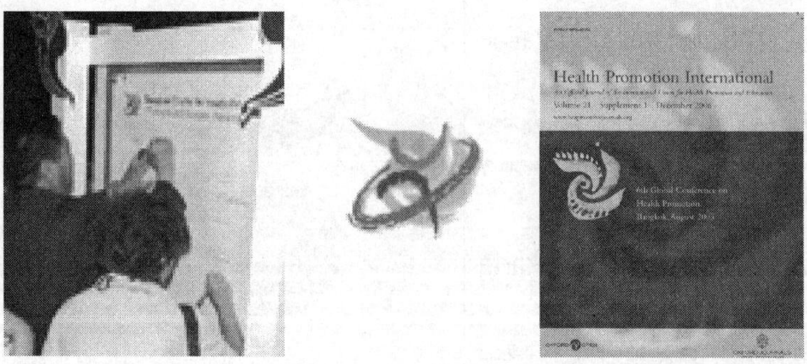

[그림 1-90] 제6차 건강증진 국제회의(태국)

The Fifth Global Conference on Health Promotion
Health Promotion : Bridging the Equity Gap
5-9th June 2000, Mexico City

(a) 제5차 건강증진 국제회의 안건

Dr Gro Harlem Brundtland
Director General
World Health Organization

fifth Global Canferemz an Health Promotion
Mexico, 5 June 2000

Your Excellency, President Emesto Zedillo,
Secretary of Health, Jose Antonio Gonzilez Fernindez,
Dr Alleyne,
Distinguished Participants,
Colleagues, members of the press,

last Wednesday, I was at a mass meeting in Bangkok. Standing on a platform I looked out over a sea of blue caps and white T-shirts. Wave upon wave of slogans against tobacco. Ten thousand health volunteers from villages all over Thailand had marched or bicycled to the city to mark the World No Tobacco Day. Health was being promoted on a giant scale. From local level to regional, from regional level to national, people were mobilised.

The speeches, though, weren't just about telling people not to smoke. They were not about local, or even national issues. They were about levels of taxation, about world-wide bans on advertising and the Framework Convention on Tobacco Control. These global responses support a growing national movement in Thailand : a movement against a public health disaster now killing someone in our world every 8 seconds.

What happened that Wednesday morning brought our the essence of health promotion. Promoting health is about enabling people to keep their minds and bodies in optimal condition for as long as possible. That means that people know how to keep healthy. It means that they live under conditions where healthy lifestyles are feasible. It means that they have the power to make healthy choices. Yes, health promotion is about making decisions within international institutions-whether they are concerned with development, trade, health or finance.

So much has happened since the last global conference on Health Promotion in Jakarta in 1997. The landscape for international health is changing in fundamental ways. More and more people understand the benefits of good health. We know what needs to be done - in our lives and in our environments. We now understand the links between health, politics and the economy more clearly than ever before. For those of use meeting here in Mexico City, dedicated to promoting health, this really is a powerful moment.

It is a powerful moment because we know how to benefit from the increasing inter-dependence in our world. Yes, globalisation frightens some people and causes uncertainty to many more But it also presents us all with genuine opportunities. New opportunities for global solidarity continue to emerge. There is great convergence-of values, of ideas and of action.

At the same time the search for equity and justice in health now involves more people in effective local-level action than ever before, reflecting our cultural and linguistic diversity.

Bringing the two trends together, we recognise the power of linking global values with local action. This is our responsibility as workers for health, as health promoters. No group is better placed to ensure that greater economic integration brings benefits to those who need them the most. Through encouraging

(b) 제5차 건강증진 국제회의 회의문

[그림 1-89] 제5차 건강증진 국제회의

7) 제7차 건강증진 국제회의

2009년 케냐의 나이로비에서 개최되었다(그림 1-91). 건강증진의 위기라는 화두* 아래 건강증진 수행역량 격차해소를 주제로 회의가 이루어졌으며 지금까지 가장 큰 규모로 개최되었다. 수행역량 격차해소를 통한 건강증진과 개발을 위하여 '나이로비 선언'을 하였다. 나이로비 선언의 목적은 건강증진 관련 보건 및 개발부문을 수행할 수 있는 역량의 격차를 해소하기 위한 전략과 개념을 제시하고, 건강증진을 통한 삶의 질 향상과 건강의 형평성을 제고하며, 빈곤감소를 위하여 국제적 목표달성에 도움을 주고자 하는 것이었다. 그리고 모든 사람들이 건강과 안녕에 필요한 자원을 공평하게 누릴 수 있는 평등사회를 구축하고자 하는 목적으로 개최되었다.

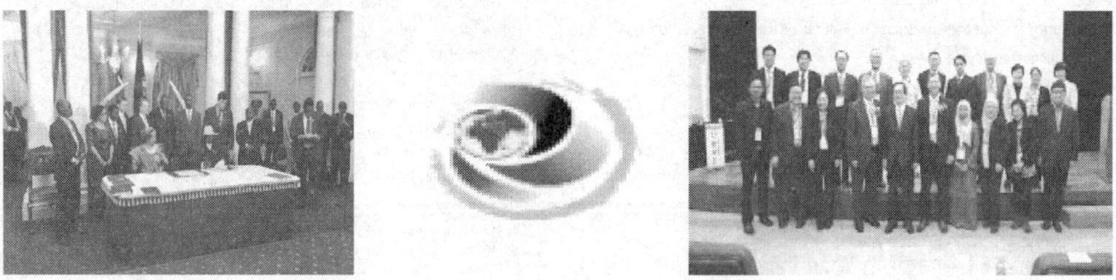

[그림 1-91] 제7차 건강증진 국제회의(나이로비)

제7차 건강증진 국제회의는 건강증진을 위한 활동을 수행하는 데 있어 역량격차와 관련한 5가지 주제와 '아프리카의 날'로 구성되어 진행되었다. 역량격차에 관련한 5가지 주제는 지역사회 권능부여, 건강지식 및 건강행동, 보건시스템 강화, 파트너십 및 부문 간 활동, 건강증진을 위한 역량구축이었다.

① **지역사회 권능부여** : 지역사회 역량제고는 지역사회의 관여, 참여, 개입을 넘어서 사회적, 정치적 변화를 목표로 삼는 지역사회의 활동과 주인의식을 의미한다.

② **건강지식 및 건강행동** : 보건교육, 환경적, 정치적, 사회적으로 정의된 것보다 더 넓은 의미에서 개인의 생활방식 결정뿐 아니라 건강결정요소 인지도제고와 이러한 결정요소를 바꿀 건강행동을 장려하였다.

③ **보건시스템 강화** : 건강증진을 위해서는 보건시스템은 필수적이며 잘 갖추어진 보건시스템은 적절한 인력과 지역사회의 참여, 안정적인 지원, 리더십이 있어야 한다고 하였다. 보건시스템을 강화하는 것은 건강증진을 위한 주요 전략이자 최우선순위라고 하였다.

* 화두 : 이야기의 첫머리, 또는 주제이다.

④ **파트너십 및 부문 간의 활동** : 국민의 건강을 위해서는 보건부문의 활동으로는 부족하므로, 보건부문과 연관이 있는 사회적, 경제적 정책활동 등에 영향을 받는다. 보건부문이 건강을 증진시키기 위한 정책을 수립하기 위해서는 다른 부처와 협력하여 생기는 상호이익을 널리 알려 협력체계를 구축하는 것이 중요하다.

⑤ **건강증진을 위한 역량구축** : 지속적인 건강증진은 제도화, 조직화되어 있어야 한다. 이는 곧 건강증진이 재정, 인적 자원, 지식, 파트너십 구축, 효과적 수행역량 등의 부분에 통합되어야 되는 것을 의미한다.

(7) 우리나라의 건강증진

1995년 국민건강증진법을 제정하면서 본격화되었으며 2002년, 2005년, 2011년에 국민건강증진 종합계획이 수립되었다. 2012년에 보건복지부에서는 지금까지 우리나라의 보건의료정책은 의료인의 충원, 시설확충, 전 국민건강보험 실시 등 보건의료서비스의 접근성과 형평성 제고에 우선순위를 두고 의료수요의 양적 확대 및 이의 충족에 중점을 두었지만 이제부터는 의료환경변화에 따른 다양화, 고급화된 의료수요의 충족이 새로운 과제로 주어질 것이다. 앞으로 우리나라 보건의료 기본정책 방향을 의료의 질 향상과 의료비 안정이 될 것이다.

1) 국민건강증진법

국민에게 건강에 대한 가치와 책임의식을 함양하도록 건강에 관한 바른 지식을 보급하고, 스스로 건강생활을 실천할 수 있는 여건을 조성함으로써 국민의 건강증진함을 목적으로 1995년에 제정되었다.

2) 국민건강증진종합계획

국민건강증진법이 제정되고 현재까지 3회 수립되었다(표 1-7).

〈표 1-7〉 국민건강증진종합계획

회 차	연 도	내 용
제1차	2002년	국민건강증진종합계획 수립(국민건강증진종합계획 2010)
제2차	2005년	국민건강증진종합계획 수립(국민건강증진종합계획 2010)
제3차	2011년	국민건강증진종합계획 수립(국민건강증진종합계획 2020)

① **비전과 목표** : 온 국민이 함께 만들어가고 누릴 수 있는 건강한 세상, 건강수명 연장과 건강형평성을 제고한다.

② **접근수단과 접근전략** : 목표를 향한 접근수단 및 접근전략은 다음과 같다.

㉠ 접근수단 : 표준화된 매뉴얼을 작성하는 행위 등을 통하여 건강증진사업을 표준화한다. 건강증진사업 및 기금운영을 평가하고 연구 및 지원사업평가 등 체계적인 평가체계를 마련하고 이를 뒷받침할 통계지표를 생산한다.

보건교육자료 등을 개발하기 위하여 지원을 하며 교육, 홍보 등 건강증진사업에 대하여 사회적 지원환경 조성을 촉구한다. 건강증진사업의 이론적 기반이 될 연구사업을 단기적이 아닌 장기적인 관점에서 우선순위를 정하여 시행한다.

㉡ 접근전략 : 건강행태의 변화를 추진한다. 건강위해환경에 대하여 조치를 취한다. 건강 관련 사회적 환경의 변화를 추진한다. 예방보건서비스를 제공한다.

③ **추진체계** : 공공부문의 보건의료조직인 중앙정부나 지방자치단체와 보건의료기관, 시민단체 등의 민간부문의 참여로 추진한다.

㉠ 공공부문의 기능강화 : 시, 도 단위의 사업계획수립, 지원, 평가역할을 기대한다. 보건소의 조직 및 인력 등을 확충하고, 보건기능을 강화하여 지역사회의 건강증진사업을 관리, 조정하는 기관으로의 역할을 부여한다. 건강증진사업지원단, 시, 도지원단 등 지원체계를 효율적으로 활용한다. 국민건강증진사업 심의위원회의 기능을 강화하고 건강증진정책수립 및 평가의 주요 사항을 심의, 결정하도록 한다. 그리고 관련 부처간 업무연계를 제고한다.

㉡ 민간부문의 참여와 역할 확대 : 학계와 일선담당자 등과의 포럼 등 의사소통체계를 마련한다. 국민건강보험공단의 검진사업, 만성질환관리사업 등 관련 사업과의 연계를 위한 방법을 강구한다. 민간보건단체에 대한 지원을 강화하고 협력적인 관계를 유지한다.

※ 건강증진종합계획의 목표 중 건강상태를 대표할 수 있는 12개 영역에서 12개의 지표를 선정함

④ **사업분야** : 국민의 건강을 증진시키기 위한 국민건강증진종합계획의 사업분야는 크게 건강생활 실천확산, 만성퇴행성질환과 발병위험 요인관리, 감염질환관리, 안전환경보건, 인구집단 건강관리이다.

㉠ 국민건강증진종합계획 목표는 〈표 1-8〉과 같다.

〈표 1-8〉 국민건강증진종합계획 목표

영 역		건강상태를 대표하는 지표	지표추이		2020년 목표치
			2008년	2009년	
1	금연	성인남자 흡연율	47.7[%]	46.9[%]	29.0[%]
2	절주	성인 고위험음주율	남자 28.3[%] 여자 8.5[%]	남자 24.6[%] 여자 7.3[%]	남자 18.0[%] 여자 5.0[%]
3	신체활동	중등도 신체활동 실천율 : 성인 (걷기제외)	14.5[%]	13.4[%]	20.0[%]
4	영양	건강식생활 실천율(지방, 나트륨, 과일·채소, 영양표시 4개 지표 중 2개 이상을 만족하는 인구비율)	28.9[%]	–	35.0[%]
5	암관리	전국민 암검진 수검률	50.7[%]	53.3[%]	80.0[%]
6	건강검진	일반건강검진 수검률	65.3[%]	65.8[%]	80.0[%]
7	심뇌혈관 질환	고혈압 유병률(30세 이상)	26.9[%]	30.3[%]	23.0[%]
8	비만	성인비만유병률	남자 35.3[%] 여자 25.2[%]	남자 35.8[%] 여자 26.0[%]	남자≤35[%] 여자≤25[%]
9	정신보건	자살사망률 감소(인구 10만명당)	26명	31명	18명
10	구강보건	아동청소년 치아우식 경험률(영구치)	61.1[%] (2006년)	60.5[%] (2010년)	45.0[%]
11	예방접종	영유아 필수아예방접종률	59.5[%]	–	95.0[%]
12	결핵	도말 양성 결핵발생률(인구 10만명당)	22.7명	23.2명	10명
13	손상예방	교통사고 사망률(인구 10만명당)	16.1명 (2006년)	–	7명
14	모성건강	모성사망비(출생 10만명당)	12명	–	9명
15	영유아건강	영아사망률(출생아 천명당)	3.4명	–	2.8명
16	노인건강	노인활동제한율 -일상생활수행능력(ADL) 장애율	11.4[%]	–	11.4[%]

㉡ 국민건강증진종합계획의 개요를 [그림 1-92]와 같이 나타내고 있다.

ⓐ 건강생활 실천확산 : 만성퇴행성질환의 발병과 밀접한 연관이 있는 건강생활습관 중 특히 관련성이 높은 금연, 절주, 신체활동, 영양의 실천 등이 있다.

ⓑ 만성퇴행성질환과 발병위험 요인관리 : 암, 건강검진, 관절염, 심뇌혈관질환, 비만, 정신보건, 구강보건 등이 있다.

ⓒ 감염질환관리 : 예방접종, 비상방역체계, 의료 관련 감염, 결핵, 에이즈 등이 있다.

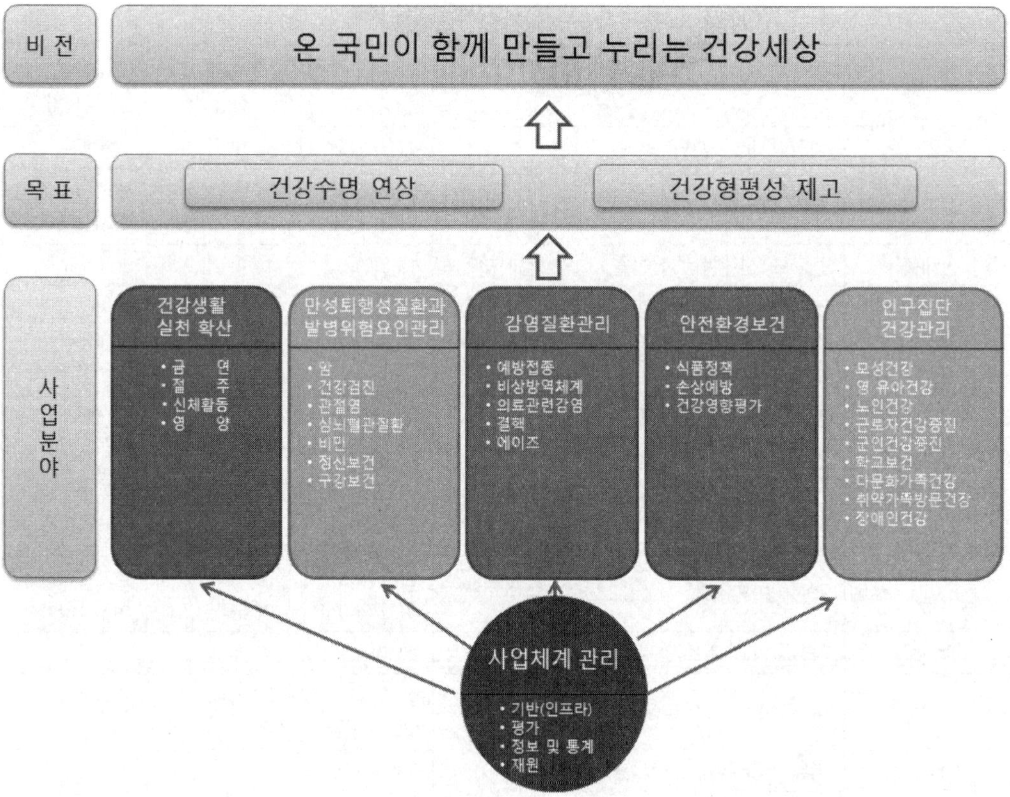

[그림 1-92] 국민건강증진종합계획 개요

ⓓ 안전환경 보건관리 : 식중독 등 식품정책, 손상예방, 건강영향평가 등이 있다.

ⓔ 인구집단별 건강관리 : 모성건강, 영유아건강, 노인건강, 근로자 건강증진, 군인건강증진, 학교보건, 학생, 다문화 가족건강, 장애인건강, 취약가정 및 취약계층을 주대상으로 하는 방문보건 등이 있다.

ⓕ 예방 중심의 상병관리 : 현재 유병률이 높거나 조기사망의 원인이 되는 상병의 예방관리를 통하여 유병률을 낮추고 조기사망을 낮출 수 있도록 관리하는 것이다. 암, 뇌혈관질환, 심혈관질환, 고혈압, 고지혈증, 당뇨, 비만, 정신보건, 구강보건 등에 대한 예방적 관리 및 신종전염병과 같은 감염질환에 대한 예방접종, 방역대책, 지속적으로 유병률이 높으면서 전염이 우려되는 결핵과 에이즈의 관리 등이 속한다.

ⓖ 사업체계 확충 및 효과적 관리 : 사업운영체계, 정보통계, 평가, 재정 등이 있다.

3) 건강증진사업의 주요 내용

건강증진사업은 중앙부처, 시 · 도 단위, 시 · 군 · 구 보건소로 나뉘어 맡은 바 업무를 수행한다.

① **중앙부처** : 해당 인력의 능력을 개발, 교육하고 보건교육 및 홍보사업을 지원한다. 건강증진 관련 연구개발 사업을 지원하며 건강증진기금심의운용위원회를 운용하고 사업평가도 한다.

② **시, 도 단위** : 건강생활 실천협의회를 구성하고 건강생활 실천운동을 전개한다. 지방매체를 이용하여 건강증진교육과 홍보사업을 실시한다. 시, 군, 구 보건소의 건강증진사업을 평가하고, 포상을 실시한다. 산하보건소의 보건인력의 교육능력 향상을 위해 노력한다. 건강증진법의 규정에 의하여 행동을 지시하고 감독한다.

③ **시, 군, 구, 보건소** : 건강생활환경을 조성하는 사업을 실시한다. 보건교육과 홍보를 강화한다. 건강경진대회 등의 행사를 통하여 지역주민의 건강에 대한 관심을 증대시킨다.

(8) 평생건강관리

건강은 임시적으로 관리하는 것이 아니라 인간이 태어나서 죽을 때까지 찾아오는 각종 질병요소들을 분석하고 이에 대비하는 것이다. 평생건강관리(Life-time Health Maintenance Program : LHM)는 다음과 같이 정의 및 목표를 가지고 관리한다.

1) 정 의

평생건강관리는 생애주기에 따라서 건강목표를 정하여 건강을 평가하고 생애주기별 각종 주요 질병에 대하여 위험요소를 파악한다. 위험요소를 조기에 발견하고 이를 치료, 예방 및 행동수정을 통하여 살아가는 동안 최고의 건강을 누리기 위하여 고안된 정기적인 건강관리 방법이다.

2) 목 표

개인의 특정한 질병들을 예방하고 건강을 증진시키는 것으로 1차, 2차, 3차 예방이 있다.

① **1차 예방** : 개인의 위험요인을 고려하여 병에 저항력을 높이거나 건강을 유지, 증진시키는 행동을 취하는 것을 의미한다. 조깅, 식습관조절을 통한 적극적 예방과 예방접종을 통하여 질병에 대한 면역을 높이는 소극적 예방이 있다.

② **2차 예방** : 이미 발병한 상태로 가능한 조기에 발견하여 이를 치료하고, 병이 악화

되는 것을 예방하는 것으로 정기검진 등을 의미한다.

③ 3차 예방 : 현재의 건강상태를 향상시키고자 하는 것으로 발병 후 후유증 발생을 예방하여 신체기능에 장애가 오지 않도록 하는 것을 의미한다.

3) 특 징

① 대상 : 질환으로 인하여 증상이 나타나지 않는 사람, 무증상인이다.

② 위험요소 : 과거병력, 생활습관, 유전, 검사소견, 가족력까지 포함한다.

③ 주요 질병 : 질병으로 인하여 사망이나 불구, 심한 삶의 질의 저하를 가져올 수 있는 중한 병으로 지역사회의 건강에 지대한 영향을 미치는 질병을 주요 대상으로 한다. 질병의 결과 사망이나 불구, 심한 삶의 질저하를 가져올 수 있는 중(重)한 질병이다.

5. 전염병 및 만성질환의 이해

병원체의 감염으로 인해 발병되었을 경우 감염성질환이라 하며, 감염성질환이 전염성을 가지고 새로운 숙주에게 전염시키는 것을 전염병이라 한다.

㉠ 콜레라는 주로 콜레라 바이러스에 의해 오염된 물을 통해 전염되는데, 상수원이 오염되고 이를 식수로 사용하는 사람 중에 환자가 발생하기 시작하면 매우 빠른 속도로 전염된다. 이 외에도 바이러스 전염병인 홍역은 공기 중으로 전파되는데, 주변에 홍역에 대한 감수성이 있는 사람들을 빠른 속도로 전염시킨다.

(1) 전염병의 정의

세균이나 바이러스 등에 의하여 전염병을 사람과 사람 혹은 동물에서 사람으로 먹는 물 등을 통해서 주변 사람들에게 빠르게 전파된다. 음식의 섭취, 호흡에 의한 병원체 흡입, 다른 사람과의 접촉, 오염된 물 등 다양한 경로를 통하여 발생할 수 있다.

(2) 전염병의 원인

사회적 파급이 크기 때문에 전염병에 걸린 환자를 격리, 수용하고 적절한 방역조치를 해야 할 필요성이 있기 때문에 환자가 발생하였을 때 의무적으로 신고하도록 되어 있는 전염병을 법정전염병이라고 한다. 세균, 스피로헤타, 리케치아, 바이러스, 진균, 기생, 원충 등과 여러 병원체에 의하여 발병하며, 발병한 사람이나 동물을 통하여 직접적으로 전염되거나, 모기나 파리 같은 매개동물이나 음식물, 혈액, 수건, 컵 등과 같은 비동물성 매개체에 의하여 면역이 없는 인체에 간접적으로 침입하여 발병하기도 한다.

(3) 전염병 발생의 3요소

전염병 발생의 3요소는 전염원, 전염경로, 숙주의 감수성으로 나타낼 수 있다.

1) 전염원

전염병의 병원체를 가지고 감수성 있는 숙주에게 병원체를 전염시키는 근원이 되는 생체로 환자, 보균자, 전염동물, 감염동물 혹은 토양 등 병원소와 전염원의 작용을 할 수 있는 모든 장소를 의미한다.

2) 전염경로

전염원에서 감수성을 가진 숙주집단에게 병원체를 전염시킬 수 있는 경로를 의미한다. 직접 · 간접적인 접촉에 의한 감염, 공기, 동물 등에 의하여 개달물(Formite)*로 전파될 수 있다.

3) 숙주의 감수성

숙주는 병원체가 침범하여 병원체를 체내에 보유한 사람을 의미한다. 숙주는 병원체에 대한 감수성이 높을수록 발병하기 쉽다. 여기서 감수성은 숙주가 침입한 병원체에 대하여 대항하여 발병을 저지하기 어려운 상태를 의미한다. 즉 감수성이 높다는 것은 면역성이 낮다고 할 수 있다.

(4) 전염병의 발생과정

전염병의 발생과정은 병원체가 병원소로, 병원소로부터 병원체가 나와 전파되고, 새로운 숙주로 침입되어 발병되는 순서로 이루어진다. 이 중 하나만 차단되어도 전염병은 발생하지 않는다.

1) 전염병의 생성과정

질병의 발생과 전염병의 생성과정은 [그림 1-93]과 같다.

* 개달물(Formite) : 물, 식품, 공기, 토양을 제외한 모든 비활성 매체이다. ㉎ 의복, 침구, 완구, 책, 수건, 주사기 등

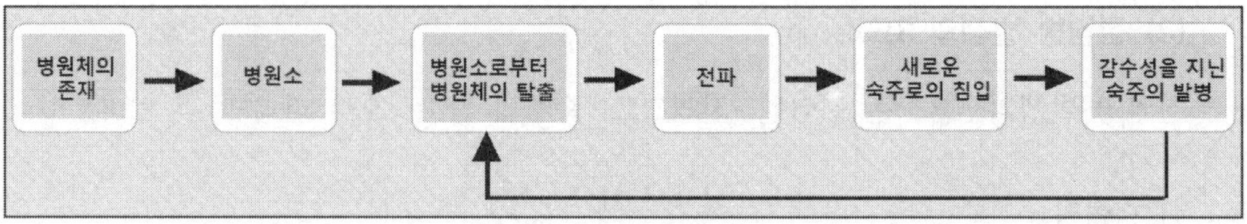

[그림 1-93] 질병의 발생과 전염병 생성과정

2) 병원체

사람, 동물, 식물 등이 병에 걸리도록 원인을 주는 매체이었고, 즉 외부 인자를 의미하는 것이다. 내부 인자가 무엇인지 정의가 밝혀졌다. 인체에 침입하는 병원체로는 세균, 바이러스, 리케치아, 기생충, 진균, 클라미디아 등이 있다.

① **세균**(bacteria) : 가장 흔한 질병의 원인으로 단세포의 생물이다. 세균의 형에 따라서 간균, 구균, 나선균으로 분류되고 우리가 사는 곳 어디에나 존재한다. 세균과 세균배양을 [그림 1-94]에 나타내고 있다.

㊐ 콜레라, 장티푸스, 디프테리아, 결핵, 나병, 백일해, 임질, 폐렴 등이다.

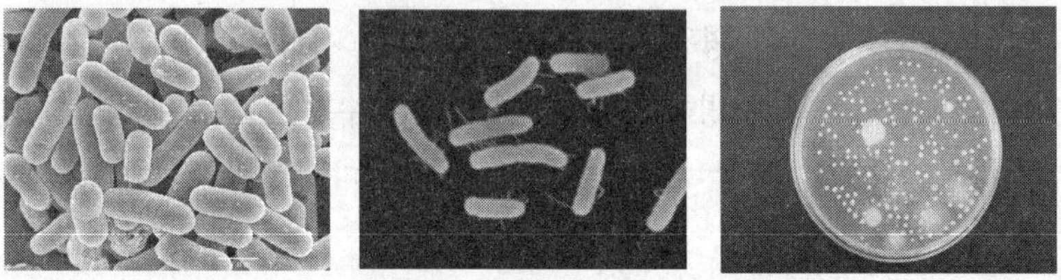

(a) 콜레라균 (b) 장티푸스 (c) 세균배양

[그림 1-94] 세 균

② **바이러스**(Virus) : 동물, 식물, 세균, 방사균 등 살아있는 세포에 기생하며 세표 내에서만 증식할 수 있고 병원체 중 가장 작다. 병원체 중에서 가장 작고, 살아 있는 조직세포 내에서만 증식한다. 바이러스의 종류 중 한타 바이러스와 헤르페스 바이러스는 [그림 1-95]와 같다.

㊐ 홍역, 소아마비, 후천성면역결핍증, 일본뇌염, 인플루엔자, 광견병, 풍진, 유행성이하선염 등이 있다.

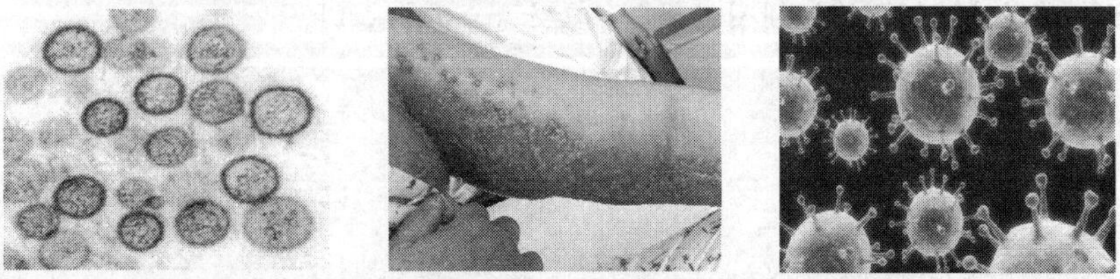

(a) 한타 바이러스 (b) 헤르페스 바이러스 (c) 노로 바이러스

[그림 1-95] 바이러스

③ **리케치아**(rickettia) : 세균과 바이러스의 중간적인 성질을 나타내는 미생물이다. 숙주세포 내에서만 증식할 수 있고 일반적으로 특정 절지동물로부터 매개된다. 세균과 바이러스의 중간 크기로 살아있는 세포 안에서만 기생하며 주로 이, 진드기, 벼룩 등에 기생한다. 리케치아의 대표적인 일본 홍반열과 쯔쯔시가무증의 예를 [그림 1-96]에 나타내었다.

㉠ 발진티푸스, 발진열, 쯔쯔가무시병(양충병), 록키산홍반열 등이다.

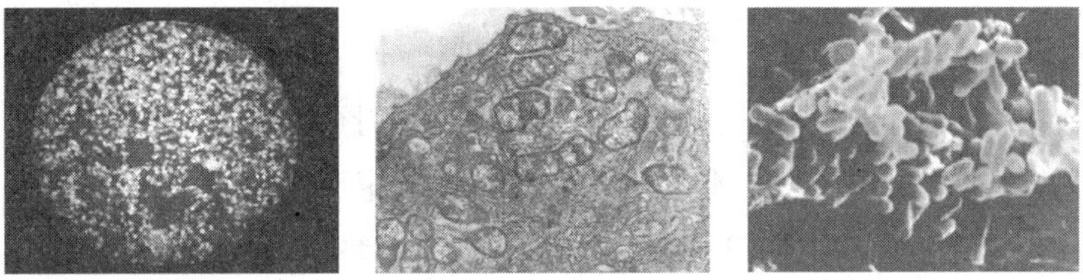

(a) 일본 홍반열 (b) 쯔쯔가무시증 (c) 발진티푸스

[그림 1-96] 리케치아

④ **기생충**(parasite) : 다른 생물체의 몸속에서 먹이와 환경을 의존하여 기생생활을 하는 무척추동물을 의미한다. 회충, 구충, 간디스토마, 유구조충, 아메바성 이질, 말라리아, 사상충 등이다. 동물성 기생체로서 원충(protozoa)과 연충류가 있다. [그림 1-97]은 기생충의 종류이다.

㉠ 동양안 기생충, 생선기생충, 말라리아, 아메바성 이질, 사상충, 회충증, 간·폐흡충증 등이다.

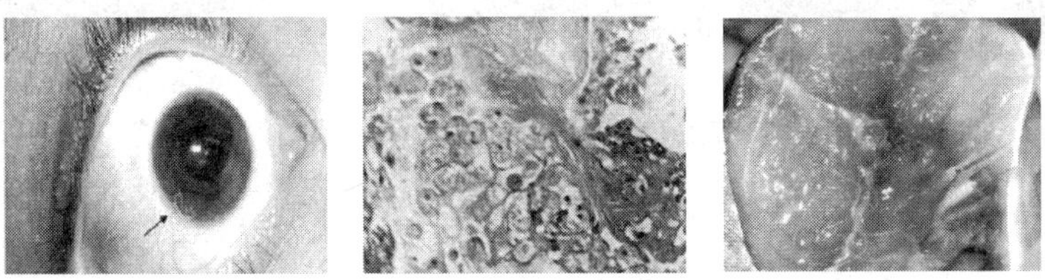

(a) 동양안 기생충 (b) 아메바성 이질 (c) 생선 기생충

[그림 1-97] 기생충

⑤ **진균**(fungi) : 곰팡이, 효모, 버섯을 포함하는 72,000종 이상의 균종으로 구성하는 미생물이다. 광합성이나 운동성이 없는 생물로 버섯, 곰팡이, 효모 등과 같은 아포형성 식물이 이에 속한다. [그림 1-98]은 진균의 종류 중 무좀, 잠행성 진균증을 나타내고 있는 것이다.

㉠ 캔디다증, 무좀, 잠행성 진균증 등이다.

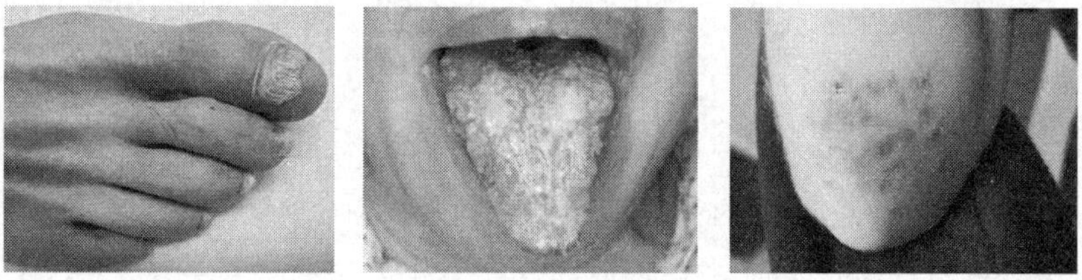

(a) 무좀 (b) 캔디다증 (c) 잠행성 진균증

[그림 1-98] 진 균

⑥ **클라미디아**(chlamydia) : 바이러스로 예전에는 취급했지만 그 후에 연구로 리케치아와 가까운 미생물로 분류하게 되었다. 리케치아같이 세포 내에서만 증식이 가능하지만 절지동물에 의한 매개가 필수가 아니고 균체계 내에 에너지 생산계를 갖지 않는다는 점이 다르다. 리케치아와 같이 진핵생물의 세포 내에서만 증식하는 세포 내 기생체, 절지동물에 의한 매개를 필수로 하지 않고 균체계 내에 에너지 생산계를 갖지 않는다는 점에서 리케치아와 구분된다. [그림 1-99]는 칼라미디아 감염을 나타내었다.

㉠ 트라코마, 클라미디아 감염, 앵무새병(psittacosis) 등이 있다.

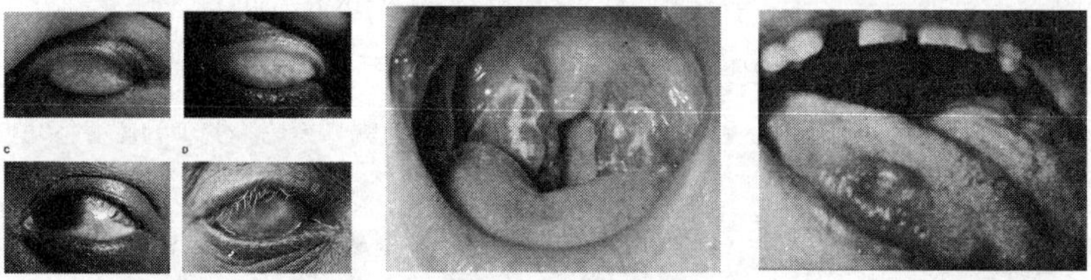

(a) 트라코마 (b) 클라미디아 감염(입속) (c) 클라미디아 감염

[그림 1-99] 클라미디아 감염

3) 병원소

병원체가 증식하며 생존하고 있어 다른 숙주에게 전파될 수 있는 상태로 머무르는 곳을 의미한다. 병원체가 본래 생활하고 있는 장소이다. 인간과 접촉이 가능한 병원소(reservoir)는 그대로 전염원으로도 될 수 있다. 병원체는 각각 적당한 병원소 중에 생존, 증식을 계속하고 있다. ㉠ 사람(결핵, 매독, 콜레라, 이질 등), 동물(페스트, 광견병 등)

① **인간병원소** : 병원체의 저장소가 인간의 몸이다. 병원체가 타액, 객담, 변이나 피부 또는 창상배액과 같은 신체분비물에 증식할 수 있는 것으로 대상이 인간의 몸이 되어 병원체의 저장소인 병원소가 될 수 있다.

㉠ 유증상자(현성감염) : 병원체에 감염되어 자각적 또는 타각적으로 임상적인 증상을 보이는 사람으로 관리에 큰 문제가 없고 비교적 수월하다.

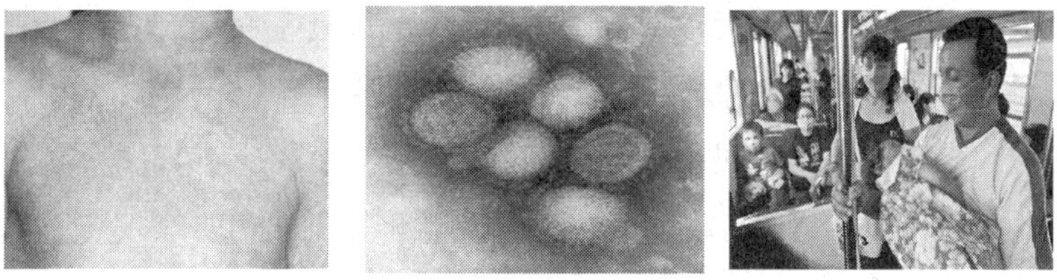

(a) 홍염 (b) 신종플루 (c) 인플루엔자

[그림 1-100] 유증상자

[그림 1-100]은 홍역 증상과 신종플루 병원체이다.

㉡ 무증상자(불현성감염) : 어떠한 병원체에 감염되어 숙주 내에서 병원체의 증식이 일어나고 있으나, 임상적인 증상이 나타나지 않거나 미약한 사람을 의미한다. 본인이나 타인이 환자임을 모르고 있을 가능성이 높다. 전염병 관리상 주요한 관리 대상이 되고 임상적으로 증상은 나타나지 않는 경우도 있다(그림 1-101).

예 일본뇌염, 폴리오 바이러스 등이다.

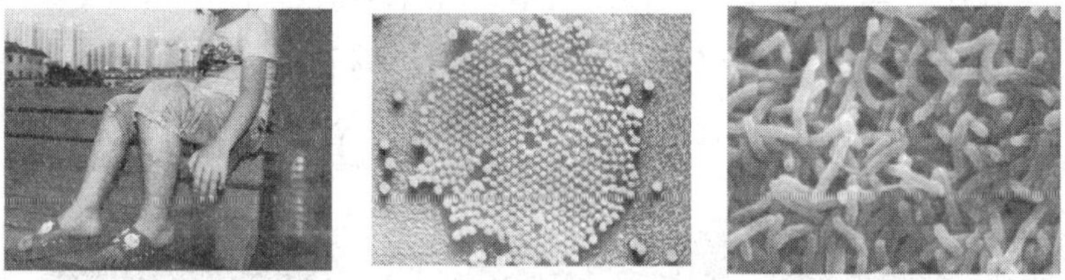

(a) 일본뇌염 (b) 폴리오 바이러스 (c) 콜레라

[그림 1-101] 무증상자

㉢ **보균자** : 병원체를 체내에 보유하면서 외견상 또는 자각적으로 아무런 임상증상이 없는 병원체 보유자로서 전염원으로 작용하는 감염자를 의미한다. 전염병관리상 주요한 관리 대상이 된다. 병원체로 인해 발병했다가 증세가 소실되어도 병원체가 모두 사멸해서 병이 완치된 것은 아니다. 보균자는 보균상태에 따라 회복기 보균자, 잠복기 보균자, 건강 보균자로 구분된다. [그림 1-102]는 에이즈, 헤르페스 병원체 보균자의 모습이다.

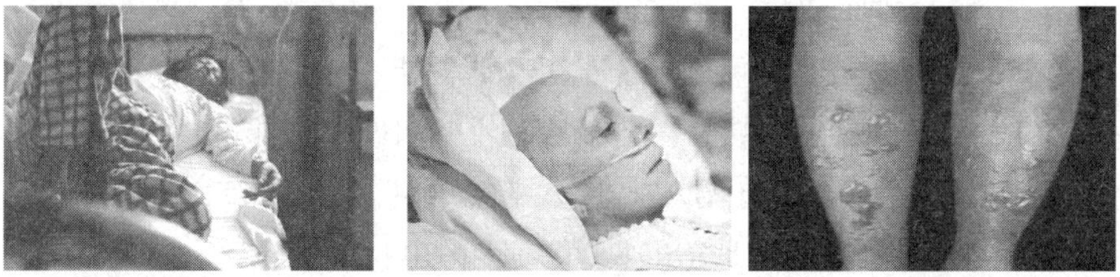

(a) 에이즈 보균자 (b) B형 감염 보균자 (c) 헤르페스 보균자

[그림 1-102] 보균자

ⓐ 회복기 보균자(병후 보균자) : 전염성 질환에 이환하여 그 임상증상이 완전히 소실되었는데도 불구하고, 체내의 일부에 병원체가 남아 있어 계속해서 병원체를 배출하는 보균자로서 세균성이질(시겔라균), 디프테리아 감염자 등이다. 질환의 회복기에 접어든 환자도 체내 일부의 감염균을 퍼뜨리는 매개체가 될 수 있다(그림 1-103).

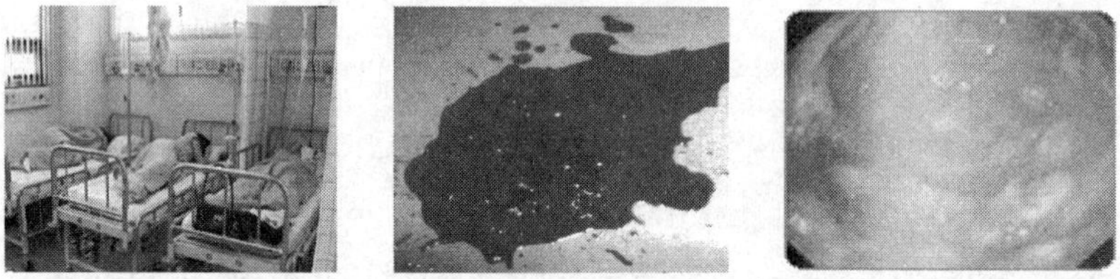

(a) 세균성 이질환자 (b) 세균성 이질환자 혈변 (c) 세균성 이질

[그림 1-103] 회복기 보균자

ⓑ 잠복기 보균자 : 어떤 전염성 질환의 잠복기간 중에 병원체를 배출하는 감염자를 의미하며 디프테리아, 홍역, 백일해 등이 이에 해당한다(그림 1-104). 잠복기 보균자에 의해 질환이 전염된 증상이다.

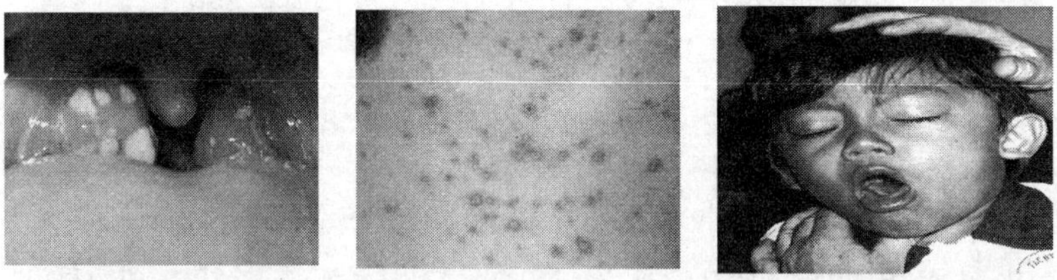

(a) 디프테리아 감염 (b) 홍역 (c) 백일해로 기침하는 아이

[그림 1-104] 잠복기 보균자

ⓒ 건강 보균자 : 병원체가 침입하였으나 임상증상이 전혀 없고, 건강한 사람과 차이가 없어 보이지만 병원체를 배출하는 환자를 의미한다.

㉮ 디프테리아, 폴리오, 일본뇌염 등이다.

㉣ 전염병 예방법 : 병원체 보유자를 환자에 준한 것으로 취급하는데, 이것은 보균자는 병원세균만이 대상이 되기 때문에 바이러스나 리케치아 등 병원세균 이외의 보유자도 포함할 필요가 있을 때, 그러나 일반적으로 보균자를 넓은 의미로 해석하여 병원체 보균자와 같은 뜻이 있다.

병원체가 침입 · 증식해서 발병했다가 치료 또는 자연치유가 이루어져 모든 증세가 소실되었다고 하더라도 병원체가 모두 사멸해서 병이 완치되었다고 할 수 없다. 때로는 증세는 모두 없어졌지만, 체내의 일부에 병원체가 남아 있어서 보균자가 되는 경우도 있다. 이 경우를 병후 보균자 또는 회복기 보균자라고 하며, 장티푸스에 가장 많고 파라티푸스나 적리(赤痢) 등에도 있다.

또한, 기간에 따라서 일과성과 장기 보균자로 나눈다. 전염병은 이 보균자에 의해서 미전염지에 전염하거나 보균자를 전염원으로 하여 전파되는 경우가 많다. 따라서 보균자의 발견과 처치는 방역상 매우 중요하다.

② **동물병원소**(animal reservoir) : 동물이 병원체를 지니고 있다가 사람에게 전염시키는 전염원으로 작용하는 것을 의미한다. 각각의 동물에 따른 병원은 다음과 같다. 병원체를 지닌 동물에 의해 질환이 [그림 1-105]와 같이 전염된 사례를 나타내고 있다.

㉠ 소 : 결핵, 탄저병, 파상열, 브루셀라증, 살모넬라증 등이 있다.
㉡ 쥐 : 페스트살모넬라증, 발진열, 쯔쯔가무시병, 양충병, 신증후군 출혈열, 렙토스피라증, 살모넬라증 등이 있다.
㉢ 양 : 탄저병, 파상열 등이 있다.
㉣ 개 : 광견병, 톡소푸라스마증 등이 있다.
㉤ 말 : 탄저병, 유행성뇌염, 살모넬라증 등이 있다.
㉥ 돼지 : 살모넬라증, 파상열, 탄저병, 일본뇌염, 렙토스피라증, 구제역 등이 있다.
㉦ 고양이 : 살모넬라증, 톡소푸라스마증 등이 있다.

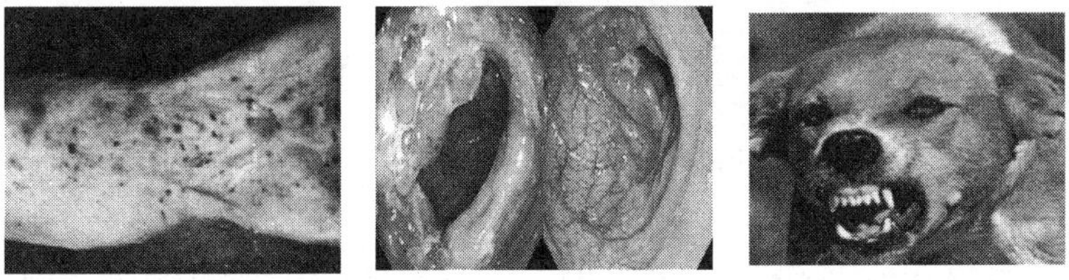

(a) 돼지 콜레라 (b) 결핵 (c) 광견병

[그림 1-105] 동물병원소

③ **토양** : 진균류의 병원소로서 작용한다. 토양의 증상을 [그림 1-106]에 나타내었다.

㉦ 히스토플래스모시스, 브래토미코시스, 스포로트릭코시스, 파상풍 등이다.

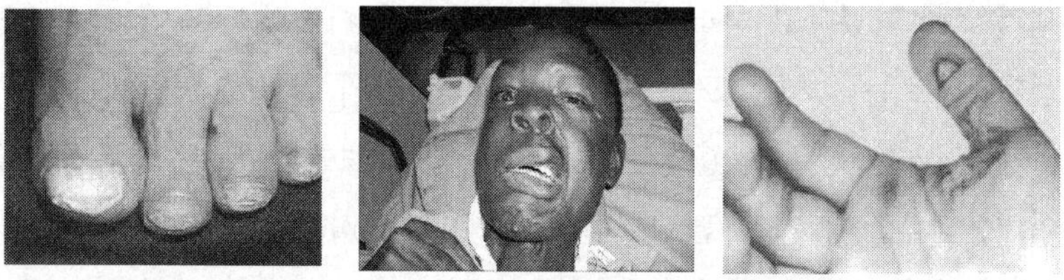

(a) 조갑 진균증 (b) 파상풍 (c) 파상풍

[그림 1-106] 토 양

4) 병원소로부터 병원체의 탈출

병원소에서 증식한 병원체는 그 병원소에서 탈출할 기회를 가져야 계속 생존할 수 있다. 병원체의 탈출경로는 숙주의 기생부위에 따라 다르다.

① **호흡기계로 탈출 :** 호흡기계를 통하여 전염되는 질환이 주가 되며 코, 비강, 인후, 기도, 기관지, 폐, 입술 등에서 증식한 병원체가 주로 대화, 기침, 재채기, 키스 등을 통하여 전염된다. 병원체가 호흡기계로 탈출하여 [그림 1-107]과 같은 질환을 일으킨 경우이다. ㉠ 폐결핵, 감기, 폐렴, 천연두, 수두, 백일해, 홍역 등이다.

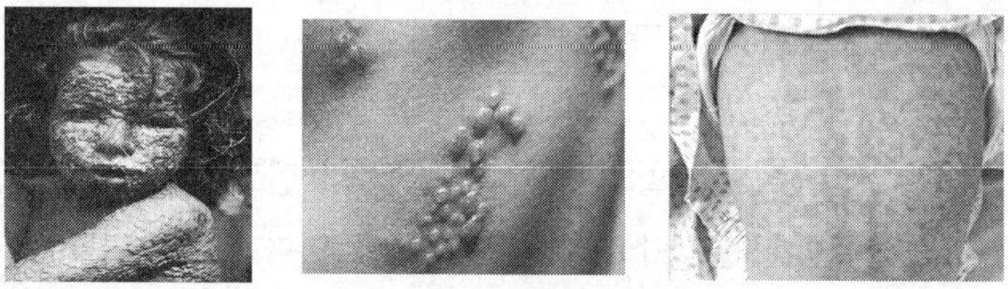

(a) 천연두 (b) 수두 (c) 홍역

[그림 1-107] 호흡기계로 탈출

② **소화기계로 탈출 :** 분변이나 토사물로 병원체가 탈출하게 된다. 위장관을 통한 탈출로 소화기계 전염병이나 기생충 질환의 경우 병원체가 분변이나 토사물을 통해 체외로 배출한다. 병원체가 병원소로부터 소화기계통으로 탈출하여 질환을 일으킨 증상이 [그림 1-108]과 같다. ㉠ 세균성 이질, 폴리오, 장티푸스, 파라티푸스, 콜레라 등이다.

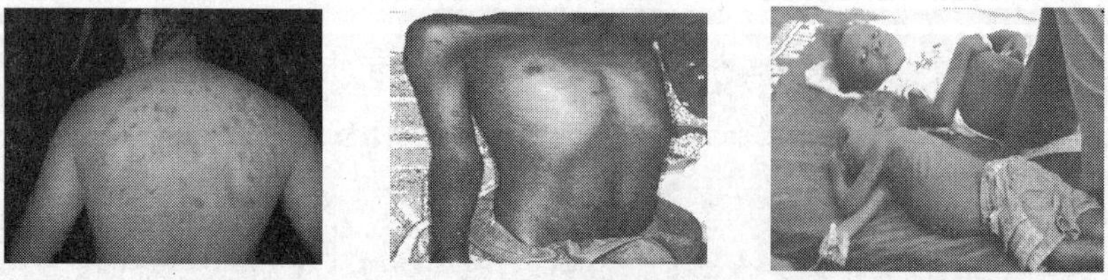

(a) 장티푸스 (b) 파라티푸스 (c) 콜레라에 감염

[그림 1-108] 소화기계로 탈출

③ **비뇨기계로 탈출** : 소변이나 성기 분비물로 탈출한다. 발진열, 말라리아, 발진티푸스가 이에 해당한다. 이에 대한 증상 모습은 [그림 1-109]와 같다. ㉠ 성병, 농양등이다.

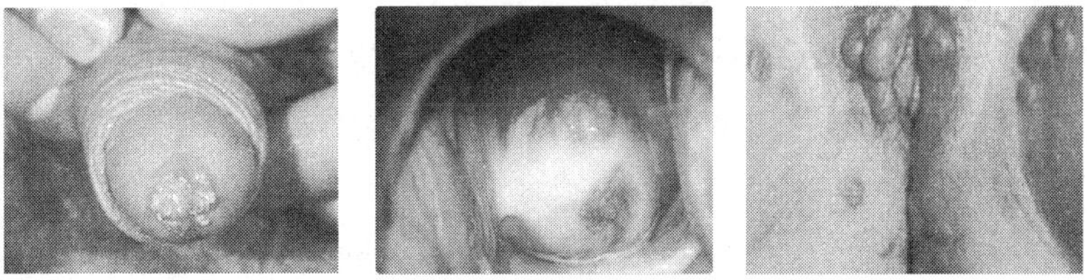

(a) 곤지름 (b) 클라미디아 (c) 매독

[그림 1-109] 비뇨기계로 탈출

④ **개방병소로 탈출** : 신체표면의 농양*이나 피부병 등 상처부위로 직접 탈출하는 것을 의미한다. 이로 인한 증상은 [그림 1-110]과 같다. ㉠ 나병(한센병) 등이다.

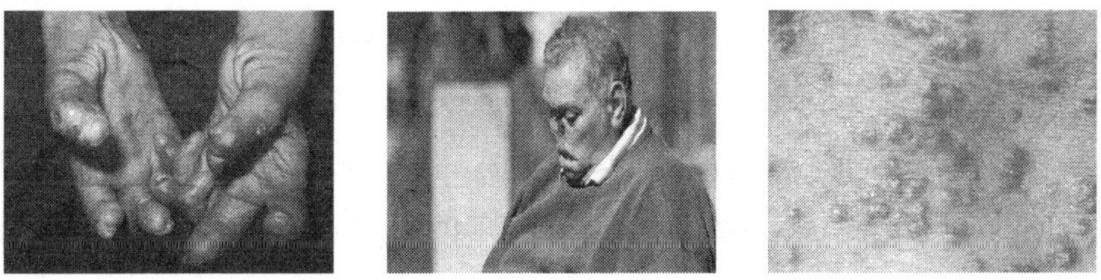

(a) 한센병 (b) 한센병 환자 (c) 매독

[그림 1-110] 개방병소로 탈출

⑤ **기계적 탈출** : 곤충의 흡혈에 의한 탈출, 주사기를 통한 탈출 등을 의미한다. [그림 1-111]과 같이 전염된 증상은 병원체의 기계적 탈출에 의한 질환이다.
㉠ 말라리아, 발진열, 발진티푸스 등이다.

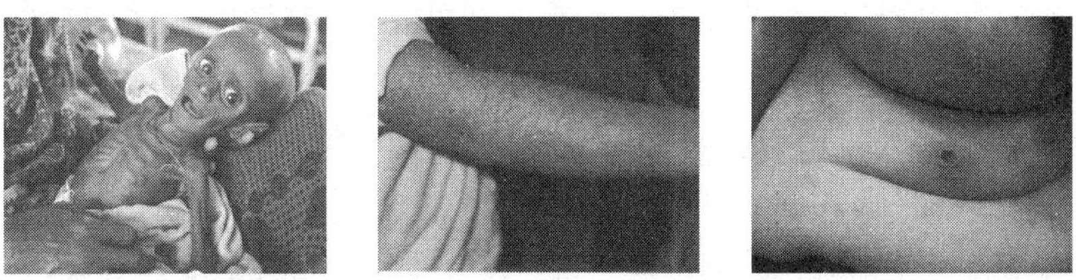

(a) 말라리아에 감염 (b) 발진열 (c) 발진티푸스

[그림 1-111] 기계적 탈출

* 농양 : 신체조직의 한 부분에 화농성 염증이 생겨 그 부분 세포가 죽고 고름이 몰려 있는 현상이다.

5) 전 파

숙주에서 탈출한 병원체가 새로운 숙주로 옮겨가는 것을 의미한다. 전파의 방법에는 직접전파, 간접전파, 공기전파, 절지동물전파, 생물학적 전파가 있다.

① **직접전파** : 감염균이 감염된 숙주로부터 탈출한 병원체가 전파체를 통하지 않고 감수성 보유자에 직접 전파하는 것이다. 신체접촉이나 피부접촉, 2[m] 이내 거리의 비말감염, 체액으로 인하여 전파된다.

㉮ 성병, 결핵, 홍역, 렙토스피라증, 태반을 통한 수직감염, 인플루엔자, 파상풍, 감기 등이다.

② **간접전파** : 숙주로부터 탈출한 병원체가 전파체를 통하여 감수성 보유자에게 간접적으로 전파되는 것으로 병원체가 병원소 밖에서 일정 기간 생존능력이 존재할 때 가능하다. 전파과정에서 사람의 손, 파리, 음식, 개달물(formite) 등의 매개체를 거치는 것으로 간접적인 전파체는 활성전파체와 비활성전파체로 나누어진다.

㉠ 활성전파체 : 생물에 의한 매개로 전파되는 것으로 매개 역할을 하는 생물은 파리, 모기, 벼룩 등과 같은 절족동물과 패류나 담수어와 같은 흡충류의 중간숙주에 의하여 전파된다.

㉮ 일본뇌염, 말라리아, 파라티프스, 페스트 등이다.

㉡ 비활성전파체 : 물, 식품, 공기, 토양, 생활용구, 수술기구 등의 무생물에 의한 전파체를 의미한다. 매개체가 숙주의 내부로 들어가지 않고 병원체를 운반하는 수단만으로 작용하는 수건, 옷, 공용으로 사용하는 물건 등은 개달물이라고 하고 개달물에 의한 전염병의 전파를 개달물전염이라고 한다.

㉮ 이질, 장티푸스, 파라티푸스, 소아마비, 콜레라, 안질, 트라코마 등이다.

③ **공기전파** : 재채기, 기침, 대화시에 숙주의 입과 코에서 비산한 비말의 수분이 증발하고 그 미소잔류물이 공기 중에 부유하게 되는데, 그 미소잔류물을 비말핵이라고 하며 이를 흡입함으로써 전파되는 것을 의미한다. 토양이나 생활환경으로부터 비산된 먼지에 의해서 전파되는 경우와 감수성 부유자의 흡기에 의하여 폐 등에 전염되는 비말전파 또는 포말전파에 의한 경우가 있다.

㉮ Q열*, 앵무병, 결핵, 브루셀라병 등이다.

④ **절지동물전파** : 매개곤충의 다리나 체표에 붙어있는 병원체가 그대로 전파하는 경

* Q열 : 리케치아의 일종인 콕시엘라 브루네티(Coxiella burnetii)에 의하여 감염되는 전염병이다.
㉠ 병원균 : 1937년에 발견되었으며 열과 건조한 환경에서 잘 견디는 특징이 있다.
㉡ Q열의 주된 감염원 : 소, 돼지, 양 등의 가축으로 이들의 배설물이 흩어져 공기 중에 부유하거나 먼지, 쓰레기와 함께 인간에게 접촉됨으로써 감염이 발생한다.
㉢ 특징 : 병원균을 하나만 흡입하여도 질환이 발생될 수 있다는 사실이다. 감염 시 2~4주의 잠복기간 후 갑자기 고열이 나타나고 두통, 근육통, 전신권태감이 동반된다. 고열은 몇 주에서 몇 개월까지 계속된다.
㉣ Q열균 : 혈관을 통하여 조직 내부로 침입하여 심장에서 심내막염, 폐에서 폐선유증을 일으킨다.

우를 의미한다. 곤충의 장관을 통하여 배설물로 전파되더라도 병원체에 변화가 없이 전파되는 것을 장관비호전파라고 한다.

⑤ **생물학적 전파** : 매개곤충 내에서 일정기간 발육, 증식한 뒤에 전파되는 경우를 의미한다. 병원체가 곤충에게도 피해를 입히는 경우를 장관감염전파라고 한다.

6) 새로운 숙주로의 침입

병원체가 숙주 내로 침입하고 그 임상증상이 나타나기까지를 잠복기(incubation period)라 하며, [그림 1-112]와 같은 과정으로 감염(병원체가 숙주 내로 침입한 경우)된 후 임상증상이 나타나기까지 소요되는 시간으로 병원체의 특성, 병원체의 양, 감염형태, 면역상태에 따라 다르다.

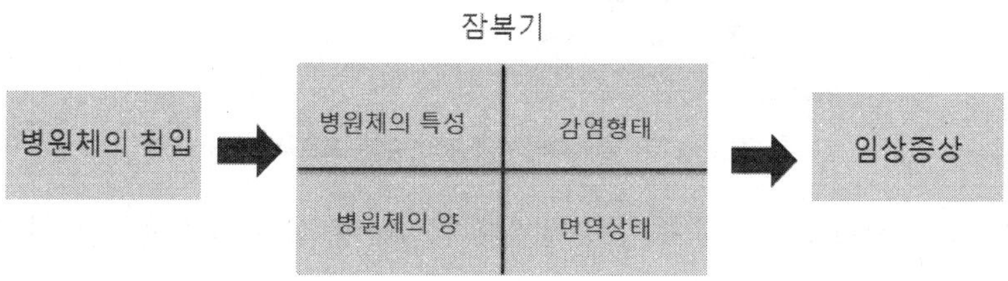

[그림 1-112] 병원체의 새로운 숙주로의 침입과정

병원체가 새로운 숙주로 침입하는 방식을 병원소에서 탈출하는 경우와 일치하는 경우가 많다. 〈표 1-9〉는 침입로에 따른 전염병의 종류를 분류한 것이다.

〈표 1-9〉 전염병의 종류

침입로	전염병의 종류
호흡기	나병, 성홍열, 홍역, 폐렴, 백일해, 결핵, 디프테리아, 수막구균성 수막염 등
피부점막	파상풍, 페스트, 발진티푸스, 일본뇌염, 트라코마, 바일병 등
소화기	이질, 소아마비, 콜레라, 전염성 간염, 파상열, 장티푸스, 파라티푸스
성기점막	에이즈, 매독, 임질, 연성하감

7) 숙주의 감수성

병원체가 숙주에 침입하며 [그림 1-113]과 같은 각 개인이 가지는 감수성, 면역성에 따라서 감염결과가 달라진다. 병원체의 양이 부족하거나 침입구가 맞지 않은 경우나 숙주가 면역성을 지닌다면 병원체는 숙주를 감염시킬 수 없다.

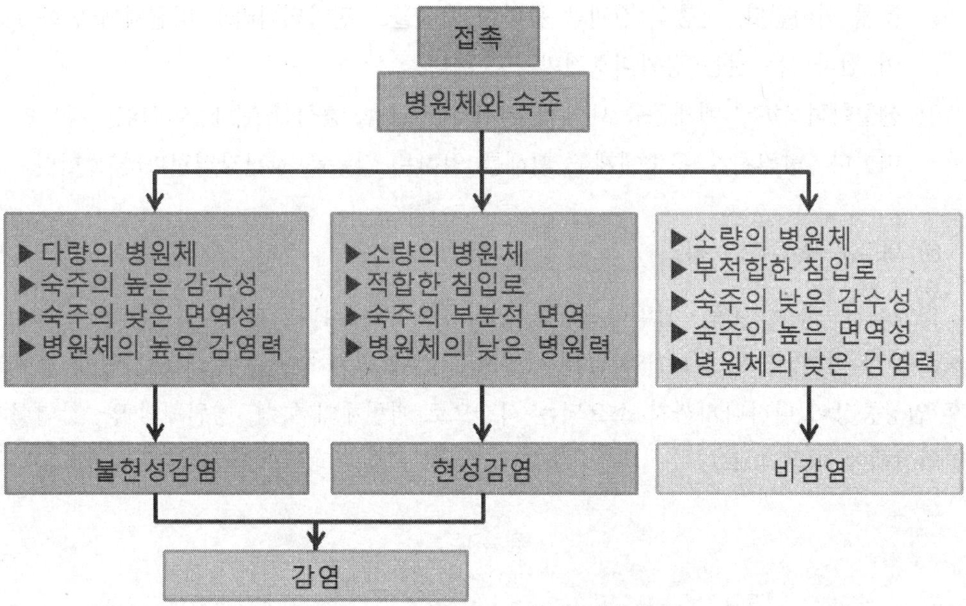

[그림 1-113] 병원체의 숙주로의 감염 프로세스

① **감수성**(susceptibility) : 숙주에 병원체가 침입하여 정착, 증식을 일으키는 성질이며 감염이나 발병을 막을 수 없는 상태이다.

② **저항력**(resistance) : 체내에 병원체가 침입하였을 때 방어능력, 저항력이 충분히 클 때를 면역이라고 한다.

③ **면역**(immunity) : 생체의 내부환경이 외부인자인 병원체에 대하여 어떤 특정한 감염균에 대하여 자기 몸을 방어하는 것으로 임상적인 증상을 없애거나 가볍게 하는 능력을 의미한다. 선천면역과 후천면역으로 나누어진다.

㉠ 선천면역(natural immunity) : 선천적으로 얻어진 면역으로 자연면역이라고 한다. 선천적인 면역체계로는 항원의 침입을 차단하는 피부, 점액조직, 상산성 위산, 혈액에 존재하는 보체, 식균작용을 하는 대식세포, 다형핵백혈구, 감염세포를 죽이는 K세포들이 있다. 대부분의 감염은 선천면역에 의하여 방어된다.

㉡ 후천면역(Acquired Immunity) : 어떤 질병에 대한 예방접종이나 이환된 후에 후천적으로 생겨나는 면역으로 획득면역이라고 한다. 후천면역은 수동면역과 능동면역으로 나누어진다.

ⓐ 수동면역(피동면역) : 다른 숙주에 의하여 형성된 면역체를 받아서 면역력을 지니게 하는 것으로 태아가 태반을 통하여 모체로부터 면역체를 받거나, 홍역, 백일해에 걸려서 회복된 사람의 혈청을 주사하는 경우가 이에 해당된다.

ⓑ 능동면역 : 자연능동면역과 인공능동면역이 있는데 다음과 같다.

㉮ 자연능동면역 : 숙주 스스로가 처음 침입했던 항원에 대하여 기억하고 다시 침입할 시에 효과적으로 대항하는 것이다.

㉯ 인공능동면역 : 예방접종 등을 통하여 인위적으로 항원을 체내로 투입하여 항체를 생성하도록 하는 면역방법을 예방접종으로 얻어지는 면역이다. ⓔ 홍역이다.

(5) 전염병의 예방과 관리

전염병 발생의 3대 요인은 병원체, 전염경로, 숙주의 감수성이다. 그렇기 때문에 전염예방 및 관리의 일반적인 원칙은 전파예방, 숙주의 면역증진 그리고 예방되지 못한 환자의 조치로 구분된다. 전염병을 예방, 관리하기 위해서는 여러 가지의 환경요인, 숙주의 특성을 종합적인 시각에서 대책을 세워야 한다. 전염병 예방은 현대의학에서 많은 발전이 있었지만 아직 완전하게 예방할 수 없는 질환도 많이 있다.

1) 전파예방

전염병의 전파를 예방하기 위해서는 병원소의 제거, 환경위생관리, 전염력의 감소를 통해 관리할 수 있다.

① **병원소의 제거** : 병원소는 인간, 동물, 토양 등에서 병원체가 증식하여 사람에게 전염될 수 있는 것으로 동물이나 토양이 병원소인 경우에는 방역, 감염된 동물제거 등을 통하여 인간병원소인 경우는 외과적 수술이나 약물요법으로 병원소를 제거한다. 환자를 적절히 치료하여 전염력을 감소시킨다.

㉠ 병원소의 검역과 격리 : 1차적으로 병원소를 제거하기 위한 행위로는 병원소의 검역과 격리가 있다.

ⓐ 검역 : 전염병 환자와 접촉했거나 전염병 유행지역에서 있었던 사람과 전염병에 걸렸을 가능성이 있는 사람들을 대상으로 사람뿐만 아니라 차량, 선박, 비행기, 짐, 식품, 동물, 식물 등에 대하여 전염병의 유무의 진단을 하고 전염병인 경우 소독과 격리를 통하여 개인의 자유를 제한하는 행위이다.

ⓑ 격리 : 전염을 방지하기 위하여 보균자 혹은 전염 가능성이 있는 환자를 일반 사회생활 환경에서 분리하는 것이다.

㉮ 환자격리(Isolation) : 전염 가능성이 있는 환자나 보균자를 그 상태가 해소될 때까지 격리한다.

㉯ 건강격리 · 검역(Quarantine) : 전염병 환자와 접촉했거나, 전염병 유행

지역에서 들어온 사람, 기타 어떤 경로를 통해 전염병 감염의 가능성이 있는 사람들을 대상으로 일정기간 동안 격리한다.

② **환경위생관리** : 환경조건을 개선하여 전파과정을 차단하는 것을 의미한다. 소독, 물의 정화, 음식물의 관리, 위생적인 환경구성 등이 있다.

③ **전염력의 감소** : 환자를 약물, 치료 등을 통하여 전염력을 감소시킨다.

2) 숙주의 면역증진

예방접종, 영양관리, 운동 혹은 휴식 등을 통하여 건강상태 향상으로 질병에 대한 저항력을 증진시키는 방법이다.

3) 예방되지 못한 환자의 조치

의료시설의 확충, 보건교육, 무의촌지역해소 등의 제도적 관리 및 조기진단과 조기치료, 추후 관리 등 환자관리를 통하여 전염병으로 인한 피해를 최소화하도록 조치하는 것이다.

4) 외래전염병의 관리

외래전염병은 국내에 상존하지 않으며 해외에서 유입되지만 않으면 질병이 발생하지 않는 전염병으로 병원체의 국내 유입을 근본적으로 차단하여 관리한다.

① **검역과 검역질병** : 전염병 유행지역에서 입국하는 사람, 동물, 식품 등 전염병을 옮길 수 있고 전염병 감염이 의심되는 사람을 강제로 격리한다(건강격리). 검역의 대상이 되는 질병은 페스트, 콜레라, 말라리아, 발진티푸스, 회귀열, 조류독감, 중증급성호흡기증후근(SAR), 조류인플루엔자(A1) 인체감염증, 신종인플루엔자 감염증, 황열 등 보건복지부장관이 긴급검역조치가 필요하다가 인정하고 고시하는 전염병을 대상으로 한다.

② **격리** : 보균자 또는 전염병을 보유하고 있다고 의심되는 사람을 일정기간 격리하여 상태를 지켜보는 것으로 격리기간은 질병에 따라서 차이가 있다. 페스트는 6일, 황열 6일, 콜레라 5일, 조류독감은 10일, 중증급성호흡기증후군 10일, 조류인플루엔자 인체감염증 10일, 메르스 14일 이상, 신종인플루엔자는 최대 잠복기 동안 격리 조치를 취한다.

(6) 법정감염병

공중보건학적으로 관리되어야 할 필요성이 있어 법으로 그 대상을 규정하여 관리하는 감염병이다.

1) 법정감염병의 정의

감염병의 예방 및 관리에 관한 법률에 규정되어 있는 감염병을 의미한다. 질병으로 인한 사회적 손실을 최소화하기 위하여 법률로 질병의 예방 및 확산을 방지하고자 하는 목적을 지닌다.

2) 법정감염병과 관련된 법률과 분류

법정전염병은 질병으로 인한 사회적 손실을 극소화하기 위해 법률로 환자와 그 가족, 의료인 및 국가의 권리와 의무를 명시한 전염병으로 크게 여섯 가지로 분류된다. 전염병과 관련된 법률 및 분류는 다음과 같다.

① 법정감염병 관련 법률

법정감염병에 관한 국내 법률은 다음과 같이 계속해서 질병의 변천에 따라 추가, 변경 제정되어 관리하고 있다.

㉠ 1954년 법률 제307호로 검역법이 제정되었다.

㉡ 1954년 2월 2일에 전염병의 발생과 유행을 방지해 국민보건향상과 증진을 목적으로 법률 308호로 전염병예방법이 제정되었다.

㉢ 1987년 11월 28일에 후천성면역결핍증의 예방과 그 감염자의 보호, 관리에 관한 사항을 정함으로써 국민건강의 보호에 기여함을 목적으로 하는 법률 제3945호로 후천성면역결핍증 예방법이 제정되었다.

㉣ 전염병 예방법에서 규정하는 전염병은 의학의 발달, 사회환경의 변화에 따라서 종류가 달라지며 최근 2010년 12월 30일부터 시행된 법률로 정해진 법정감염병은 제1군에서 제5군까지 그리고 지정감염병까지 모두 75종이다. 법정감염병의 구분은 〈표 1-10〉과 같다.

〈표 1-10〉 법정감염병

구 분	특 성	질 환
제1군 감염병	물 또는 식품을 매개로 발생하고 집단 발생의 우려가 커서 발생 또는 유행 즉시 방역대책을 수립하여야 하는 감염병이다.	콜레라, 장티푸스, 파라티푸스, 세균성이질, 장출혈성대장균감염증, A형 간염
제2군 감염병	예방접종을 통하여 예방 및 관리가 가능하여 국가 예방접종사업의 대상이 되는 감염병이다.	디프테리아, 백일해, 파상풍, 홍역, 유행성이하선염, 풍진, 폴리오, B형 간염, 일본뇌염, 수두

구 분	특 성	질 환
제3군 감염병	간헐적으로 유행할 가능성이 있어 계속 그 발생을 감시하고 방역대책의 수립이 필요한 감염병이다.	말라리아, 결핵, 한센병, 성홍열, 수막구균성수막염, 레지오넬라증, 비브리오패혈증, 발진티푸스, 발진열, 쯔쯔가무시증, 렙토스피라증, 브루셀라증, 탄저병, 공수병, 신증후군출혈열, 인플루엔자, 후천성면역결핍증(AIDS), 매독, 크로이츠펠트-야콥병(CJD) 및 변종 크로이츠펠트-야콥병(cCJD), 유행성출혈열
제4군 감염병	국내에서 새롭게 발생하였거나 발생할 우려가 있는 감염병 또는 국내 유입이 우려되는 해외 유행감염병으로서 보건복지부령으로 정하는 감염병이다.	페스트, 황열, 뎅기열, 바이러스성 출혈열, 두창, 보툴리눔독소증, 중증급성호흡기증후군(SARS), 조류인플루엔자 인체감염증, 신종인플루엔자, 야토병, 큐열(Q熱), 웨스트나일열, 신종감염병증후군, 라임병, 진드기매개뇌염, 유비저(類鼻疽), 치쿤구니야열
제5군 감염병	기생충에 감염되어 발생하는 감염병으로서 정기적인 조사를 통한 감시가 필요하여 보건복지부령으로 정하는 감염병이다.	회충증, 편충증, 요충증, 간흡충증, 폐흡충증, 장흡충증
지정 감염병	제1군감염병부터 제5군감염병까지의 감염병 외에 유행 여부를 조사하기 위하여 감시활동이 필요하여 보건복지부장관이 지정하는 감염병이다.	C형 간염, 수족구병, 임질, 클라미디아, 연성하감, 성기단순포진, 첨규콘딜롬, 반코마이신내성황색포도알균(VRSA) 감염증, 반코마이신내성장알균(VRE) 감염증, 메티실린내성황색포도알균(MRSA) 감염증, 다제내성녹농균(MRPA) 감염증, 다제내성아시네토박터바우마니균(MRAB) 감염증, 카바페넴내성장내세균속균종(CRE) 감염증, 장관감염증, 급성호흡기 감염증, 해외유입기생충감염증, 엔테로바이러스 감염증

② 법정감염병의 분류

현행 전염병의 예방 및 관리에 관한 법률에서 규정한 전염병에는 제1군 전염병, 제2군 전염병, 제3군 전염병, 제4군 전염병이 있으며 그 외에 지정전염병이 있다.

㉠ 제1군 감염병 : 감염속도가 빠르고 국민건강에 미치는 위해 정도가 크기 때문에 발생 즉시 신고하고 격리, 방역대책이 필요한 감염병이다. 주로 먹는 물로 인하여 감염된다. 한번 발생할 경우 전염속도가 빠르고 사회적 파급효과가 매우 큰 병들이다. 따라서 전염병이 발생했을 때 즉시 대책을 세워야 하는 전염병으로 콜레라, 장티푸스, 파라티푸스, 세균성 이질, 출혈성 대장균 감염증, A형 간염이 있다.

ⓐ 콜레라 : 수인성 감염병으로 콜레라균의 감염으로 급성 설사가 유발되어 주증의 탈수가 빠르게 진행되며, 구토, 발열을 동반하여 탈수를 초래한다. 사망에 이를 수도 있는 전염성 감염 질환이다. 콜레라에 감염된 증상을 [그림 1-114]에 나타내었다.

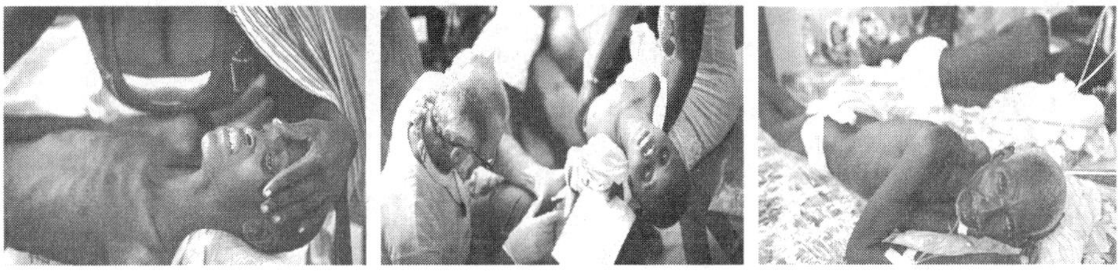

(a) 콜레라에 감염　　(b) 진료 중인 아이　　(c) 증상

[그림 1-114] 콜레라

ⓑ 페스트 : 흑사병이라고도 하며 전염된 쥐벼룩에 물려 발생한다. 이에 의한 증상은 [그림 1-115]와 같다.

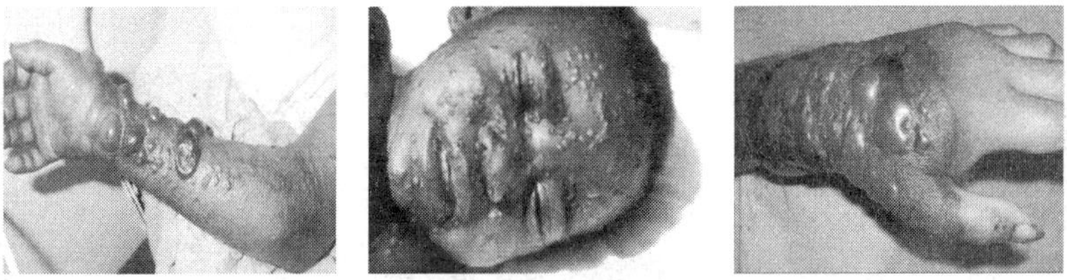

[그림 1-115] 흑사병

ⓒ A형 간염 : A형 간염 바이러스에 의하여 발생하는 감염으로 주로 급성간염의 형태로 나타난다. 오염된 음식이나 물을 섭취함으로써 감염된다. 증상은 30일 정도의 잠복기를 가지고, 피로감, 구토, 발열, 우측 상복부의 통증, 메스꺼움의 증상이 나타나고 황달과 검은색 소변(콜라색 소변), 전신의 소양증이 나타난다. A형 간염의 대표적인 증상인 황달을 [그림 1-116]에 나타내었다.

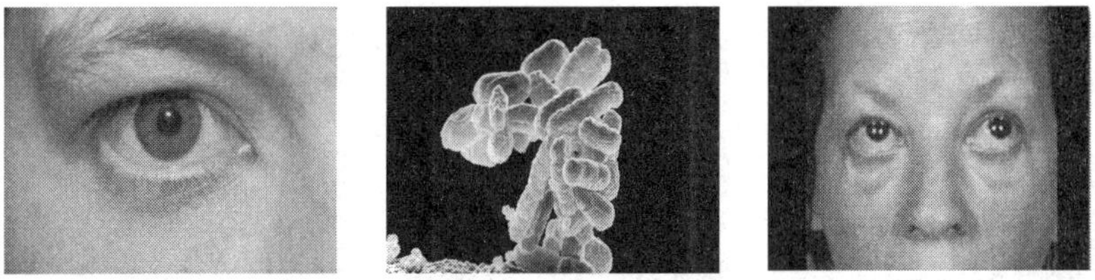

(a) 간염 증상　　(b) 간염 진행 중　　(c) A형 간염 바이러스

[그림 1-116] A형 간염 증상(황달)

ⓓ 장티푸스 : 수인성 감염병으로 살모넬라 타이피균에 감염되어 발생한다. 발열과 복통 등의 신체 전반에 걸쳐 증상은 [그림 1-117]과 같이 나타난다. 복통, 구토, 설사, 변비 등의 증상이 나타날 수 있으며 장에 구멍이 날 수도 있다.

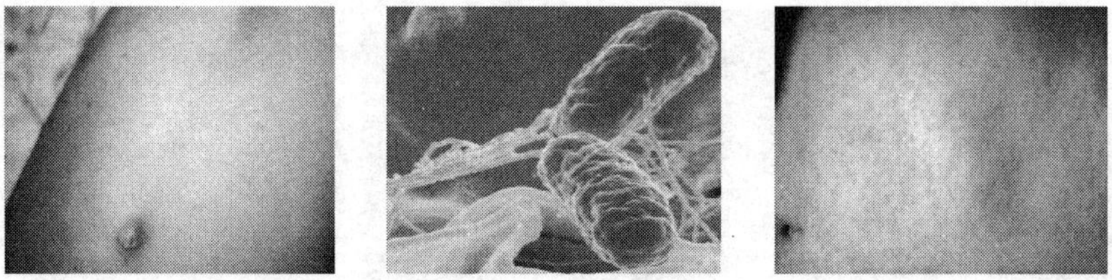

[그림 1-117] 장티푸스

ⓔ 파라티푸스 : 파라티푸스균 A, B, C에 감염되어 발생하며 전신의 감염증 위장염의 형태로 나타나는 감염성 질환이다. 장티푸스와 유사한 증상을 갖지만 증상의 강도나 경과가 더 가볍고 치사율도 더 낮으며 증상은 [그림 1-118]에 나타내었다.

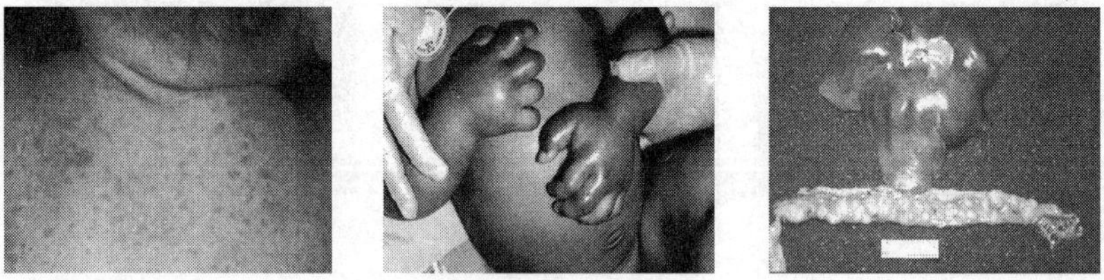

(a) 파라티푸스 증상 (b) 파라티푸스에 감염 (c) 간에서 절제

[그림 1-118] 파라티푸스

ⓕ 세균성이질 : 시겔라균에 감염된 상태를 의미하며 대장과 소장을 침범하는 급성 감염성 질환이다. 고열과 복통, 설사를 일으킨다. 보균자가 배출한 대변을 통하여 감염되며 매우 적은 양의 세균도 감염을 일으킨다. 감염 시 [그림 1-119]와 같은 모습을 나타낸다.

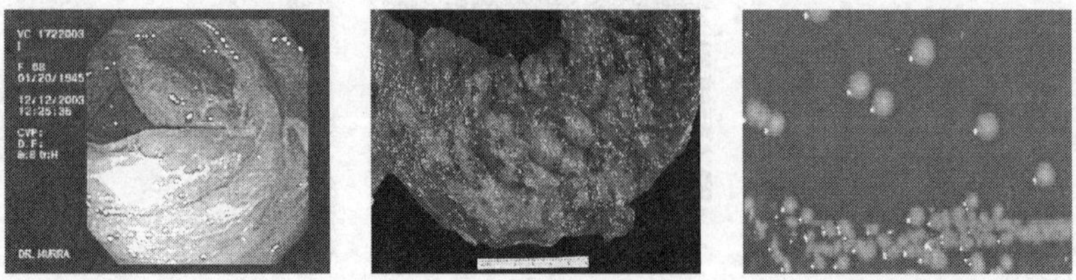

(a) 대장염 (b) 위장 (c) 세균성 이질

[그림 1-119] 세균성 이질

ⓖ 장출혈성대장균 : O-157 대장균(박테리아)의 감염으로 인하여 출혈성 장염을 일으키는 질병이다. 출혈성 설사와 심한 복통의 증상의 나타낸다. 장출혈성대장균은 [그림 1-120]과 같다.

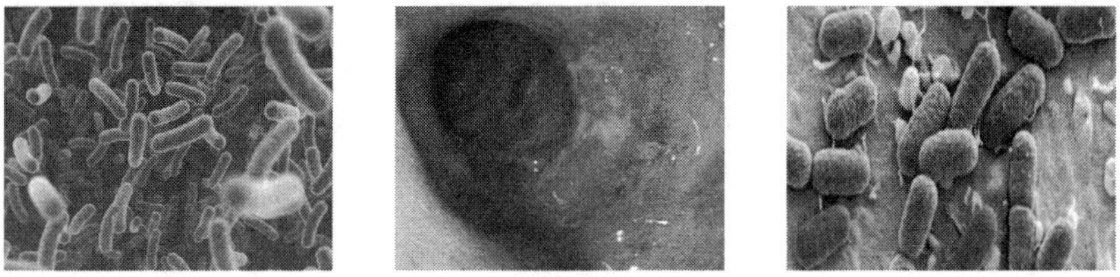

(a) 장출혈성대장균　(b) 장출혈　(c) 변종 장출혈성 대장균 박테리아

[그림 1-120] 장출혈성대장균

㉡ **제2군 감염병** : 감염속도가 빠르지만 예방접종을 통하여 예방할 수 있는 감염병들을 의미한다. 국가 예방접종사업의 대상이 된다. 종류로는 풍진과 디프테리아 외에 백일해, 파상풍, 폴리오, 홍역, 유행성이하선염, B형 간염, 일본뇌염, 수두가 있다(그림 1-121).

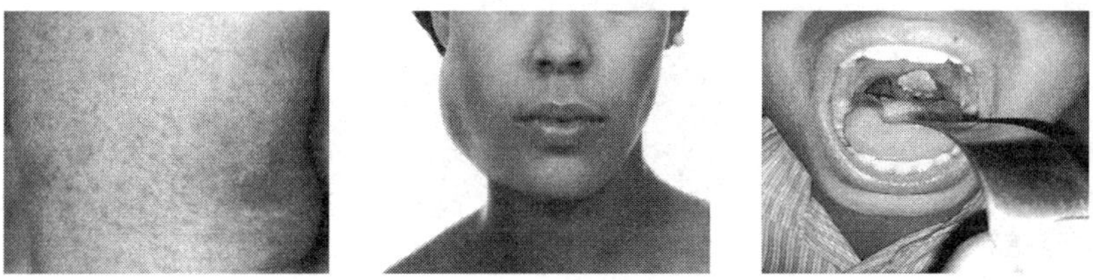

(a) 풍진　(b) 이하선염　(c) 디프테리아

[그림 1-121] 제2군 감염병

ⓐ 디프테리아 : 디프테리아균의 외독소에 의한 급성 감염질환이다. 위막을 형성하는 비인두염 및 후두기관지염으로 발현되는 호흡기 디프테리아 및 피부 디프테리아가 있다. [그림 1-122]와 같은 디프테리아는 피부 및 점막에 침투, 염증, 종창을 일으킨다.

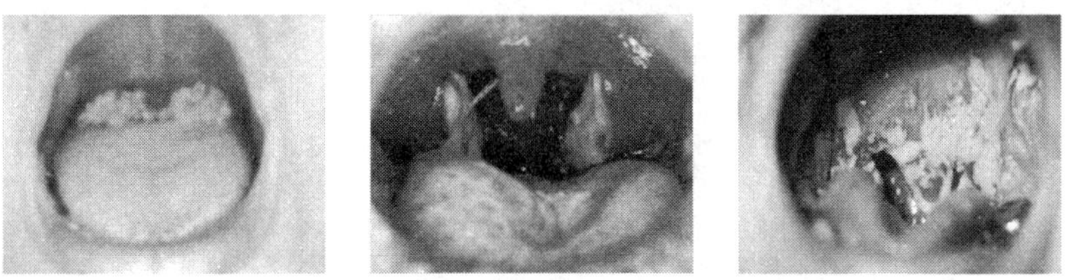

(a) 호흡기 디프테리아　(b) 디프레리아　(c) 디프테리아 증상

[그림 1-122] 디프테리아

ⓑ 백일해 : 보르데텔라 백일해균의 감염으로 발생하는 호흡기 질환으로 발작성 기침을 일으키며 감기와 비슷한 더 심한 증세를 보이기도 한다. 발작성 기침, 발작, 구토 등의 증상이 동반된다(그림 1-123).

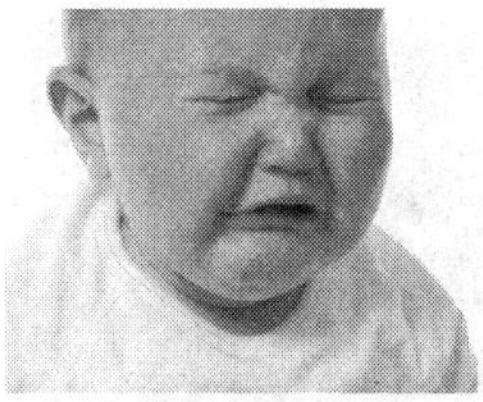
(a) 백일해에 걸린 유아

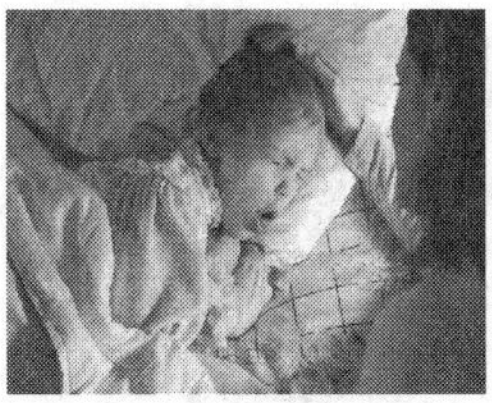
(b) 백일해 환자

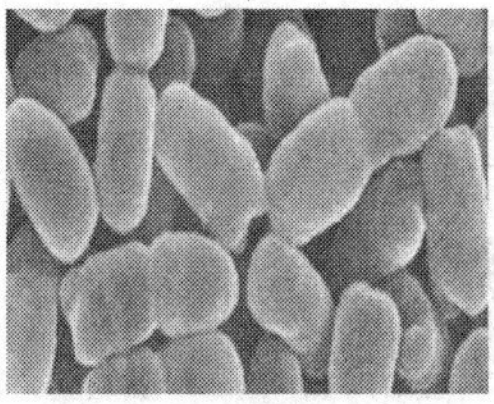
(c) 백일해균

[그림 1-123] 백일해

ⓒ 파상풍 : 상처부위에 증식한 파상풍균이 번식과 함께 상처에 침투해 경련을 유발한다. 생산해내는 신경독소로 인하여 근육의 경련성 마비와 통증을 동반하고 근육수출을 일으키는 감염성 질환으로 심한 경우 해당 부위를 절단해야 한다. 파상풍은 예방접종만으로도 감염을 미연에 방지할 수 있다(그림 1-124).

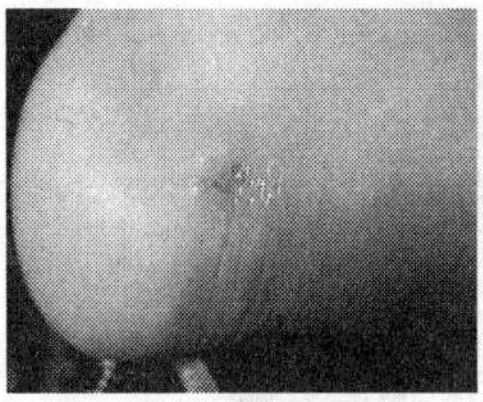
(a) 파상풍

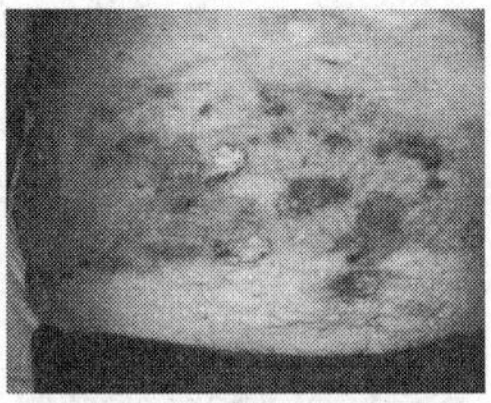
(b) 파상풍 걸린 복부

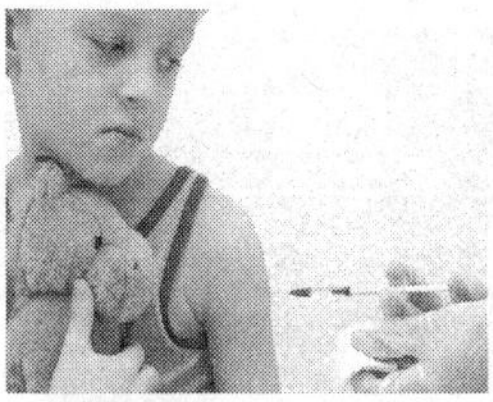
(c) 파상풍 예방접종

[그림 1-124] 파상풍

ⓓ 홍역 : 홍역 바이러스에 의한 감염으로 발생하며 전염성이 강하다. 마른기침, 온몸에 붉은 반점, 발열, 콧물, 구진이 복합적으로 나타나며 한번 걸린 후에 회복되면 면역이 생겨 다시는 걸리지 않는다. 홍역의 증상은 [그림 1-125]와 같다.

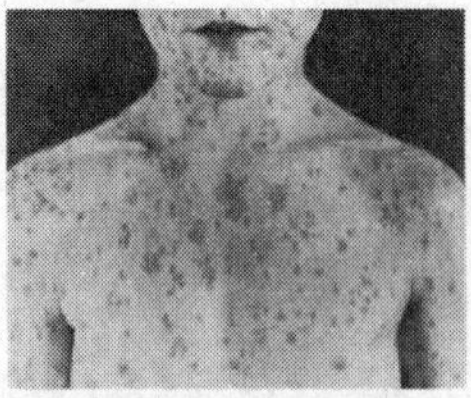

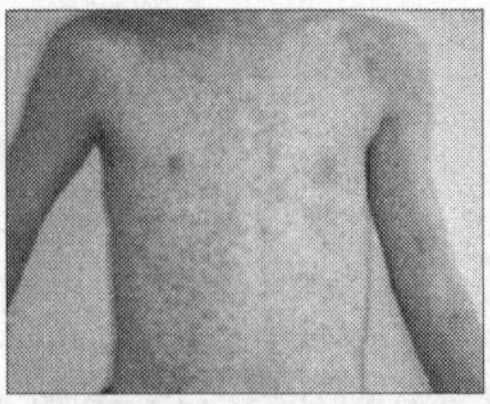

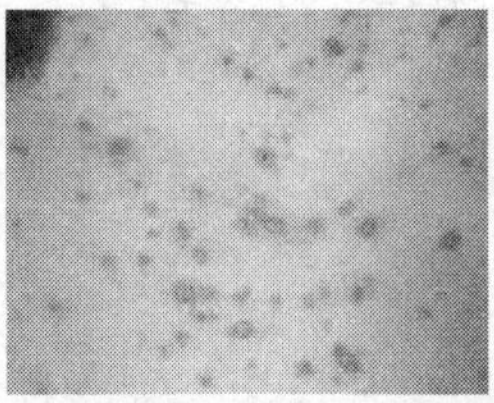

[그림 1-125] 홍 역

ⓔ 유행성이하선염 : 침샘이 부어오르는 병이며, 흔히 볼거리라고 하는 유행성이하선염은 볼거리 바이러스에 의하여 발생하는 급성 유행성 전염병이다. 풍진은 발진과 발열을 일으키는 가벼운 병이나 태아에게는 심각한 영향을 끼쳐 기형아를 출산할 수 있다. 샘이 비대해지고 동통의 증상을 보인다. 늦겨울이나 봄에 많이 발생한다. 유행성이하선염은 [그림 1-126]과 같다.

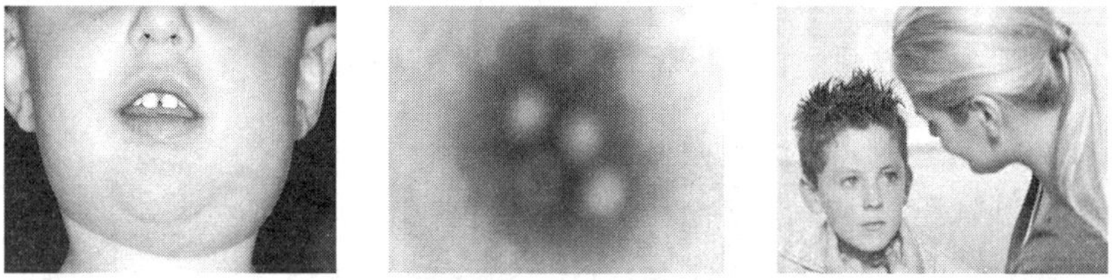

[그림 1-126] 유행성이하선염

ⓕ 풍진 : 풍진 바이러스에 의한 감염으로 발생한다. 귀 뒤, 목 뒤의 림프절 비대와 통증으로 시작되어 얼굴과 몸에 발진이 나타난다. 발진이 있는 동안 미열이 동반된다. 증상은 가볍지만 전염력이 높고 태아에게 심각한 영향을 미쳐 기형아를 출산할 수도 있다. 풍진은 다양한 연령층에서 감염될 수 있다(그림 1-127).

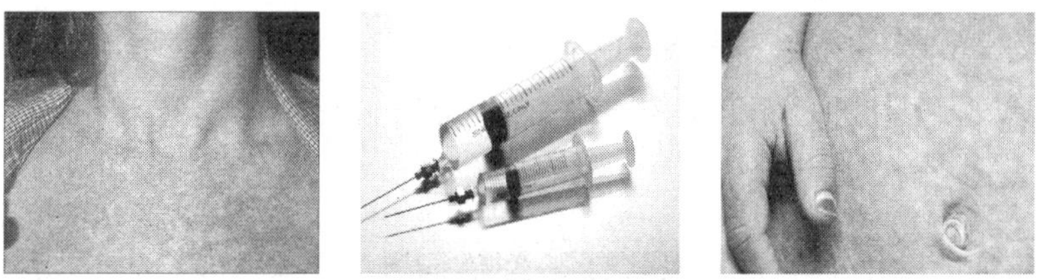

(a) 풍진　(b) 풍진 예방주사　(c) 풍진에 감염된 환자

[그림 1-127] 풍 진

ⓖ 폴리오 : 폴리오 바이러스에 의한 전염성 질환으로 급성회백수염, 척수전각염이라고 한다. 신경중추가 침해되어 일어나는 어린이의 운동마비 질병이다. [그림 1-128](c)와 같은 어린이처럼 정상적인 골격발달이 이루어지질 않는다. 주로 인도, 아프리카 지역에서 발병한다.

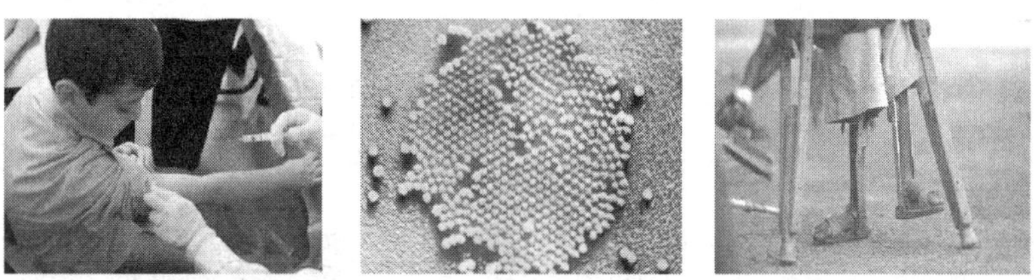

(a) 예방 접종　(b) 폴리오 바이러스　(c) 환자

[그림 1-128] 폴리오 바이러스

ⓗ B형 간염 : 간염의 한 종류로 B형 간염 바이러스에 의하여 감염되어 우리의 몸의 면역반응으로 인하여 간에 염증이 생기는 질환이다. 심할 경우 [그림 1-129]

와 같이 간경변, 간암으로 악화될 수 있다. 간염의 종류 중 하나로 심하면 간경변이나 간암으로 악화되므로 예방이 필수적이다.

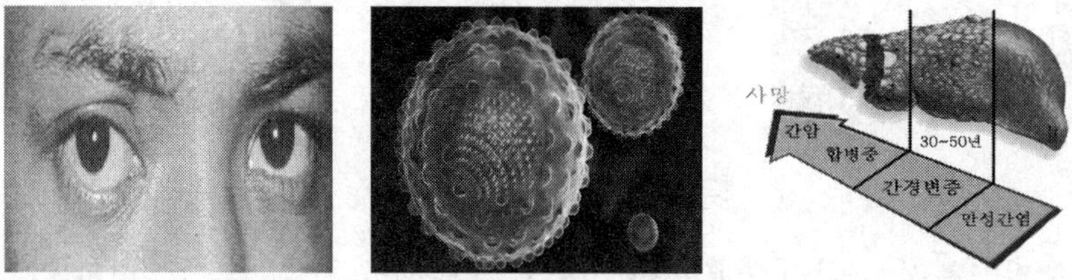

(a) B형 간염증상 (b) B형 감염 (c) 간염악화

[그림 1-129] B형 간염

ⓘ 일본뇌염 : 일본뇌염 바이러스에 감염된 뇌염모기가 [그림 1-130]과 같이 사람을 무는 과정에서 인체에 감염되어 발생하는 급성 전염병이다. 초기 증상은 고열, 두통, 무기력, 흥분 등이 나타나고 병이 진행되면서 중추신경계의 감염으로 인한 의식장애, 경련, 혼수증상이 나타난다. 붉은 집모기에 물려 발생하며 치사율이 높은 병이다.

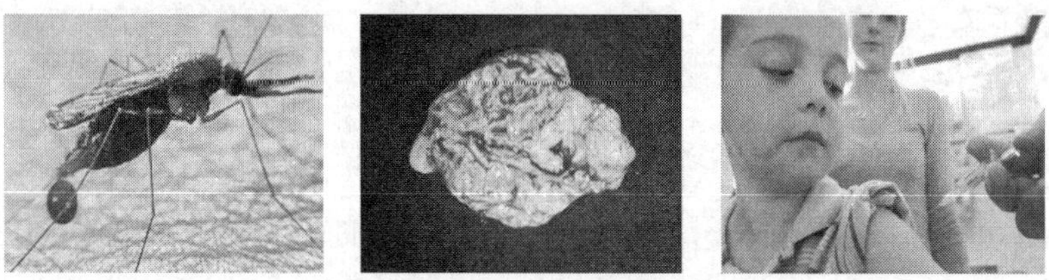

(a) 모기에 의해 감염 (b) 감염된 뇌수두증 (c) 예방접종

[그림 1-130] 일본뇌염

ⓙ 수두 : 대상포진 바이러스에 의한 급성 전염병이다. 증상은 급성 미열로 시작되어 신체 전반에 가려움을 느끼고 [그림 1-131]과 같이 발진성 수포가 생긴다. 수포에서 나오는 액의 직접 접촉 또는 공기, 타액을 통하여 전파될 수 있다. 수포는 발생 초기일수록 전염성이 강하고 딱지가 생기면 전염되지 않는다.

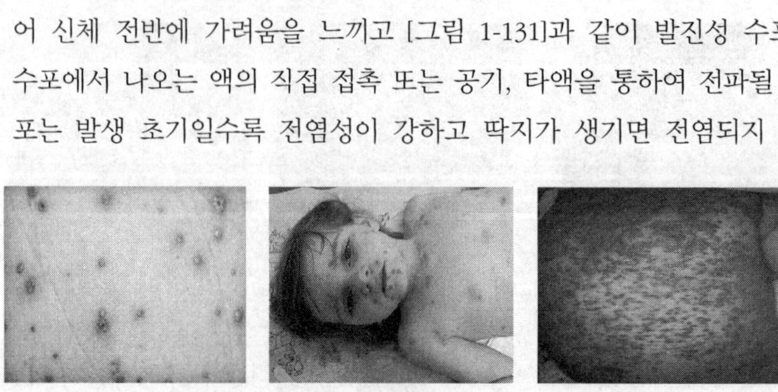

(a) 수두에 감염 (b) 감염증상 (c) 수두

[그림 1-131] 수 두

ⓒ **제3군 감염병** : 제1군 전염병만큼 빠르게 전파되고 사회적 파급효과는 크지 않지만 간헐적으로 유행할 가능성이 있어서 계속 그 발생을 감시하고 방역대책의 수립이 필요한 질병으로 말라리아, 결핵, 한센병, 성홍열, 수막구균성수막염, 레지오넬라증, 비브리오패혈증, 발진티푸스, 발진열, 유행성출혈열, 쯔쯔가무시증, 렙토스피라증, 브루셀라증, 탄저병, 공수병, 신증후군출혈열, 인플루엔자, 후천성면역결핍증(AIDS), 매독, 크로이츠펠트-야콥병(CJD) 및 변종 크로이츠펠트-야콥병(cCJD)이 있다. 제3군 감염병중에 쯔쯔가무시증과 매독의 상태는 [그림 1-132]와 같다.

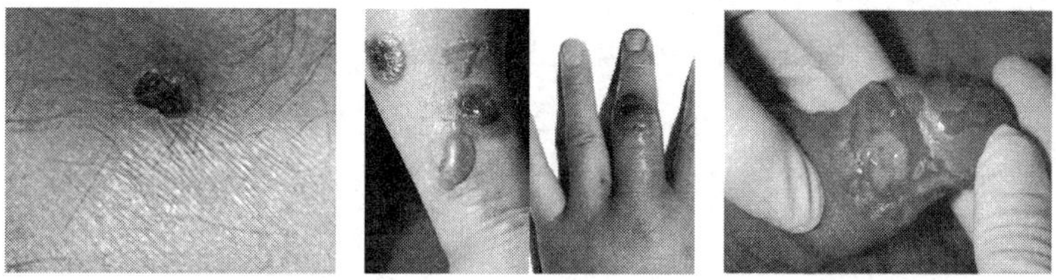

(a) 쯔쯔가무시증 (b) 탄저병 (c) 매독

[그림 1-132] 제3군 감염병

ⓐ 말라리아 : 말라리아 모기에 의하여 생기는 병으로 말라리아 원충에 감염된 모기에 물린 후 인체에 감염증상이 나타나기까지는 2주~ 수개월의 시간이 소요된다. 적혈구를 전염, 간에 침투하여 오한, 발열, 발한의 증상이 나타나며 열대성(뇌성) 말라리아가 가장 위험하다(그림 1-133).

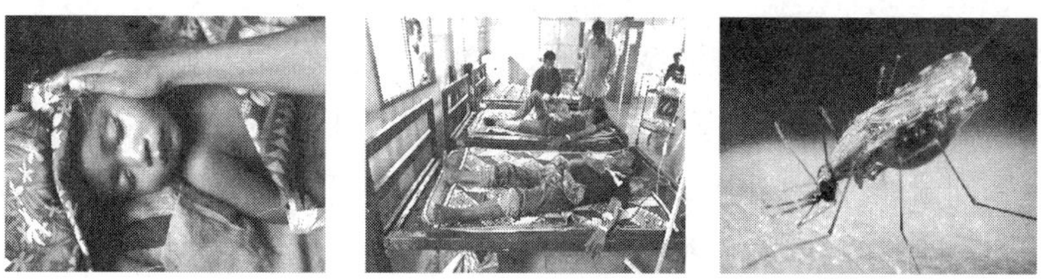

(a) 말라리아에 걸린 영유아 (b) 말라리아에 걸린 환자 (c) 말라리아 모기

[그림 1-133] 말라리아

ⓑ 결핵 : 뚜렷한 증세가 없다가 기침, 고열, 각혈을 일으키는 무서운 전염병으로 폐결핵이 가장 많은 비중을 차지한다. 폐 이외의 부위도 [그림 1-134]와 같이 감염될 수 있다.

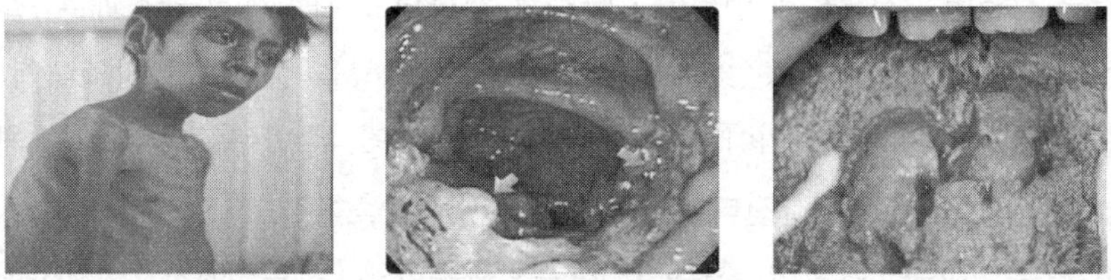

(a) 결핵 환자　　(b) 결핵에 걸린 장 속　　(c) 혀의 결핵

[그림 1-134] 결 핵

ⓒ 한센병 : 흔히 나병, 문둥병이라고도 한다. 나균에 의하여 감염되는 만성 전염성 질환이다. 나균이 피부, 말초신경계, 상기도의 점막을 침범하여 조직을 변형시킨다. 현재 전세계 24개국을 제외한 나머지 지역에서는 연간 1만 명당 1건 미만으로 발생하는 드문 질환이다. 한센병의 감염모습은 [그림 1-135]와 같다.

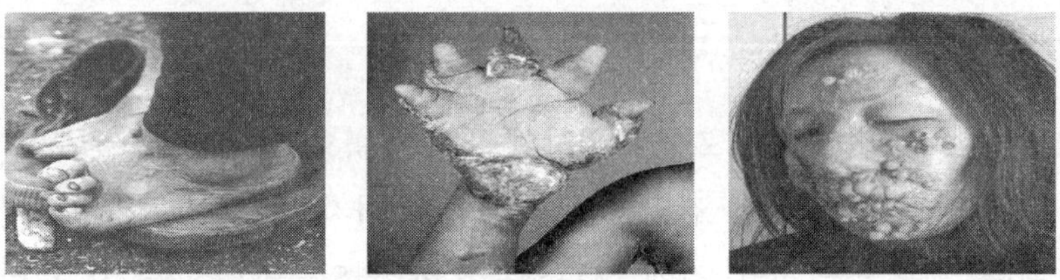

(a) 한센병 감염자(발)　　(b) 한센병 감염자(손)　　(c) 한센병 감염자(얼굴)

[그림 1-135] 한센병

ⓓ 성홍열 : 세균성 인후염이라고도 한다. A군 사슬알균 중 외독소를 생성하는 균주에 의한 상기도 감염증(인후염) 발생 시 인후통(목의 통증), 발열 및 전신에 퍼지는 닭살 모양의 발진을 보이는 급성 감염성 질환이다. 주로 3세 이상의 소아에서 발생한다. [그림 1-136]은 그 증상모습이다.

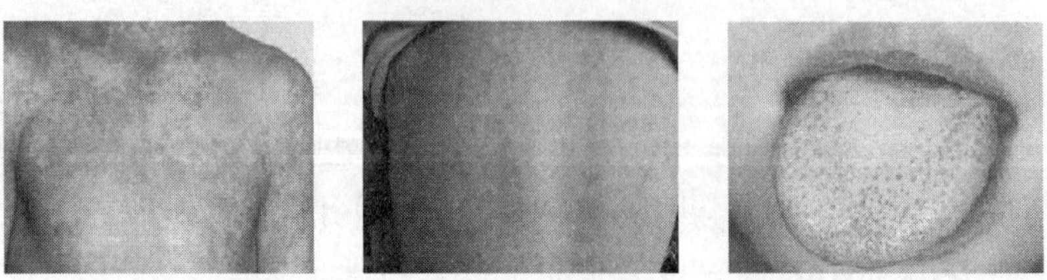

(a) 성홍열 환자(몸통)　　(b) 성홍열 환자(등)　　(c) 성홍열 환자(혀)

[그림 1-136] 성홍열

ⓔ 수막구균성수막염 : 수막염균에 의한 급성 감염질병이다. 뇌수막염 등을 일으키는 수막구균으로 [그림 1-137]과 같이 염증과 출혈의 증상을 볼 수 있다.

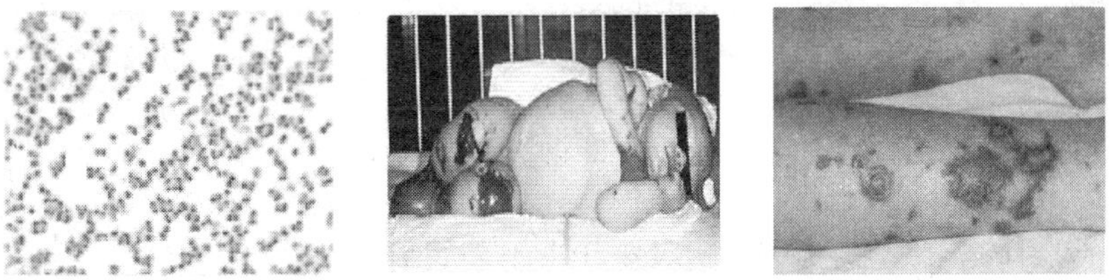

(a) 수막구균 (b) 수막염 유아 (c) 수막염 환자

[그림 1-137] 수막구균성수막염

ⓕ 레지오넬라증 : 물에서 서식하는 레지오넬라균에 의해 발생하는 감염성 질환이다. 레지오넬라 폐렴과 폰티악 열의 두 가지 형태로 나타난다. 레지오넬라 폐렴은 폐에 염증이 생겨 기침, 호흡곤란 등이 생기는 경우이며 호흡기 이외는 증상도 동반될 수 있다. 폰티악 열은 폐렴은 없고 독감과 같은 호흡기 증상이 나타나고 폐렴보다 증상이 약하다. 레지오넬라균에 감염되면 유발되는 증상을 [그림 1-138]에 표시했다.

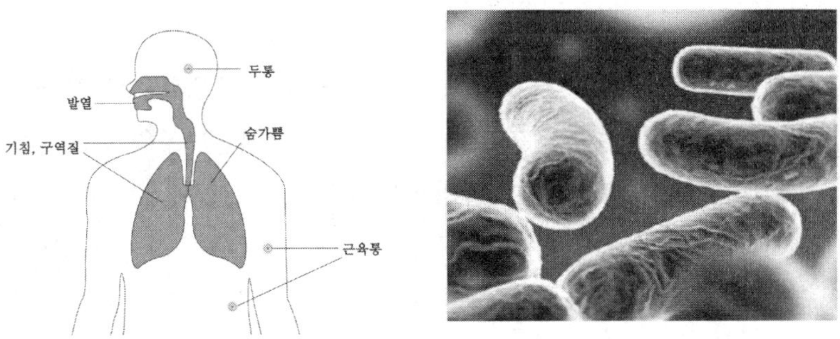

(a) 감염증상 (b) 레지오넬라균

[그림 1-138] 레지오넬라균

ⓖ 비브리오패혈증 : 오염된 해산물을 먹을 경우 비브리오 불니피쿠스균에 감염되어 상처감염증 또는 원발성 패혈증이 유발된다. 오한, 발열, 설사, 복통, 하지통증과 함께 [그림 1-139]와 같이 피부에도 증상이 나타난다. 오염된 해산물을 먹어 발생하며 치사율은 50[%] 이상이다.

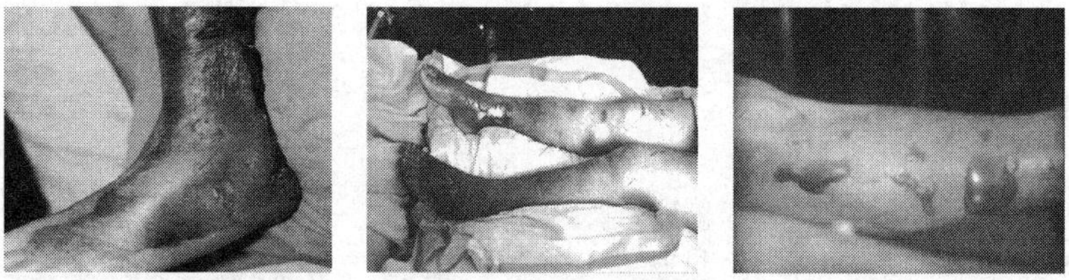

[그림 1-139] 비브리오패혈증

ⓗ 발진티푸스 : 발진티푸스 리케치아에 감염되어 발생하는 급성 열성 질환이다. 한랭지역의 이가 많이 서식하는 비위생적인 환경에서 주로 발병한다. 인간에서 인간으로 직접 전염되지는 않고, 리케치아균을 가지고 있는 환자의 피를 빨아 먹은 이에 의하여 전염된다. 그와 증상을 [그림 1-140]에 나타내었다.

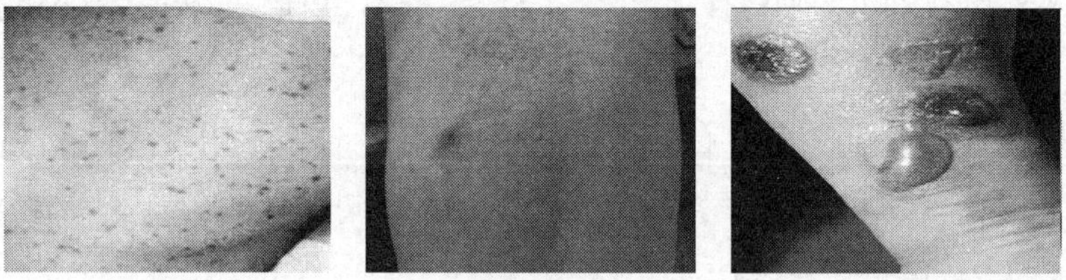

(a) 감염자 (b) 환자 (c) 발진티푸스

[그림 1-140] 발진티푸스

ⓘ 쯔쯔가무시증 : 쯔쯔가무시균에 의하여 발생하는 질환으로 전신에서 발병할 수 있다. 진드기의 유충이 피부에 붙어 피를 빨아먹은 부위에 딱지가 동반된 궤양이 나타난다. 농부와 같이 야외에서 활동하는 사람에게서 주로 발병하며, 국내에서는 성묘를 가는 추석을 전후하여 수막염 증세를 보이고 렙토스피라증과 같이 가을에 많이 발생한다. 쯔쯔가무시증을 전염시키는 진드기의 유충과 증상을 [그림 1-141]과 같이 나타내었다.

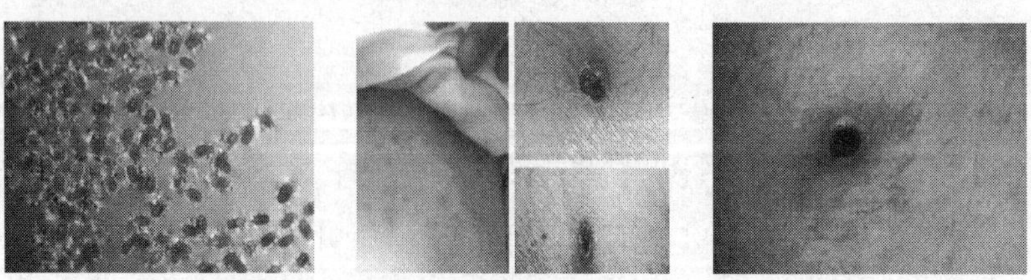

(a) 털진드기 유충 (b) 환자 (c) 증상

[그림 1-141] 쯔쯔가무시증

ⓙ 렙토스피라증 : 남극과 북극을 제외한 어느 지역에서나 발생할 수 있다. 농업, 어업, 축산업, 광업, 수의사 등 관련 업종 종사자의 직업병으로 업무상 밖에서 활동하는 사람들에게서 주로 발생한다. 동물의 소변으로 전파되며 주로 쥐의 소변이나 조직으로 발생하며 농촌에서 많이 전염된다. 주로 가을에 많이 발생한다. 레토스피라증을 감염경로 및 세균에 대해 [그림 1-142]에 나타내고 있다.

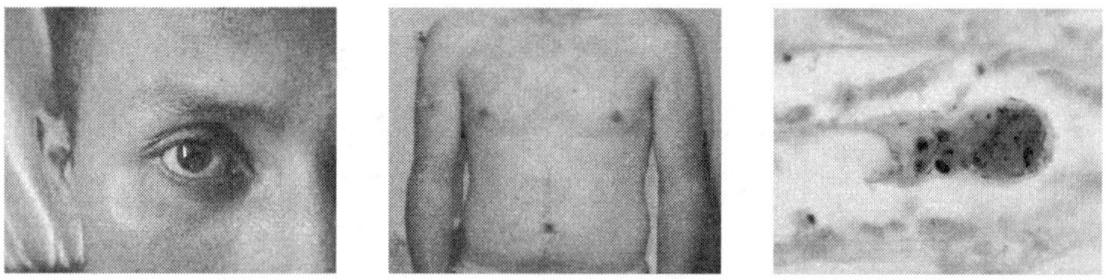

(a) 증상 (b) 환자 (c) 세균

[그림 1-142] 렙토스피라증

ⓚ 브루셀라증 : 감염동물의 변뇨, 조직, 유즙을 매개로 하여 사람에게 감염된다. 권태감, 두통, 관절통, 복통, 신경통을 동반한다. 오염된 유제품을 먹어 생겨나며 발열과 전신에서 통증이 일어난다. [그림 1-143]은 브루셀라증의 감염증상과 감염된 젖소를 나타내었다.

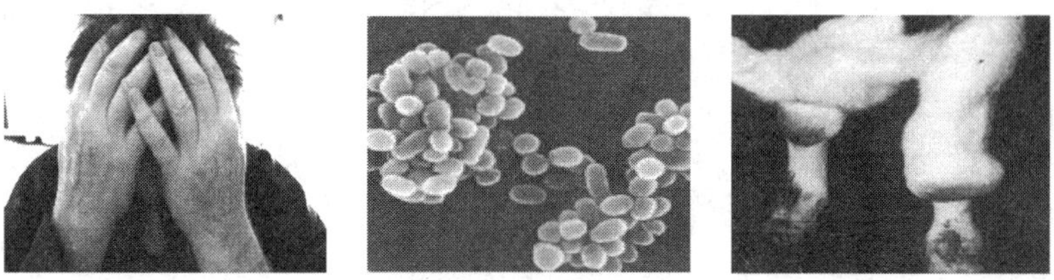

(a) 발열, 두통 증상 (b) 현미경 사진 (c) 감염된 젖소

[그림 1-143] 브루셀라증

ⓛ 탄저병 : 탄저균의 감염에 의하여 발생하는 급성 전염성 감염 질환이다. 균은 [그림 1-144]에서처럼 대부분 피부를 통하여 침범하고 드물게 흡입이나 입을 통하여 호흡기 또는 소화기관을 침범하기도 한다. 원래 초식동물의 병이었으나 사람에게 탄저균이 호흡기로 침범할 때는 가장 치명적이다.

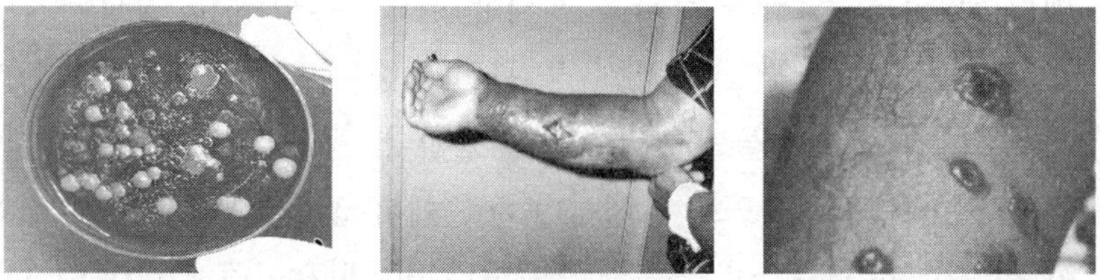

(a) 탄저병 세균 (b) 탄저병 팔 (c) 탄저병 환자

[그림 1-144] 탄저병

ⓜ 공수병 : 물을 무서워한다는 뜻에서 공수병이라고 하며 다른 말로 광견병이라고 하기도 한다. 광견병 바이러스를 가지고 있는 개, 여우, 너구리, 박쥐 등의 체내에 바이러스가 존재하여 이 바이러스에 감염되어 있는 야생동물과 접촉하는 과정에서 전염된다. 치료를 받지 않으면 평균 7일, 치료를 받더라도 25일 이내에 거의 100[%] 사망에 이른다. [그림 1-145]는 감염경로 및 증상을 나타내고 있다.

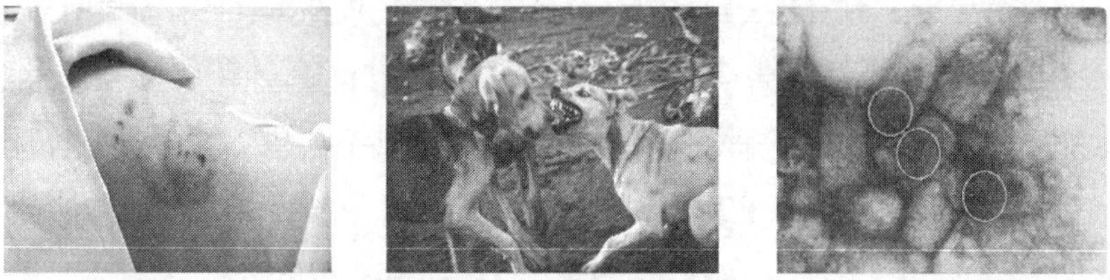

(a) 공수병 걸린 동물에게 물린 상처 (b) 공수(광견)병 원인 (c) 공수병균

[그림 1-145] 공수병

ⓝ 신증후군출혈열 : 유행성출혈열이라고도 하며 봄과 가을 그리고 건조한 계절에 주로 발병한다. 쥐와 집쥐로 인하여 발생하며 독감증세, 고열, 염증을 동반한다(그림 1-146). 한국의 이호왕 박사가 이 병의 바이러스를 발견하고 치료약도 개발했다.

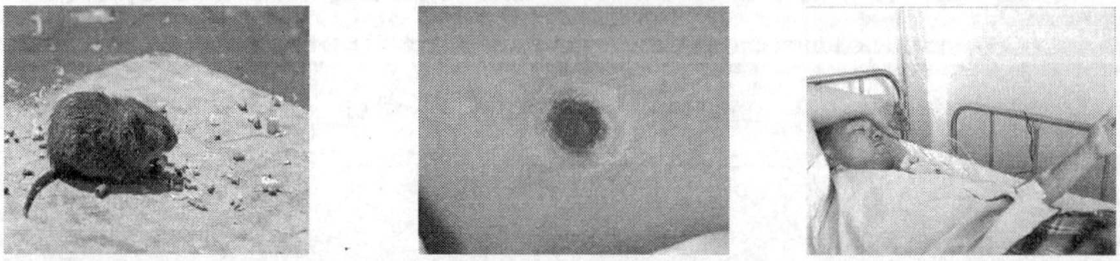

(a) 감염경로(감염쥐 분변, 소변, 타액) (b) 신증후군출혈열 (c) 감염자

[그림 1-146] 신증후군출혈열

ⓞ 인플루엔자 : 바이러스에 의해 생겨나는 독감이라고 하며 인플루엔자 바이러스에 의한 급성 호흡기 질환이다. 호흡기를 통해 폐에 침범하여 갑작스런 고열, 두통, 근육통, 전신쇠약감 등의 전반적인 신체증상이 나타난다. 독감은 일반 감기와는 원인균과 병의 경과가 다르기 때문에 감기와 독감은 전혀 다른 병이다. 인플루엔자는 [그림 1-147]과 같은 감염과 증상을 나타낸다.

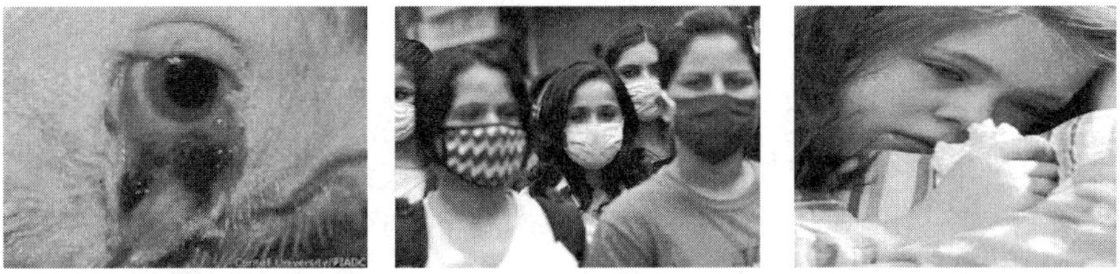

(a) 조류독감 (b) 감염예방 (c) 40도 이상 고열, 콧물, 두통

[그림 1-147] 인플루엔자

ⓟ 후천성면역결핍증(AIDS) : 20세기의 흑사병이라 하는 최악의 전염병으로 에이즈를 의미한다. 세포의 면역기능이 떨어져서 보통사람에게서 볼 수 없는 희귀한 각종 질병이 발생하고 감기로도 사망할 수 있는 질환이다. 감기와 비슷한 증세를 보이는 급성 감염기, 무증세 감염기, 발열, 오한, 설사, 피로감 등 전신적인 증세를 보이는 시기를 거쳐서 피부, 신경, 심장, 정신성소모증후군 등 다양한 증세가 나타난다. 감염경로가 다양하지 않아 사전에 예방을 한다면 감염을 미연에 방지할 수 있다(그림 1-148).

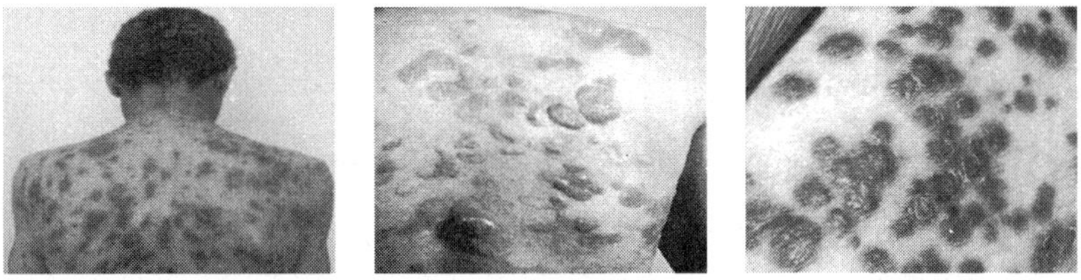

(a) 에이즈 감염환자 (b) 에이즈 감연된 등 (c) 에이즈 감염

[그림 1-148] 후천성면역결핍증(AIDS)

ⓠ 매독 : 트레포네마팔리듐균에 감염되어 신체 전반에 걸쳐 염증이 생기는 성병이다. 주로 성관계를 통하여 전파되며 유전에 의한 경우도 있다. 매독의 감염은 [그림 1-149]와 같은 증상이 있다.

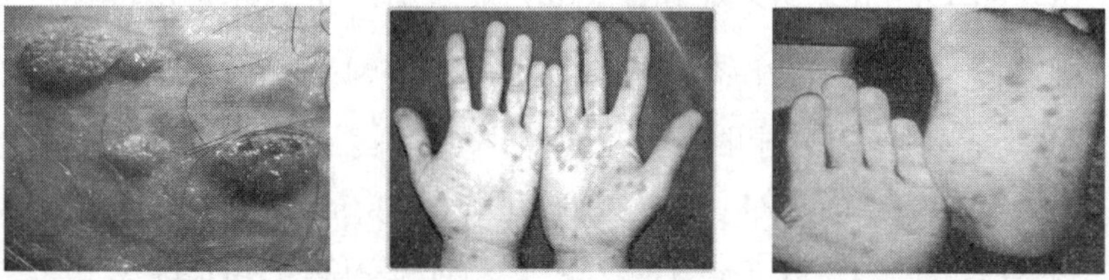

(a) 매독 감염 (b) 매독에 걸린 손 (c) 매독증상

[그림 1-149] 매독

ⓡ 크로이츠펠트 - 야콥병 및 변종 크로이츠펠트 - 야콥병 : 크로이츠펠트 - 야콥병은 인간에게 발생하는 대표적인 프리온 질환이다. 프리온은 광우병을 유발하는 인자를 의미한다. 사람이나 동물이 프리온에 감염되면 뇌에 스펀지처럼 구멍이 뚫려서 신경세포가 죽고 이에 뇌기능을 잃게 되는 해면뇌병증이 발생한다. 변종 크로이츠펠트 - 야콥병은 광우병에 걸린 소의 부산물을 섭취하면 발생하며 전체 크로이츠펠트 - 야콥병의 극히 일부분에 해당한다. 크로이츠펠트 - 야콥병은 [그림 1-150]과 같은 모습을 나타낸다.

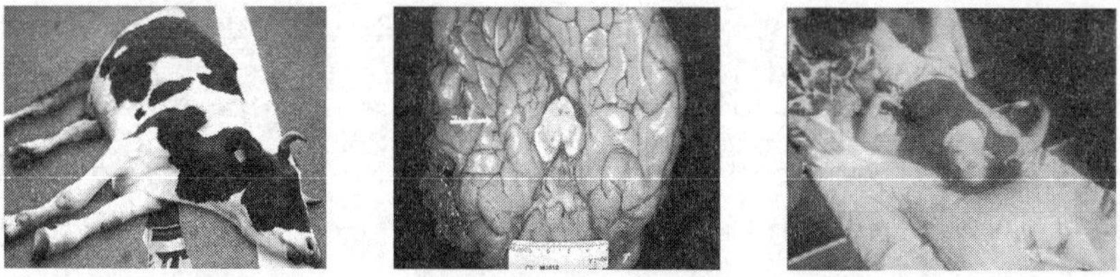

(a) 광우병에 걸린 소 (b) 광우병 걸린 뇌의 모습 (c) 인간 야콥병 환자

[그림 1-150] 크로이츠펠트-야콥병 및 변종 크로이츠펠트-야콥병

㉣ **제4군 감염병** : 국내에서 새로 발생한 신종전염병증후군, 재출현 전염병 또는 국내에 유입될 것으로 우려되는 해외의 유행전염병이다. 방역대책의 긴급한 수립이 필요하다고 인정되어 보건복지부령이 정하는 전염병이다. 제4군 전염병에 해당하는 전염병이 신고되는 경우 빠른 시일 내에 방역대책을 세워야 하며 황열병, 뎅기열, 에볼라열, 아프리카수면병, 중증급성호흡기증후군(SARS), 보툴리눔독소증, 조류인플루엔자 인체감염증 등이 포함된다. 이에는 페스트, 황열, 뎅기열, 바이러스성 출혈열, 두창, 보툴리눔독소증, 중증급성호흡기증후군, 조류인플루엔자 인체감염증, 신종인플루엔자, 야토병, 큐(Q)열, 웨스트나일열, 신종감염병증후군, 라임병, 진드기매개뇌염, 유비저, 치쿤구니야열이 있다. [그림 1-151]은 제4군 감염병 중에 일종인 황열병과 보툴리누스 감염환자의 모습이다.

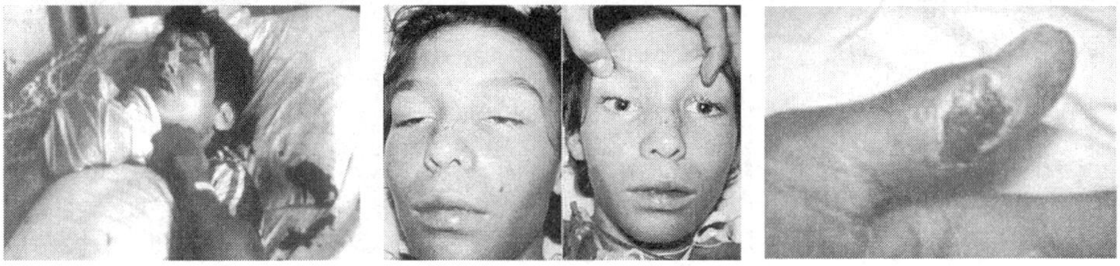

(a) 황열병 환자　　(b) 보툴리누스 중독자　　(c) 야토병

[그림 1-151] 제4군 감염병

ⓐ 신종인플루엔자 : 사람 · 돼지 · 조류인플루엔자 바이러스의 유전물질이 혼합되어 있는 새로운 형태의 바이러스로서 2009년 4월 처음 발견되었다. 현재 신종전염병증후군의 하나로 취급하여 제4군으로 분류되어 있다(그림 1-152).

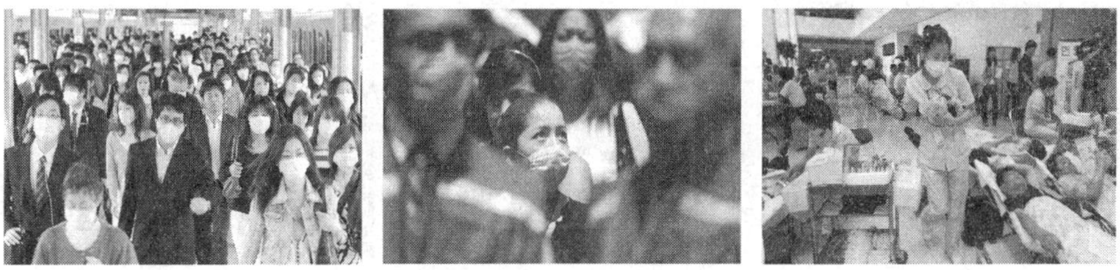

[그림 1-152] 신종인플루엔자

ⓑ 황열병 : 이 병에 걸린 환자의 일부에서 황달로 인해 피부가 누렇게 변하는 증상이 나타나기 때문에 황열이라고도 한다. 백혈구 감소와 출혈도 일으키며 파나마 운하 공사때 많이 유행되었다(그림 1-153).

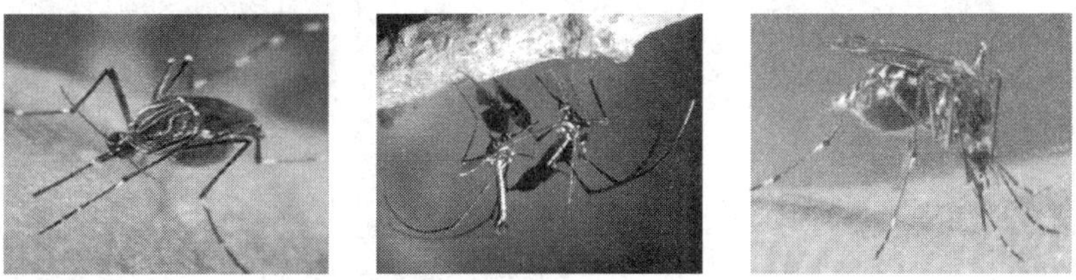

[그림 1-153] 황열병 모기

ⓒ 뎅기열 : 열대 지방에서 모기에 물려 주로 발생, 급성 발열이 계속되고, 열이 내려간 후에도 출혈이 일어난다(그림 1-154).

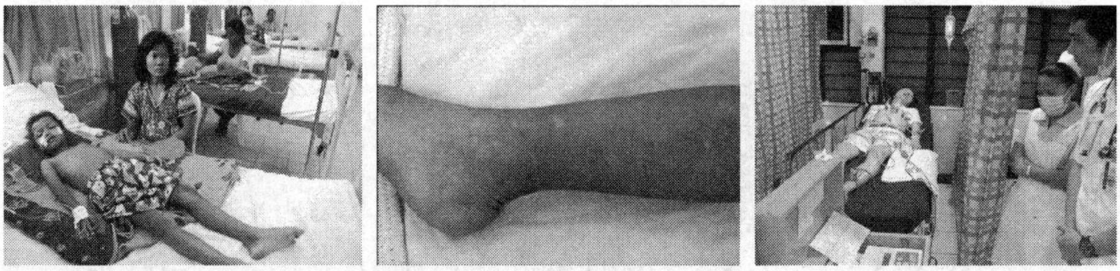

(a) 뎅기열에 걸린 영유아 (b) 뎅기열에 걸린 발 (c) 뎅기열에 걸린 환자

[그림 1-154] 뎅기열

ⓓ 에볼라 바이러스 : 아프리카 콩고민주공화국에서 최초 발생했으며, 이 병으로 63명의 주민들이 집단 사망했다. 특별한 치료약도 없는 상태이며, 발병한지 48시간 내에 사망하는 최악의 신종 괴질이다(그림 1-155).

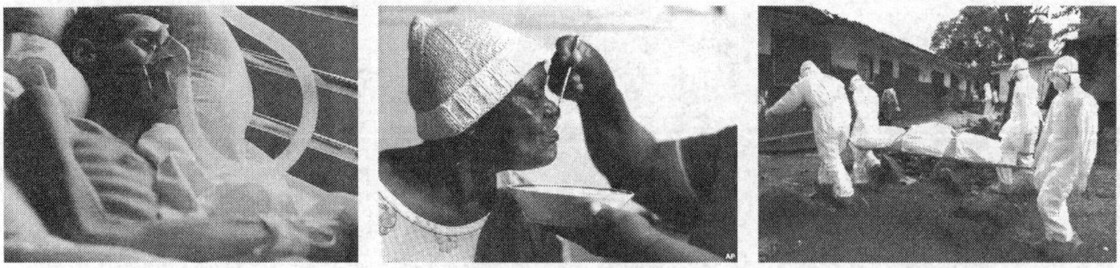

(a) 에볼라병에 걸린 환자 (b) 에볼라병에 걸린 시신

[그림 1-155] 에볼라 바이러스

ⓔ 아프리카수면병 : 체체파리에 물려 발병하며 두통, 빈혈, 발진이 생기다가 후에는 잠을 자게 되는데, 사실 혼수상태이며 수주 내에 사망한다(그림 1-156).

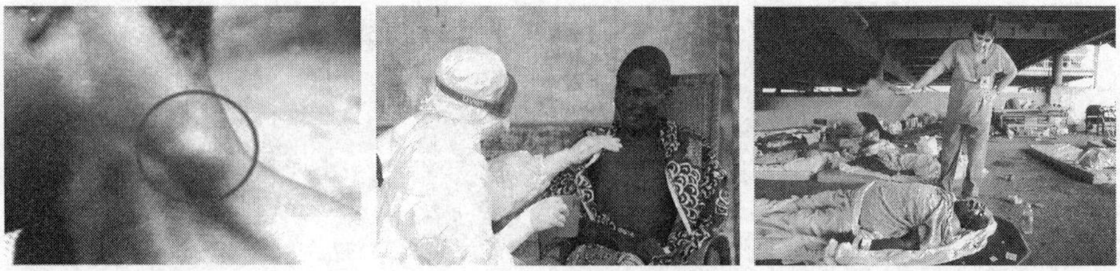

(a) 아프리카수면병 (b) 아프리카수면병 진단 (c) 아프리카수면병 환자

[그림 1-156] 아프리카수면병

ⓕ 중증급성호흡기증후군(SARS) : 중국을 중심으로 홍콩, 캐나다 등 전세계를 강타한 호흡기 질환으로 코로나 바이러스에 의해 발병하며 발열, 기침, 호흡곤란 등이 발생한다(그림 1-157).

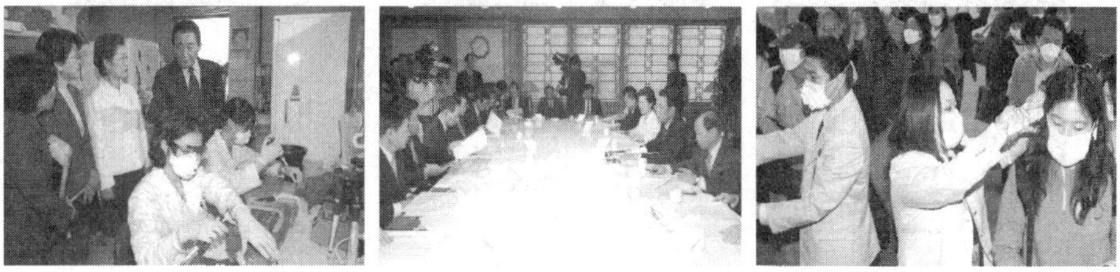

[그림 1-157] 중증급성호흡기증후군(SARS)

ⓖ 보툴리누스중독증 : 오염된 식품을 먹으면 전염되며 신경마비, 호흡마비를 일으키는 질환이며 생화학테러에 이용되기도 한다(그림 1-158).

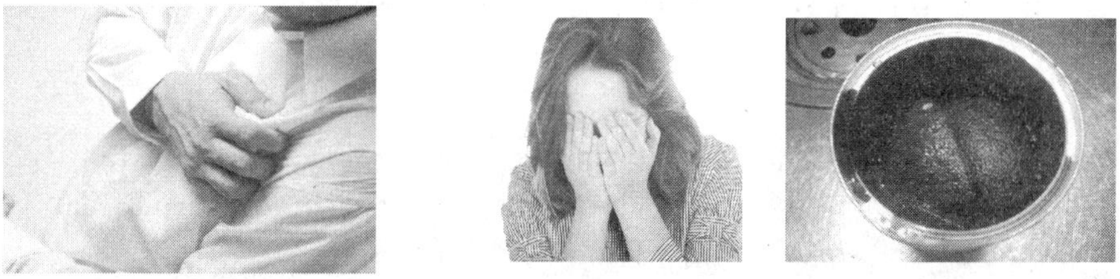

(a) 호흡마비 (b) 안면신경마비 (c) 오염된 통조림

[그림 1-158] 보툴리누스중독증

ⓗ 조류독감 : 닭, 오리, 야생조류에서 조류인플루엔자 바이러스(Avian Influenza Virus)의 전염으로 인해 발생하는 급성바이러스성 전염병이며 드물게 사람에게도 전염을 일으킨다. 조류인플루엔자 바이러스에 전염된 조류와의 접촉으로 발생하며, 증상은 기침과 호흡곤란, 발열, 오한, 근육통, 설사, 두통 및 의식 저하와 같은 증상이 동반될 수 있다(그림 1-159).

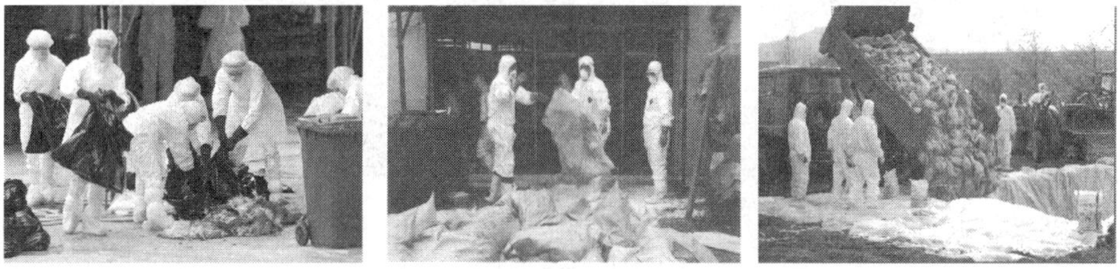

[그림 1-159] 조류독감

ⓜ 제5군 감염병 : 기생충(그림 1-160)이 발생하는 감염병이다. 회충증, 편충증, 요충증, 간흡충증, 폐흡충증, 장흡충증 이렇게 총 6종이 있다. 정기적인 조사를 통한 감시를 하며 7일 이내 신고하도록 되어 있다.

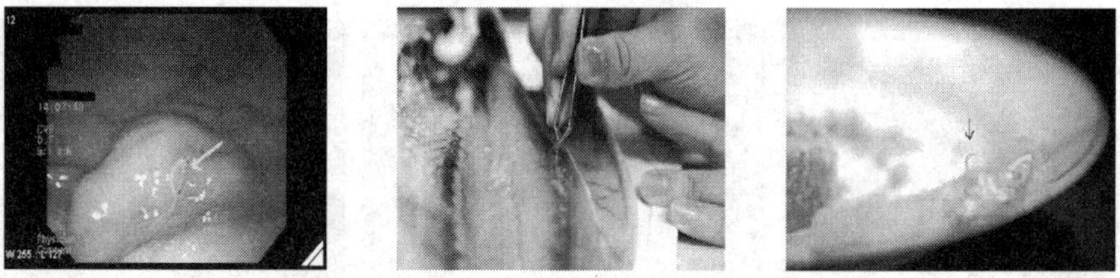

(a) 내시경으로 관찰된 기생충　(b) 고등어에서 나오는 기생충　(c) 회에서 나온 기생충

[그림 1-160] 제5군 감염병

ⓐ 회충증 : 선충류에 속하는 회충이 장내에 기생하여 일어나는 질병이다. 빈혈, 소화장해, 복통등의 증상이 나타나며 특히 아동에게 많이 발생한다. 대부분이 음식물 섭취 시 [그림 1-161]과 같이 회충이 체내로 들어와 장내에 기생하면서 감염이 된다.

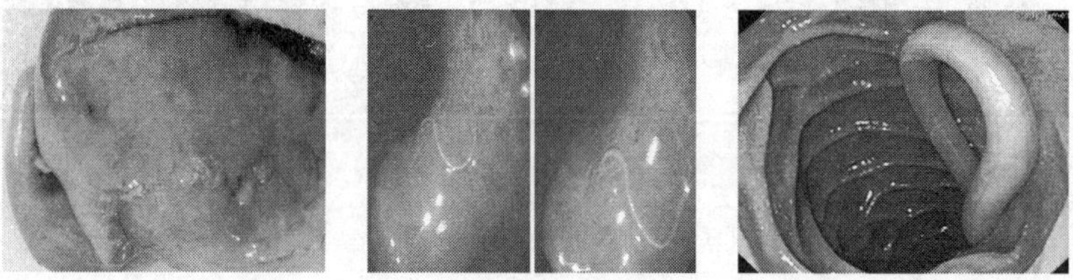

(a) 위벽 뚫는 회충　(b) 회풍증의 모습　(c) 대장에서 발견된 기생충

[그림 1-161] 회충증

ⓑ 편충증 : 편충이 사람의 맹장부에 기생하여 감염되는 질병이다. 기생충이 맹장부에 기생하면서 [그림 1-162]와 같이 감염되는 질병이다.

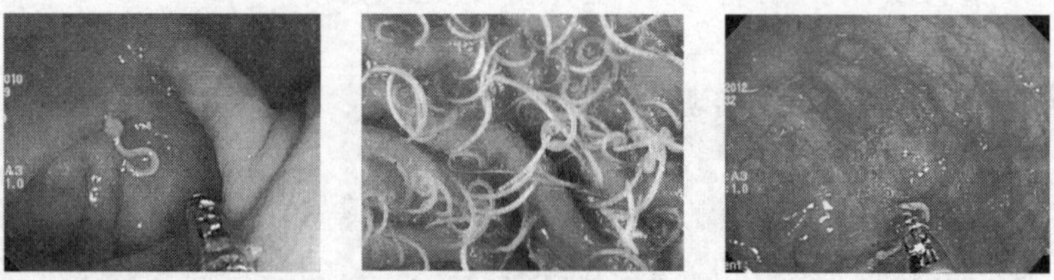

(a) 맹장부의 기생충　(b) 편충증 환자　(c) 기생충 제거

[그림 1-162] 편충증

ⓒ 요충증 : 요충에 의하여 감염된다. 소장하부, 맹장, 충수에 기생하고 항문주위, 회음부 피부에 산란을 하기 때문에 심한 가려움증을 일으켜 피부염, 습진, 소화장애, 신경증상을 일으킨다. 요충증의 감염경로의 예는 [그림 1-163]과 같다.

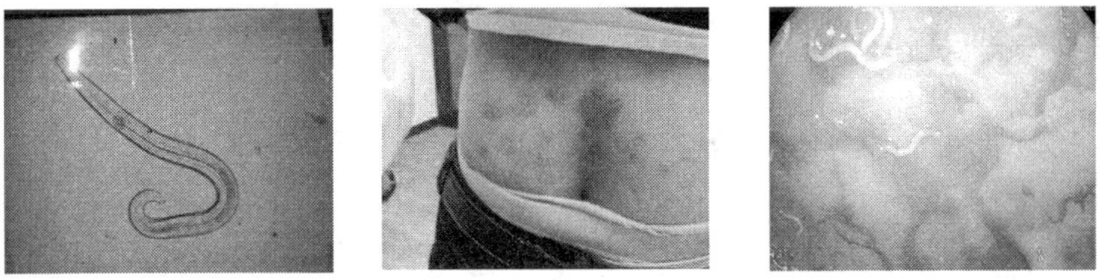

(a) 요충 (b) 요충증 환자 (c) 항문내시경으로 발견 요충

[그림 1-163] 요충증

ⓓ 간흡충증 : 간흡충이 쓸개즙이 내려오는 통로인 담관에 기생하면서 여러 가지 병을 일으키는 만성질환이다. 간흡충은 보통 3~4년에서 길게는 20~30년까지 생존할 수 있다. 더부룩한 느낌, 소화불량, 설사 등이 나타나고 담관이 막힐 경우에는 황달이 생기고 열이 나거나 배가 아플 수 있다. 이러한 과정에서 간경화나 담관에 암이 생길 수 있다. 급성담관염을 치료하지 않으면 사망에도 이를 수 있다. 감염경로 및 간흡충의 실제 모습은 [그림 1-164]와 같다.

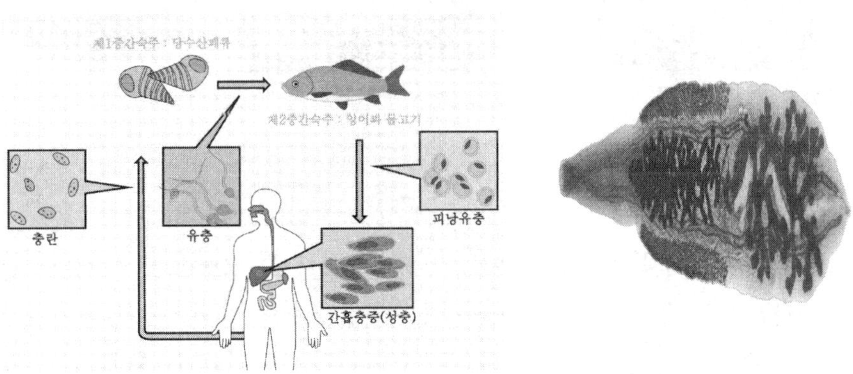

(a) 간흡충증의 감염경로 (b) 간흡충의 모습

[그림 1-164] 간흡충증

ⓔ 폐흡충증 : 주포흡충과 폐흡충 속의 흡충이 침범하여 발생한다. 유충이 함유된 민물게를 생식함으로써 생긴다. 초기에는 황갈색 혈감과 기침의 증상을 보이며 그 후에는 기흉과 흉수저류 등의 증상을 보인다. 폐 내부에 기생충이 기생하면서 생기는 질병이다(그림 1-165).

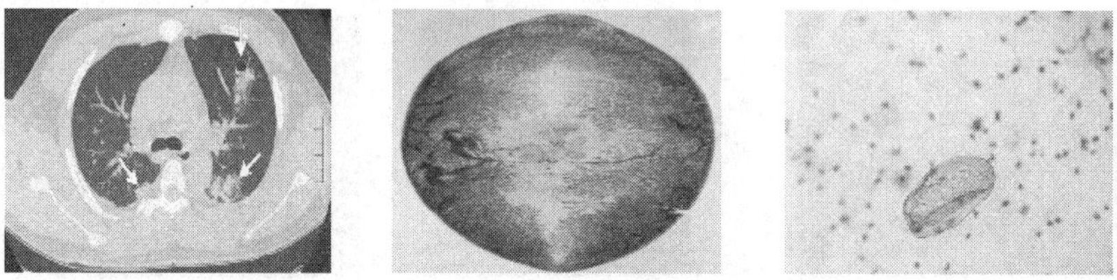

(a) CT로 촬영된 폐흡충 (b) 폐흡충

[그림 1-165] 폐흡충

ⓕ 장흡충증 : 민물고기에서 기생하는 기생충류를 섭취함으로써 발생한다. 우리나라에서 장흡충을 일으키는 기생충의 종류는 요코가와흡충 등 17종이 있다(그림 1-166). 무증상인 경우가 흔하며 고열, 복부불쾌감, 소화불량, 피로감의 증상을 일으킨다.

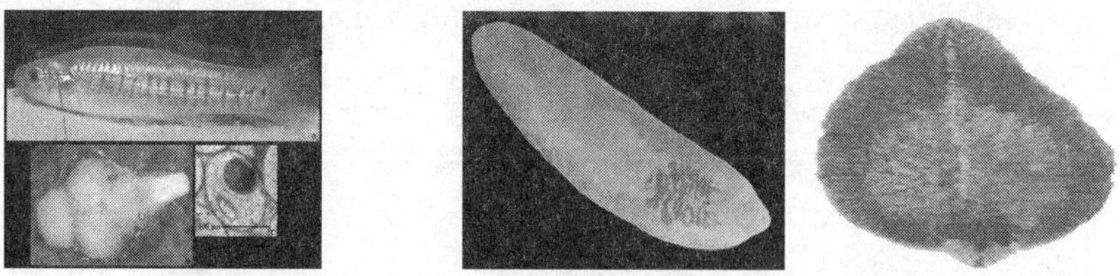

(a) 장흡충(요코가와 흡충)에 감염된 민물고기 (b) 장흡충

[그림 1-166] 장흡충

ⓗ **지정감염병** : 제1군~5군 감염병 외에 유행 여부의 조사를 위해서 감시가 필요하다고 생각하는 감염병으로 보건복지부장관이 지정한 감염병이다. 이에는 C형 간염, 수족구병, 임질, 클라미디아, 연성하감, 성기단순포진, 첨규콘딜롬, 반코마이신내성황색포도알균 감염증, 반코마이신 내 성장알균 감염증, 메티실린 내 성황색포도알균 감염증, 다제 내성 녹농균 감염증, 다제 내성 아시네토박터바우마니균 감염증, 카바페넴 내성 장내세균속균종 감염증, 장관 감염증, 급성호흡기 감염증, 해외유입기생충 감염증, 엔테로바이러스 감염증이 있다. 지정감염병 중 수족구병과 임질은 [그림 1-167]에 나타내었다.

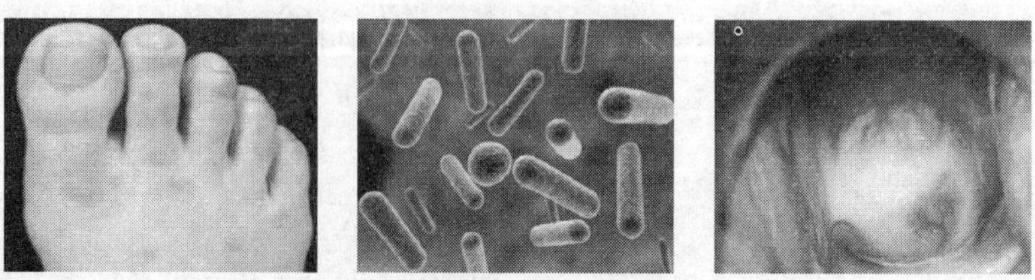

(a) 수족구병 환자 (b) 엔테로바이러스 (c) 임질

[그림 1-167] 지정감염병

ⓐ C형 간염 : C형 간염 바이러스에 감염되었을 때 이에 대응하기 위한 신체의 면역반응으로 인하여 간에 염증이 생기는 질환이다. 성관계, 수혈, 오염된 주사기, 문신을 새기는 과정 등 감염된 혈액이나 체액에 의하여 감염된다. 증상으로는 피로감, 식욕저하, 구토, 근육통, 미열, 진한소변 색깔, 황달 등이 나타나며 심한 경우 사망에 이를 수도 있다. [그림 1-168]은 C형 간염에 감염 시 나타나는 증상이다.

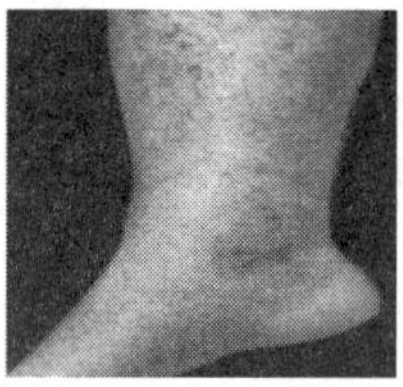
(a) C형 간염으로 인한 증상

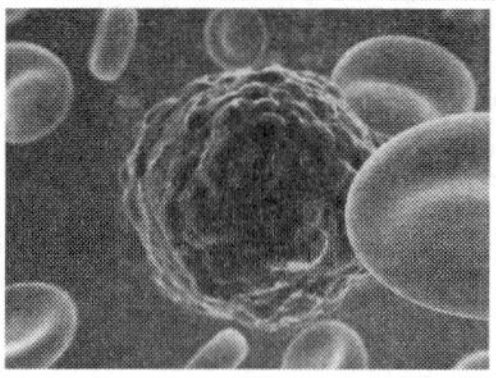
(b) C형 감염

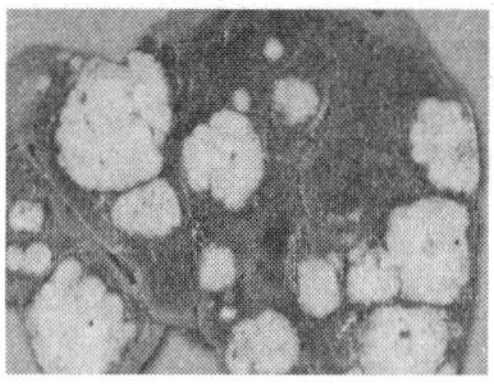
(c) C형 간염에 감염된 간

[그림 1-168] C형 간염

ⓑ 수족구병 : 입안의 물집과 궤양, 손과 발의 수포성 발진을 일으키는 질환으로 여름과 가을철에 주로 발생한다. 보통 가벼운 증상으로 끝나나 엔테로 바이러스 71에 의하여 생긴 수족구병은 무균성 뇌막염, 뇌염, 마비성 질환 등의 신경계 질환을 동반할 수 있다. 수족구병의 상태는 [그림 1-169]와 같다.

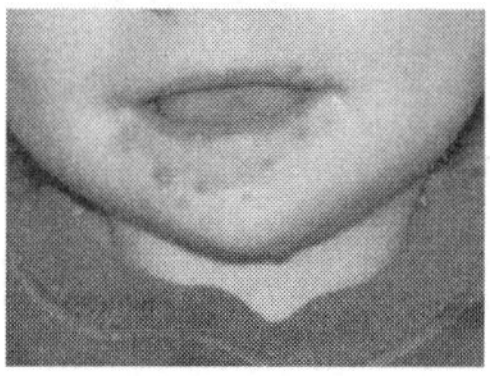
(a) 수족구병에 걸린 유아

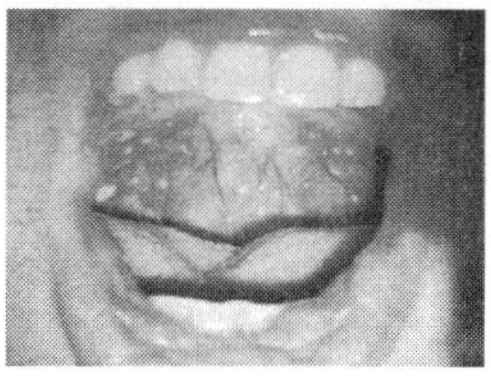
(b) 수족구멍 입속

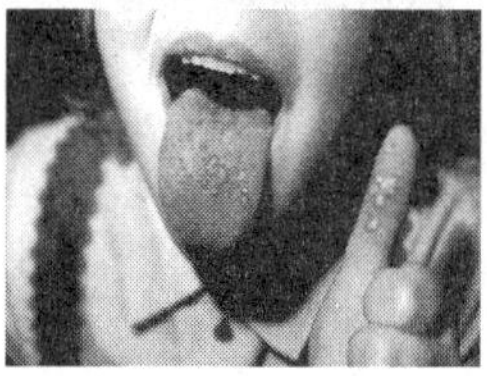
(c) 수족구병 감염환자

[그림 1-169] 수족구병

ⓒ 임질 : 임균의 감염으로 의하여 생기며 성관계에 의하여 전염되는 성병이다. 생식기에 염증을 일으키고 불임의 원인이 되기도 한다. 치료가 완전하지 않을 경우 만성임질로 이행된다. [그림 1-170]은 임질의 감염모습이다.

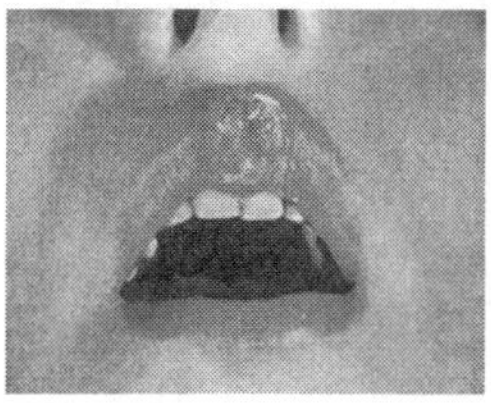
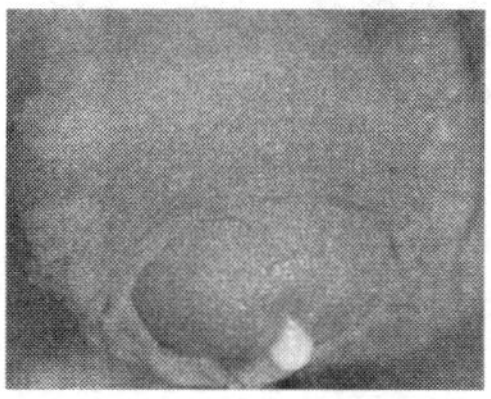
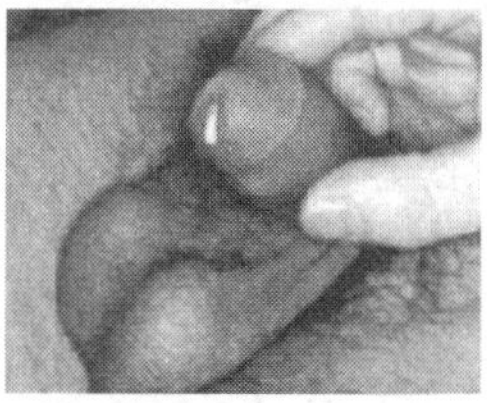

[그림 1-170] 임 질

ⓓ 클라미디아 : 리케치아와 가까운 미생물로 분류되는 클라미디아가 성관계를 통하여 전염되는 성병이다. 조류와 사람을 포함한 포유류에 기생하며 사람의 경우 옴병, 서경림프육아종, 트라코마봉입체결막염 등의 여러 가지 질병을 일으킨다. 클라미디아의 감염증상을 [그림 1-171]에 나타내었다.

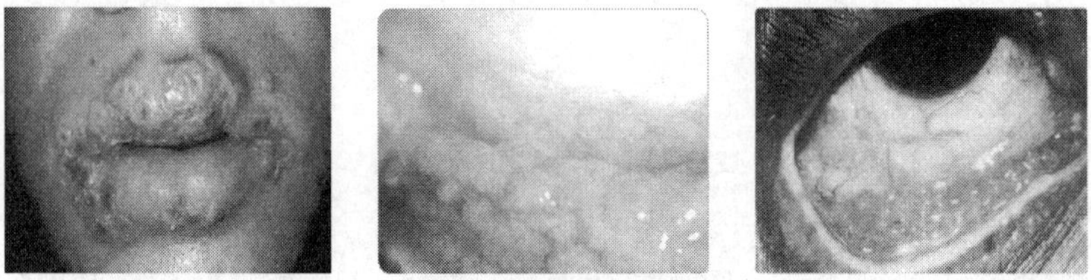

[그림 1-171] 클라미디아

ⓔ 연성하감 : 연성하감균에 의한 성병으로 에이즈 감염의 보조인자로 알려져 있다. 성기에 심한 괴양을 생성하여 매우 고통이 심한 질병이다. [그림 1-172]는 연성하감균이 감염된 성기의 모습이다.

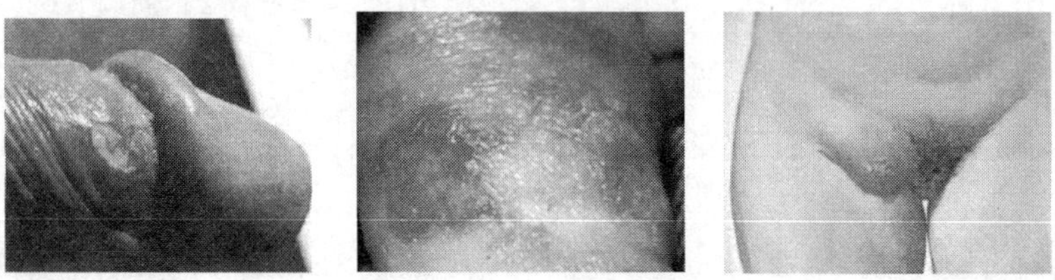

[그림 1-172] 연성하감 증상

ⓕ 성기단순포진 : DNA 바이러스인 헤르페스 바이러스 감염에 의하여 생기는 성병이다. 성기 바깥 부분 및 항문의 피부가 붉게 변하며 물집이 생기고 피부가 짓무르고 헐게 되는 질환이다. 감염상태는 [그림 1-173]과 같다.

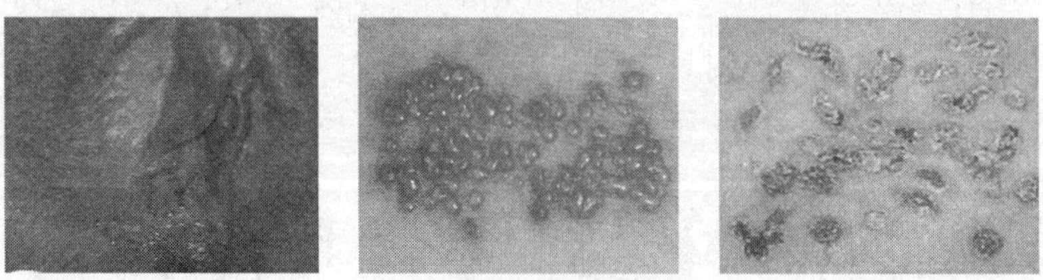

[그림 1-173] 성기단순포진

ⓖ 첨규콘딜롬 : 주로 음부에서 발병하며 분비물의 자극을 받는 피부나 점막에 생기는 종양으로 성병 중 하나로 감염증상 모습은 [그림 1-174]와 같다.

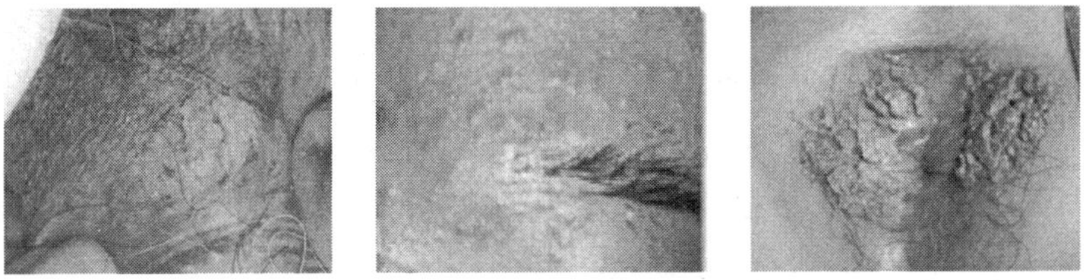

[그림 1-174] 첨규콘딜롬

ⓗ 반코마이신 내성 황색포도알균 감염증 : 반코마이신 내성 황색포도알균은 슈퍼박테리아의 일종으로 항생제를 사용하다보면 병원균이 스스로 항생제에 저항할 수 있는 힘을 기르게 되고, 그러면 더 강한 항생제를 사용하게 되는 행위가 반복되어 결국에는 어떤 항생제에도 저항할 수 있는 박테리아가 탄생하게 되는데 이를 슈퍼박테리아라고 한다. 주요 원인은 항생제의 남용으로 인하여 생겨난다. [그림 1-175]는 반코마이신 내성 황색포도알균 감염을 나타낸 것이다.

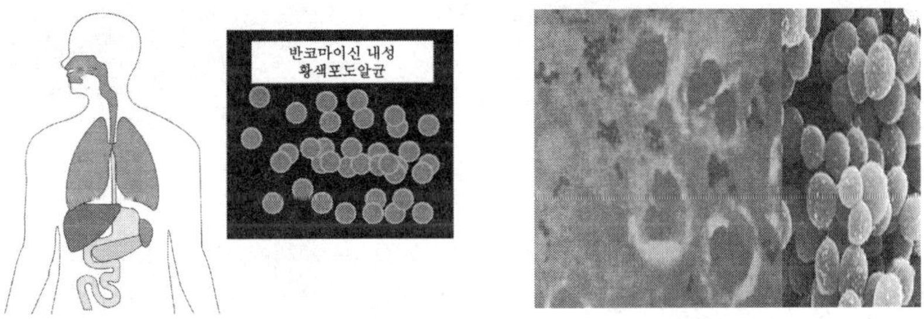

(a) 감염 (b) 감염증

[그림 1-175] 반코마이신 내성 황색포도알균 감염증

ⓘ 반코마이신 내성 장알균 감염증 : 장알균에 감염된 질환으로 반코마이신 또는 테이코플라닌 등 글리코펩티드계열 항생제에 내성을 가지고 있다. 반코마이신

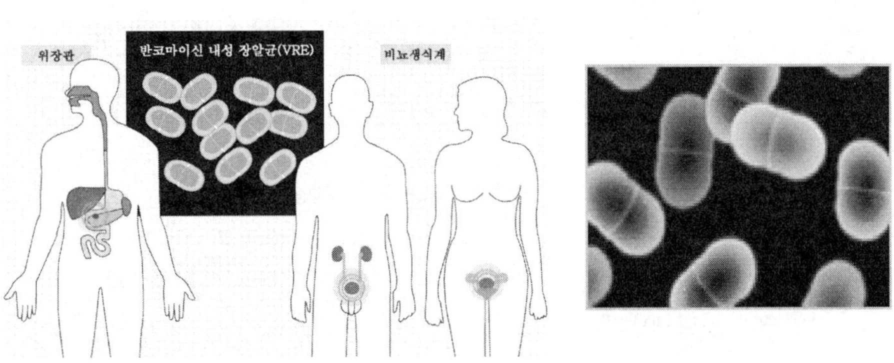

(a) 감염 (b) 반코마이신 내성 장알균

[그림 1-176] 반코마이신 내성 장알균 감염증

을 투여받은 적이 있거나 항생제를 오랫동안 사용한 사람, 병원에서 장기간 항생제 치료를 받은 사람, 면역력이 많이 억제된 환자와 수술 후의 환자들에게서 감염되기 쉽다. 감염부위는 [그림 1-176]에 나타내었다.

ⓙ 메티실린 내성 황색포도알균 감염증 : 황색포도알균에 의한 감염으로 메티실린을 포함한 모든 베타 락탑 계열 항생제에 내성을 가진다. 면역력이 낮아진 경우에 다른 사람과 접촉을 하거나 수건이나 면도기와 같은 물품을 공용으로 사용하면서 전염될 수 있다. 증상 및 감염부위는 [그림 1-177]에 나타내었다.

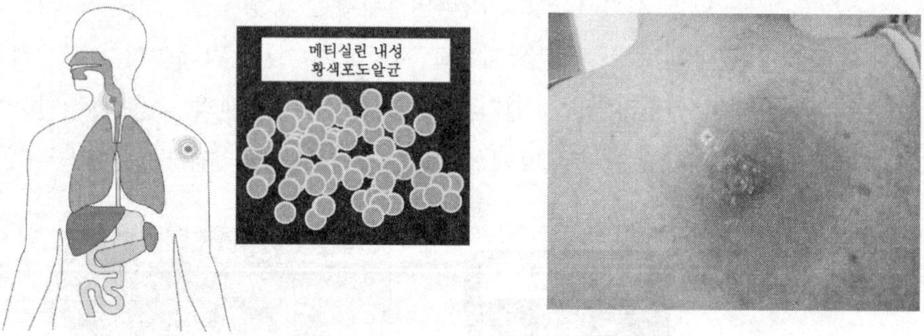

(a) 감염 (b) 증상

[그림 1-177] 메티실린 내성 황색포도알균 감염증

ⓚ 다제 내성 녹농균 감염증 : 녹농균에 의한 감염으로 카바페넴계, 아미노글리코사이드계, 플로로퀴놀로계 항생제에 내성을 가진다. 주로 오염된 의료기구, 의료인의 손등을 통하여 병원에서 전파된다. [그림 1-178]은 감염증상이다.

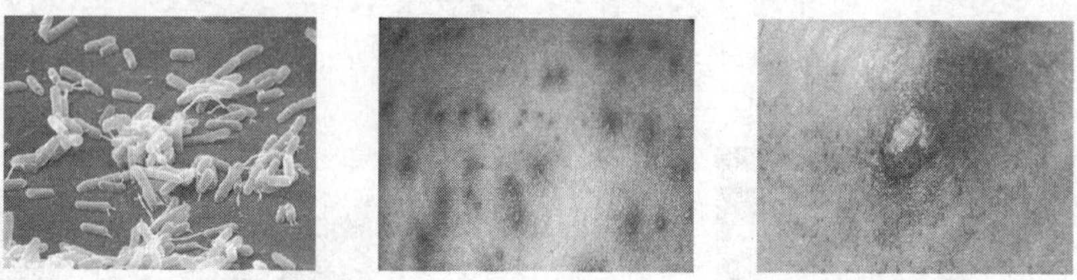

(a) 다제 내성 녹농균 (b) 다제 내성 녹농균 환자 (c) 다제 내성 녹농균 증상

[그림 1-178] 다제 내성 녹농균 감염증

ⓛ 다제 내성 아시네토박터바우마니균 감염증 : 아시네토박터바우마니균에 의한 감염으로 카바페넴계, 아미노글리코사이드계, 플로로퀴놀로계 항생제에 내성을 가진다. 부위의 감염을 [그림 1-179]에 나타내었다.

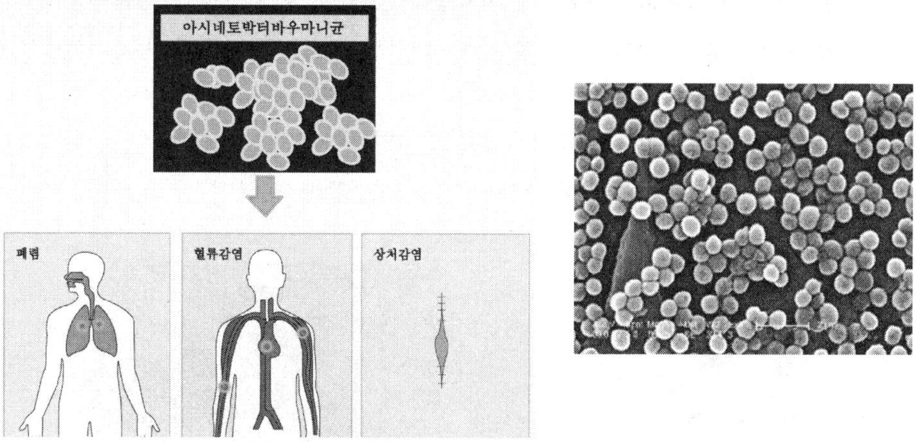

(a) 감염 (b) MRAB

[그림 1-179] 다제 내성 아시네토박터바우마니균 감염증

ⓜ 카바페넴 내성 장내세균속균종 감염증 : 장내세균속균종에 의한 감염은 카바페넴계 항생제에 내성을 가진다(그림 1-180).

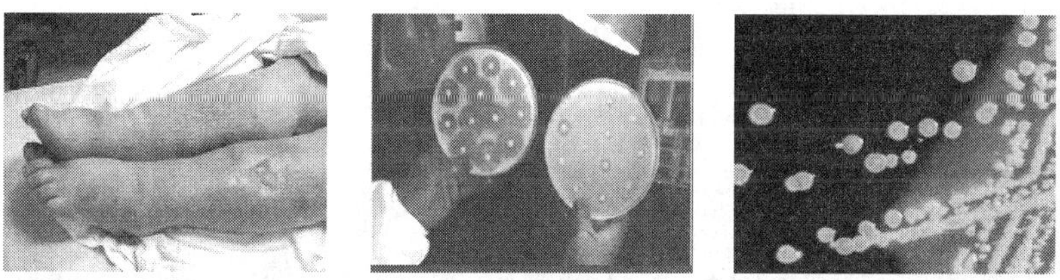

(a) 증상(폐혈증) (b) CRE 보관 (c) 전자현미경 확대사진

[그림 1-180] 카바페넴 내성 장내세균속균종 감염증

ⓝ 장관감염증 : 장관감염증을 일으키는 요인은 매우 다양하며 크게 살모넬라균, 장염비브리오 등과 같은 세균류가 있고 그룹 A형 로타 바이러스 감염증, 아스트로 바이러스 감염증과 같은 바이러스류가 있다. 그리고 이질아메바 감염증, 람블편모충 감염증과 같은 원충에 의한 감염이 있다. 람블편모충과 아스트로 바이러스균을 [그림 1-181]에 나타내었다.

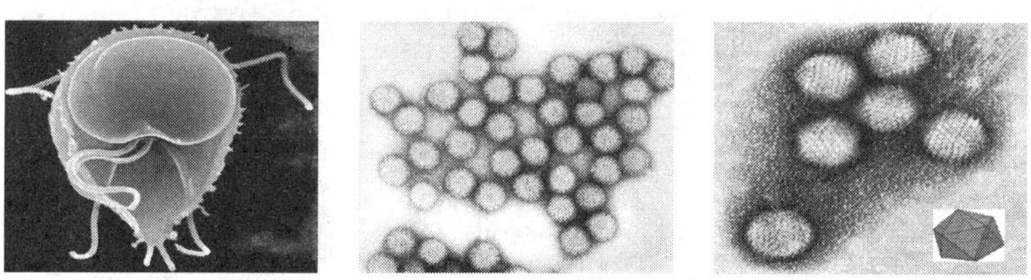

(a) 람블편모충 (b) 로타 바이러스 (c) 아스트로 바이러스

[그림 1-181] 장관감염증

ⓞ 급성호흡기 감염증 : 세균류인 폐렴알균 감염증, 페모필루스 인플루엔자균 감염증, 마이코플라즈마균 감염증, 클라미디아균 감염증 그리고 바이러스류인 아데노 바이러스 감염증, 사람 보카 바이러스 감염증, 파라인플루엔자 바이러스 감염증, 호흡기 세포융합 바이러스 감염증, 리노 바이러스 감염증, 사람 메타뉴모 바이러스 감염증, 사람 코로나 바이러스 감염증에 의하여 발병한다(그림 1-182).

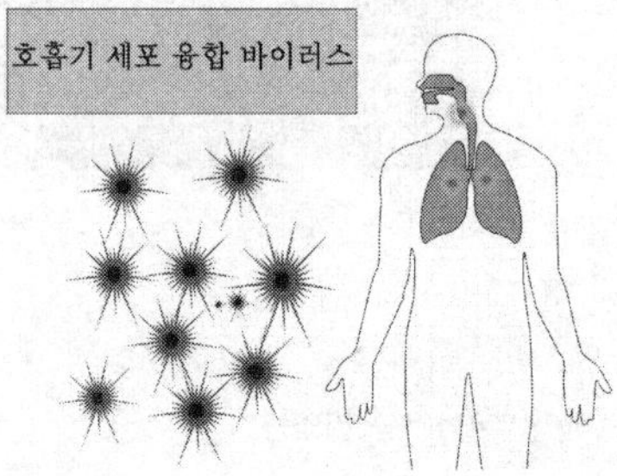

(a) 감염

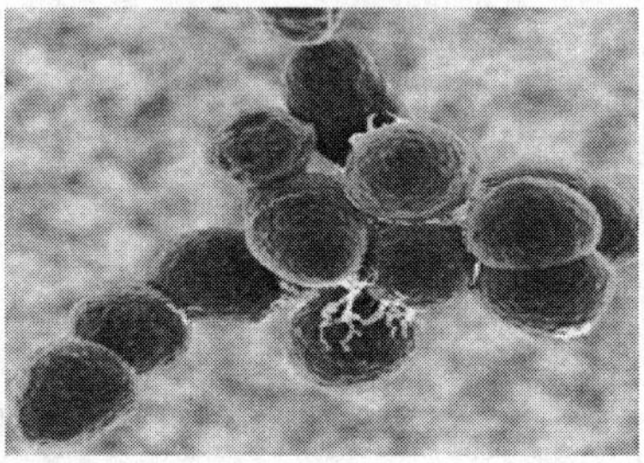

(b) 폐렴알균

[그림 1-182] 급성호흡기 감염증

ⓟ 해외유입 기생충 감염증 : 해외에서 유입되는 기생충 감염증으로는 메디나선충증, 사상충증 외에 톡소포자충증, 포충증, 악구충증, 광동주혈선충, 샤가스병, 주혈흡충증, 아프리카수면병, 바베스열원충증 등이 있다(그림 1-183).

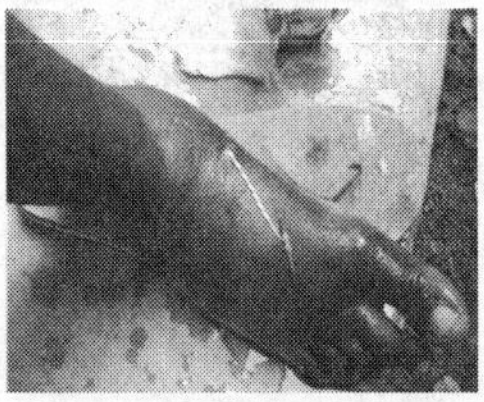

(a) 메디나선충증

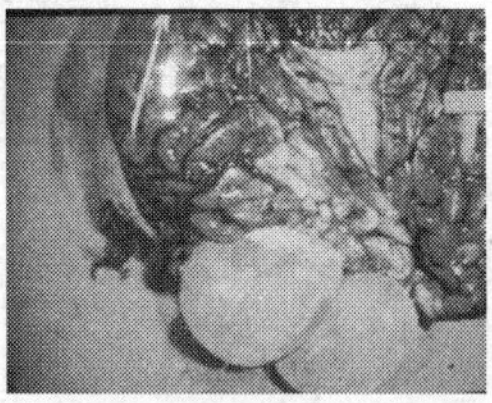

(b) 포충증

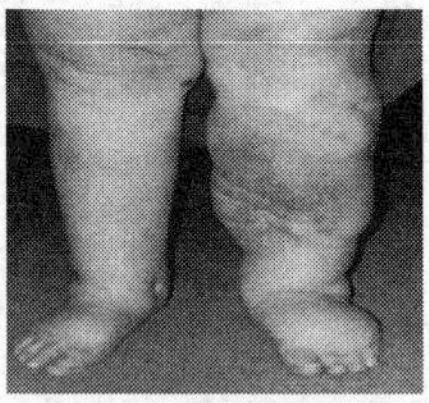

(c) 사상충증

[그림 1-183] 해외유입 기생충 감염증

ⓠ 엔테로 바이러스 감염증 : 주로 장 관에서 발병되는 장바이러스의 일종이다(그림 1-184). 수족구병, 무균성수막염, 바이러스성 폐렴, 뇌염, 급성이완성 마비현

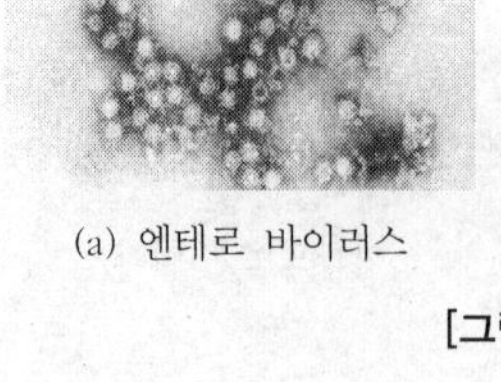

(a) 엔테로 바이러스

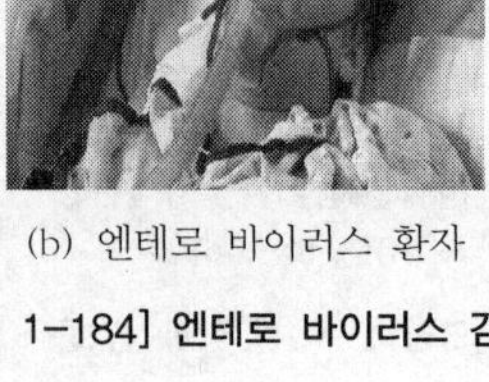

(b) 엔테로 바이러스 환자

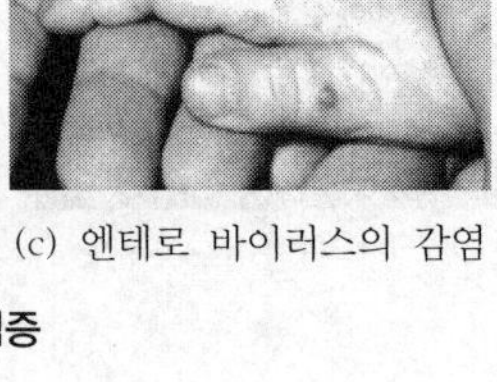

(c) 엔테로 바이러스의 감염

[그림 1-184] 엔테로 바이러스 감염증

상 등의 증상을 나타낸다. 영유아의 감염률은 상당히 높다.

㉦ 검역 전염병 : 평상시 한국에 존재하지 않는 전염병으로서 주로 항공기나 선박을 통해 유행지인 외국에서 유입되는 전염병으로 유입을 막기 위해 이러한 교통기관의 검역이 필요한 전염병이며 콜레라, 페스트, 황열병이 있다. 법정감염병의 종류를 〈표 1-11〉에 나타내었다.

〈표 1-11〉 법정감염병의 종류

분 류	제1군(6종)	제2군(10종)	제3군(19종)	제4군(17종)	제5군(6종)
신고	환자발생 시 즉시 신고	환자발생 시 즉시 신고	환자발생 시 7일 이내 신고	환자발생 시 즉시 신고	환자발생 시 7일 이내 신고
대책	환자발생 시 즉시 격리 필요	예방접종대상	모니터링 및 홍보	방역대책 긴급수립	정기적인 조사를 통한 감시
감염병의 종류	콜레라, A형 간염, 장티푸스, 파라티푸스, 세균성이질, 장출혈성대장균, 감염증	디프테리아, 백일해, 파상풍, 폴리오, 홍역, 유행성이하선염, 풍진, B형 간염, 일본뇌염, 수두	말라리아, 결핵, 한센병, 신증후군출혈열, 성홍열, 수막구균성수막염, 레지오넬라증, 비브리오 패혈증, 발진티프스, 발진열, 쯔쯔가무시증, 렙토스피라증, 브루셀라증, 탄저병, 공수병, 인플루엔자, 매독, 후천성면역결핍증, 크로이츠펠트	페스트, 황열, 뎅기열, 바이러스성출혈열, 두창, 보툴리눔독소증, 중증급성호흡기증후군(SARS), 조류인플루엔자인체감염증, 신종인플루엔자, 야토병, 큐열(Q熱), 웨스트나일열, 신종감염병증후군, 라임병, 진드기매개뇌염, 유비저, 치쿤구니야열	회충증, 편충증, 요충증, 간흡충증, 폐흡충증, 장흡충증

(7) 만성질환의 정의

만성질환은 6개월 혹은 1년 이상 지속되는 질환을 의미하며, 비감염성이고 퇴행성질환을 의미하며 급성질환과 대응한다. 또한 점진적이고 치명적이거나 정상이 아닌 모든 손상과 이상을 포함한다. 영속적인 불구상태, 회복 불가능한 병변, 장기간의 보호와 감시의 필요성 중에서 한 가지 이상을 갖고 있는 상태를 의미한다.

보건복지부에서 국민건강, 영양조사에서 내린 만성질환의 정의에 의하면 발생 후 현재까지 3개월 이상 경과된 질병(단, 임신과 관련한 합병증의 제외), 발생시기에 관계없이 질병의 자연사적 특성에 근거하여 분류된 만성질병을 의미한다.

(8) 만성질환의 특성

만성질환의 경우 잠복기가 길고 일단 발병하면 3개월 이상의 오랜 기간 동안 발병한다. 호전과 악화를 반복하며 악화가 반복될 때마다 병리적 변화는 커지고 생리적 상태로의 복귀는 낮아져 결국 점점 악화되는 방향으로 진행된다. 기능장애를 동반하고 연령이 증가함에 따라 만성질환의 발병률도 비례적으로 증가한다. 주로 원인이 불명확하고 여러 가지의 요인이 복합적으로 작용하여 발병하게 된다.

(9) 만성질환 관리의 중요성

현대 사회의 노령화와 더불어 현대인들의 잘못된 식습관, 신체활동 저하 등으로 인해 생활습관병으로 만성질환의 유병률은 높아지고 있으나, 현대 의학기술의 발달에도 불구하고 이러한 만성질환의 치료율은 현저히 낮은 상태이다. 또한 만성질환의 관리실패는 2차, 3차 합병증을 동반하여 장애나 사망에 이르게 하고 있으며 이는 사회적 · 경제적 부담을 증가시켜 사회적인 문제가 되고 있다.

1) 만성질환에 의한 사망 증가

통계청 발표에 따르면 1950년대에는 결핵, 폐렴, 기생충 질환이 우리나라의 주요 사망요인이었으나, 2010년 주요 사망원인 통계를 분석한 결과 상위 10개 항목 중 6개가 만성질환으로 나타났다.

① 우리나라의 3개 사망요인으로는 악성신생물(암), 뇌혈관질환, 심장질환이었고 이로 인한 사망자가 전체 중 24[%]를 차지했다. 심장질환, 자살(고의적 자해), 당뇨병, 고혈압성질환, 간질환, 만성하기도질환, 운수사고, 폐렴 등 만성질환이 총 사망자의 70.8[%]를 차지하는 것으로 나타났다.

② 고혈압환자는 2002년 보다 1.9배 늘었고 당뇨병환자는 2002년 보다 1.6배 늘었다. 이러한 추세는 계속 될 것으로 보인다.

2) 인구구조의 변화

과학기술의 발달로 인한 생활수준과 보건수준의 향상으로 인하여 노령인구가 증가하였는데 만성질환의 발병률은 연령과 비례함으로 만성질환도 같이 증가하였다. 2010년 기준 우리나라 65세 이상 고령인구 비율은 전체인구의 11.0[%]이고, 2018년에는 14.3[%]

〈표 1-12〉 연도별 고령 인구변화

구 분	2000년	2010년	2020년	2030년
남자 65세 이상 (구성비)	1,300 (5.5)	2,190 (8.9)	3,303 (13.4)	5,218 (21.6)
여자 65세 이상 (구성비)	2,095 (9.0)	3,167 (13.0)	4,398 (17.8)	6,593 (27.0)
성비	62.0	69.2	75.1	79.1

로 증가할 것으로 예측된다. 그렇기 때문에 대책마련이 중요시된다. 연도별 고령 인구변화의 예측을 〈표 1-12〉에 나타내었다.

3) 이환기간의 장기화

만성질환은 급성질환에 비하여 질병이 완화되고 난 뒤에도 완치까지의 기간이 길고 심한 경우 한번 이환되면 평생 동안 관리가 필요할 수도 있어 환자나 국가, 가족의 고통과 경제적 문제와 국민의료비 증가를 일으킬 수 있다.

㉔ 고혈압과 당뇨병의 진료비는 2002년에 비하여 증가하였는데 2010년에 고혈압과 당뇨병의 진료비는 2002년에 비하여 각각 2.9배, 2.6배로 증가하였다.

(10) 만성질환 발생의 위험요소

만성질환은 여러 가지 요인이 복합적으로 작용하여 발병하게 되므로 정확한 원인을 알기가 어렵다. 만성질환을 일으키는 위험요소로는 유전적 요인, 사회적 요인 · 경제적 요인, 생활습관, 지역적 요인, 영양상태, 환경오염이나 심리적 요인 등 매우 다양하다.

1) 유전적 요인

부모 혹은 조부모가 가지고 있는 특성이 자식에게 전해지는 것을 유전이라고 한다. 혈우병, 원인불명의 본태성 고혈압, 당뇨병 등이 있다.

2) 사회적 · 경제적 요인

교육수준, 거주지의 환경, 직업, 월수입 등의 요인을 의미한다.

3) 생활습관

식습관, 수면, 운동, 흡연, 음주 등의 요인을 의미한다.

4) 지역적 요인

국가마다 기후, 문화, 경제, 인종이 다르기 때문에 많이 발병하는 만성질환에 차이가 있다. 국가 간의 차이보다는 덜하지만 국가 내 지역마다 발병하는 만성질환에도 차이가 있다. 우리나라의 암사망은 폐암, 위암, 간암 순이나 미국은 폐암, 유방암, 자궁암 및 대장암으로 지역 및 종족에 따라 발병요인에 차이가 있다.

5) 영양상태

영양이 부족하거나 과다한 경우로 요오드 결핍 등이 있다.

6) 기 타

만성질환을 일으키는 요인에는 환경오염, 심리적 요인 등은 물론이고 요인을 파악하기 어려운 경우도 많이 존재한다.

(11) 만성질환의 예방 및 관리

만성질환은 생활습관이나 살아가는 환경과 밀접한 관련이 있으며 예방 및 관리가 쉽지 않다. 만성질환을 관리하는데 있어서 주요 목표는 질병발생을 감소시키고 기능장애나 위중도를 완하 또는 지연시켜 건강한 삶을 영위하게 하는 데 있다.

1) 1차 예방

적극적인 예방으로 만성질환의 원인이 되는 요인을 미리 찾아 제거하는 것으로 질병의 발생을 사전에 차단하는 것이다. 하지만 대부분의 만성질환은 발병원인이 복합적이고 알려지지 않은 것이 많아 1차 예방이 어려울 수 있다.

2) 2차 예방

질병을 가능한 조기에 발견하여 치료함으로써 질병을 완치 혹은 완화시키고 질병으로 인한 사망이나 불구를 최대한 예방하는 것으로 정기적인 검진이나 보건교육실시, 제도적 지원 등이 필요하다.

3) 3차 예방

만성질환에 의한 합병증, 후유증의 발생을 막고 신체기능에 장애가 오지 않도록 하는 것으로 일상생활로 복귀, 적응할 수 있도록 하는 것을 의미한다.

(12) 만성질환의 종류

만성질환의 종류는 매우 다양하며 질환이 생기는 부위와 형태로 분류하면 〈표 1-13〉와 같다.

〈표 1-13〉 만성질환의 종류

종 류	분 류
암(악성신생물)	간암, 장암, 폐암, 위암, 유방암, 자궁암, 대장암 등
소화기계	소화성궤양, 만성간염, 만성변비, 간경변증, 위염 등
순환기계	중풍(뇌졸중), 치질, 심근경색증, 협심증, 고혈압, 치핵 등
근골격계	요통, 디스크, 신경통, 골다공증, 좌골통, 관절염 등
내분비영양 및 대사이상	당뇨, 갑상선질환 등
정신신경계	우울증, 치매, 만성두통, 정신분열증, 신경증, 편두통 등
호흡기계	만성기관지염, 폐기종, 천식, 축농증, 알레르기성 비염, 호흡기결핵, 기관지확장증 등
눈, 귀	녹내장, 백내장, 만성중이염 등
구강	충치(치아우식증), 치주질환(풍치, 잇몸병) 등
피부, 비뇨, 생식기계	피부병(부위별 및 전신성), 만성신부전 등

1) 암

종양은 신체조직의 자율적인 과잉성장에 의하여 비정상적으로 자라난 덩어리를 의미한다. 종양은 양성종양과 악성종양으로 구분된다.

① 양성종양은 비교적 성장속도가 느리고 전이가 되지 않으나, 악성종양은 주위 조직을 침범하면서 빠르게 성장하며 신체 각 부위에 확산되고 전이되어 생명을 위협히게 된다. 이러한 악성종양을 암과 동일한 의미로 본다.

② 암은 세포의 형태변화 및 수적 증가가 특징이다. 세포가 조절되지 않고 무한정 증식성장하는 비정상 세포의 덩어리로 침윤성 성장을 하며, 혈액이나 림프를 따라 우리 인체 어디든지 전이될 수 있다. 지속적인 세포자극으로 세포변형을 가져오는 만성염증성 질환이 암으로 발전될 수 있으므로, 일상생활에서 염증 및 감염성 질환의 경로를 차단하는 것도 암예방에 중요하다. 인체조직이나 장기에서 암세포가 발견되면 발견된 일부분이 아니라 많은 부분을 제거해야 하므로 각 조직과 장기가 본래의 기능을 유지하기 어렵다.

③ 암은 발병까지 길게는 수십 년이 걸리는 만성질환으로서 개인의 생활이나 습관, 환

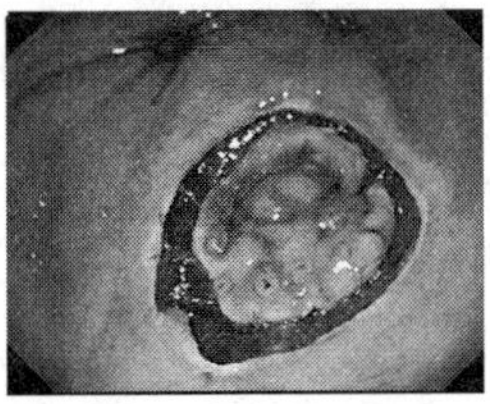
(a) 위암

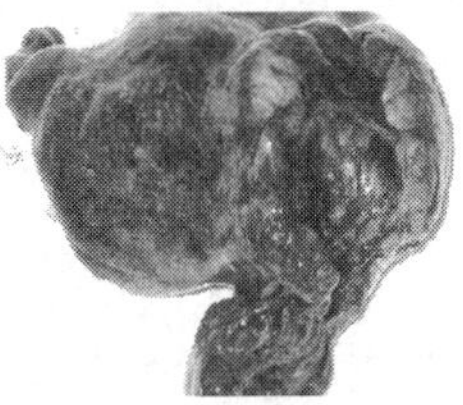
(b) 폐암

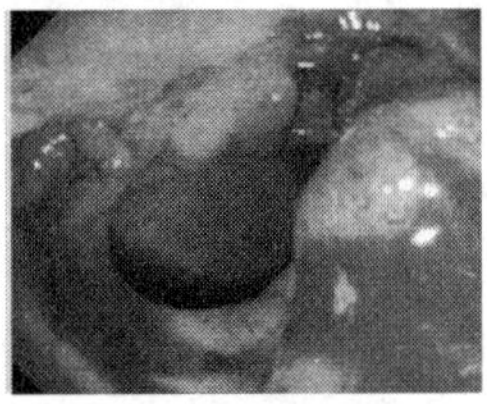
(c) 대장암

[그림 1-185] 암

경에 있기 때문에 개인의 생활습관을 고치고 환경개선을 통한 예방이 필요하다. 암의 종류는 매우 다양하며 150여 종류가 있다. 위암과 대장암은 우리나라에서 발병률이 높은 암이다(그림 1-185).

2) 심혈관질환(고혈압, 동맥경화증, 협심증, 심근경색, 뇌졸중, 뇌경색 등)

고혈압은 침묵의 사자(silent killer)라고 하며 고혈압 검사방법이 상당히 발전했음에도 불구하고 고혈압을 가진 인구의 거의 반은 자신이 고혈압 환자임을 모르고 있는 경우가 많다.

① 혈압은 정상적인 사람도 운동이나 흥분 등을 통하여 증가할 수 있기 때문에 고혈압의 명확한 기준이 있는 것은 아니지만 고혈압은 병명이라기보다 하나의 증세라고 할 것이다.

② 혈압은 건강한 사람도 정신적인 흥분이나 운동으로 증가할 수 있고 또 조금씩 차이가 있는 것이므로 얼마 이상의 혈압을 고혈압으로 보느냐에 대해서는 명확한 경계가 있는 것은 아니지만 임상적으로 일단 안정 시에 측정한 혈압으로서 최고혈압(수축기혈압)이 성인의 경우 150～160[mmHg] 이상, 최저혈압(이완기혈압)이 90～95[mmHg] 이상을 고혈압이라 한다. 고혈압 환자의 90[%]는 원인을 알 수 없으며 유전, 환경, 레닌 등의 요인이 관여할 것으로 추정되고 있다. 고혈압은 심장, 뇌, 신장 등에 치명적인 손상을 일으키고 조기에 사망할 확률이 높은 질환이다.

③ 질환의 종류에는 첫째 원인이 불분명한 본태성이며 혈압은 나이가 들수록 증가하며, 유전적 성향이 많아 대부분의 본태성 고혈압 환자의 가족에 많이 나타난다. 또는 1차성 고혈압과 둘째 특정 질환 및 질병에 의해 발생한 비교적 뚜렷한 원인에 의해 발생하는 2차성 고혈압이 있다. 2차성 고혈압의 원인으로는 신장질환, 갈색세포증, 경구 피임약의 사용 등이다. 체질, 유전적 소질, 체형, 체격, 체중과 밀접한 관련이 있다. 그밖에 영향을 미치는 원인으로 조급한 성격, 비만, 많은 염분섭취, 정신적 스트레스, 흡연, 음주이다.

④ 동맥경화증은 [그림 1-186]과 같이 동맥벽이 경화와 비후되는 만성적 병변으로 동맥경화증이 진행되면 혈관내강이 좁아지기 때문에 혈류가 감소하거나 혈전형성으로 혈류가 중단되어 순환장애를 초래하고, 이러한 순환장애는 세포를 손상시키고 괴사시키게 된다. 특히 심장에 혈액을 공급하는 관상동맥이 좁아진 경우 심장근육에 혈류공급이 원활하지 못해 협심증이 유발될 수 있고, 혈전(혈관손상 시 지혈과정에서 생기는 피딱지가 혈관과 심장에 존재할 때 이를 혈전이라 한다)이 생성되

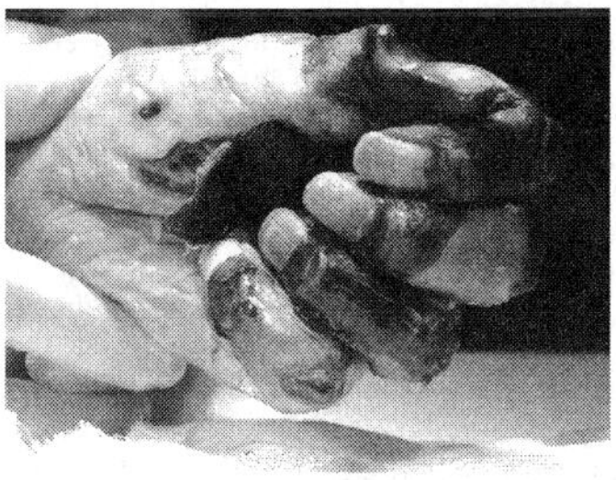
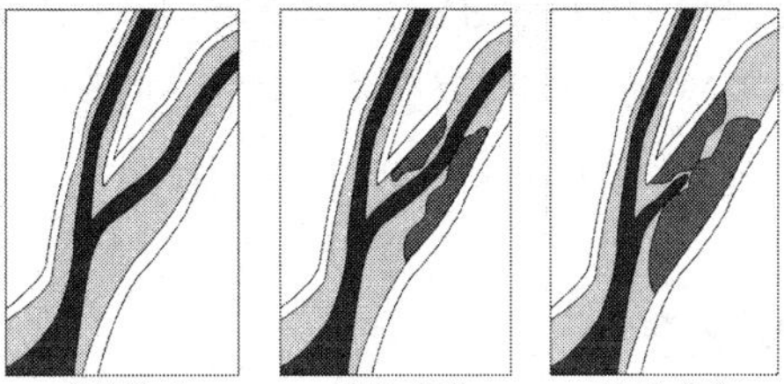

(a) 동맥경화증 손 (b) 동맥경화증의 악화과정

[그림 1-186] 심혈관질환

면 혈류차단으로 심근경색이 발생해 심장기능이 떨어지거나 심장돌연사로 사망하게 된다. 뇌로 가는 동맥에서 동맥경화증이 발생하면 뇌경색이나 뇌졸중이 발생할 수 있다.

⑤ 동맥경화증을 일으키는 위험인자는 고혈압증, 당뇨병, 흡연, 고콜레스테롤혈증이며 모든 심혈관계 질환의 위험인자는 식염과다, 콜레스테롤 과다, 흡연, 스트레스로 이는 생활습관 개선으로 조절 가능하다.

3) 당뇨병

인슐린의 분비량이 부족하거나 정상적인 기능이 이루어지지 않는 등의 대사질환의 일종이다(그림 1-187).

① 혈중포도당의 농도가 높아지는 고혈당이 특징이며 고혈당으로 인하여 여러 증상과 징후를 일으키고 소변에서 포도당이 빠져나온다. 본래 인슐린은 우리 몸에 들어온 포도당을 사용하고 남으면 간이나 근육에 저장하도록 하는데, 인슐린이 부족하거나 제대로 활용하지 못하면 혈중에 포도당이 높아진 상태로 온몸을 순환하다가 소변으로 빠져나온다.

② 포도당이 섞인 혈액은 끈적끈적해져서 혈관손상과 말초혈관을 막히게 하여 혈액공급을 받아야 하는 조직과 장기를 모두 손상시킬 수 있다.

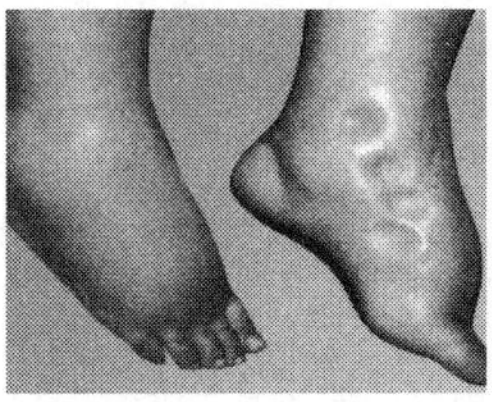
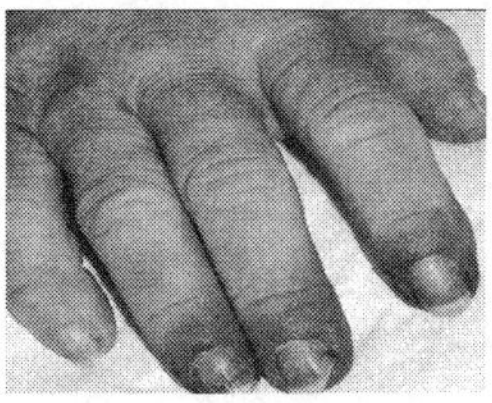
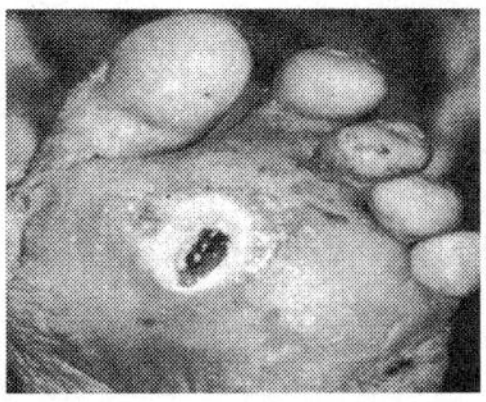

(a) 당뇨병성 신증 (b) 당뇨병성 손 (c) 당뇨병성 괴저

[그림 1-187] 당뇨병

③ 당뇨로 인한 만성합병증으로는 당뇨병성 신증 및 괴저 외에 망막병증, 신장병증, 신경병증, 관상동맥질환, 말초동맥질환, 뇌혈관질환 등 신체에서 혈관이 있는 모든 곳에서 합병증이 발생할 수 있다.

4) 고지혈증

고지혈증은 필요 이상의 지방이 혈액 내에 존재하여 혈관벽에 쌓여 염증을 일으키고 심혈관계질환을 일으킨다. 보통 유전적인 요인으로 인하여 발병하는 경우가 많지만 비만, 음주, 당뇨병 등의 다른 원인에 의하여서도 발병할 수 있다(그림 1-188).

① 사람 체중의 약 10[%]가 지방으로 구성되어 있으며 그 중에서 중요한 작용을 하는 것은 콜레스테롤과 중성지방이다. 이러한 혈액의 지방은 세포의 기능유지와 에너지 대사에 여러 가지 일을 하고 있으므로 당연히 존재해야 하지만 이것이 너무 과해서 생기는 질환이 고지혈증이다.

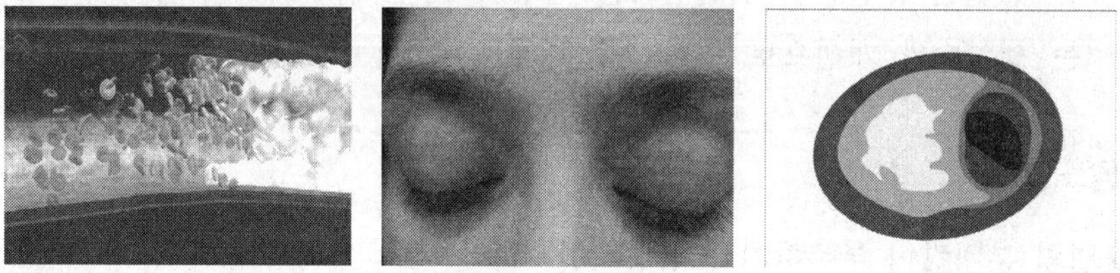

(a) 지방으로 막힌 혈관내부 (b) 고지혈증 증상 (c) 고지혈증 혈관내부

[그림 1-188] 고지혈증

② 고지혈증으로 인한 동맥경화증에 의해 심혈관질환, 즉 협심증, 심근경색, 뇌졸중, 하지괴저 등이 발생된 경우에는 이러한 질환의 치료가 매우 중요하다. 고지혈증이 오랫동안 지속되면 혈액이 순환되는 혈관에 동맥경화증을 일으킬 수 있다. 이러한 동맥경화증이 발생되면 뇌나 심장의 혈액순환이 원활하지 않아 생명에 위협을 줄 수 있다. 뇌의 혈액순환 장애를 뇌혈관질환이라고 하며 심장의 혈액순환 장애를 허혈성심질환이라고 한다.

③ 뇌혈관질환은 흔히 '중풍'이라고 하며 의학적으로 뇌졸중, 뇌경색증이라고 한다. 혈액순환의 장애 정도에 따라서 일시적인 어지럼증, 실어증, 치매, 사지마비 등의 증상이 발생하고 심하면 사망에 이르기도 한다.

④ 심장의 혈액순환 장애인 허혈성질환에는 협심증, 심근경색증이 있고 일반적으로 심한 흉통과 호흡곤란의 증상이 나타나고 심하면 사망에 이르기도 한다. 이와 같이 지방이 필요이상으로 많아지면 동맥경화증 등을 유발하여 심각한 문제를 일으키며 식이요법과 적절한 운동으로 예방 및 관리가 필요하다.

5) 만성폐쇄성 폐질환

만성폐쇄성 폐질환자의 주원인은 나이가 들면서 오랫동안 담배를 피운 사람한테 자주 발생하는 질병이다. 서서히 진행하며 처음에는 가벼운 호흡곤란이나 기침 등 가벼운 증세가 나타나지만 시간이 흐를수록 점점 악화되어 호흡장애를 일으킨다.

① 만성폐쇄성 질환의 가장 중요한 발병원인은 흡연이며 담배연기의 간접흡연도 만성폐쇄성 폐질환을 일으킬 수 있다. 그 외에 고령, 대기오염, 먼지가 많이 나는 곳에서 일하는 사람 등에게서 많이 발병한다.

② 호흡기질환은 영양이나 위생상태가 좋지 않은 국가에서 발생률이 높은데 우리나라는 OECD 국가 중 발생률과 사망률이 1위이다. 폐 내에 [그림 1-189]처럼 폐포에 이상이 생기는 질환이다.

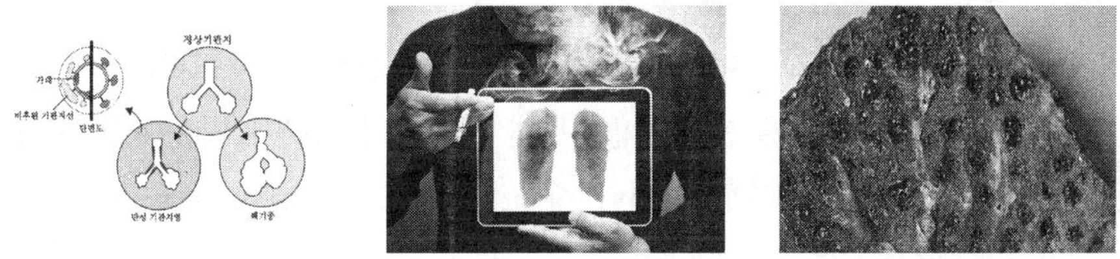

(a) 만성폐쇄성 폐질환 간염 (b) 만성폐질환 주 원인 (c) 만성폐질환 사진

[그림 1-189] 만성폐쇄성 폐질환

6) 간질환(간염, 지방간, 간경변증, 간암)

간염을 일으키는 주범은 A, B, C형 간염 바이러스(바이러스성 간염)와 알코올(알코올성 간염), 약제(약제성 간염)이다.

① A형 간염 바이러스는 환자의 변에 의해 오염된 식수나 식품을 통해 전파된다.

② B형, C형 간염 바이러스는 혈액이나 체액을 통해 감염될 수 있는데 특히 B형 간염 바이러스는 어머니에게서 아이에게 수직 감염되는 경우가 많으므로 예방접종을 통한 사전예방이 중요하다. 간질환 중 하나인 대표적인 간암과 지방간이다(그림 1-190).

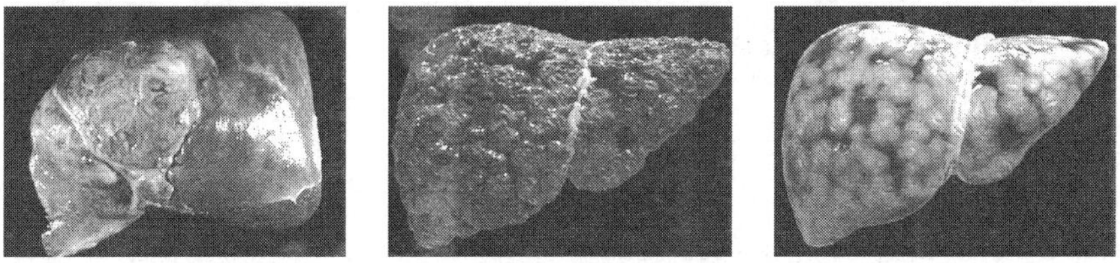

(a) 간암 (b) 간경변증 (c) 지방간

[그림 1-190] 간질환

6. 공중보건학과 유사한 개념

공중보건학과 유사한 개념을 지닌 학문으로 위생학, 예방의학, 지역사회의학, 건설의학이 있다.

(1) 위생학

의학의 한 과목으로 개인 및 사회 공중의 보건유지와 병의 적극적인 예방을 목적으로 하는 학문이다. 위생학은 인간의 환경이 어떻게 질병발생에 영향을 미치는지 연구하고 규명함으로서 질병을 예방하고 건강을 유지 및 증진시키고자 하는 학문으로 환경위생과 개인의 위생을 중요시 한다.

1) 공중보건학과 위생학이 다른 점

위생학이 개개인의 건강과 질병예방을 목적으로 한다면 공중보건학은 사회적으로 넓은 관할 영역을 지니고 지역주민의 질병예방과 건강을 유지하기 위한 목적을 가지고 있으며 신체적, 정신적인 안정뿐만 아니라 사회적으로도 안정된 상태를 포함하고 있다.

2) 위생학의 역사

위생학의 기초를 닦은 사람은 고대 그리스의 갈레누스(Galenus)인데 그는 위생학 분야를 하이진(hygiene)이라고 하였다. 하이진은 그리스 신화에 나오는 '건강의 여신'이라고 하는 히지에이아(Hygieia)의 이름에서 딴 것이다.

위생학이 의학의 한 분야로서 취급된 것은 1866년 독일의 뮌헨 대학에서 페텐코퍼(Pettenkofer)가 위생학 강좌를 개설한 것이 시초이다.

3) 위생학의 목적

위생학은 인간생활의 의 · 식 · 주, 질병, 직업의 여러 분야에 걸쳐서 인체를 해롭게 하는 것과 이롭게 하는 것을 연구, 증명하여 이를 인간생활에 접목시켜 인간의 행복을 유지해 나가는 것에 목적이 있다.

(2) 지역사회의학

생물학적 측면 외에 사회적 맥락 속에서 이루어지는 것으로 의료인과 주민이 공동으로 노력하여 지역사회 주민의 건강을 효율적이고 체계적으로 증진시키고자 하는 의료

실천방법이다. 과거의 의학에서는 인간의 생물학적인 측면만을 중요시 해왔지만, 의학이 세분화되고 극도로 전문화됨에 따라 인간을 포괄적으로 파악하기 어려워졌으며 의료 자원이 불균등하게 배분되었다. 이러한 배경에 의하여 '모든 사람에게 의료를(healthcare for all)'이라는 목표를 내걸고 1950~1960년대에 지역사회의학이 생겨났다.

(3) 예방의학

예방의학은 치료의학의 대응하는 용어로 같이 사용한다.

① 질병이 발생하는 데에는 3가지의 요인이 있다.
   ㉠ 물리적, 생물학적, 문화적, 경제적, 사회적 환경이다.
   ㉡ 숙주이며, 의료형태, 생활수준, 연령 등이다.
   ㉢ 병원체이고 세균, 화학물질 등에 의한 것이다.

② 인간은 이러한 3가지 요인에 의하여 질병이 발생하게 되는데, 이러한 환경을 개선하거나 병에 대한 저항을 증가시키기 위한 것이 예방의학이다.

③ 예방의학은 질병을 예방하고 유해환경요소를 제거하여 건강증진, 유지, 재활을 도모하고자 하는 학문이다. 공중보건학과 목적은 같으나 대상 및 진단방법, 책임의 소재와 문제해결방법 등에서 차이가 있다. 공중보건학과 예방의학의 내용을 〈표 1-14〉에 나타내었다.

〈표 1-14〉 공중보건학과 예방의학

내 용	공중보건학	예방의학
목적	질병예방, 수명연장, 건강증진 및 안녕도모, 효율증진	질병예방, 수명연장, 건강증진 및 안녕도모, 효율증진
대상	지역사회 주민	개인, 가족
진단방법	지역사회의 각종 보건통계자료	임상적 진단
책임의 소재	공공조직	개인, 가족
문제해결	보건의료시스템 및 의료서비스 관리	진료와 투약

1) 예방의학의 발달

질병을 예방하기 위하여 인류는 오래전부터 노력해 왔다. 구약성서에서 보면 유목생활을 함에 있어서 필요한 각종 위생의 실천율이 실려 있고, 중세시대에는 페스트, 콜레라 같은 전염병이 만연하였는데 이를 위한 검역이 실시되었다. 1876년 R.코흐는 탄저균을 배양하여 실험동물에 대하여 감염의 성립 여부를 관찰하고 감염동물로부터 동일한 균을 증명하여 탄저의 원인균을 입증하였다. 세균을 분리, 배양하는 방법을 알아내고 질병의 원인이 되는 병원체를 검출할 수 있게 됨에 따라서 예방의학이 급격히 발전하였다.

㉠ 과거 우리나라의 경우에는 출산을 하면 대문에 금줄을 쳤는데 이는 귀신이나 악귀가 들어오는 것을 막기 위한 이유와 식구 이외의 사람이 들어오면 삼신할머니가 아기에게 해를 끼친다고 생각하여 외부인의 출입을 막기 위한 것이었다. 외부인의 출입을 통제함으로써 출생아나 산모에게 질병이 감염되는 것을 막는 효과가 있었다. 미신이기는 하지만 경험을 통하여 질병을 예방하고자 하였다.

2) 예방의 단계

질병을 예방하는 단계는 보통 1차적, 2차적, 3차적 예방으로 나누어진다.

① **1차적 예방** : 발병이 되기 이전에 환경을 개선하고 병에 대한 저항력을 높이는 등의 노력을 통하여 건강을 유지, 증진시키는 것이다.

㉠ 조깅과 같은 운동을 통하여 체력과 건강을 증진시키고자 하거나 식사조절을 통하여 고지혈증이나 당뇨 같은 질병을 예방하고자 하는 것이다. 이러한 것을 적극적인 예방이라고 하며 예방접종을 통하여 면역성을 높여 질병을 예방하는 것을 소극적인 예방이라고 한다.

② **2차적 예방** : 발병 후 초기에 이를 발견하여 치료하며 병이 더 심해지는 것을 예방한다. ㉠ 중년부인이 자궁암의 조기진단을 위해서 정기적으로 검사하는 것이다.

③ **3차적 예방** : 발병 후에 그 후유증의 발생을 예방하고자 하는 것으로 신체기능에 장애가 오지 않게 하거나 재활을 통하여 사회에 적응하여 복귀할 수 있도록 한다.

3) 예방의 중요성

예방은 질병이 발생하기 전부터 발병한 이후의 재활에 이르기까지 광범위하게 적용된다. 질병의 예방을 통하여 인류의 수명을 연장하고 건강한 생활을 통하여 삶의 질적인 측면에도 기여하고 있다.

① 예방활동은 인류를 질병의 고통에서 가능한 한 벗어나게 한다. 발병하여 아플 때 치료하는 것보다는 발병 이전에 질병을 예방하는 것이 경제적, 육체적, 신체적으로 바람직하다고 할 수 있다. 그렇기 때문에 예방이나 조기치료가 중요하다.

② 예방접종은 간편하고 적은 비용이 들어가지만 예방접종을 하지 않아 일단 발병하게 되면 많은 비용, 시간, 고통이 따르기 때문에 예방을 철저히 하여야 한다.

4) 현대의 예방과 발전방향

현대의 예방활동은 매우 다양하다. 바이러스, 박테리아와 같은 병원미생물에 의한 급성 전염병은 위생이 좋아지면서 영양의 개선, 예방접종 등으로 많이 감소하였고 사라진 것도 있다. 하지만 생활수준의 향상으로 인하여 고혈압이나 당뇨병과 같은 병은 계속 늘고 있다.

① 우리나라도 급속한 경제성장으로 인하여 성인병과 직업병이 늘어났다. 흡연자의 증가, 환경오염, 영양과다로 인한 비만과 성인병 등 각종 질환은 인류가 극복해야 할 과제이다.

② 경제적 풍요함은 '너무 잘 먹어서 생기는 병'을 낳았다. 또한 과학기술이 발달함으로 인하여 인간의 수고는 줄었지만 그만큼 인간의 운동부족 현상도 증가하였다. 많은 질병이 사라지고 예방법, 치료법이 개발되었지만 신종플루와 같은 새로운 질병도 생겨나고 있다. 현대 인간의 생활과 환경에 맞추어 건강을 유지하기 위한 예방과 대책에 대한 꾸준한 연구가 필요하다.

02 의료체계와 의료전달체계

의료체계는 한 국가 혹은 사회가 그 구성원이 바라는 건강에 대한 요구정도를 파악하고 그 요구를 충족시키기 위하여 자국의 다양한 여건에 맞도록 효율적인 운영을 통하여 국민들의 건강을 보호하고 증진시기기 위한 제반 법률과 제도를 총칭한다. 대부분 국가의 보건의료제도는 인위적이고 체계적인 계획보다는 그때마다의 상황에 적응하면서 자연적으로 발전되어온 것이다. 그래서 각 나라들의 보건의료제도를 정확히 파악하기 위해서는 먼저 한 국가의 역사와 더불어 보건의료와 연관된 다양한 분야에 대해 구조적인 부분들을 이해해야 한다.

1. 의료체계에 대한 개념

일반적으로 국가보건의료체계는 한 국가나 사회가 그 구성원의 건강요구를 충족시키기 위하여 자국의 다양한 여건에 맞도록 제도화한 제반 법률과 제도를 총칭한다. 일반적으로 국가보건의료체계는 5가지 상호작용을 하는 구성요소로 이루어진다. 그 요소로는 보건자원(resources) 개발, 보건자원의 조직화(organization), 관리(management), 국가보건체계를 위한 재원조달(economic support), 보건의료서비스(delivery of services)의 제공이다. 그래서 개인보건 의료서비스는 보건의료체계의 산출이고 많은 다른 활동과 상호작용은 이들을 선행해서 이루어지게 된다.

(1) 보건자원 개발

인력, 시설, 장비와 보급품, 지식을 4가지 보건자원이라고 한다. 인력에는 의사, 간호사, 의공기사, 행정요원 등이 있고, 시설에는 병원, 의원, 보건소, 보건지소, 조산소, 약국 등이 있다. 장비와 보급품으로는 보건의료장비, 약품 및 기타 소모품이 있으며, 마지막으로 지식에는 의료지식 및 기술이 있다. 이러한 보건자원을 꾸준히 개발하고 관리해야 한다.

(2) 보건자원의 조직화

보건체계의 다양한 자원이 보건활동으로 전환되고 효율적으로 사용되기 위해서는 보건자원의 사회적 조직화가 필요하다. 보건의료자원이 의료서비스를 산출하기 위해 활동할 수 있도록 자원을 체계적으로 배열하는 기능이다.

(3) 관 리

대부분 국가의 보건의료제도는 체계적이고 인위적인 계획보다는 벌어진 상황에 적응하면서 자연적으로 발생한 것으로 보건자원이 적절하게 사용되고 있는지 국민 혹은 사회구성원의 건강에 대한 요구는 무엇인지 등 지속적인 파악과 관리가 필요하다.

(4) 국가보건체계를 위한 재원조달

건강보험정책에 있어서 진료비 지불제도와 보험재정의 조달방식은 건강보험정책을 좌우하는 핵심이라고 할 수 있다. 국가보건체계를 위한 의료재원은 국가의 상황에 따라 다양한 원천에서 조달된다. 세금, 보험, 기부, 민간보험, 외국의 원조, 직접적인 개인의 지출, 조세, 사회보험, 사용자 부담, 자선, 지역사회 재원조달, 직접적인 개인 또는 가게 지출, 기타(복권 또는 기부) 등 해당 국가의 상황에 따라 다양한 원천에서 조달된다.

(5) 보건의료서비스의 제공

보건의료서비스 제공은 건강증진, 예방, 치료, 재활, 심한 장애자와 불치환자의 사회의학적 의료 등이 있고 조직화된 보건의료자원을 통해 국민에게 1차, 2차, 3차 의료서비스의 지속성을 보장하는 것이다.

2. 의료전달체계

의료서비스를 제공하는 병원과 의원의 배치, 기능, 상호관의 관계를 체계화하여 의료를 필요로 하는 사람들이 적절한 시기에 적절한 장소에서 적절한 의료인에 의하여 적정 진료를 받을 수 있도록 하기 위한 절차와 관련된 체계 또는 제도를 의미한다. 뿐만 아니라 의료인력의 개발 및 교육배출도 관련이 있어 우리나라 의료제도 및 의학교육제도 등 전체를 망라하는 것이다.

(1) 의료전달체계의 개념

의료를 필요로 하는 사람들에게 질적 · 양적으로 적정한 의료를 효과적, 효율적으로 제공하는 체계 또는 제도이며, 제한되어 있는 가용 보건의료자원을 최대한으로 활용하여 효율적으로 보건의료를 전달하는 절차이다.

① 한 국가의 국민을 위한 보건서비스의 전달과 관련되어 이루어지는 모든 사회조직과 배분을 의미하며 의료가 필요한 사람이 적정 시간에 의료를 이용할 수 있도록 제도화하는 것이다.

② 의료가 전문화되고 국민의 권리로 받아들여지면서 전 국민건강보험 등 의료수요의 증대와 의료비가 상승되고 있다. 유한한 의료자원을 필요로 하는 모든 사람에게 제공할 수 있도록 조직적이고 체계적으로 접근하여 최소한의 투자로 최대한의 효과를 기대할 수 있는 방향으로 나아가고 있다.

③ 국가마다 보건의료체계는 상당히 다르고 그 이유는 보통 세 가지의 요인, 즉 결정인자들(determinants)도 경제적 결정인자, 정치적 결정인자, 문학적 결정인자가 있다.

㉠ 경제적으로 부유한 나라와 가난한 나라의 보건의료체계는 다를 수밖에 없는 것이다.

㉡ 정치적으로 평등개념을 중시하는 사회주의 사회와 효율개념을 중시하는 자본주의 사회의 보건의료체계가 다른 것은 쉽게 이해할 수 있는 부분이다.

④ 의료전달체계는 그 나라의 정치 · 경제 · 사회체제에 영향을 받는 하나의 하위체제로 오랜 시간에 걸쳐 형성된다.

⑤ 의료전달체계의 유형은 매우 다양한 형태를 취하며 일반적으로 자유방임형, 사회보장형, 사회주의형의 세 가지 형태로 분류된다.

(2) 의료전달체계의 정의

의료가 전문화되고 국민의 기본권으로 받아들여지면서 전 국민건강보험 등 의료수요의 증대로 의료비가 상승되고 있다.

① 의료자원에는 한계가 있으므로 제한된 자원을 최대한으로 활용하기 위해서는 자원이 효율적, 체계적, 계획적이어야 한다.

② 국가마다 보건의료체계는 차이를 보인다. 그 이유는 크게 경제적 차이, 정치적 차이, 문화적 차이 때문이다.

③ 선진국이나 후진국, 사회주의나 자본주의 그리고 국가마다 다른 문화적 차이로 인하여 보건의료체계가 발전되는 방향이 다르기 때문이다.

④ 의료전달체계는 그 나라의 경제 · 정치 · 문화 등에 영향을 받아 오랜 시간에 걸쳐서 만들어진다. 그렇기 때문에 의료전달체계의 유형은 많은 형태를 가지며 보통 자유방임형, 사회보장형, 사회주의형으로 분류된다.

(3) 의료전달체계의 기본철학

의료수용자인 국민의 입장에서 의료기관을 자유로이 선택할 수 있도록 하기 위하여 보험자나 정부가 의료기관을 1차, 2차, 3차로 구분하여 의료가 필요한 사람이 적절한 의료기관에서 적정수준의 진료를 받을 수 있도록 하려는 것이다.

Modeste, Naomi N.은 "의료전달체계는 개인, 가족, 혹은 지역사회가 건강을 증진, 유지 혹은 회복할 목적으로 진단, 치료와 예방적 조치 그리고 환자교육을 포함하는 건강돌봄(health care)을 받는 서비스, 장비, 인력, 시설 등을 조직화한 체계이다"라고 정의하였다.

(4) 우리나라 학자들의 의료전달체계의 정의

"국민 모두에게 동등한 수준의 의료를 동등한 접근도를 유지하면서 제공하고 제한된 의료자원을 효율적으로 활용하여 국민의 건강증진을 도모하는 데에 중요한 의미를 갖는다"고 하였다. 이는 의료전달체계가 무엇을 성취하려고 하는가를 설명하고는 있지만 그것을 어떻게 달성할 수 있는지에 대한 방법, 과정, 체계에 대한 언급이 없고 너무 단순하고 단편적인 설명으로 보인다.

(5) 보건의료전달체계의 조건

보건서비스의 전달과 관련되어 이루어지는 모든 배분에 관한 것이다.

① 의료서비스를 필요로 하는 사람이 적절한 시간, 장소, 의료인력에게 의료서비스를 받을 수 있도록 제도화하는 것이다.

② 건강은 국민의 기본권리이기 때문에 소득수준, 지역별로 의료서비스의 양과 질의 차이가 있어서는 안되며 질병의 상태에 따라 적절한 의료기관을 이용할 수 있어야 한다. 즉 누구나 적절한 의료를 받을 수 있어야 한다.

③ 의료자원에는 한계가 있기 때문에 보건의료기관의 설비나 자원이 효율적으로 운용되어야 한다.

④ 의료공급의 지역적 균형, 의료기관과 의료지역 간의 기능의 확실한 분담과 이를 지원하는 의료제도개선 등이 선행되어야 한다.

(6) 보건의료전달체계의 필요성

의료자원의 양적 · 질적 증가로 인하여 이를 효율적으로 관리하여 의료기관, 국민, 국가 모두에게 적절하게 제공하기 위한 전달체계가 필요하게 되었다. 의료보장의 도입은 의료체계의 발전에 영향을 미쳤다. 의료보장이 도입됨으로써 의료제공형태가 변화되어 수요자와 공급자형태의 변화, 수요와 공급의 구조변화를 가져왔다.

1) 필요성

양적 · 질적으로 팽창하는 보건의료뷰야의 자원에 대해 보다 효율적인 관리를 통하여 의료제공자나 소비자, 국가 모두에게 적절한 전달체계가 필요하게 되었다. 의료체계의 발전은 의료보장의 도입과 관련하여 살펴볼 수 있는데, 의료보장의 도입은 의료제공형태의 변화를 초래하여 이는 수요자와 공급자의 형태의 변화와 수요의 공급구조의 변화를 일으킨다.

2) 체계적인 보건의료전달이 대두되게 된 구체적 요인

체계적인 보건의료전달이 대두되게 된 배경에는 의료기술의 향상, 의료인력의 전문화 · 고급화 추세, 의료시설과 인력의 불균형적 분포, 제3자 지불제도의 도입확산, 제한된 의료자원의 효율적인 제고, 의료비의 급증 등이 있다.

① **의료기술의 향상** : 지난 수십여년 간 보건의료체계에서의 기술변화는 눈에 띄게 증가하였다. 컴퓨터 공학뿐만 아니라 장비, 약물, 진단기법에 대한 새로운 사고방식의 등장과 개발, 외과적 과정 등 여러 분야에서 기술혁신은 가속화되었다.

㉠ 기술발달은 의료서비스를 향상시키고 의료비를 감소시키는 효과를 가져왔다. 최근의 생의학 발달은 병원의 재원일수를 감소시키고 가정에서의 치료를 증가시키는 결과를 가져왔다.

㉡ 급격히 증가하는 의료기술개발은 비용 측면에서 부정적인 측면이 있다.

㉢ 기술진전에 따른 개발비 증가가 의료비부담을 가중시키는 원인이 되고 있는 것이다. 향후에도 의료기술이 계속 발전될 것이다.

㉣ 개발된 기술은 국민에게 최신의 의료서비스, 최고의 의료서비스를 받게 하려는 욕구를 증대시키고 의료제공자로 하여금 무절제한 의료기술 적용을 유도할 수 있다.

② **의료인력의 전문화 · 고급화 추세** : 의사의 전문의 비율과 전문간호사 비율이 계속 증가하고 있고 세부전공 분화양상이 가속화되고 있다.

㉠ 전체 의료인력도 전문영역에 따라 다양하게 구성되고 있다. 대표적인 의료인력이라 할 수 있는 의사 · 간호사 외에 수많은 의료 관련 직종이 새로이 개발되고 확대되고 있다.

㉡ 전문화된 인력일수록 그에 맞는 시설과 장비를 갖춘 곳에서 전문영역에 맞는 적합한 의료활동을 해야 한다.

㉢ 인력이 개별적으로 지역사회에서 개업하거나 종합적인 조정이 이루어지지 않은 상태에서 방치되면 기술 · 지식 · 자원의 낭비가 초래되고, 소비자 입장에서도 어떤 경우에 어디를 찾아야 할지 혼돈 속에 빠지게 된다. 그래서 체계적인 의료전달이 필요하게 된 것이다.

③ **의료시설과 인력의 불균형적 분포** : 산업화 이후 인구의 도시집중은 피할 수 없는 현상이 되었고 사회적 · 경제적 영향을 크게 받은 의료의 경우 더 심각한 도시집중 현상을 보이고 있다.

㉠ 우리나라의 경우 대도시는 선진국 못지 않은 시설규모와 기술을 자랑하고 있지만 농촌지역의 양적 · 질적 면모는 크게 뒤떨어져 있다.

㉡ 영국이나 스웨덴 등 사회보장이 잘 되어 있는 나라는 지역적으로 체계화된 시설 및 인력을 가지고 있지만 대다수의 국가에서는 의료의 지역화가 요구된다.

㉢ 국민이 쉽게 의료이용을 할 수 있고 의료인력과 시설의 활용을 극대화할 수 있는 전달체계가 필요한 것이다.

④ **제3자 지불제도의 도입확산** : 의료보험이나 민간보험제도의 도입으로 인해 환자들이 일시에 직접 지불하는 의료비가 감소함에 따라 급성 · 만성질환의 의료이용이 많아지고 건강인이 질병예방차원에서 의료기관을 이용하는 비율이 증가되었으며, 질병상태나 의료비를 고려하지 않은 채 의료기관을 선택하는 양상이 늘어나게 되었다.

㉠ 동일 질병으로 여러 의료기관을 이용하는 의료 쇼핑 현상도 가중된다.

ⓛ 의료보험 등 제3자 지불제도의 도입은 의료수요체계뿐 아니라 의료공급체계에도 지대한 영향을 미쳐 이에 대한 관리방안 모색의 필요성이 절실하게 되었다.

⑤ **제한된 의료자원의 효율적인 제고** : 우리가 사용할 수 있는 자원은 한정되어 있고 의료보험, 인구구조나 의료인력은 고급화 · 전문화 되어 투자비용은 점점 커져가는 현실 속에서 의료비가 증가하는 문제를 완화시키기 위해서는 효율적인 자원관리 방안이 모색되어야 한다.

㉠ 최근에는 국가 차원에서 보건의료 문제를 기획하고 조정하는 등 국가 개입이 늘고 있다.

ⓛ 우리나라에서도 의료의 지역화 개념이 도입된 전달체계의 필요성이 인식되어 1989년부터 의료전달체계가 실시되고 있다.

⑥ **의료비의 급증** : 전 세계적으로 의료비의 증가는 심각한 사회문제가 되고 있다.

㉠ 의료인력의 고급화나 전문화, 의료시설 및 인력의 불균형 분포, 새로운 의료기기 개발 및 의학기술의 발달, 제3자 지불제도의 도입 등과 밀접한 연관을 가진다.

ⓛ 교육수준이 높아지고 생활수준이 향상될수록 의료수요는 증가되고 인구의 노령화는 상병양상의 변화로 만성퇴행성질환이 차지하는 비율이 늘어나며 의료보험 도입으로 재정 압박요인이 완화된 것도 의료수요를 늘리는 데 기여하였다.

㉢ 의료수요가 늘면 병원 · 의원의 이용이 늘게 되고 이는 의료비를 올려 병원 · 의원의 수입을 증대시킨다. 이는 다시 의료시설로의 재투자를 유도하고 의료비는 다시 오르고 전체 의료비는 증가하는 순환을 하게 된다.

㉣ 절제되지 않은 의료이용과 의료시설, 장비의 투자는 의료비 증가의 원인이 되는 것이다.

(7) 보건의료전달체계의 배경

의료에 대한 관심이 커지고 의료서비스가 국민의 권리로 받아들여지고 있다. 국민건강보험 등 의료서비스가 증대하고 있으며 의료비 또한 증가하고 있다. 한계가 있는 의료자원을 필요한 모든 인원에게 제공할 수 있도록 조직적이고 체계적인 접근을 통하여 최소한의 투자로 최대한의 효과를 기대하는 효율적인 의료가 중요시 되고 있다.

1) 의료인의 전문화 · 고급화의 영향

의료인의 전문의 비율이 증가하고 전공이 계속 세분화되어 수많은 의료 관련 직종이 새로이 생겨나고 확대되고 있다.

① 전문화된 인력일수록 그에 맞는 시설과 장비가 있는 곳에서 전문능력에 맞는 적합한 의료활동을 할 필요가 있다.

② 인력이 본래의 능력과 다른 곳에서 활동을 하거나 개별적으로 활동한다면 인력의 낭비를 초래하고 소비자의 입장에서도 적절한 곳에서 적절한 의료서비스를 받기 어려워진다. 따라서 체계적인 의료전달이 필요하게 된 것이다.

2) 의료기술의 향상

근대에 들어서 급격하게 발전한 과학기술의 영향으로 보건의료체계에서도 많은 기술의 변화가 생겨나고 있다.

① 컴퓨터 공학, 나노기술 등 과학의 발전으로 인하여 장비, 약물, 진단법, 치료 등에 대하여 더 나은 방법이 등장하고 개발되었다. 이는 의료서비스의 질을 향상시키는 효과를 가져왔다.

② 급격하게 증가하는 의료기술개발은 부정적인 측면이 있다. 그것은 개발을 위한 비용에 의하여 의료비 또한 증가한다.

③ 필요 이상의 의료기술이 무절제하게 사용될 수 있다.

3) 제한된 의료자원의 효율적인 제고

자원은 한정되어 있고 의료비가 증가하는 문제를 줄이기 위해서는 효율적으로 자원을 관리할 필요가 있다.

4) 의료비의 급증

의료비의 증가는 사회적 문제로 대두되고 있다.

① 의료비가 증가하는 원인에는 기술의 개발, 지역적 불균형, 의료인의 고급화가 있고 고령화와 제3자 지불제도로 인하여 의료수요가 늘어났기 때문이다.

② 교육수준이 높아지고 생활수준이 윤택해짐에 따라 건강에 대한 관심과 수요가 증가하고 있고 고령화로 인하여 만성퇴행성질환도 증가하고 있다.

5) 제3자 지불제도의 도입확산

환자들이 의료기관을 이용하고 건강한 사람도 예방차원에서 의료기관을 이용하는 비율이 증가하였다.

① 의료기관을 이용하는 비율이 증가한 배경에는 의료보험이나 민간보험제도의 도입

으로 인하여 직접 지불해야 하는 의료비가 감소하였기 때문이다.

② 질병상태가 의료비를 고려하지 않고 의료기관을 선택하는 경향이 증가하고 있다. 그리고 여러 의료기관을 이용하는 사람들도 있어서 이를 관리할 방안이 필요하게 되었다.

6) 지역별 의료서비스의 불균형

산업화 이후에 인구가 도시에 집중되어 있고 이러한 현상은 계속 이어질 것으로 보인다.

① 도시에 인구가 집중됨에 따라서 의료서비스도 도시에 집중되어 있는 현상을 보인다.

② 수도권이나 대도시에서는 수준 높은 의료서비스를 제공받을 수 있지만 지방에서는 양적 · 질적으로 다소 떨어진다고 할 수 있다.

③ 지역적으로 불균형이 없는 국가도 있지만 대다수의 국가에서는 의료서비스의 불균형이 나타난다.

④ 모든 국민이 쉽고 편하게 의료서비스를 이용하고 의료인과 의료기관을 효율적으로 활용하기 위한 전달체계가 필요하게 되었다.

(8) 진료비 지불제도

의료서비스를 제공받고 그 대가로 지불하는 진료비를 지불하는 방식은 국가의 의료전달체계에 따라 다르다. 진료비 지불제도에는 봉급제, 인두제, 행위별수가제, 총괄계약제, 포괄수과제가 있다.

1) 봉급제

제공하는 의료서비스의 양이나 사람 수에 관계없이 일정한 기간에 따라 보상하는 방식이다. 사회주의 국가나 영국과 같은 국영의료체계의 병원급 의료기관에서 주로 채택한다.

① **봉급제(salary)의 장점** : 수입과 관계없이 의사가 소신대로 진료를 할 수 있다. 의료인 간의 불필요한 경쟁이 사라지고 행정적인 관리가 용이해진다.

② **봉급제의 단점** : 의료인의 적극성이 낮아질 수 있고 형식적인 진료가 행하여질 수 있으며 관료화가 우려될 수 있다.

2) 인두제

일정한 수의 가입자가 특정 의료제공자에게 등록하고, 등록한 기간 동안에 의료제공자가 정해진 범위 안에서 보건의료서비스를 가입자에 제공하는 방식이다. 진료비의 크기가 등록자 수로 계산되기 때문에 인두제(capitation) 지불방식이라 한다. 주로 기본적이고 단순한 1차 보건의료에 적용된다.

① **인두제의 장점** : 필요이상의 진료가 사라지고 의료인 간의 불필요한 경쟁이 사라진다. 그리고 치료보다 예방에 더 관심을 가지게 되고 지출비용의 사전예측이 가능하여 의료보험 재정시에 문제가 발생할 가능성이 낮아진다. 마지막으로 진료의 연속성으로 인하여 상대적 비용이 절감될 수 있다.

② **인두제의 단점** : 진료의 질이 낮아지고 환자 선택의 자유가 제한된다. 또한 제공되는 의료서비스를 최소화 하려는 경향이 나타날 수 있고 환자후송과 의뢰가 증가한다. 마지막으로 고급의료, 최첨단 진료에 대한 경제적 유인책이 없어 신의료기술의 적용지연으로 신기술과 신약품을 적용하는데 오랜 시간이 걸릴 수 있다.

3) 행위별수가제

진료할 때마다 소요되는 약제 또는 재료비를 별도로 산정하여 그 횟수에 따라 진료비를 지급해야 하는 제도이다. 진료횟수가 늘어날수록 비용이 증가하고 의료기관의 수입이 증가하는 만큼 필요이상의 진료를 부추길 수 있다. 가장 일반적인 지불방식이며 시장의 거래관행에 가장 가까운 방법이다.

① **행위별수가제**(Free For Service : FFS)**의 장점** : 의료서비스의 질이 향상되고 의료인의 재량권 확대(의료인의 자율보장)가 보장된다. 신의료기술 및 신약개발 등에 기여한다.

② **행위별수가제의 단점** : 수입의 증가를 위하여 필요이상의 진료가 행하여질 수 있고 의료남용의 우려가 있으며, 예방이나 건강증진 보다는 치료에 치중하게 된다. 행정절차가 복잡해지고 상급병원으로 후송을 기피하여 지역의료발전 저해 및 지방의 의료발전을 저해할 수 있다. 그리고 장점 중에 하나인 신기술 및 신약개발에 기여하는 점은 개발비용으로 인한 의료비의 상승을 초래하여 단점으로 작용할 수 있다.

4) 총괄계약제

지불측과 진료측이 미리 진료보수 총액을 정하는 계약을 체결하고 진료측은 그 총액의 범위 내에서 진료를 담당하는 방식이다.

① **총괄계약제**(global budget)**의 장점** : 필요 이상의 진료에 대한 자체적인 통제로 총의료비 상승의 억제를 가능하게 한다. 그리고 지출비용의 사전예측이 편하여 의료

보험 재정 시에 문제가 발생할 가능성이 낮아진다.

② **총괄계약제의 단점** : 매년 진료비 계약을 하는데 있어서 문제가 발생할 수 있고 첨단 의료서비스의 도입에 대한 동기가 상실된다. 또한 의료서비스 공급에 있어서 혼란을 유발할 수 있다.

5) 포괄수과제

발생하는 진료에 대하여 질병별 단일수가제로 환자의 질병마다 'DRG'라는 질병군(또는 환자군)별로 미리 정해진 일정액의 진료비를 지급하는 제도이다.

① **포괄수과제(case payment)의 장점** : 경제적인 진료수행을 유도하고 의료기관의 생산성이 증대된다. 진료와 병원업무의 표준화가 이루어지고 진료비 계산의 투명성이 제고된다.

② **포괄수과제의 단점** : 의료서비스를 최소화하여 의료의 질이 떨어지고 서비스의 규격화나 행정직의 의료인에 대한 간섭요인이 증가한다. 과소진료가 우려되고 신기술, 신약품 적용이 쉽지 않고 의료행위에 대한 자율성이 사라진다.

(9) 의료전달체계의 유형

의료전달체계는 국가마다 사회, 정치, 경제에 의하여 여러 유형으로 분류되는데 그 유형은 크게 자유방임형, 사회주의형, 사회보장형으로 나눌 수 있다.

1) 자유방임형

국가는 최소한의 국가개입만 하고 민간에서 주도하여 시장경제 원리에 의하여 이루어지는 형태이다. 국민이 의료인이나 의료기간을 자유롭게 선택할 수 있으며 최대한의 자유가 허용되며 의료기관도 자유경쟁의 원칙하에 운영되며 정부의 개입은 최소화 된다. 자유방임형을 선택하고 있는 국가는 한국, 미국, 독일, 프랑스, 일본 등이 있다.

① **자유방임형의 장점** : 의료인이나 의료기관을 국민이 자유롭게 선택할 수 있고 선택에 대한 책임이 개개인에게 있으며 의료기관의 자유경쟁 원칙하에 운영으로 인하여 의료의 질이 높아진다. 그리고 의료의 내용 범위 및 수준결정에 대한 재량권이 의료인에게 부여된다.

② **자유방임형의 단점** : 의료기관이 많은 이익창출이 힘든 지역에 위치하는 것을 기피할 수 있어 의료수준이나 자원이 지역적으로 불균형을 이룰 수 있다. 또한 의료서비스의 포괄성이 낮으며 의료자원이 비효율적이게 활용될 수 있으며 이로 인하여

의료비가 상승하여 환자와 정부의 부담이 증가할 수 있다.

2) 사회주의형

대부분의 공산주의 국가에서 선택하고 있는 형태로 모든 의료서비스가 국가적인 측면에서 생산, 제공된다. 개인이 의료서비스를 선택할 수 없고 국가의 계획 하에 국민들에게 분배된다. 의료는 국가 시스템의 일부로 누구에게나 필요시 무료로 제공된다. 예방을 중요시 하며 의료서비스를 제공함에 있어서 조직적이고 체계적이어서 자원의 활용도가 높다. 하지만 관료제로 인하여 빠른 대응이 어렵고 경직성이나 의료인에 대한 인센티브 결여로 의료서비스의 질이 떨어진다. 사회주의형을 선택하고 있는 국가로는 쿠바, 중공, 북한, 공산국가 등이 있다.

① **사회주의형의 장점** : 자원을 효율적으로 사용할 수 있고 무료 서비스, 예방의 중요성 강조, 의료비를 절감할 수 있다. 그리고 의료서비스의 포괄성이 높다.

② **사회주의형의 단점** : 개인의 의료기관 선택의 자유가 사라지고 의료서비스의 질이 떨어진다.

3) 사회보장형

자유방임형과 사회주의형의 중간 형태이다. 국가의 계획에 의하여 의료의 생산이 이루어지며 의료전달체계를 정부가 주관하게 된다. 국가가 직접 의료기관을 관리하며 질병의 치료뿐만 아니라 보건교육, 예방, 재활에 이르기까지 건강에 관련된 치료 등 모든 의료서비스를 포괄적으로 제공한다. 사회보장형을 선택하고 있는 국가로는 뉴질랜드, 영국과 스칸디나비아제국 등이 있다.

① **사회보장형의 장점** : 정부에 의하여 주도되기 때문에 예방 중심의 보건의료, 보건기획 및 자원을 효율적으로 활용할 수 있다. 국민은 보건의료서비스를 무료로 제공받을 수 있다. 환자는 의사선택의 자유를 어느 정도 인정한다.

② **사회보장형의 단점** : 관료제와 행정체계의 복잡함으로 인하여 어떠한 문제에 대하여 빠른 대응이 어려울 수 있다. 그리고 의사에 대한 인센티브가 없기 때문에 의사의 열의가 낮아 의료수준이 자유방임형에 비하여 상대적으로 낮다.

(10) 우리나라의 의료전달체계

우리나라는 민간주의 의료공급체계와 사회보험형 전국민 의료보험제도의 상호작용을 통하여 국민의 복지를 지향하고 있다. 전국을 대 · 중 · 소 진료권으로 구분하고 보건의료망을 조직하였으며, 각 진료권 내에서 1차, 2차, 3차 진료체계를 수립하여 운영하고 있다. 1단계 진료를 지역에 상관없이 1, 2차 진료기관을 우선적으로 이용하게 하고, 보다 전문적인 진료가 필요한 경우에 3차 의료기관을 이용하는 2단계 진료를 시행하고 있다(단, 3차 기관에서도 가정의학과, 재발의학과, 치과 등 진료과목은 1차 진료가능).

의료인력과 시설이 불균형적이라고 할 수 있다. 의료는 다른 서비스보다 쉽게 어디서나 이용할 수 있어야 한다. 환자들이 멀리 가서 진료를 받아야 하는 경우 불편하며 비용이 증가하며 위급한 상황에서 신속한 대처가 어렵다.

1) 진료체계

우리나라 진료체계는 일반진료, 한방진료, 치과, 특수병원치료로 분류된다.

① **일반진료** : 소 · 중 진료권에서 1차 진료를 받고 진료의뢰서를 받아 대진료권 내 보건기관, 의료기관, 3차 의료기관을 이용한다.

② **한방진료, 치과** : 대진료권 내의 모든 한방 의료기관과 치과는 1차 의료기관으로 이용할 수 있다.

③ **특수병원치료** : 3차 의료기관을 제외한 소 · 중 진료권 내의 모든 의료기관 및 보건기관에서 1차 진료를 받고 진료의뢰서를 받아서 다른 대진료권 내의 특수 의료기관이나 대진료권 내의 3차 진료기관에 제출하여 진료를 받을 수 있다.

2) 의료전달체계의 구분

보건서비스의 전달과 관련되어 이루어지는 모든 사회조직과 배분을 의미하는 것으로서, 의료가 필요한 사람이 적정시간에 의료를 이용할 수 있도록 제도화하는 것이다. 그 목적과 조건은 보건의료수요자에게 적절한 의료를 효과적으로 제공하고, 지역별로 병원 · 의원이 골고루 있어야 시행을 하고, 질병의 심각성에 따라 적합한 의료기관을 이용할 수 있어야 한다. 보건의료기관의 설비, 자원을 최대한 효율적으로 이용하고 건강은 국민의 기본권리이다. 우리나라 의료전달체계로는 1차, 2차, 3차 그리고 특수진료병원으로 구분되어 시행되고 있다. 그 내용은 다음과 같다.

① **1차 진료**(primary medical care) : 의료공급자부터 의료수요자에게 전달되는 최초 의료이다. 즉 질병이 발생하였을 때 제일 먼저 접하게 되는 진료체계를 의미한다.

㉠ 1차적인 보건의료서비스 제공, 예방, 보건교육 등이 포함된다. 1980년 농어촌특별조치법이 제정되어 벽지나 읍, 면 지역에 보건진료원과 공중보건진료원, 공중보건의가 배치되었다. 이는 우리나라만의 특성을 지니는 1차 보건의료의 시

작이었다. 특히 보건진료원의 활동은 우리나라에서 간호사가 1차 보건의 핵심 인력으로 본격적으로 활동하게 된 시발점이었다.

㉡ 1차 진료는 하나의 가족을 단위로 하여 단골의사나 주치의사가 담당하는 것이 바람직하고 이러한 의사들로는 일반의, 개업의, 초진의 등이 담당하며 이들 1차 진료의사는 전체 질병의 약 70~80[%]를 처리하게 되며 전문의의 진료가 필요한 경우 환자를 적합한 전문의사나 의료기관에 후송하고 2차, 3차 진료기관(병원 또는 종합병원)으로 의뢰한다.

㉢ 1차 의료기관들은 보건의료 이용자가 최초로 보건의료전문인과 접촉하는 곳으로 외래진료를 위주로 하는 의원급이며 보건소, 보건지소, 보건진료소, 개인의원, 조산원 등이 있다.

② **2차 진료**(secondary medical care, specialist care) : 1차적인 의료서비스를 받았으나 1차 진료기관에서 치료하기 어려운 질병이어서 후송된 사람의 건강문제에 대한 조기진단과 조기치료를 목적으로 하는 병원과 의원들을 의미한다. 의료시설이나 장비, 의학기술 등의 수준이 높은 진료를 요구하는 환자를 전문의가 담당하게 된다.

㉠ 2차 진료를 담당하는 의료기관은 군, 소도시가 소재지일 경우 내과, 외과, 소아과, 산부인과 등 기본 4개과 정도를 진료할 수 있는 100~200병상 규모의 병원이다.

㉡ 중·소도시 이상의 대도시에 소재지일 경우 200~400병상 규모의 종합병원급 의료기관이 2차 진료를 담당한다. 도, 시, 군지역에 산재되어 있는 병원과 의원들을 포함한다.

㉢ 해당과 전문의가 진료하는 것으로 병원급이다. 대표적인 2차 진료기관은 입원진료가 주종을 이루는 병원이다.

③ **3차 진료**(Tertiary Medical Care, Sub-specialist Care) : 1차, 2차 의료서비스에서 감당하기 어려운 건강문제에 대하여 보다 전문적인 전문의의 의료서비스를 제공한다. 특수분야 진료를 위하여 각종 설비와 분야별 전문인력이 존재한다.

㉠ 500병상 이상의 종합병원 또는 대학병원, 특수치료 병원들로 구성되어 있고 보건복지부가 지정하여 운영하고 있으며 입원진료와 의학교육 및 연구를 주요 임무로 한다.

㉡ 병원이나 의원의 시설과 건강관리요원으로는 감당할 수 없는 건강문제에 대해서 보다 전문적인 진단과 집중적인 치료를 제공하는 종합병원이나 특수치료병원들로 구성되는 체계이다.

㉢ 3차 진료 의료전달체계가 확립되기 위해서는 의료공급의 지역적 균형, 의료기

관 및 지역 간에 기능분담 확립 및 이에 따른 의료제도의 합리적인 개선 등이 선행되어야 한다.

㉣ 의과대학 부속병원이나 기능상 이에 준하는 병원에서 하는 분야별 전문진료로 3차 의료기관은 3차 진료가 가능한 시설과 장비 및 각 분야별 전문인력을 갖추고 의료전달체계가 확립되기 위한 조건으로 의료공급의 지역적 균형, 의료기관 간 · 의료지역 간의 기능분담 확립 및 이에 따른 의료제도의 합리적인 개선 등이 선행되어야 한다.

④ **특수진료병원** : 특수치료 또는 질환을 위하여 진료를 하는 곳이다. 특수방사선 진료나 동위원소 치료를 위한 병원, 정신병원 등을 의미한다. 이러한 특수진료를 요하는 환자는 1차, 2차 진료기관에 직접 의뢰할 수 있고, 3차 진료기관과 상호 의뢰할 수도 있다. 특수진료를 위한 병원은 필요에 따라 존재하며 국공립의 경우가 보통이고 입원진료 및 외래진료를 각 계층에 관계없이 담당하고 있다.

3) 보건의료인력

보건의료인력에는 의료인, 의료기사, 약사, 간호조무사 등이 있다. 각각의 의료인력은 다음과 같이 정의하고 있다.

① **의료인** : 「의료법」 제2조에서는 의료인과 의료인의 임무를 규정하였다. '의료인'이란 보건복지부장관의 면허를 받은 의사 · 치과의사 · 한의사 · 조산사 및 간호사를 의미한다. 의료인은 종별에 따라 다음 각 호의 임무를 수행하여 국민보건향상을 이루고 국민의 건강한 생활확보에 이바지할 사명을 가진다. 의료인의 임무는 〈표 1-15〉와 같다.

〈표 1-15〉 의료인의 임무

의료인	임 무
의사	의료, 보건지도
치과의사	치과의료, 구강 보건지도
한의사	한방의료, 한방 보건지도
조산사	조산과 임부 · 해산부 · 산욕부 및 신생아에 대한 보건과 양호지도
간호사	상병자나 해산부의 요양을 위한 간호 또는 진료보조 및 대통령령으로 정하는 보건활동

② **의료기사** : 의료기사법 제2조에서는 의료기사의 종류를 임상병리사, 방사선사, 물리치료사, 작업치료사, 의무기록사, 안경사, 치과기공사 및 치과위생사로 규정하였다.

③ **약사** : 「약사법」 제2조에 의하면 "약사란 한약에 관한 사항 외의 약사에 관한 업무

(한약제제에 관한 사항을 포함한다)를 담당하는 자로서, '한약사'란 한약과 한약제제에 관한 약사업무를 담당하는 자로서 각각 보건복지부장관의 면허를 받은 자를 말한다"라고 규정하였다.

④ **간호조무사** : 간호조무사로는 의료유사업자, 안마사, 영양사, 위생사, 사회복지사, 환경관리기사, 산업위생관리기사, 위생시험사가 있다. 여기에서 의료유사업자란 접골사, 침사, 구사를 의미한다(「의료법」 제58조).

⑤ **보건진료원** : 보건진료원은 간호사나 조산사 면허증 소지자로서 보건복지부장관이 지정하는 전국의 보건교육기관에서 총 24주의 교육을 받은 후 자격을 취득하게 된다.

3. 1차 보건의료

최근에 들어 보건의료는 이전에 치료를 중시하던 것에서 예방을 중시하는 것으로 변화하고 있다. 그리고 전염병보다 비전염성 질환이 증가하고 있다. 보건의료가 국민의 기본권리로 인식되고 의료서비스에 대한 관심과 요구가 증대되고 있지만 이를 충족시킬만한 자원이 부족하고, 의료인의 전문화, 의료의 불균형 등의 해결해야 될 문제가 존재한다. 이러한 문제를 해결하기 위해서는 기존에 병원 · 의원 중심으로 발전해온 기존의 보건 의료전달체계에서 벗어나 지역사회 주민의 의료부담을 줄이고 필요시 적절한 장소에서 적절한 의료를 받을 수 있는 새로운 보건의료전달체계를 개발해야 한다.

(1) 1차 보건의료의 배경

세계보건기구(WHO)는 전 인류를 위하여 보건의료의 새로운 접근방법을 모색하였고 그 결과가 1차 보건의료(primary health care)이다. 이것은 지역사회의 각 개인과 가족이 받아들일 수 있고 비용을 지불할 수 있는 방법으로 그들의 적극적인 참여하에 쉽게 활용할 수 있도록 하는 실제적 접근방법이다.

1) 세계보건기구와 국제연합아동기금(UNICEF)이 공동

1978년 9월 구소련 알마아타(Alma-Ata)시에서 개최한 국제회의에서 "2000년까지 모든 인류에게 건강을 확보시키자(Health for all by the tear 2000)"의 슬로건을 달성하기 위한 기본적인 전략 중에 하나이다.

① 새로운 보건의료 질서의 필요성이 대두된 배경에는 1960년대 개발도상국들의 국민보건에 대한 각성에 의하여 1970년대 들어 지역사회 의료개념이 대두된 것이 원인이라고 할 수 있다.

② 세계보건기구는 보건의료 질서를 위해서 새로운 접근방법을 모색했으며 이를 1차 보건의료 개념으로 발전시켰다.

2) 우리나라 1차 보건의료

의료공급자보다는 지역사회가 주도적으로 보건의료체계에 대한 책임을 수행하며 그 책임을 수행하기 위하여 지역사회가 어떻게 결정하는지가 중요하게 된다.

① 우리나라에서는 1차 보건의료를 수행하기 위하여 보건진료원이 만들어졌으며 이 밖에 1차 보건의료를 행하는 기관으로는 보건소, 보건지소, 개인의원 등을 들 수 있다.

② 최근의 보건의료는 종래의 치료위주에서 예방위주로 변화하고 있으며 질병양상은 전염병보다도 비전염성 질환위주로 변화하고 있다.

3) 보건의료

국민의 기본권리로 인식되고 있으며 이에 대한 국민의 요구가 증대하고 있지만 이를 충족시켜야 할 보건의료자원의 부족과 의료인력의 전문화, 의료의 불균형 및 종합병원 중심의 의료가 행해지고 있는 것이 현실이며 해결해야 할 문제이다.

① 병원 · 의원 중심으로 발전해온 기존의 보건의료전달체계만으로는 해결할 수 없으며 지역사회 주민의 건강확보를 위한 보건의료서비스 추진에도 큰 문제가 된다.

② 지역사회 주민의 의료부담을 줄이고 필요시 가까운 곳에서 적절한 서비스를 받을 수 있는 새로운 보건의료전달체계를 개발하기 위하여 개발도상국은 물론 선진국도 노력하고 있다.

(2) 1차 보건의료의 정의

우리나라에서 보건의료전달의 개념은 거제지역에서 1969년에 사회개발 보건사업으로부터 시작되었다. 그 이후 보건의료전달체계에 관한 모형을 개발하는 등 본격적인 연구 · 검토가 활발해져 1989년 7월 1일부터 전국적으로 보건의료전달체계가 실시되었다. 그리고 1차 보건의료에 대해 처음으로 선언한 알마아타(Alma-Ata) 회의 보다 앞서, 1977년 9월에 개최된 한국보건개발원 세미나에서 우리나라에서의 1차 보건의료의 개념을 정의한 바 있다.

1) 보건의료

치료, 예방, 재활 및 건강증진을 포함하는 포괄적 보건의료(health care)이다. 건강의 결정요소가 복합적이기 때문에 건강문제가 복잡화되어 그 해결에 있어 다변적 접근법이 시도되어야 하고 포괄적이 됨은 물론 복잡화되어 가는 시대적 상황에 대한 요구이기도 하다.

2) 1차 보건의료의 필요성

포괄적 지역사회 보건사업에 있어서 분류된 가장 필수적인 건강요구를 충족시키기 위하여 필요한 사업이다. 1차 보건의료는 주민건강 문제해결을 위하여 최초로 접하는 제도상 관문 역할을 하여(제도상) 예방과 진료기술(기술상)을 적용하여 건강보호를 위하여 1차적으로 관여한다. 1차 보건의료는 지역사회 보건의료라는 포괄적 개념배경이 필수적이기 때문에 1차 보건의료개념을 실제 사업에 적용하는데, 가장 기본적인 전략은 지역사회 참여와 개입이 중심이 되어 지역사회 개발사업의 일환으로 통합되어 추진되어야 한다.

3) 우리나라

아직 전국적인 보건의료전달체계가 확립되어 있지는 않으나 자유방임형의 전달체계를 갖고 있으며 그간 여러 가지 모형이 제시되어 왔다. 1차 보건의료의 정의는 다음과 같다.

① 전 국민을 대상으로 하는 전체 보건의료전달체계의 하부 기초 보건의료 단위 및 기능이다.
② 일정 지역사회(가정, 부락, 행정리 포함)내에서 보건의료 요원과 주민의 적극적인 참여로 이루어지는 보건의료활동이다.
③ 1차 보건의료활동은 지역사회의 자주적인 활동과 공공보건의료기관의 활동으로 구성된다.
④ 1차 보건의료활동은 지역사회의 기본적 보건의료 욕구를 충족시켜야 하므로 전체 보건의료 스펙트럼에서 예방측에 더욱 치중한다.
⑤ 1차 보건의료활동은 전체 지역사회개발계획의 일부로서 이루어짐이 바람직하다.
⑥ 1차 보건의료활동은 각종 보건의료요원(의사, 간호사, 기타 보건요원)의 협동과 주민의 협동으로 이루어지며 각 요원은 치료, 예방 및 기타 기능이 부여된다.

(3) 1차 보건의료의 기본조건

1차 보건의료가 누구나 쉽게 이용할 수 있고 적절한 의료서비스를 받을 수 있어 건강한 삶을 영위하는데 도움이 되고자 한다면 다음과 같은 조건이 필요하다. 1차 보건의료의 기본조건은 다음과 같다.

① 지역사회 주민들은 누구나 쉽게 이용할 수 있어야 한다.
② 주민들의 지불능력에 맞는 의료수가가 제공되어야 한다.
③ 건강은 인간의 기본권이다.
④ 지역주민의 기본적인 건강요구에 기본을 두어야 한다.
⑤ 1차 보건의료는 지역사회개발사업의 일환으로 이루어져야 한다.
⑥ 주민과 보건의료팀과의 접근성과 수용성이 필요하다.
⑦ 더 높은 차원의 의료가 필요한 경우를 위한 후송의뢰체계가 잘 이루어져야 한다.
⑧ 의사, 간호사만이 아닌 보건의료팀을 통한 접근이 이루어져야 한다.
⑨ 기본적이고 보편적 · 포괄적인 지역사회 건강문제를 관리한다.
⑩ 간호사와 주민과의 교량역할은 주민을 위해 봉사하고자 하는 활동적인 사람이 적합하다.
⑪ 지역사회주민의 적극적인 참여가 필요하다. 이는 1차 보건의료가 성공하기 위한 가장 중요한 요건이기도 하다.
⑫ 지역사회에서 가장 흔한 질병관리를 우선시 하며 예방을 중요시 한다.
⑬ 주민과 가장 가까운 거리에서 계속적인 건강관리를 해야 한다.

(4) 1차 보건의료 성과

1차 보건의료를 통하여 건강은 인간의 기본권이라는 인식을 주지시키고, 기본 보건의료서비스에 대한 접근도와 이용도를 향상시켰으며, 건강은 소비하는 것이 아닌 생산하는 것이라는 개념을 사람들로 하여금 인지하는 성과를 가져왔다.

1차 보건의료에 대한 세계적 성과로는 1978년 1차 보건의료에 관한 알마아타 선언에서 2000년까지 세계 모든 인구를 건강하게 하자는 슬로건을 내걸고 세계의 많은 나라들이 이를 달성하기 위해 노력했다. 1978년에 발표된 1차 보건의료에 관한 알마아타 선언에 서명한 국가는 우리나라를 포함한 134국이었다. 이 국가들은 1차 보건의료개념과 전략을 수용하고 각국의 실정에 맞게 최선을 다하여 2000년까지 전 인류를 건강하게란 슬로건을 실천에 옮기기로 하였다. 이 알마아타 선언이 완벽히 달성되었다고 할 수는 없지만 많은 성취를 이루었다. 앞으로 사회 · 경제 · 문화 · 의료적 상황의 변화를 고려해 본다면 1차 보건의료는 건강증진을 위한 방향으로 맞추어져야 할 것이다.

제2장

병원서비스 관리

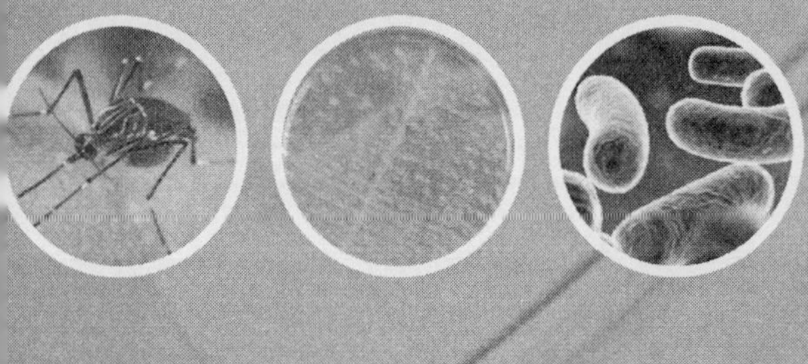

01 병원의 이해

세계보건기구(WHO)는 병원의 정의를 지역사회 및 의료조직에서 불가결한 역할을 수행하는 기관으로서 질병의 치료와 예방, 진단, 재활 및 보건교육, 의학연구를 수행하는 기관이다. 기능적 정의는 환자를 진료 및 치료할 수 있는 시설과 인력을 갖추고 진단, 치료, 재활, 예방을 포함한 의료서비스를 제공하고 의료인력의 교육·훈련과 의학연구를 수행하는 하나의 공식적 사회조직이다. 그리고 병원의 분류에는 영리추구 여부에 따른 분류, 교육기능에 따른 분류, 설립주체에 따른 분류, 입원기간에 따른 분류가 있다.

1. 병원의 정의 및 분류

미국병원협회는 병원의 정의를 최소한 6개 병상을 구비하고 조직화된 의사들이 환자를 진단·치료하며 등록간호사의 지도, 감독하에 지속적인 간호서비스를 하도록 인증을 받은 기관이라고 하였다.

(1) 우리나라 의료법

병원을 의료인이 공중 또는 특정 다수인을 위하여 의료·조산의 업을 행하는 곳이라 정의하고 있으며, 의료기관은 상급종합병원, 전문병원, 종합병원, 병원·치과병원·한방병원, 요양병원, 의원·치과의원·한의원, 조산원 등 일곱 가지로 분류하고 있다(「의료법」 제3조).

병원은 환자를 진단, 치료, 재활, 예방하기 위하여 필요한 시설과 인력을 갖춘 곳을 의미한다. 또한 의료인을 교육시키고 의학연구를 수행하는 공식적인 사회조직이라고 할 수 있다.

(2) 병원의 어원

병원의 어원은 Hosipital로 라틴어인 Hospes에서 기인하였다. Hospes는 방문객 혹은 방문객을 맞이하는 사람이라는 뜻이다. '손님을 맞기 위한 숙소' 의미인 Hospitalia는 프랑스에서 Hospital로 변하였다. 영국에서는 14~15세기경 노인과 허약하고 어려운 사람을 위해 머무르게 하였는데 그러한 의미에서 영국에서는 아직도 병원을 Infirmary라고 한다. 16세기 이후에는 아프거나 다친 사람들에게 내과적, 외과적 치료를 하는 기관으로 정의하였다. Hospital은 Hospice, Hospitality, Host, Hostel, Hotel과 연관이 있다.

1) 우리나라

1885년에 서양 의료가 도입되어 광혜원, 광제원, 제중원 등 혜택을 베풀거나 구제하는 개념으로 하다가 20세기에 들어서 대한의원, 자혜의원 등이라고 하였고 이후에 병원(炳院)이라고 하였다.

2) 중국과 대만

병원을 의원(醫院)이라고 하며 일본에서는 우리나라와 같이 병원이라고 한다. 요즈음 의료와 병원의 기능이 다양해졌기에 의료조직(health care organization)이라고도 한다.

3) 세계보건기구

최소한 1명 이상의 의사가 지속적으로 근무하면서 입원환자를 위한 시설을 구비하고 진료와 간호를 하는 것이라고 정의하고 있다. 과거에는 사회적 기능을 포함한 의료조직의 불가결한 역할을 수행하는 기관으로서, 그 기능은 지역사회주민들에게 치료와 예방을 통합하는 총괄적인 의료를 서비스하고, 외래진료 활동에 있어서는 가족의 건강증진은 물론 가정환경 개선의 노력까지를 범주에 넣어 의료종사자들의 훈련과 생물-사회학적인 연구의 중심기관이라고 정의하기도 하였다.

(3) 병원의 분류

병원은 영리추구 여부, 교육기능, 설립주체, 입원기간 등에 따라서 여러 가지로 분류된다.

1) 영리추구 여부 따른 분류

의료는 비영리적 성격(non profit motive)을 갖는다. 그러므로 부가가치세가 면제된다. 현재 우리나라에서 개인병원을 제외한 각급 병원(「의료법인과 의료법」 제33조제2항 제4호에 따라 의료기관을 개설한 비영리법인)은 의료업을 할 때 영리를 추구하여서는 아니 된다(「의료법 시행령」 제20조).

① **영리병원**(for profit hospital) : 이윤추구를 목적으로 개인 또는 법인이 설립, 운영하는 병원을 의미한다. 개인 또는 법인이 이윤추구를 목적으로 운영하는 병원이다. 개인병원이나 영리법인이 개설한 병원에서 이익이 생기면 이를 가져갈 수 있다. 우리나

라에서 영리법인을 허용하자는 주장이 일고 있으나 아직까지 허용되지 않고 있다.

② **비영리병원**(not for profit hospital) : 종교기관, 비영리기관, 국가 등이 설립하여 운영에 필요한 정도의 병원비를 받는 것을 목표로 설립한 병원을 의미한다. 교회 또는 다른 비영리기관에 의해 운영되는 병원이다. 재단법인, 사회복지법인, 학교법인 등이 병원을 개설 운영할 수 있다.

2) 교육기능에 따른 분류

병원의 주 기능은 진료이지만 의료인을 키워내기 위해서는 병원에서 직접 환자를 진료해보면서 교육해야 한다.

① 의과대학생, 간호대학생 등의 임상교육(臨床教育, bedside teaching)은 직접 환자를 진료하면서 교육하여야 하기 때문이다. 의과대학생과 간호대학생 등의 임상교육과 전공의 수련을 위하여 병원은 필수불가결하다. 전공의 수련을 위한 장소로 병원은 필수적이다.

② 의학 · 한의학 및 치의학 등 의학계열이 있는 대학의 경우에는 부속시설 중 부속병원을 갖추어야 하지만 교육에 지장이 없는 범위 안에서 다른 병원에 위탁하여 실습할 수 있다(대학설립운영규정 제4조).

③ 보건복지부장관의 지정을 받아 전공의를 수련시키는 의료기관으로 수련병원(training hospital) 전문의 수련 및 자격인정 등에 관한 규정 제2조제4호에 의거하여 보건복지부장관의 지정을 받아 전공의를 수련)이 있다.

3) 설립주체에 따른 분류

병원설립의 주체가 누구냐에 따라 공공병원, 국공립병원, 사립병원으로 구분할 수 있다.

① **공공병원** : 정부투자기관, 특수법인 등 공공단체에서 설립, 운영하는 병원을 의미한다. 특별법에 의한 특수법인병원, 한국보훈복지의료공단에서 운영하는 보훈병원 등이 있다.

② **국공립병원**(public hospital) : 국민보건의 향상과 국민의료를 위하여 국가 또는 지방자치단체에서 설립, 운영하는 병원을 의미한다. 국립병원(국립의료원, 경찰병원 등), 시립병원, 도립병원, 보건의료원인 공립병원 등이 있다.

③ **사립병원**(Private Hospital) : 민간이 설립, 운영하는 병원이다. 학교법인, 재단법인, 사단법인, 사회복지법인, 의료법인 등 각종 법인이 설립 · 운영하는 법인병원과 의료인이 설립, 운영하는 개인병원으로 구분된다.

4) 입원기간에 따른 분류

입원기간에 따라 단기 병원과 장기요양병원으로 구분한다.

① **장기병원**(long term care hospital) : 일반적으로 90일 이상의 진료가 필요한 만성적인 신체적, 정신적 질환을 치료하기 위한 병원이다.

② **단기병원**(short term general hospital) : 일반적으로 30일에서 90일 이내의 중증의 급성질환이나 상해를 치료하기 위해 단기간의 진료를 하는 병원이다.

5) 의료법에 따른 분류

우리나라 의료법(제3조)에서는 병원을 크게 의원급 의료기관, 조산원, 병원급 의료기관, 종합병원, 상급종합병원, 전문병원, 요양병원 등으로 구분한다.

① **의원급 의료기관** : 의사, 치과의사 또는 한의사가 주로 외래환자를 대상으로 각각 그 의료행위를 하는 의료기관으로서 그 종류로는 의원, 치과의원, 한의원이 있으며 진료에 지장이 없는 시설을 갖추고 외래진료 업무를 수행하는 의료기관이다.

② **조산원** : 조산사가 조산과 임부, 해산부, 산욕부 및 신생아를 대상으로 보건활동과 교육, 상담을 하고 보건과 양호지도를 행하는 곳으로서 조산에 지장이 없는 시설을 갖춘 의료기관이다.

③ **병원급 의료기관** : 의사, 치과의사 또는 한의사가 각각 그 의료를 행하는 곳으로서 입원환자 30인 이상을 수용할 수 있는 시설을 갖추고, 주로 입원환자에 대하여 의료를 행할 목적으로 신설하는 의료기관, 다만 치과병원의 경우에는 그 입원환자의 제안을 받지 아니한다. 그 종류는 병원, 치과병원, 한방병원, 요양병원이다.

④ **종합병원** : 종합병원의 요건은 다음과 같다.

㉠ 100개 이상의 병상을 갖춰야 한다.

㉡ 100병상 이상 300병상 이하인 경우에는 내과, 외과, 소아청소년과, 산부인과 중 3개 진료과목, 영상의학과, 마취통증의학과와 진단검사의학과 또는 병리과를 포함한 7개 이상의 진료과목을 갖추고 각 진료과목마다 전속하는 전문의를 두어야 한다.

㉢ 300병상을 초과하는 경우에는 내과, 외과, 소아청소년과, 산부인과, 영상의학과, 마취통증의학과, 진단검사의학과, 또는 병리과, 정신과 및 치과를 포함한 9개 이상의 진료과목을 갖추고 각 진료과목마다 전속하는 전문의를 두어야 한다.

㉣ 종합병원은 필수진료과목 외에 필요하면 추가로 진료과목을 설치, 운영할 수 있다. 이 경우 필수진료과목 외에 진료과목에 대하여는 해당 의료기관에 전속

하지 아니한 전문의를 둘 수 있다.

⑤ **상급종합병원** : 보건복지부장관은 다음의 요건을 갖춘 종합병원 중에서 중증질환에 대하여 난이도가 높은 의료행위를 전문적으로 하는 종합병원은 상급종합병원으로 지정할 수 있다. 그 조건은 다음과 같다.

㉠ 보건복지부령으로 정하는 20개 이상의 진료과목을 갖추고 각 진료과목마다 전속하는 전문의를 두어야 한다.

㉡ 전문의가 되려는 자를 수련시키는 기관이어야 한다.

㉢ 보건복지부령으로 정하는 인력 · 시설 · 장비 등을 갖춰야 한다.

㉣ 질병군별 환자 구성비율이 보건복지부령으로 정하는 기준에 해당해야 한다.

⑥ **전문병원** : 보건복지부장관은 병원급 의료기관 중에서 특정 진료과목이나 특정 질환 등에 대하여 난이도가 높은 의료행위를 하는 병원을 전문병원으로 지정할 수 있다. 그 조건은 다음과 같다.

㉠ 특정 질환별 · 진료과목별 환자의 구성비율 등이 보건복지부령으로 정하는 기준에 해당되어야 한다.

㉡ 보건복지부령으로 정하는 수 이상의 진료과목을 갖추고 각 진료과목마다 전속하는 전문의를 두어야 한다.

⑦ **요양병원** : 의료법에서 의료기관 종별로 분류하는 의료기관이다. 주로 장기입원을 목적으로 운영되는 병원으로 입원료체감제와 입원료 등을 일반병원과 달리하여 장기입원이 용이하게 운영되는 의료기관으로 현재 전국에 병상수가 과잉상태에 있다.

6) 건강보험 요양급여 절차에 따른 분류

국민건강보험의 가입자 또는 피부양자가 요양급여를 받고자 할 때 준수해야 할 제도적 절차에 따른 분류방법이다.

① 국민건강보험법에 따르면 요양급여는 1단계 요양급여와 2단계 요양급여로 구분한다.

㉠ 1단계 요양급여는 「의료법」 제3조의4에 따른 상급종합병원(이하 '상급종합병원'이라 한다)을 제외한 요양기관에서 받는 요양급여(건강진단 또는 건강검진을 포함한다)이다.

㉡ 2단계 요양급여는 상급종합병원에서 받는 요양급여이다.

② 요양급여에 따라 상급종합병원과 요양기관으로 분류될 수 있다(「국민건강보험법」 제40조제2항 「국민건강보험법 시행규칙」 제8조).

7) 제공되는 의료서비스 기준에 따른 분류

의료서비스 기능에 따라서 일반병원과 특수병원으로 구분한다.

① **일반병원**(general hospital) : 다양한 환자들을 진단, 치료 외과적 수술을 하는 병원이다. 제한된 치료를 하는 경우는 제외된다.

② **종합병원 중의 특수병원**(specialty hospital) : 특정질환(정신병원, 결핵병원, 나병원), 특정장기(안과병원), 특정집단(어린이병원, 여성병원, 산재병원, 노인병원)을 대상으로 특수 서비스를 하는 병원을 의미한다.

③ 병원의 역할과 기능에 따라서 2차 진료병원과 3차 병원으로 구분하기도 한다.

8) 노인복지법에 따른 노인전문병원

「노인복지법」 제34조에서 노인전문병원은 주로 노인을 대상으로 의료를 행하는 시설이라고 정의하고 있다.

① 노인전문병원은 의료법에 의한 의료기관을 개설할 수 있는 자(치과의사와 조산사를 제외한)가 시 · 도지사의 허가를 받아 설치할 수 있다(제35조제2항).

② 노인전문병원의 관리 · 운영은 의료법의 규정을 준용하되 「의료법」 제3조제2항의 규정에 의한 의료기관 중 요양병원으로 본다고 규정하고 있다(제35조제4항).

③ 노인전문병원의 입소대상자는 노인성 질환으로 인하여 치료 및 요양을 필요한 자, 임종을 앞둔 환자이다.

9) 병원운영형태에 따른 분류

우리나라에서는 병원에 근무하는 의사들이 거의 대부분 봉급을 받는 전임의사들이다. 그러나 미국에서는 개원하는 의사들에게도 개방하여 자기 환자를 입원시키거나 수술을 하도록 하고 있는데 이런 병원을 개방형 병원(open hospital)이라고 한다.

① **지역사회병원**(community hospital) : 미국 연방정부에서 설립 운영하는 병원이 아니면서 단기간 일반 또는 전문진료를 하는 공공병원이다.

② **전문진료병원** : 어린이병원, 부인병원, 안과병원 등 전문진료를 한다. 평균 재원기간이 30일 이내인 요양병원도 지역사회병원에 해당할 수 있다.

10) 의료기관 종류구분 및 개정계획

현재 의료기관의 병상수를 기준으로 의원(30병상 미만), 병원(30병상 이상), 종합병원(100병상 이상)으로 구분하고, 종합병원 중 교육기능을 수행하는 대학병원급을 종합전문

요양기관으로 인정하는 4단계로 운영하고 있다.

① 정부는 앞으로 3단계(의원, 병원, 종합전문병원)로 조정하고 병원을 전문병원 · 요양병원 · 재활병원 등 다양한 기능을 중심으로 종별구분에 추가할 방침이다.

② 병원과 종합전문요양기관 사이에서 진료활동 기반이 위축되고 있는 종합병원을 기능 중심으로 재편성하여 경쟁력을 재고시키는 한편 의료서비스의 질적 수준도 향상시켜나갈 계획이다.

2. 병원조직의 기능과 역할

병원은 의원과 달리 입원환자를 진단하고 치료한다. 의원이 의뢰한 환자를 주 대상으로 하고 예방업무와 건강상담 등을 한다면 병원은 외래진료를 통한 입원진료이며 2차 진료와 3차 진료를 담당하고 있다.

현대적 의미의 병원은 의료센터기능, 즉 진단, 치료, 예방, 재활 등 여러 가지 활동을 종합적으로 하며, 재가진료, 호스피스케어, 장기진료, 요양병원, 통원수술 등 여러 가지 기능을 갖는다. 또한 연구기능, 즉 임상의학적 연구, 새로 개발된 약품의 임상시험(clinical trial)과 같이 의학적 연구를 하며 동시에 교육기능(연수교육, 전공의수련, 학생교육, 의사의 평생교육 등을 총괄적으로 담당)과 지역사회봉사의 기능을 갖는다. 병원의 기능 중에서 특히 공익성이 강조된다. 근래에 유럽을 중심으로 건강증진병원(health promoting hospital) 활동이 활발하다. 병원이 지역사회의 건강증진 활동의 중심이 되고자 하는 움직임이다.

(1) 단계별 진료

병원의 진료에는 단계별로 1차, 2차, 3차 진료로 나누어지며 다음과 같다.

1) 1차 진료(Primary Care)

환자가 의료서비스를 받고자 할 때 처음으로 진료받는 곳이다. 개원을 하는 일반의, 가정의, 일반내과의사 또는 소아청소년과 의사 등이 담당하며 진료 후에 필요하다고 판단되면 전문의에게 의뢰(referral)하게 된다.

2) 2차 진료(Secondary Care)

1차 진료를 담당하는 의사로부터 의뢰 또는 이송되어 해당분야의 전문의(specialist)가 진료하는 것을 의미한다. 1차 진료보다 더 전문적인 지식과 기술 그리고 장비를 요구한다.

3) 3차 진료(Tertiary Care)

전문화된 의료시설에서 고도로 복잡한 시술이나 최신의 치료 등 전문화된 진료이다. 분과전문의 혹은 세부전문의(sub specialist)가 담당하게 된다.

(2) 클리닉과 진료실

클리닉(clinic)은 환자에게 육체적 또는 정신적 문제에 대한 의료상담이나 치료서비스를 제공하는 장소를 의미한다. 상담소, 진료소라고도 하지만 우리나라에서는 의원을 클리닉이라고 하고 병원에서도 클리닉이라는 용어를 사용한다.

1) 서양에서 클리닉

소아청소년과, 외과, 정신과, 산부인과 등 의사의 지도감독 하에 외래환자를 대상으로 진료하는 병원의 행정단위를 의미한다. 우리나라에서 의원이라고 하는 의료기관을 서양에서는 의사의 진료실이라는 의미로 Dr's Office이라고 하는데, 의사가 병원이나 요양병원 등과 같이 각급 의료기관이 아닌 다른 곳에서 외래진료하는 곳이다.

2) 우리나라에서 클리닉

진료실을 클리닉이라고 하기 때문에 혼동하기 쉽다. 그러나 외래수술센터, 항암치료, 신장투석 등은 클리닉에 해당하지 않는다.

(3) 입원진료와 외래진료

환자의 상태와 질병의 경중에 따라 응급을 요하지 않는 통원환자들을 위하여 입원을 하지 않고 병원의 외래에서 하는 진료를 외래진료(ambulatory care)라 하며, 입원진료와 외래진료로 나누어지며 내용은 다음과 같다.

1) 입원진료

의학적 관찰, 진단, 수술, 치료, 간호 등을 하기 위하여 병원에 입원서비스(inpatient care)를 받도록 환자(inpatient)를 입원하여 진료한다.

2) 외래진료

병원의 외래(Out Patient Deparment : OPD)에서 하는 진료로 응급을 요하지 않는 통원환자들을 대상으로 진료한다.

(4) 통원수술과 외래수술

1) 통원수술

병원 또는 통원수술센터의 수술실, 방광경실, 내시경실, 심장도자실, 레이저실 등에 내원하여 하는 예약된 수술 또는 비수술적 처치이다. 이때 치과시술, 유산시술, 신경차단 등 가벼운 시술은 포함되지 않는다.

2) 외래수술

경중에 관계없이 병원에서 하룻밤을 보내지 않고 입원환자 수술실 또는 외래에서 하는 수술적 치료이다. 흔히 통원수술(ambulatory care)과 외래수술(outpatient surgery)을 같은 의미로 혼용하여 쓴다.

(5) 응급진료

위급한 환자를 즉각적으로 진료하기 위하여 24시간 응급의료센터를 운영한다. 위급한 환자나 외래진료 시간 이후에 발생하는 환자를 대상으로 한다.

(6) 단위기능별 업무

병원은 숙박업과 진료를 합해 놓은 것이라고 할 수 있다. 그렇기 때문에 진료는 물론 이를 지원하기 위한 행정업무, 간호업무 등이 필요하다.

1) 진료업무(Medical Care)

의사가 환자를 진찰하고 치료하는 업무이다.

2) 진료지원업무(Professional Service)

진료업무를 지원하기 위한 업무로 영양, 약품, 의무기록, 약제, 사회사업, 의료공학 등의 서비스이다.

3) 간호(Nursing Care)

드레싱하기, 대소변과 배뇨, 관장, 목욕, 피하 · 근육 · 정맥주사, 세척, 경비영양법(코를 통한 영양공급), 산소호흡, 붕대감기, 주사, 체온이나 맥박 · 혈압측정 등의 업무로 환자의 시중, 건강 및 복지의 증진을 하는 간호서비스이다.

4) 행정업무

기획, 감사, 총무, 인사, 재무, 보험, 홍보, 시설, 영선, 구매, 원무 등 환자를 진료하는데 있어서 필요한 각종 행정업무(administrative services)이다.

(7) 병원조직의 횡적 및 종적 분류

병원조직은 과업기능과 관리통제기능에 따라 각각 횡적조직과 종적조직으로 분류될 수 있다. 횡적 조직은 과업기능에 따라 분화되는데 그 부문은 임상진료(각 진료과와 간호부), 중앙진료(약제, 방사선, 임상검사, 특수검사, 영양, 재활치료), 관리사무(인사, 원무, 구매, 보험, 재무, 관리, 시설), 교육연구이다. 종적 조직은 관리통제기능에 따라 분화되는데 최고경영자, 중간관리자, 감독자, 일선관리자 등이 해당한다.

(8) 병원조직의 구성원

병원조직의 구성원은 의료인, 의료기사, 행정사무인력, 기술인력, 기능인력, 기타 전문인력이 있다. 병원조직의 구성원은 〈표 2-1〉과 같다.

〈표 2-1〉 병원조직의 구성원

의료인	의사, 간호사, 치과의사, 조산사, 한의사
의료기사 및 유사 인력	물리치료사, 치과위생사, 의무기록사, 영양사, 방사선사, 임상병리사, 작업치료사, 치과기공사, 언어치료사, 청각치료사, 사회복지사, 핵의학기사 등
행정사무인력	사무원, 사무보조원, 병원행정사, 행정관리자 등
기술인력	의공기사, 환경관리, 의료정보관리자, 기계·건축·전기, 통신기술자 등
기능인력	간호조무사, 경비, 청소, 요리, 세탁, 운전, 배식, 영안, 교환, 목공, 보일러공, 원예공, 비서, 주차장관리 등 기능·노무인력 등을 하는 기능 인력
기타 전문인력	물리학자, 심리학자, 법의학자 경영학자 등 특정 전문가

3. 병원업무의 특성

서비스는 일반적으로 눈으로 확인이 가능하고 만질 수 있는 유형재 및 재화와 대비되는 개념이다. 서비스의 종류가 다양하고 같은 종의 서비스 간에도 이질적인 요소가 있으며 사회발전과 과학기술의 고도화로 인해 새로운 종류의 서비스가 계속 개발되고 있다.

(1) 서비스를 정의하는 관점

학자들에 따라 다양한 의견을 제시하고 있다. Kotler는 서비스는 어느 한쪽 편이 상대편에게 제공하는 행위나 편익으로써 한 집단에게 제공할 수 있으며, 본질적으로는 서비스는 무형성을 가지기 때문에 서비스의 생산은 제품과 연결될 수도 있고 그렇지 않을 수도 있음을 정의하였다.

1) 의료서비스 분야

일반서비스와 달리 고도의 전문교육 과정을 거쳐 일정한 자격 또는 면허를 취득한 전문가들이 행하는 진료행위 과정 및 시스템이다. 여기서 진료행위는 병을 치료하는 행위로서 예방적 처치 및 이미 걸린 질병을 치료하는 행위이다. 또한 Andreasen은 의료서비스는 질병으로 인한 치료의 의미뿐만 아니라 만성적인 질병에 대한 예방을 포함하며, 이는 예방적 의료서비스와 치료적 의료서비스를 모두 포함한다고 하였다.

2) 병원의 의료서비스

의료의 본질적 행위인 진단, 진료(처방 및 투약)뿐만 아니라 의료행위로 인해 부가적으로 생성되는 의료외적 행위들을 개념화한 것이며, 사람을 수혜대상으로 하는 지적 전문업을 의미한다. 병원을 뜻하는 'Hosoital'의 어원이 'Hotel'과 동일한 어원에서 비롯된 것처럼 의료서비스도 고객의 욕구충족을 위한 유형, 무형의 활동을 제공하는 서비스 산업의 특징을 가지고 있다.

3) 병원에서 환자를 대상으로 하는 서비스

어느 곳보다도 인간 중심적이기에 서비스 질이 전적으로 직원들의 손에 달려 있다고 해도 과언이 아니다. 더구나 표준화가 힘들고 생산과 소비가 동시에 일어나며 소비자가 참여하는 상황에서 서비스 질을 직접적으로 통제하기는 매우 힘들다. 그러므로, 직원에게 자발적으로 서비스 질을 향상시키고 유지하겠다는 의식을 심어주는 것이 절대 필요하다.

① 소비자 지향적인 서비스 문화가 병원내부에 정착하게 되면 직원들은 직위 고하를 막론하고 서비스 질의 향상에 대한 기대감과 책임감을 가지게 되며, 자기 자신이 병원의 경영자이고 병원을 대표하는 존재라는 인식을 갖게 되므로 소비자에게 더욱 친절해지며 맡은바 직무를 성실히 수행하게 된다.

② 예기치 못한 상황이 발생해도 자신이 자발적으로 적극적으로 대응하여 문제를 해결하려고 애쓴다. 이런 것이 결국 서비스 병원의 수익성을 창출하게 되는 원동력이 된다.

(2) 기능적 · 조직적 특성

병원업무의 특성은 기능적인 특성과 조직적인 특성으로 나누어진다. 기능적 특성과 조직적인 특성의 내용을 정리하면 다음과 같다.

1) 기능적 특성

의료서비스의 비영리 및 공공재적인 특성으로 의료기관은 일반기업 보다 사회적인 관심이 집중되고 규제의 대상이 된다.

① 의료서비스는 특성상 대량생산이나 주문생산이 불가능하고 저장, 기계화 또는 자동화가 어려우며 서비스에 대한 품질관리가 어렵다.

② 의료행위는 고도의 전문성에 의한 판단과 인간적 행위를 통한 노동집약적 행위이며 더불어 각종 재료나 시설, 장비 등이 매우 다양하고 복잡하다.

③ 업무특성상 고도의 윤리성과 인간애를 필요로 하며 업무수행 과정이 응급을 요하는 상황에서 신속한 판단과 즉각적인 처리를 해야 할 경우가 많다.

④ 의료기관은 1일 24시간, 그리고 1년 365일 지속적인 진료를 제공해야 한다.

2) 조직적 특성

의료기관은 고도로 자본집약적이면서 노동집약적인 특성을 가지고 있다.

① 진료와 교육, 연구 등 다양한 운영목적을 가지고 있다.

② 사회봉사기관으로서의 공익성을 추구하는 반면 사업체로서 이윤추구를 해야 하므로 경영상 목적이 상충되는 측면이 있다.

③ 의료기관의 인력은 다양한 교육배경을 가진 전문인력들로 구성되어 있으며 면허나 자격을 보유한 인력이 중심이고 여성인력의 구성비가 높다.

④ 핵심구성원인 전문직들의 경우 상대적으로 자율성에 대한 요구가 크고 전문지식에 의거하여 판단하는 경향이 강하기 때문에 통제와 조정이 어려운 집단이다.

⑤ 조직체계와 의사결정 과정이 행정관리체계와 진료체계로 이원화되어 있어 갈등의 소지가 있다.

⑥ 다양한 직종들로 구성되어 있기 때문에 조직구조 간에 갈등요인이 상존하며 업무의 긴급성과 낮은 대체성으로 업무수행에 따른 스트레스의 강도가 높다.

⑦ 서비스 대상이 인간이고 사람에 따라 서비스 내용이 각기 다르기 때문에 서비스의 질을 평가하기가 용이하지 않아 조직구성원의 업적을 평가하기가 어렵다.

(3) 병원의 서비스

의료서비스는 진단, 치료 등의 의료행위로 인하여 부가적으로 생겨나는 외적 행위들에 대한 것으로 사람을 대상으로 한다. 병원에서는 다른 곳 보다 인간을 중심으로 서비스가 일어나기 때문에 직원들의 행동에 의하여 서비스의 질이 달라진다. 정형화된 서비스가 힘들고 생산과 동시에 소비가 이루어지며 소비자가 참여하는 상황에서 서비스가 이루어지기 때문에 서비스의 질을 직접적으로 통제하기가 어렵다. 그렇기 때문에 서비스의 질을 향상시키기 위해서는 직원을 교육시키고 직원 스스로 서비스마인드를 가져야 한다.

1) 서비스

사람에게 편리함을 제공하는 하나의 상품을 판매하는 것으로 일반적으로 유형재나 재화와는 내용면에서 대비되는 개념이다. 서비스의 종류는 매우 다양하고 같은 종류의 서비스 간에도 이질적인 요소가 있다. 사회발전과 과학의 발달은 인간의 욕구를 다양화시켰고 그에 맞추어 새로운 종류의 서비스가 계속 생겨나고 있다.

2) 서비스를 정의하는 관점

학자들에 따라 다르며 의료서비스 분야는 일반서비스와 달리 고도의 전문교육 과정을 거쳐 일정한 자격이나 면허를 취득한 전문가들이 행하는 예방이나 치료행위의 과정 및 시스템을 의미한다.

① 병원에서 환자 또는 보호자들은 의료서비스에 대해 친절한 쪽 또는 친절하지 않은 쪽으로 극한 감정을 지니고 있는 경우가 많다. 육체적, 정신적으로 힘들어 하며 불안해한다. 이러한 환자나 보호자를 돕고자 하는 마인드가 중요하며 이것은 의료서비스를 행하는데 있어서 매우 중요한 마음가짐이 될 것이다.

② 환자 혹은 보호자가 의료서비스에 대하여 만족하면 차후 병원에 내원할 경우 다른 병원으로 가지 않고 다시 방문할 것이다. 또한 다른 사람에게 해당 병원에 대한 친절한 이야기로 환자를 추천하는 등의 행위를 통하여 병원의 이미지를 상승시킬 수 있다. 이는 곧 병원의 수익창출로 이어지게 된다. 서비스 종류의 정의 설명은 〈표 2-2〉와 같다.

〈표 2-2〉 서비스 종류의 정의 설명

서비스 종류	서비스 종류의 정의 설명
Kotler의 서비스 정의	어느 한쪽이 상대에게 제공하는 행위나 편익으로 한 집단에게 제공할 수 있으며, 본질적으로 서비스는 무형성을 가지기 때문에 서비스의 생산은 제품과 관련 있을 수도 있고 그렇지 않을 수도 있다.
Andreasen의 의료서비스 정의	질병으로 인한 치료의 의미뿐만 아니라 만성적인 질병에 대한 예방을 포함하고 이는 예방적 의료서비스와 치료적 의료서비스를 포함한다.

3) 병원서비스 질의 구성요소

병원서비스(Service Quality)의 질은 〈표 2-3〉과 같이 요소에 의하여 결정된다.

〈표 2-3〉 병원서비스 질의 구성요소

유형물(tangibles)	병원시설이나 장비, 인쇄물 등이다.
능력(competence)	의료에 대한 고도의 서비스 제공에 필요한 지식과 기술의 확보 등이다.
예의(courtesy)	친절함, 공손함과 사려깊음, 존경심 같은 예의 등이다.
안전성(security)	위험이나 의구심으로부터의 해방 등이다.
접근성(access)	장소, 시간 등 의료서비스를 이용하기 수월해야 한다.
신뢰성(reliability)	약속된 의료서비스를 적절하고 믿을 수 있게 수행해야 한다.
반응성(responsiveness)	소비자를 미루지 않고 즉시 돕고자 하는 자세를 가져야 한다.
믿음(credibility)	솔직함과 진실성을 가져 믿음을 줄 수 있어야 한다.
커뮤니케이션(communication)	소비자와 원활한 의사소통이 이루어지고 정보를 제공하여 소비자의 요구에 귀기울여야 한다.
환자 중심의 마인드 (understanding the ustomer)	소비자의 마음이나 요구를 이해하고, 들어주기 위하여 노력하는 자세가 필요하다.

4) 병원서비스 문화의 과제

병원서비스의 질을 향상시키기 위해서는 경영자가 직원을 지속적으로 교육시켜 환자를 위한 서비스의 중요성을 알리고 병원서비스에 대한 명확한 사고방식이 확립되어야 할 것이다.

① 병원조직원 모두가 고객을 최우선시 해야 한다.

② 양질의 서비스를 제공한 조직원에게 적절한 보상을 하여 계속 양질의 서비스를 제공하게 하고 다른 사람은 본받는 문화가 병원전체에 정착하게 해야 한다.

4. 병원의 역사

우리나라의 근대병원은 19세기 말엽 조선이 외부세계에 문호를 개방하면서 서양의 의료제도를 도입하는 가운데 등장하여 현재와 같은 보건의료체계의 구축에 핵심적인 역할을 하였다. 그런데 그동안 경제발전을 비롯한 사회 각 부문의 변화와 함께 의학지식과 기술의 발전, 의료보험제도와 같은 사회보장체계의 도입 등 보건의료부문의 획기적인 변화로 인하여 병원의 조직구조나 사회적 기능역할 등에도 계속하여 변화를 요구하고 있다. 보건의료 전반에 대한 반성과 향후의 나아갈 방향제시를 위하여 병원 역사에 대한 종합적이고 체계적인 정리작업이 필요한 시점에 이르렀다.

(1) 병원의 발전

현대적 의미의 병원은 의학의 발달과 사회적 상황에 의하여 20세기 이후에 본격적으로 나타났고 병원은 고대문명 때부터 존재하였다. 고대에는 신전이 병원의 역할을 겸하였으며 로마시대에는 나환자, 맹인, 빈민 환자, 신체장애자를 위한 수용시설이 있었다.

1) 중세기

의료는 귀족의 특권이었으며 병원이 환자를 진료하고 치료하는 곳이라기보다는 고아, 노인, 불구자, 빈민을 수용하는 시설에 불과하였고 불결하며 혼잡하고 비위생적인 곳이었다.

① 문예부흥과 종교개혁이 일어난 후에 자선병원이 많이 설립되었다.
② 병원에서 의사가 진료를 하게 되면서부터 의료시설로서의 기능을 가지게 되었다.
③ 18세기 시민혁명과 산업혁명 이후에 평민과 노동자를 위한 의료시설이 많이 설립되었다.
④ 병원의 수가 급증함에 따라 환자의 간호를 잡역부가 담당하기도 하였다.

2) 19세기 중반

영국의 간호사 나이팅게일이 과학적 의료, 직업적 간호제도, 의료를 중심으로 한 병원관리, 인간적 간호 등을 주장한 계기로 근대적인 병원의 개념이 시작되었다.

① 소독, 마취법 등이 발견되어 외과적 수술법이 발전하여 부유계층도 병원을 이용하게 되었다.
② 19세기 말부터 20세기 과학의 발전은 의학의 발전에 크게 기여하였고 병원의 기능 또한 변하였다.
③ 내과, 외과, 세균학, 병리학, 생리학 등의 발전으로 임상검사기능이 생겨나고 X-선의 발전은 방사선검사를 가능하게 하였다. 이렇게 의학이 발전함에 따라 병원이 의학과 의료의 중심지가 되었다.

(2) 우리나라의 병원의 발전

고려시대에 국립기관으로서 의약과 치료를 담당하는 태의감이 있었고, 조선 전기에는 의료시설로서 제생원, 혜민국, 동서활인원 등이 있어서 왕실과 서민의 의료도 담당하였고 이들은 한방의료를 시행하는 시설이었다.

1) 한국 최초의 서양식 병원

1885년에 설치된 광혜원으로서 광혜원은 같은 해에 제중원으로 바뀌었고, 1904년에 세브란스병원으로 개편되었다. 1899년 최초의 관립의학교인 내부병원이 설립되어 내부 보시원, 광제원으로 불리다가 대한의원으로 이관되었다. 대한의원은 1910년에 총독부의원으로 개칭되었고, 1928년 경성제국대학 의학부 부속의원으로 개편되었다.

2) 일제강점기 시대

각 지방에 도립병원이 설립되었고 광복 이후에는 국립병원으로 국립의료원, 국립정신병원, 국립결핵병원, 국립나병원 등이 설립되었으며, 일반병원은 민간에 의하여 많이 설립되었다. 1909년 자혜의원이 운영되어 극빈자의 질병을 구제하였다. 처음에는 3개 지방에 설립되었고 다음해 10개 지방에 증설되었다. 그 뒤 시 · 도립 병원으로 발전하게 되었다.

02 진료서비스의 이해

1. 환자관리 서비스

병원은 환자에게 제공하는 서비스에는 외래환자관리 서비스, 입원환자관리 서비스, 응급환자관리 서비스, 선택진료 서비스, 의무기록발급 서비스 등이 있다. 외래환자는 병원에 입원하지 않고 방문하여 진료하는 환자이며, 입원환자는 병원에 입원하여 진료받는 환자이다. 응급의료조치가 필요한 환자, 저명한 의사에게 진료를 예약하고 진료받는 선택진료 그 밖에 행정관리 문서를 발급받는 서비스 등 그 요청방식에 따라 병원은 환자를 관리 및 특화된 서비스를 구성하여 제공하고 있다.

(1) 외래환자관리 서비스

외래환자가 병원을 방문하여 진료를 마치고 되돌아가기까지 환자를 위해 제공하는 서비스이다. 외래환자를 위한 업무의 개념, 외래진료의 절차, 외래환자의 유형 및 환자를 대하는 임무와 자격 등을 살펴본다.

1) 외래업무의 개념

외래환자의 진료와 관련된 진료수속과 진료절차에 대한 업무인 환자접수, 진료비 계산과 수납 및 환불, 안내 등에 관한 업무를 포함하며 일반외래, 특수외래, 건강검진 등이 있다.

의료보험적용을 받기 위해서는 1단계 진료기관인 병원 또는 의원에서 발급한 요양급여의뢰서나 건강진단, 건강검진결과서를 제출해야 한다. 진료를 받기 위해 내원한 외래환자를 대상으로 하는 업무의 주요 내용은 초진 · 재진환자 접수 및 변경, 수급자격관리, 수탁관리, 수납 및 환불업무, 안내 및 관리업무 등이다.

2) 외래진료의 절차

의료전달시스템에 의해 종합전문요양기관은 1단계 진료기관(병원 · 의원)에서 발급한 요양급여의뢰서(진료의뢰서)나 건강검진, 건강진단결과서를 제출해야 의료보험적용을 받을 수 있다. 외래진료의 절차는 [그림 2-1]과 같이 우선 진료신청서를 작성하고 제출하여 접수를 하고 해당하는 진료과에서 진료를 받은 뒤 그 대가로 진료비를 지불하는 것이다.

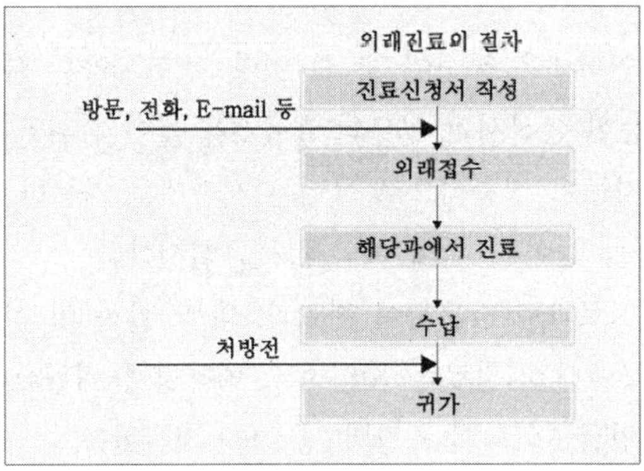

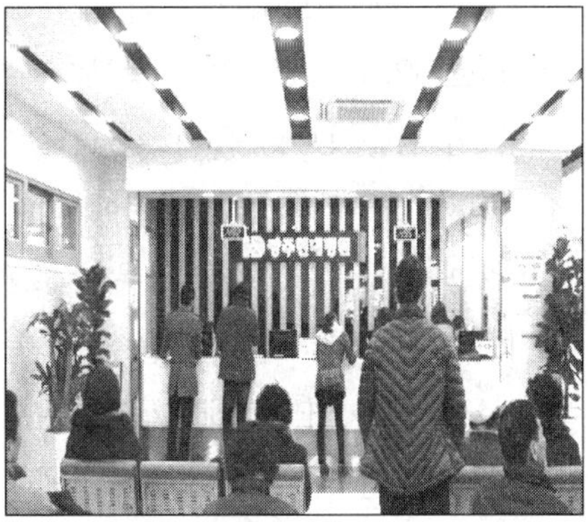

[그림 2-1] 외래진료의 절차

① **진료접수** : 진료를 받기 위해 진료접수를 하는데 있어서 재진내원인지 초진내원인지에 따라 다르다. 환자가 희망하는 진료과와 담당의사를 신청하고 진료신청에 따라서 진료과 및 의사, 진료일시를 정하고 진료에 필요한 수속을 한다.

㉠ 초진내원(진료과에 처음 진료받으러 온 환자)

ⓐ 창구직원은 진료수속방법 및 접수장소에 대하여 자세히 설명한다.

ⓑ 정해진 양식의 초진진료 신청서를 작성한다.

ⓒ 초진 진료신청서, 건강보험증, 진료전달체계에 관련된 서류를 받아둔다.

ⓓ 환자의 정보와 보험내역 등을 등록하고 진찰비 수납과 함께 진료예약증, 계산서, 진료카드 또는 스마트카드 등을 교부한다.

ⓔ 당일 진료가 힘들 때 초진환자는 진료예약증을 발급한다.

ⓕ 환자등록정보를 통해 의무기록과에서는 의무기록차트를 발급해 각 진료과로 보낸다.

ⓖ 진료접수가 끝난 환자는 진료과 외래대기실에서 대기하고 환자안내 전광판에 접수예약번호가 켜지면 각 진료실별 중간 대기실로 이동 후 안내에 따라 진료받는다.

㉡ 재진내원(진료과에 한번 이상 진료를 받은 환자)

ⓐ 일반적으로 재진환자는 예약접수를 하고 담당의사는 날짜를 정한다.

ⓑ 당일 접수할 시에는 진료카드, 건강보험증을 접수창구에 제출해야 한다.

ⓒ 보험자격사항을 확인하고 진찰료를 수납하고 진료예약증(진료비계산서 포함)을 교부한다.

ⓓ 의무기록과에서는 접수정보를 각 진료과로 의무기록차트를 보낸다.

ⓔ 수납을 완료하면 환자는 외래 진료대기실에서 대기 후 접수예약번호에 따라 진료를 받는다.

② **진료예약** : 진료예약은 방문, 전화, 인터넷을 통하여 할 수 있다. 진료예약은 환자들이 집중적으로 몰리는 시간을 가능한 분산시켜 업무의 효율성을 높이기 위한 것이다. 대부분의 의료기관에서는 환자들이 집중적으로 몰리는 시간대를 가능한 범위 내에서 분산시켜 업무의 효율성을 높이기 위해 예약제도를 실시한다.

㉠ 방문예약 : 환자 혹은 보호자가 진료과로 방문하여 진료과, 의사, 날짜 및 시간을 정한다. 외래원무과 수납창구에서 진찰료를 수납하고 예약일에 내원한다. 예약일 내원 시 건강보험증, 요양급여의뢰서(초진의 경우)를 지참한다.

㉡ 전화예약 : 전화예약센터에 전화하여 상담원과 환자질병에 적합한 진료과 및 주치의, 날짜 및 시간을 정한다. 예약 당일 30분 이전에 도착하여 외래원무과에 접수하고 외래내원 시 건강보험증, 요양급여의뢰서(초진의 경우)를 지참하여 원무과에 제시한다.

㉢ 인터넷예약 : 해당하는 병원의 홈페이지에 접속하여 환자 본인의 정보를 입력하여 회원 가입한 후 진료예약 화면을 선택하여 진료를 예약한다. 진료예약 화면을 선택한 후 접속한다. 예약 당일 30분 이전에 도착하여 외래원무과에 접수하고 외래 내원시 건강보험증, 요양급여의뢰서(초진의 경우)를 지참한다.

③ **진료** : 진찰 후 의사처방에 따라 검사, 투약, 시술 등이 시행되며 입원치료가 필요

한 경우는 해당 기관의 입원절차에 따른다.

④ **진료비 수납** : 원칙상 모든 수납창구에서 진료신청, 수납, 예약업무가 가능하도록 하고 전자의무기록에 의한 무서류(無書類 : on-slip)제로 운영한다. 진료 후 담당의는 환자의 처방과 예약에 관련된 정보를 입력한다. 진료 후 환자는 수납창구에 진료카드를 제시하면 직원은 담당의가 처방한 정보를 토대로 진료비 내역을 환자에게 알려준다. 진료비 수납 후 진료비 계산서를 교부한다. 그리고 약처방전을 발급하여 투약하도록 안내한다.

㉠ 국민건강보험의 수가산정에 근거하여 초진, 재진에 따라 일정비용을 계산하여 수납한다.

㉡ 기본원칙은 창구 일원화제(one stop service) 운영으로 모든 수납창구에서 진료신청 · 수납 · 예약업무가 가능하도록 하며, 전자의무기록(EMR)에 의한 무서류(無書類, on-slip)제로 운영한다.

㉢ 예약접수 후 환자는 지정된 진료일시 예약번호에 따라 진료를 받고, 진료 후 담당의사는 환자의 각종 처방과 예약 관련 정보를 입력한다.

㉣ 진료 후 환자는 수납창구에서 진료카드를 제시하고, 수납직원은 의사의 처방입력정보를 토대로 한 진료비 내역을 환자에게 알려준다.

㉤ 진료비 수납 후 진료비 계산서(약교환권, 진료예약증)를 교부한다.

㉥ 약처방전을 발행하여 원내처방 대상자는 병원약국을 통하여 원외처방 대상자는 원외처방전발행기(무인수납 겸용)로 약제처방전 2부를 발급 후 원외약국에서 투약하도록 안내한다.

3) 외래환자의 유형

병원을 내원하는 환자는 진료형태에 따라 외래환자, 입원환자, 응급환자로 나뉘고 내원유형에 따라 초진환자와 재진환자로 나누어진다. 그리고 보험급여의 적용에 따라서 일반환자, 산재보험환자, 공무상 요양환자, 의료급여환자, 건강보험환자, 자동차보험환자 등으로 구분된다.

① **일반환자** : 건강보험에 가입하지 않은 내국인, 외국인 또는 비급여대상자와 급여가 제한된 환자(「국민건강보험법」 제39조제1항에 의한 요양급여를 함에 있어 업무 또는 일상생활에 지장이 없는 질환 등 「국민건강보험법」 제48조에 의하여 급여가 제한된 환자)를 의미한다.

② **산재보험, 공무상 요양자** : 교직원 · 근로자 · 공무원이 사업장에서 공무 · 직무 · 업

무수행 중 그 공무수행에 있어서 발생한 재해 또는 부상을 입은 환자로 군인연금법, 공무원연금법, 사립학교 교직원 연금법이 적용될 시 공무상 요양환자로 보고 산업재해보상보험법 적용대상 업체일 경우는 산재보험환자가 된다.

③ **의료급여환자** : 의료급여환자는 다음의 내용에 해당하는 환자를 의미한다.

㉠ 국민기초생활보장법에 의한 수급자여야 한다.

㉡ 재해구호법에 의한 이재민이어야 한다.

㉢ 의사상자 예우에 관한 법률에 의한 의상자 및 의사자의 유족이어야 한다.

㉣ 입양촉진 및 절차에 관한 특례법에 의하여 국내에 입양된 18세 미만의 아동이어야 한다.

㉤ 독립유공자예우에 관한 법률 및 국가유공자 등 예우 및 지원에 관한 법률의 적용을 받고 있는 자와 그 가족으로서 국가보훈처장이 의료급여가 필요하다고 요청한 자 중 보건복지부장관이 의료급여가 필요하다고 인정한 자여야 한다.

㉥ 문화재보호법에 의하여 지정된 중요무형문화재의 보유자(명예보유자를 포함한다) 및 그 가족으로서 문화재청장이 의료급여가 필요하다고 요청한 자 중 보건복지부장관이 의료급여가 필요하다고 인정한 자여야 한다.

㉦ 북한이탈주민의 보호 및 정착지원에 관한 법률의 적용을 받고 있는 자와 그 가족으로서 보건복지부장관이 의료급여가 필요하다고 인정한 자여야 한다.

㉧ 광주민주화운동 관련자 보상 등에 관한 법률 제8조의 규정에 의하여 보상금 등을 받은 자와 그 가족으로서 보건복지부장관이 의료급여가 필요하다고 인정하는 자여야 한다.

㉨ 그 밖에 생활유지의 능력이 없거나 생활이 어려운 자로서 대통령령이 정하는 자여야 한다.

④ **건강보험환자** : 국민건강보험에 가입한 자 또는 피부양자로서 건강보험급여 대상인 환자를 의미한다.

⑤ **자동차보험환자** : 자동차손해배상보장법에 의한 책임보험 또는 종합보험에 가입된 차량 또는 여객자동차운수사업법에 의한 공제조합에 등록된 차량으로 인하여 부상을 당한 환자로서 자동차보험회사에서 지불보증을 한 환자이다.

4) 외래창구직원의 임무와 자격

외래창구직원은 병원을 찾는 외래환자들을 위해 다음과 같이 올바른 임무와 자격이 필요하다.

① **외래창구직원의 임무** : 외래는 내원객들과 맨 처음 접하는 곳이므로 병원의 창구직원은 병원의 첫인상을 좌우하는 중요한 위치로 볼 수 있다.

㉠ 창구직원은 인상이 좋고 밝은 얼굴로 내원객을 맞아야 한다. 또한 진료접수 및 수납 등의 업무를 신속하고 원활하게 처리해야 한다.

㉡ 병원의 전반적인 구조나 위치 등을 파악하여 내원객들에게 알려줄 수 있어야 하고 고객의 요구를 파악하고 고충처리나 상담 등의 능력도 중요한 임무 중 하나라고 할 수 있다.

㉢ 접점지역 민원발생 시 부서 중심의 신속한 처리가 필요함에 따라 환자의 고충과 불만을 최소화할 수 있도록 고충처리 등 환자상담 능력을 배양하는 것도 창구직원의 중요한 역할 중 하나이다.

② **외래창구직원의 자격** : 외래창구직원의 필요 자격으로는 성실, 밝은 성격과 표정, 서비스마인드, 보험사무능력, 전산처리능력이 있어 접수예약 및 수납 등의 업무를 원활하게 수행할 수 있어야 한다. 또한 몸과 마음이 불편한 환자와 보호자를 직접 응대하는 중요한 역할을 담당하기 때문에 원만한 대인관계는 물론 서비스마인드 함양을 통해 이를 적극 실천함으로써 기관의 고객만족 경영에 이바지할 수 있는 직원이어야 한다.

(2) 입원환자관리 서비스

입원진료는 외래 또는 응급실에 진료를 받은 환자가 입원이 필요하다고 의사가 생각하면, 환자 혹은 보호자에게 환자를 입원시킬 것을 권유하고 환자 혹은 보호자가 동의하면 입원하게 된다. 입원진료 결정을 받은 환자는 입원수속을 하고 배정받은 병실에 입원하여 진료를 받게 된다.

1) 입원절차

입원수속에서 병상진료, 퇴원수속까지 일련의 과정이다. 외래 또는 응급실에서 진료를 받은 환자가 입원진료가 필요하면 담당의사는 입원진료를 권유하고 환자가 동의하면 입원결정(전산입력 또는 입원결정서 발급)을 한다.

① **입원진료결정** : 환자는 입원수속창구에서 입원수속절차를 밟은 후 배정받은 병실에 환자가 입실하면 이때부터 입원진료가 시작된다. 입원절차는 [그림 2-2]와 같이 입원예약수속에서부터 입원하기까지 과정을 의미한다.

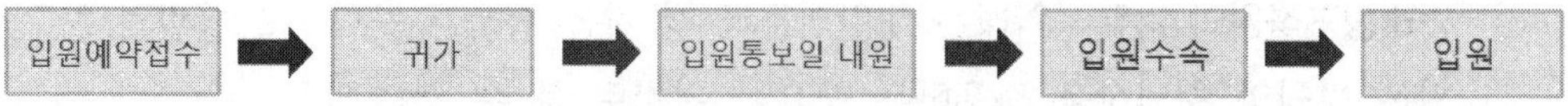
입원예약접수
귀가
입원통보일 내원
입원수속
입원

[그림 2-2] 병원입원 시 절차

② **입원결정** : 환자를 진료 후에 의사가 입원이 필요하다고 판단하면 환자의 동의하에 입원이 결정되고 입원결정서를 작성한다.

③ **입원예약** : 환자 중 의사가 입원치료가 필요하다고 인정한 환자에 대해서 병원측이 그 환자의 입원가능 일시를 미리 결정하는 것이다.

④ **입원수속** : 입원통보일에 병원을 방문하여 건강보험증, 진료카드를 제시하고 입원약정서를 작성하면 병실배정을 받는다.

⑤ **입원** : 입원수속을 마치면 배정된 병실에서 입원치료를 받게 된다.

⑥ **퇴원** : 의료기관을 떠나는 것을 의미한다. 퇴원지시를 받거나 환자의 희망에 의하여 퇴원을 할 수 있으며 퇴원이 결정되면 퇴원비를 수납하고 조제약과 주의사항을 확인한 후 귀가한다.

2) 입원수속

입원수속은 입원약정서 작성 및 선택진료 신청서를 작성한다.

① **입원약정서 작성** : 입원약정서는 환자가 입원수속 시에 꼭 작성하는 서식이다.

㉠ 환자가 입원하여 생활하면서 지켜야 할 의무사항이나 협조사항을 확인하고 서명하도록 구성되어 있다. 의료기관은 환자를 성실히 진료, 관리할 것을 약속하고 환자측은 진료비를 부담하겠다고 약속하는 일종의 진료계약서이다.

㉡ 입원약정서는 약정내용이 열거되어 있고 환자, 보호자, 연대보증인 난으로 각각 나누어져 있고 해당하는 인적사항을 기재하여 서명하도록 구성되어 있다.

㉢ 약정내용에는 보통 진료비 납부의 의무, 입원생활 중 귀중품 소지금지와 분실 시 책임문제, 의료진의 의학적 판단에 의한 정당한 지시에 협조하고 의료분쟁발생 시에 의료심사조정위원회에 조정신청협조, 소송 시에 관할 법원 등이 포함되고 해당하는 의료기관의 상황에 맞게 필요한 약정내용을 가감할 수 있다.

② **선택진료 신청서 작성** : 일부 의료기관에서 시행하던 지정진료제도의 운영근거인 [지정진료에 관한 규칙]이 의료법에 근거 없이 하위법령인 보건복지부령(제867호 1991. 3. 29)에 의해 운영됨에 따라 지정진료제도를 폐지하고 선택진료제도를 도입하게 되었다.

㉠ 선택진료는 의료법(법률 6157호 2000. 01. 12) 제37조2의 규정에 의거 환자 및 그 보호자가 병원급 이상 의료기관에서 선택진료 의사 등을 지정하여 진료를

받는 것이다. 이 규칙은 선택진료의 요청에 대해 추가비용을 징수할 수 있는 의사, 치과의사, 한의사의 자격요건 및 범위, 진료항목, 추가비용의 산정기준가, 기타 선택진료 실시에 관한 필요한 사항을 규정하고 있다. 선택진료제도의 주요골자는 다음과 같다.

㉡ 선택진료 의료기관의 장은 전문의 자격취득 후 10년이 경과한 의사, 면허취득 후 15년이 경과한 치과의사, 한의사, 대학병원의 조교수 이상인 의사 등이 80[%]의 범위 안에서 추가비용을 징수할 수 있는 의사 등을 지정하도록 한다.(규칙 제4조)

㉢ 선택진료 의료기관의 장이 추가비용을 징수할 수 있는 진료항목을 진찰·의학관리 및 마취 등 11개 항목으로 하고, 진찰의 경우 추가비용 금액을 국민건강보험법에 의하여 보건복지부장관이 고시하는 요양급여비용의 내역 중 진찰료의 55[%] 이내의 범위 안에서 의료기관의 장이 정하는 금액으로 추가비용의 진료항목 및 산정기준을 정한다(규칙 제5조제3항).

㉣ 선택진료 의료기관의 장은 추가비용을 징수하는 선택진료를 담당하는 의사 등의 명단 및 경력, 추가비용금액 등을 환자측이 쉽게 볼 수 있는 장소에 게시 또는 비치하도록 한다(규칙 제6조).

㉤ 환자측이 병원급 이상 의료기관에서 〈표 2-4〉에 해당하는 대상 의사를 선택하여 진료를 받거나 이를 변경 또는 해지하고자 하는 경우에는 신청서를 해당 의료기관의 장에게 제출하거나 통신매체를 이용하여 신청할 수 있도록 한다(규칙 제2조).

〈표 2-4〉 선택진료 대상 의사(보건복지부령 제174호)

① 전문의 자격취득 후 10년이 경과한 의사 또는 전문의로서 의사면허취득 후 15년이 경과한 의사
② 대학병원 또는 대학부속 한방병원의 조교수 이상자
③ 면허취득 후 15년이 경과한 치과의사 및 한의사
④ 선택 대상 의사 진료비는 보건복지부의 추가비용항목과 산정기준에 따라 환자가 전액 본인부담한다.

㉥ 위와 같이 환자가 선택진료를 원하면 의료기관에서는 선택진료비 산정의 근거를 확보하기 위하여 입원수속 시 소정의 선택진료 신청서를 받아서 환자편에 입원병동에 제출하도록 한다.

③ **입원수속 시 확인사항** : 입원수속 시 건강보험의료급여, 산업재해보상보험, 자동차손해배상법, 공무상요양급여 등의 대상자에 맞게 해당되는 보험증을 발급받아 수급자격을 확인해야 한다.

㉠ 해당 보험종별에 따라 급여할 수 없는 사항 혹은 비급여 상병을 진료하는 경우에는 해당 진료비의 전액을 환자가 부담한다.

㉡ 진료비 지불보증인과 사실관계인지 확인을 해야 한다.

㉢ 경제적 사정에 의하여 환자와 보호자가 진료비를 납부할 대책이 없지만 반드시 입원을 해야 하는 경우가 있기 때문에 채권확보를 위하여 제3자의 연대보증을 요구할 수 있다.

㉣ 연대지불보증 : 입원약정서 작성 시 환자 혹은 보호자가 진료비를 부담할 능력이 있으면 가급적 연대지불보증을 생략하고 지불보증을 받아야 한다.

ⓐ 진료비의 부담할 능력이 없는 경우 진료비의 채권행사를 위해서 연대지불보증을 요구하게 된다.

ⓑ 사람의 생명과 건강을 다루는 진료의 특성상 연대지불보증이 없다고 하여 진료를 거부할 수 없기 때문에 속히 입원이 필요할 경우 우선 입원시키고 입원 중에 연대지불보증을 보완하게 된다. 이러한 행위를 통하여 진료비 회수를 원활하게 하고 악성미수금의 발생을 최소화 할 수 있으며 진료비 회수를 원활하게 하는 적극적인 수단이다.

㉤ 상급병실 사용신청서 : 의료기관은 의료법령에 의하여 기본 입원료만을 받는 병실(일반병상)을 50[%] 이상을 운영하여야 한다.

ⓐ 일반병실(기준병상)보다 시설이나 비품 등이 우수한 병상을 상급병실이라고 한다.

ⓑ 환자가 상급병실에 입원하기를 원할 경우 의료기관은 상급병실료의 산정 근거를 위하여 해당하는 보험종별 일반 병실료와 해당 의료기관이 정한 상급병실료의 차액을 확인하고 서명한 상급병실 사용신청서를 받아야 한다.

㉥ 보험수급자격확인 : 환자의 보험종별에 따라 건강보험환자는 건강보험증, 의료급여환자는 의료급여증, 자동차보험 사고환자는 해당 보험회사의 지불보증, 산업재해환자는 요양급여신청서를 제출받아 해당 사항을 확인 후에 외래나 응급실에서 입력된 사항과 차이가 없는지 확인한다.

ⓐ 변경할 사항이 있을 경우 전산에 수정하여 입력한다.

ⓑ 건강보험환자나 의료급여환자는 진료의뢰서를 외래 혹은 응급실에 제출하였는지를 확인하여 제출하지 않았을 경우 의료전달체계의 취지에 맞게 진료를 받도록 안내해야 한다.

㉦ 비급여 대상의 상병확인 : 건강보험환자는 「국민건강보험법」 제29조제3항의 규정에 의하면 업무 또는 일상생활에 지장이 없는 질환이나 기타 보건복지병령에

서 정하는 사항은 요양급여의 대상에서 제외되는 사항(비급여 대상)이 있다.

ⓐ 외래나 응급실에서 의사가 비급여 대상을 진료하게 된다면 이를 환자측에 알려주고 입원결정 시에 비급여 대상을 표기해야 한다.

ⓑ 착오로 환자측이 비급여 대상 진료를 인지하지 못할 수도 있기 때문에 입원 수속 시 다음에 열거한 상병은 비급여 대상임을 설명하고 비급여 대상 진료는 일반(관형)수가로 진료비를 환자가 부담해야 됨을 알려주어야 한다.

ⓒ 비급여 대상은 생활을 하는데 지장이 없는 질환은 주근깨, 쌍거풀 수술 등인데 상세한 내역은 국민건강보험 요양급여의 기준에 관한 규칙 제9조제1항을 참조하면 된다.

3) 병실배정

입원환자가 발생하게 되면 병원은 다음과 같이 입원예약, 병실배정, 입원대기환자의 관리, 병실이동, 병실관리를 통해 최종적으로 환자에게 병실을 배정하게 된다.

① **입원예약** : 대부분의 환자들은 경제적인 사정으로 인하여 상급병실(1～2인실)보다 일반병실(기준병상)에 입원하기를 원한다.

㉠ 의료기관의 병실 중 일반병실은 50[%]를 조금 넘는 정도의 수준이고 병실가동률도 높은 실정이기 때문에 상급병실에 입원을 원하는 환자만 입원예약이 가능하고 일반병실에 입원을 원하는 환자는 입원예약을 하지 못하는 실정이다.

㉡ 대부분의 의료기관은 입원당일에 병실을 배정하고 환자에게 연락하여 내원하도록 통지하는 실정이다.

㉢ 환자는 입원날짜를 알지 못하고 통지가 올 때까지 기다려야 하는 불편함이 있다.

㉣ 입원예약이 전산화 되면 내과계 환자는 접수순서별로, 외과계 환자는 수술일정의 전일에 환자가 원하는 등급의 병실에 예약이 가능할 것이다.

② **병실배정** : 병실을 배정하는데 있어서 고려할 사항은 환자의 상태, 경중정도, 격리여부, 남녀노소, 진료과별 병실할당 등이 있다.

㉠ 병실을 운영하는데 있어서 진료의 효율성을 높이기 위하여 진료과별 병동 및 병실할당제, 병동전담제 등을 운영하기 때문에 진료의 효율성을 지나치게 강조하면 병상의 가동률이 저조하고, 반대로 병상의 가동률을 지나치게 강조하면 환자를 여러 병동에 분산하여 배정하게 되므로 담당의사의 회진과 간호사의 관리가 어려워진다.

㉡ 환자를 진료하는데 있어서의 효율성과 병상의 가동률을 생각하여 여러 요인들

을 충분히 파악하고 업무협조 등을 통하여 병동간호사와 공동의 목표로 긴밀한 업무협조를 받으면서 병상을 배정하여야 한다.

③ **입원대기환자의 관리** : 입원을 기다리는 환자의 입원약정서, 입원결정내용 중 필요한 부분을 전산에 입력하여 관리한다.

㉠ 입원대기상황을 진료과별, 입원결정일자별, 담당의사별로 열람이 가능하도록 관리하여야 한다.

㉡ 진료과 담당의사에게 매일 대기상황을 알려주어 환자가 입원예상일자 문의 등에 대비하여 참고자료로 쓰인다.

㉢ 입원을 기다리는 환자는 의사의 지시에 따라 진료 스케줄에 의한 수술, 정기적인 약물치료, 특수검사 등을 목적으로 입원예정일자가 미리 정해진 경우와 예정일자가 미리 정해지지 않고 병실의 사정에 의하여 입원을 기다리는 경우가 있다.

㉣ 입원예정일자가 정해진 환자의 경우 예정일자별로 관리하고 예정일자가 정해지지 않은 환자의 경우 진료과별, 입원결정 일자별로 관리하는 것이 바람직하다.

④ **병실이동** : 입원진료 중인 환자의 상태 등의 변화로 인하여 다른 진료과의 병동으로 이동하거나 입원수속 시에 병실의 사정으로 인하여 환자가 원하지 않는 등급의 병실에 입원하였다면 그 후 병실사정이 해결되어 본래의 원하는 등급의 병실로 이동시켜야 한다.

㉠ 환자의 상병상태에 따라 격리 또는 중환자실로 이동해야 하거나 그 반대로 격리실 또는 중환자실에서 환자의 상태가 호전되어 일반병실로 이동해야 하는 경우도 있다.

㉡ 병실을 옮겨야 하는 사유가 발생하면 병동의 간호사실에서 병실이동 신청을 입력하고 병실배정을 담당하는 자는 당일 퇴원환자의 빈 병상과 당일 입원할 환자를 고려하여 병상을 배정하고 입력한다.

㉢ 병동에서는 병상이동 화면을 보고 병실이 배정되면 바로 환자를 이동시키고 그 환자가 있던 병실에 다른 환자를 입원시킬 준비를 해야 한다.

⑤ **병실관리** : 입원환자에 맞도록 병실을 구분하여 관리 및 운영하는 것이 중요하다. 그 내용은 다음과 같다.

㉠ 병실의 구분 : 대부분의 의료기관은 국가 및 지방자치단체로부터 인가받은 허가병실과 실제 사용하고 있는 가동병실이 일치하지 않는다. 그렇기 때문에 병실수는 흔히 허가병실수와 가동병실수로 구분하여 표시한다.

ⓐ 병실은 그 병실을 사용할 환자에 따라 크기나 모양, 장비 등이 다르다. 성인

용 병상은 크기와 모양이 비교적으로 표준화되어 있고 안전을 위한 보호장치가 구비된 소아용 병상, 노인용 병상, 산모용 병상, 영아를 위한 배시넷 등이 있다.

ⓑ 환자의 질환에 따라 일반병실, 격리병실, 정신과병실, 재활병실, 중환자병실, 인큐베이터(미숙아 보육기) 등이 있고 1인용 병실과 다인용 병실로도 나누어진다.

㉡ 병실의 운영 : 각 의료기관의 상황에 따라 여러 가지 방법이 적용될 수 있다. 하지만 보통 진료과별 분리운영방법과 통합운영방법 또는 이 두 가지 방법을 혼합하여 운영하는 방법이 있다. 병실관리는 〈표 2-5〉와 같다.

〈표 2-5〉 병실관리

① 전동 및 전실	여러 가지 이유로 환자가 동일기관 내에서 이동하게 되는 경우 병동 간의 이동을 전동이라 하고(㉄ 외과 병동에서 정형외과 병동으로 이동), 같은 병동 내에서 병실만을 옮기는 경우를 (㉄ 같은 외과 병동 내에서 1인실에서 다인실로 이동) 전실이라 한다.
② 전원	대상자가 한 건강기관에서 다른 건강기관으로 옮기는 것으로 일단 해당 기관에서 퇴원절차를 밟은 후 다른 병원으로 이동하게 되며 이때 환자의 의무기록이나 영상치료(X-ray, 초음파, 컴퓨터촬영 등)도 함께 보내진다.
③ 가퇴원	휴일퇴원, 응급상황 발생 등 어떤 이유로 퇴원시점에 정확한 진료비 계산이 불가능한 경우 입원비, 진료비, 투약비, 검사비, 촬영비 등을 감안하여 보증금 형태로 일시 보관금을 내고 퇴원 후 다시 정산하는 것이다.

ⓐ 진료과별 분리운영방법 : 진료과별 상병군에 따라 병동별로 병실수를 할당하는 것이다. 전문간호사를 배치하고 필요한 설치를 갖추어 전문적인 진료서비스 제공과 의사의 회진도 용이하다. 이렇듯 진료의 효율성을 증진시킬 수 있는 장점이 있지만 진료과별로 입원대기환자의 수가 균형을 이루지 않고 치우쳐져 있을 경우 병상가동률이 저하될 수 있다.

ⓑ 통합운영방법 : 진료과별 상병을 고려하지 않고 모든 병실에 환자의 제한을 두지 않고 입원하게 하는 방법이다. 이 방법은 병실을 이용하기 편리하고 병실가동률을 높일 수 있지만 담당의사의 동선이 길어지고 간호사의 전문적인 간호가 어려울 수 있다.

ⓒ 진료과별 분리운영방법과 통합운영방법의 혼합 운영방법 : 각각의 방법의 단점을 보완하기 위해서 진료과별로 병실을 배정할 때는 진료과별로 재원환자수 분포, 진료환자수, 외래환자수, 진료수입 등의 진료실적을 고려하여 과별로 병실수를 할당해야 한다. 진료과별 분리운영을 기본으로 하더라도 빈 병실이 생길 경우와 진료상에 특별한 문제가 발생하지 않을 경우에 통합

운영방법을 병행하여 다른 진료과의 환자도 입원시키면 병실가동률의 저하를 막을 수 있다. 그 외에도 내과계, 외과계로 구분하여 병동을 할당, 운영하기도 한다. 또 다른 방법은 일부특정 진료과만 구분하여 병동을 할당하고 나머지 진료과는 병상을 혼합하여 운영하는 방법이 있다.

⑥ **퇴원** : 대상자가 하나의 관리단위에서 동일한 건강기관 내 또는 외부의 다른 단위로 이동하는 것을 의미하는데 일반적으로는 의료기관을 떠나 집으로 가는 것이다. 담당의사가 퇴원을 결정하면 간호사·직원의 안내에 따라 퇴원절차(퇴원비를 수납)를 하고 퇴원약과 주의사항을 확인하고 퇴원수속 후 귀가한다.

(3) 응급환자관리 서비스

급성질환, 사고 등에 의하여 신속한 응급처치를 행하여 생명을 보존하고 환자의 상태를 최단 시간 내에 회복시켜 치료나 수술, 재활의 효과를 높이는 목적을 지닌다. 응급의료통신망을 포함한 관련 기관과 유기적 협조체제를 갖추고 각종 응급상황에 신속히 대응한다. 응급실 내원환자는 응급진료 외의 목적으로 장시간 체류하여서는 안된다.

1) 응급환자

응급의료에 관한 법률 제2조에 의하면 응급환자는 질병, 분만, 각종 사고 및 재해로 인한 부상이나 그 밖의 위급한 상태로 인하여 즉시 필요한 응급처치를 받지 아니하면 생명을 보존할 수 없거나, 심신에 중대한 위해(危害)가 발생할 가능성이 있는 환자 또는 이에 준하는 사람으로서 보건복지부령으로 정하는 사람을 의미한다. 응급증상 및 이에 준하는 증상은 〈표 2-6〉과 같다.

〈표 2-6〉 응급증상 및 이에 준하는 증상

응급 증상	신경학적 응급증상	급성의식장애, 급성신경학적 이상, 구토, 의식장애 등의 증상이 있는 두부 손상이다.
	심혈관계 응급증상	심폐소생술이 필요한 증상, 급성 호흡곤란, 심장질환으로 인한 급성 흉통, 심계항진, 박동이상 및 쇼크이다.
	중독 및 대사장애	심한 탈수, 약물, 알콜 또는 기타 물질의 과다복용이나 중독, 급성대사장애(간부전, 신부전, 당뇨병 등)이다.
	외과적 응급증상	개복술을 요하는 급성복증(급성복막염, 장폐색증, 급성췌장염 등 중한 경우에 한함), 광범위한 화상(외부신체 표면적의 18[%] 이상), 관통상, 개방성, 다발성 골절 또는 대퇴부 척추의 골절, 사지를 절단할 우려가 있는 혈관손상, 지혈이 안되는 출혈, 급성 위장관 출혈이다.
	출혈	계속되는 각혈, 지혈이 안되는 출혈, 급성 위장관 출혈이다.

응급 증상	안과적 응급증상	화학물질에 의한 눈의 손상, 급성 시력손실이다.
	알러지	얼굴 부종을 동반한 알러지 반응이다.
	소아과적 응급증상	소아 경련성 장애이다.
	정신과적 응급증상	자신 또는 다른 사람을 해할 우려가 있는 정신장애이다.
응급증상에 준하는 증상	신경학적 응급증상	의식장애, 현훈(어지럼증)이다.
	심혈관계 응급증상	호흡곤란, 과호흡이다.
	외과적 응급증상	화상, 급성복증 포함한 배의 전반적인 이상증상, 골절, 외상 또는 탈골, 그 밖에 응급수술을 요하는 증상, 배뇨장애이다.
	출혈	혈관손상이다.
	소아과적 응급증상	소아 경련, 38[℃] 이상인 소아 고열(공휴일, 야간 등 의료서비스가 제공되기 어려운 때에 8세 이하의 소아에게 나타나는 증상이다.
	산부인과적 응급증상	분만 또는 성폭력으로 인하여 산부인과적 검사 또는 처치가 필요한 증상이다.
	이물에 의한 응급증상	귀, 눈, 코, 항문 등에 이물이 들어가 제거술이 필요한 환자이다.

2) 응급진료절차

응급실에 내원하는 환자는 응급실 접수를 하고 응급실 치료가 필요한지 여부에 대하여 먼저 진찰을 받게 된다. 진찰 및 검사결과에 따라 필요할 경우 다른 과의 의사에게 협진을 의뢰한다. 진찰결과 응급진료가 불필요하다고 판단되면 외래진료를 예약하거나 협진의 결과에 따라 귀가 혹은 다른 적절한 방법을 안내하도록 한다. 응급진료의 절차는 [그림 2-3]에 나타내었다.

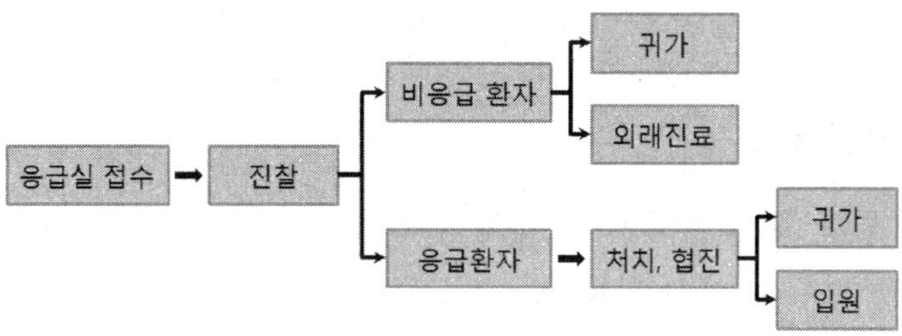

[그림 2-3] 응급진료절차

3) 진료원칙

응급진료의 방식은 다음 11가지 순으로 진료를 원칙으로 하고 있다.

① 환자가 내원하면 접수직원은 인적사항을 입력하고 진료카드를 배부한다.

② 입실 후 간호사에게 의무기록차트와 다른 병원에서 발행한 진료소견서 등을 제출하고 진료자는 환자의 상태를 체크하여 기록하고 당직의사에게 알린다.

③ 당직의사가 해당 환자를 진료한다. 필요할 경우 각종 검사와 투약, 처치를 하고 상급전공의나 전문의에게 의뢰한다.

④ 응급진료가 완료되었거나 응급하지 않은 환자, 외래진료가 가능한 환자는 귀가시킨다.

⑤ 의료진은 환자의 모든 진료기록을 양식에 맞추어 작성하며 정보화면에 해당 사항을 입력한다. 당직의사 혹은 의뢰받은 의사는 진료내용을 의무기록차트에 기록한다.

⑥ 응급의료 관리료 산정대상에 해당하는 응급증상은 응급의료에 관한 법률시행규칙 응급증상 및 이에 준하는 증상에 따른다.

⑦ 진료비 수납은 퇴원하는 시점에 응급실 원무과에 수납하고 퇴원수속을 한다.

⑧ 응급수술을 해야 하는 경우에는 입원수속 후에 시행하고 보호자가 없는 경우 당직의사와 원무직원이 협의하여 결정한다.

⑨ 진료 중 다른 병원으로 후송할 필요가 있는 경우 당직의사 혹은 원무직원은 이송예정 병원에 사전에 연락하여 수용 약속을 받는다.

⑩ 당직의사가 입원진료가 필요하다고 생각하면 입원의뢰서를 발부하여 등록하고 입원시킨다.

⑪ 환자가 해당 의료기관에 도착 전 사망한 경우에 당직의사는 사망을 확인하여 보호자에게 알리고 사체검안서를 작성한다. 원무과에서는 사체를 영안실로 옮긴다. 치료 중에 사망한 경우가 발생할 수 있는데, 당직의사는 사망을 확인하고 보호자에게 설명한 후에 사망진단서를 발행한다. 원무과에서는 사체를 영안실로 보낸다. 법적인 문제가 발생할 수 있는 경우에는 응급실장에게 보고한다.

(4) 선택진료 서비스

선택진료는 환자 혹은 그 보호자가 특정한 의사를 선택하고 진료를 받을 수 있게 하는 제도이다. 일부 의료기관에서 시행하던 지정진료제도의 운영근거인 '지정진료에 관한 규칙'이 의료법의 근거없이 하위법령인 보건복지부령에 의하여 운영됨에 따라서 지정진료제도를 폐지하고 선택진료제도를 도입하였다.

1) 선택진료 대상 의사

〈표 2-7〉과 같이 선택진료 대상이 되는 의사는 선택진료에 관한 규칙의 제4조에 의한다.

〈표 2-7〉 선택진료 대상 의사

① 면허취득 후 15년이 경과한 치과의사 및 한의사 ② 전문의 자격인정을 받은 후 10년이 경과한 의사 ③ 전문의 자격인정을 받은 후 5년이 경과하고 대학병원, 대학부속 치과병원 또는 대학부속 한방병원의 조교수 이상인 의사 등 ④ 면허취득 후 10년이 경과하고 대학병원 또는 대학부속 치과병원의 조교수 이상인 치과의사 ⑤ 진료는 하지 아니하고 교육, 연구에만 종사한 자와 6개월 이상의 연수 또는 유학 등으로 부재 중인 자는 제외로 한다.

2) 선택진료의 요청

「의료법」 제46조제1항 및 제2항에 따라 환자 또는 그 보호자가 종합병원 · 병원 · 치과병원 · 한방병원(국립병원 한방진료부를 포함한다) 또는 요양병원의 특정한 의사 · 치과의사 또는 한의사를 선택하여 진료를 요청하거나 그 변경 또는 해지를 요청하는 경우에는 신청서를 선택진료 의료기관의 장에게 제출하거나 전화 등 통신매체를 이용하여 그 신청을 하여야 한다.

3) 선택진료 의료기관의 의무

선택진료 의료기관의 장은 〈표 2-8〉과 같은 다음의 사항을 기재한 안내문을 선택진료 신청서와 접수창구 등 환자 또는 그 보호자가 쉽게 볼 수 있는 장소에 게시 또는 비치하여야 한다.

〈표 2-8〉 안내문에 기재할 사항

① 진료과목별로 추가비용을 징수할 수 있는 선택진료를 담당하는 의사 등과 추가 비용을 징수하지 아니하는 의사등의 명단 및 진료시간표 ② 추가비용을 징수할 수 있는 선택진료를 담당하는 의사 등의 경력 · 세부 전문분야 등 환자 또는 그 보호자가 특정한 의사 등을 선택할 수 있는 정보 ③ 추가비용을 징수하고자 하는 선택진료의 항목과 추가비용의 산정기준에 의하여 산출된 금액 ④ 환자 또는 그 보호자가 제2조제1호 및 제2호에 따라 제출한 신청서의 사본을 요청하는 경우에는 선택진료 의료기관의 장은 사본을 발급해 주어야 한다.

(5) 의무기록사본발급

의무기록사본발급 요청자는 「의료법」 제21조와 보건복지부 진료기록사본발급지침에 의거하여 의료인의 상담이 추가로 필요하지 않은 경우 별도의 진찰료를 납부하지 아니하고, 사본발급비용의 실비만을 부담하여 의무기록사본을 발급받을 수 있다.

1) 사본발급에 필요한 서류

사본발급에 필요한 서류로는 사진이 부착되고 신분을 증명할 수 있는 운전면허증 또는 주민등록증이나 그 사본, 친족관계증명서, 자필서명이 있는 동의서나 위임장이 있다.

① 친족관계증명서는 친족관계를 입증하고 관계에 대하여 명시되어 있어야 하므로 건강보험증은 해당되지 않고 3개월 이내에 발급받은 것만 인정한다.

② 동의서와 위임장은 사본을 발급받는 범위를 구체적으로 명기하여야 한다. 또한 도장이나 지장은 인정되지 않으므로 자필서명을 하여야 한다.

③ 사본발급을 위해서는 신청자에 따라 필요한 서류가 〈표 2-9〉와 같이 각각 다르다.

〈표 2-9〉 신청자별 필요 서류

신청자	필요한 서류
환자 본인	사진이 있는 신분증
친족 (배우자, 직계존속, 직계비속, 배우자의 직계존속)	① 신청자의 신분증 또는 사본 ② 친족관계증명서(가족관계서류, 주민등록등본 등 친족임을 입증할 수 있는 서류) ③ 환자가 자필서명한 동의서 ④ 환자의 신분증 사본 ⑤ 형제·자매는 환자의 대리인 기준으로만 발급 가능(친족 기준에 해당 안됨)
환자 대리인 (형제·자매·보험회사 등)	① 신청자의 신분증 또는 사본 ② 환자가 자필서명한 동의서 ③ 환자가 자필서명한 위임장 ④ 환자의 신분증 사본

④ 사망, 의식불명 등 환자의 동의를 받을 수 없거나 미성년자인 경우는 〈표 2-10〉에 해당될 때이다.

〈표 2-10〉 환자의 동의를 받을 수 없거나 미성년자인 경우

구 분	필요한 서류
환자가 사망한 경우	① 신청자의 신분증 또는 사본 ② 가족관계증명서, 주민등록등본 등 친족관계를 확인할 수 있는 서류 ③ 가족관계증명서, 제적등본, 사망진단서 등 사망사실을 확인할 수 있는 서류
환자가 의식불명 또는 의식불명은 아니지만 중증의 질환·부상으로 자필서명을 할 수 없는 경우	① 신청자의 신분증 또는 사본 ② 가족관계증명서, 주민등록등본 등 친족관계를 확인할 수 있는 서류 ③ 환자가 의식불명 또는 중증의 질환·부상으로 자필서명을 할 수 없음을 확인할 수 있는 진단서
환자가 행방불명인 경우	① 신청자의 신분증 또는 사본 ② 가족관계증명서, 주민등록등본 등 친족관계를 확인할 수 있는 서류 ③ 주민등록등본, 법원의 실종선고결정문 사본 등 행방불명 사실을 확인할 수 있는 서류
환자가 의사무능력자인 경우	① 신청자의 신분증 또는 사본 ② 가족관계증명서, 주민등록등본 등 친족관계를 확인할 수 있는 서류 ③ 법원의 금치산선고결정문 사본 또는 의사무능력자임을 증명하는 정신과 전문의의 진단서

⑤ 미성년자인 경우에는 법정 대리인이 대신할 수 있다(표 2-11).

〈표 2-11〉 미성년자인 경우

신청인	환자 연령	구비서류
환자 본인	만 17세 이상(주민등록증 발급자)	본인의 신분증 또는 사본
	만 14세 이상~만 17세 미만 (주민등록증 미발급자)	학생증(강제규정은 아님)
	만 14세 미만	① 부모님 신분증 또는 사본 ② 가족관계서류
환자 친족 (배우자, 직계존속, 직계비속, 배우자의 직계존속)	만 17세 이상(주민등록증 발급자)	① 환자의 신분증 또는 사본 ② 신청자의 신분증 또는 사본 ③ 환자가 자필서명한 동의서 ④ 친족관계증명서
	만 14세 이상~만 17세 미만 (주민등록증 미발급자)	① 환자 본인의 학생증(강제 규정 아님) ② 신청자의 신분증 또는 사본 ③ 환자가 자필서명한 동의서 ④ 친족관계증명서
	만 14세 미만	① 부모님 신분증 또는 사본 ② 가족관계서류
환자 대리인 (형제·자매, 보험회사 등)	만 17세 이상(주민등록증 발급자)	① 환자 본인의 신분증 또는 사본 ② 신청자의 신분증 또는 사본 ③ 환자가 자필서명한 동의서 ④ 환자가 자필서명한 위임장
	만 14세 이상~만 17세 미만 (주민등록증 미발급자)	① 환자 본인의 학생증(강제 규정은 아님) ② 신청자의 신분증 또는 사본 ③ 환자가 자필서명한 동의서 ④ 환자가 자필서명한 위임장
	만 14세 미만	① 부모님 신분증 또는 사본 ② 신청자의 신분증 또는 사본 ③ 부모님이 자필서명한 동의서 ④ 부모님이 자필서명한 위임장 ⑤ 가족관계서류(부모임을 확인할 수 있는 서류)

2. 진료서비스

진료서비스는 일반적으로 여러 분야의 전문의를 만나 진단 및 처방을 하는 진료서비스이다. 현대에는 그 종류가 세분화되어 내과, 외과, 비뇨기과, 산부인과, 피부과, 신경과, 이비인후과, 재활의학과, 소아청소년과, 정신건강의학과, 치과 등이 있다.

(1) 내 과

장의 기관에 생긴 병을 외과적 수술 없이 고치는 의술의 한 부문이다. 그러나 편의상 현재 대한내과학회에서는 9개의 분과로 영역을 나누고 있다. 그 9개 분과는 소화기내과, 순환기내과, 호흡기내과, 내분비내과(내분비내사내과), 신장내과, 혈액종양내과, 감염내과, 알레르기내과, 류마티스내과이다. 대학병원, 종합병원 등에서는 이 구분을 더 세분화하여 진료하고 있다. 내과에서는 소화기 내시경이나 심도자술 같은 기술도 있지만 주로 약물치료를 한다.

흔히 외과에 비교되어 수술적 요법을 사용하지 않고 약물치료와 질환을 진단, 치료하는 것이지만 오늘날에는 내과에서도 수술적인 치료를 직접 수행함으로써 구분이 다소 퇴색되었다. 내과는 의료영역에서 가장 근간이 되고 범위가 넓으며 과거로부터 이어져 왔던 분야이다. 내과가 담당하는 신체부위는 머리부터 발끝까지로 그 영역을 정확히 나누는 것은 불가능하다.

1) 소화기내과

소화기는 음식물의 소화와 흡수, 체내에 저장 및 주요 생체활성물질을 합성하고 독소제거, 배설 등 생명유지에 필수적인 역할을 담당한다. 소화기내과는 소화기질환을 간 클리닉, 변비 클리닉, 위암 클리닉, 장 클리닉, 췌담도 클리닉 및 치료내시경 클리닉(그림 2-4)으로 소화불량증, 과민성장증후군, 변비 등의 소화관의 기능성 질환 또한, 간클리닉은 간염간경변증과 간암 등의 만성간질환 환자를 치료한다.

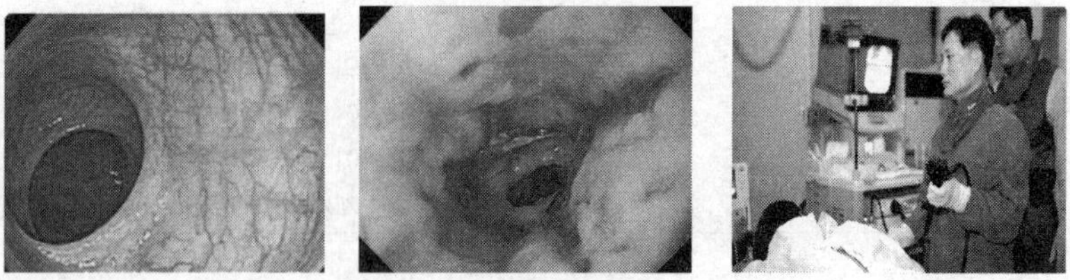

(a) 내시경 사진 (b) 역류성 식도염 (c) 내시경

[그림 2-4] 소화기내과

소화기내과에서는 〈표 2-12〉와 같이 식도, 위, 소장, 대장질환, 간질환, 췌장 및 담낭질환 등 각종 소화기질환에 대해 전문적인 진료 및 치료를 담당하고 있다.

〈표 2-12〉 소화기내과에서 진료하는 질병

지방간, 토혈, 설사, 소장암, 장출혈, 췌장암, 간염, 직장용종, 염증성장질환, 간암, 위배출장애, 위염, 간경화, 위궤양, 소화불량, 십이지장염, 간경변, 알코올성간질환, 담석, 과민성장증후군, 대장용종, 역류성식도협착, 소화성궤양, 위용종, 위암, 위림프종, 십이지장염, 십이지장궤양, 담석, 담낭염, 담낭암, 담관담석, 담관염, 양성담관협착, 담관암, 췌장염, 장염, 장폐쇄, 대장게실, 장결핵, 대장암, 직장암, 전이성 간암, 간문부 담관암, 담낭용종, 담낭결석, 바터 팽대부 암, 전격성 간염, 간내 담석, 항문누공, 대장의 양성 종양, 게실염, 췌장 전이암, 급성 충수염, 급성 담낭염, 아메바성 간농양, 변비, 변실금, 간성 뇌병증, 장중첩증, 과민성 대장증후군, 식도의 평활근종, 석회화 담낭, 화농성 간농양, 경화성 담관염, 급성 B형 간염, 급성 C형 간염, 일차성 담즙성 간경화증, 버드-키아리증후군, 만성담낭염, 대장염, 식도정맥류, 식도염, 위정맥류, 위장관출혈, 헬리코박터균 감염, 혈관종(간), 간신증후군, 장유착, 복막염, 문맥색전증, 항문 및 직장의 궤양, 소장의 혈관장애, 바이러스성 장염, 복수, 반티증후군, 바렛식도, 카롤리병, 셀리악병, 간디스토마, 덤핑증후군, 소화불량, 핵황달, 말로리바이스증후군, 항문소양증, 가막성대장염, 단장증후군, 간의 양성 신생물, 위장관 기질적 종양, 담도폐쇄, 간 이식 후 상태, 크론병, 만성위염, 복부통증, 구토, 급성췌장염, 만성췌장염, 위식도 역류성 질환, 총담관낭, 급성 A형 간염, 급성 바이러스성 간염, 진행된 위암, 자가면역성 간염, 총담관 결석, 만성 B형 간염, 만성 C형 간염, 조기위암, 지방간, 위선종, 소장암, 대장용종, 독성 간염, 궤양성 대장염, 간농양, 급성위장염, 위장관 결핵, 직장의 양성 종양, 치핵, 항문 열구, 항문주위 농양, 위말트 림프종, 이소성 췌장, 이질 아메바증, 식도이완불능증, 직장 유암종, 위유암종, 담낭선근종증, 비장암, 충수암, 항문암, 간세포성 암종, 식도암, 메켈게실, 장출혈성 대장균감염증, 파라티푸스, 흡수장애 증후군, 복강내 출혈, 기능성 위장장애

2) 순환기내과(심장내과)

Cardio는 심장으로, 심장 및 혈관에 관계된 질환 모두를 아울러 진료하는 특성화된 내과의 한 분야이다. 심근경색, 심실성 부정맥 등의 질환에 대하여 일차적 진료하며, 심장이식 환자의 수술 후 관리를 포함하여 심장과 주요 혈관과 관련된 질환(관상동맥질환, 동맥경화, 고혈압, 심부전, 심근증, 심낭염, 감염성 심내막염, 판막질환, 부정맥, 폐동맥고혈압, 고지혈증, 성인 선천성 심질환, 혈관질환)을 전반적으로 다루고 있다. 여러 심혈관 질환과 관련된 증상의 원인이 발견될 경우, 약물치료, 식생활의 변화, 운동요법 및 중재시술을 직접 시행하여 질환을 치료한다.

① 소화기내과는 기능성 위장장애, 소화성 궤양, 췌장염 및 담석, 간염, 위암, 대장암, 직장암, 간암 등 한국인에게 가장 많은 질환인 소화기 계통의 질환이 치료대상이다.

㉠ 상부 위장관내시경, 대장내시경, 췌담관조영술 등을 시행하고 각종 병리검사, 초음파검사, CT, MRI 등의 첨단장비를 활용하여 소화기질환 여부를 진단할 뿐 아니라, 위·십이지장궤양 출혈, 위·식도정맥류 출혈 등에서의 지혈술, 용종과 조기암의 절제술, 췌담관결석 제거 및 배액술 등 고도의 전문적 치료내시경술도 시행하고 있다.

㉡ B형 또는 C형 간염, 알콜성간질환, 간경변 등의 만성간질환과 간암의 조기진단에 역점을 두고 있으며, 간암치료로 간동맥색전술, 에타놀주입법, 고주파치료법

등 최신 치료기법을 활용하여 우수한 치료성적을 올리고 있다.

② 순환기내과(Cardiology : C)에서 치료하는 항목에는 관동맥질환, 심장판막질환, 부정맥, 심부전, 소화성궤양(위궤양, 십이지장궤양, 과민성장증후군 대장용종, 식도운동 이상질환 등이 있다. 순환기내과는 심장 및 혈관질환에 대한 질병을 진단하고 치료하는 내과로 외래 및 입원환자 진료 외에 심장중환자실, 심도자실, 운동부하검사실, 24시간 생활심전도 검사실, 심전도실, 심초음파 검사실을 운영하고 있다.

③ 최근 생활양식의 서구화와 고령인구의 증가로 인해 심혈관계질환이 급증하는 추세이다. [그림 2-5]와 같이 눈부신 의학의 발전에 힘입어 심혈관계질환의 진단 및 치료법이 보다 다양해지고 빠르게 세분화되어 가고 있다.

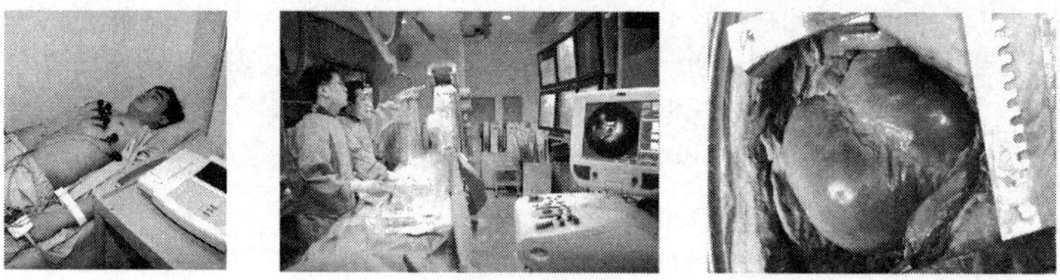

(a) 심전도 검사 (b) 심도자 검사 (c) 심장

[그림 2-5] 순환기내과

④ 순환기내과는 〈표 2-13〉과 같이 심장과 혈관에 관계된 질환을 진료하는 내과의 한 분야이다. 진료하는 질병은 관상동맥질환, 심장판막질환, 부정맥, 혈관질환, 심근병증 등이 있다.

〈표 2-13〉 순환기내과에서 진료하는 질병

고혈압, 확장성심근병증, 고지혈증, 동맥경화증, 안정형협심증, 폐동맥고혈압, 변이형협심증, 급성심근경색증, 승모판막협착증, 승모판막폐쇄부전, 심실상성부정맥, 대동맥판막협착증, 대동맥판막폐쇄부전, 심내막염, 심실성부정맥, 심방세동, 동맥경화성만성동맥폐색질환, 불안정성협심증, 승모판막탈출증, 폐쇄성 혈전혈관염, 교착성심낭염, 급성심근염, 제한성 심근병증, 급성심낭염, 심부전, 성인선천성심장질환, 심장이식 후 관리 흉통, 전도장애, 부정맥, 심장판막질환, 울혈성 심부전, 심근병증, 대동맥박리, 대동맥류, 심방세동, 고혈압, 이상지질혈증, 대동맥협착, 심근염, 급성심근경색증, 심낭 압전, 심근경색증, 불안정형 협심증, 심실세동, 심실빈맥, 대동맥판막 기능부전, 대동맥 판막협착, 서맥, 심내막염, 저혈압, 승모판 기능부전, 승모판협착, 심계항진, 심장막[심낭] 삼출액, 심낭염, 폐성 고혈압, 동기능부전증후군, 심장신경성실신, 발작성상심실성빈맥, WPW 증후군, 협심증, 허혈성 심질환, 다까야수 혈관염, 부르가다 증후군, 난원공 개존증, 심방조동, 급성관동맥 증후군 등

3) 호흡기내과

호흡기계를 구성하는 주요 장기인 기관지, 폐실질, 폐혈관 그리고 흉막의 질환들을 치료하고 연구하는 내과의 한 분과이다. 호흡기내과를 찾는 환자는 주로 감기증상, 만성적인 기침 및 가래, 운동성 호흡곤란, 숨을 들이마실 때 발생하는 흉통 등의 증상을 보인다.

① 주요호흡기질환으로 폐암 및 호흡기에 발생하는 악성종양, 폐렴이나 폐결핵 등의 감염성 질환, 폐기종, 만성기관지염 등의 만성폐쇄성폐질환, 폐섬유화증과 같은 간질성 폐질환, 폐색전증, 기흉 및 흉수 등을 진료한다.

② 호흡기내과는 호흡기관을 구성하는 주요 장기인 기도, 폐실질, 폐혈관, 흉막[*] 및 흉벽에 발생하는 질환들을 진단하고 그 장기에 생길 수 있는 여러 질환인 감기, 폐암, 결핵, 기도질환(천식, 만성폐쇄성폐질환), 간질성폐질환, 폐렴, 폐색전증[**] 등을 진료하고 연구하는 내과의 한 분과이다.

③ 내과의 중요한 분과로서 대부분의 종합병원에서 개설되어 있다. 과거 광부들에게 생기던 규폐증, 석면노출에 따른 중피종 같은 직업병도 호흡기내과에서 주로 담당했었고, 현대에는 폐암, 중환자 의학, 수면 의학, 만성폐쇄성폐질환 등 흡연으로 인한 질환이 주요 질환이 되고 있으며, 따라서 흡연율을 줄이기 위해 호흡기내과 차원에서도 많은 노력을 기울이고 있다.

④ 각종 호흡기 알레르기 질환의 예방을 위한 금연교육, 호흡재활치료, 천식환자에 대한 교육, 흡입치료에 대한 복약지도 등을 시행하고 있으며, 기존의 치료방법으로 치료가 불가능한 환자에 대한 폐이식시술을 위한 환자등록도 진행하고 있으며, 각 질환에서의 새로운 진단 및 치료를 위한 연구활동에도 최선을 다하고 있다.

⑤ 호흡기내과에서 치료하는 항목에는 감기, 독감, 폐암, 폐렴, 결핵, 천식, 수면무호흡증, 만성폐쇄성폐질환, 폐종양, 급성호흡부전증후군, 기관지천식, 운동유발성 천식, 직업성 천식, 과민성폐렴 등의 호흡기 알레르기 질환 및 수면무호흡증, 코골이 등 여러 가지 수면장애에 대한 진료 및 치료를 담당하고 있다(그림 2-6).

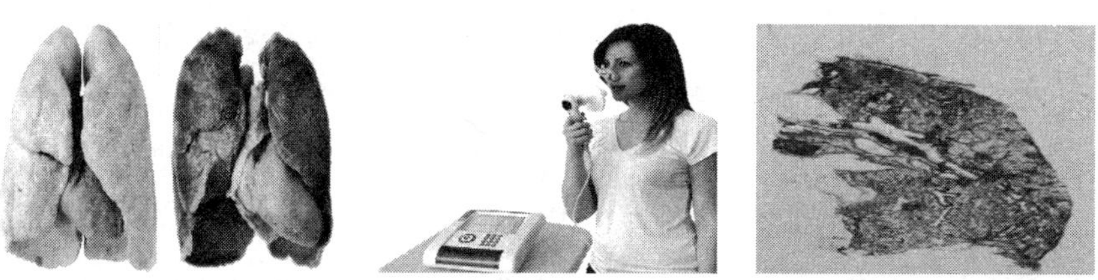

(a) 폐암 (b) 폐기능 검사기 (c) 진폐증에 걸린 폐

[그림 2-6] 호흡기내과

* 흉막 : 폐의 표면 및 흉부의 내면을 뒤덮는 장막(漿膜)을 말한다.

** 폐색전증 : 심장과 혈관 내에서 형성된 혈전과 혈관 밖에서 혈관 내로 들어온 유리물질이 혈류를 타고 이동하여 다른 말초혈관을 막아 버린 상태를 색전증(embolism)이라 하고, 이러한 현상 중 특히 혈액이 응고된 것과 관계있는 경우를 혈전색전증(thromboembolism)이라고 한다.

⑥ 호흡기내과는 〈표 2-14〉와 같이 숨을·쉬는 기관지, 폐 및 그 장기에 생길 수 있는 여러 질환을 진료하는 내과의 한 분야이다.

〈표 2-14〉 호흡기내과에서 진료하는 질병

독감, 감기, 폐렴, 폐색전증, 과민성 폐장염, 결핵, 기관지천식 등의 기도질환, 폐결핵 등의 폐감염증, 간질성폐질환, 폐암의 진단 및 치료, 중환자 집중치료 등 호흡기 분야. 수면무호흡증, 기관협착, 오목가슴, 폐결절, 꽃가루 알레르기, 중동호흡기증후군, 신종폐질환, 공기가슴증, 비소세포성 폐암, 소세포성 폐암, 만성폐쇄성폐질환, 속립성 결핵, 급성기관지염, 천식, 재발성 천명, 만성폐질환, 기관지확장증, 미만성 간질성폐질환, 폐기종, 객혈, 전이성 폐암, 악성흉막삼출, 과호흡증후군, 폐의 농양, 흡인성 폐렴, 폐렴간균(크레브시엘라)에 의한 폐렴, 성인호흡곤란증후군, 아스페르길루스증, 만성기관지염, 흉막삼출, 진폐증, 폐부종, 농흉, 카르시노이드 증후군, 특발성 폐섬유화증, 늑막염, 규폐증, 종격동염, 흉곽출구증후군, 중증급성호흡기증후군, 낭종성 폐질환, 태변흡인 증후군

4) 내분비내과(내분비내사내과)

Endocrine은 내분비로 당뇨병, 갑상선 등의 내분비질환을 진료하는 과이며, 인체의 몸 속에서 호르몬의 분비, 호르몬의 영향 등을 연구하는 학문이다.

① 호르몬의 구조와 작용, 그 상호 관련 그리고 분비선의 구조나 기능을 연구하는 생리학의 한 분야로 20세기에 들어와서 학문으로서 체계가 세워졌다. 어떤 특수한 선(腺)에서 만들어지는 화학물질이 혈액 속에 방출되어 떨어져 있는 다른 기관이나 조직에 작용한다는 내분비의 개념을 확립하였고, 오늘날까지 이 개념이 내분비학(Endocrinology : E)의 기초가 되고 있다.

② 내분비학 연구는 내분비기관으로 간주되는 것을 제거하여 결핍증세를 관찰하는 방법, 분리 · 추출한 호르몬의 생리학적 작용의 연구, 임상관찰과 비교 · 검토 등의 방법 등이 있다.

③ 내분비내과는 당뇨병, 갑상선질환, 뇌하수체질환, 고지혈증, 쿠싱 증후군, 말단비대증, 고칼슘혈증, 골다공증 등의 내분비 및 대사 이상에 관한 질환을 진료한다.

④ 내분비내과에서 치료하는 항목에는 갑상선질환, 당뇨병, 지질대사이상, 뇌하수체이상, 고지혈증, 골다공증 및 골대사질환, 비만, 뇌하수체 및 부신질환, 성장장애 등 우리 몸의 내분비기관 및 이들이 만들어내는 주요 호르몬과 관련된 각종 대사질환 및 내분비기관의 양성종양 등의 조기발견 및 진단과 치료를 한다. [그림 2-7]과 같이 내분비기관에서 생성되는 호르몬은 혈관을 통하여 신체의 각 기관으로 운반되어 각종 신진대사와 생식에 관여한다.

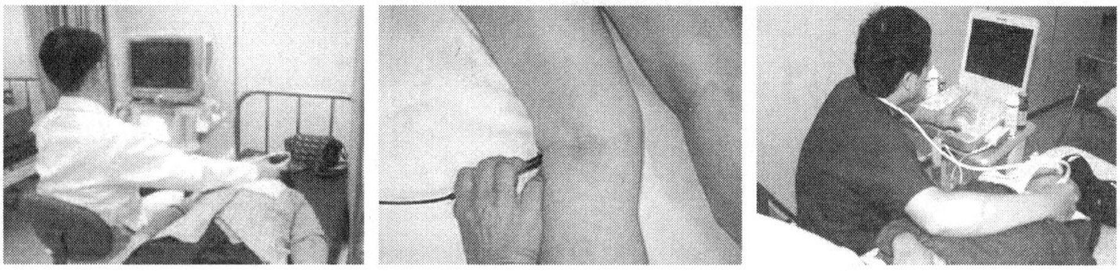

(a) 경동맥 초음파 검사　　(b) 말초혈관 도플러 검사　　(c) 갑상선질환 검사

[그림 2-7] 내분비내과

⑤ 내분비과는 〈표 2-15〉와 같은 질병을 내분비기관의 이상으로 인하여 발생하는 각종 호르몬 이상을 다루는 내과의 한 분야이다. 진료하는 질병은 갑상선질환, 당뇨병, 뇌하수체 질환, 부신질환, 성선기능이상, 지질대사이상, 부갑상선질환, 골대사질환, 비만 등 대사계 이상질환 등이 있다.

〈표 2-15〉 내분비내과에서 진료하는 질병

부갑상선 종양, 뇌하수체 종양, 성선기능저하증, 고칼슘혈증, 골연화증, 저혈당증, 쿠싱병, 갑상선기능항진증, 갑상선결절, 제1형 당뇨병, 제2형 당뇨병, 임신성 당뇨병, 가족성 고지혈증, 말단비대증, 유즙분비증, 뇌하수체 기능저하증, 쿠싱증후군, 부신피질 기능저하증, 다낭성 난포증후군, 부갑상선기능항진증, 부갑상선기능저하증, 갑상선기능저하증, 알도스테론증, 골다공증 골감소증, 자가면역성 갑상선염, 부갑상선암, 인슐린 의존성 당뇨병, 인슐린 비의존성 당뇨병, 이상지질혈증, 갑상선암, 갑상선 중독증, 당뇨병, 뇌하수체 기능부전, 부신기능부전, 저혈당증, 골다공증, 부신종양, 부신암, 당뇨병성 족부, 요붕증, 성장호르몬 결핍증, 비만, 고콜레스테롤혈증, 대사증후군, 고지혈증, 갈색세포종, 당뇨병성말초신경병증, 뇌하수체 기능항진, 갑상선염, 항인지질항체증후군, 갑상선 여포암, 갑상선수질암, 포르피린증, 갑상선미분화암, 넬슨 증후군, 당뇨병성 케톤산증, 라론 증후군, 갑상선 유두암등

5) 신장내과

Nepho는 신장, 즉 콩팥이며 오줌을 만들어내고, 우리 몸의 혈압과 전해질 등을 담당하는 중요한 장기인 신장에 대한 진료를 한다(그림 2-8).

① 신장병(Nephropathy)은 다종다양하여 이것을 정연하게 분류하는 것은 매우 어렵다. 우선 선천성 기형으로는 신장결손 및 과잉, 발육부전 · 변위신(變位腎) · 유주신* · 융합신과 이것에 준하는 것으로 낭포신(囊胞腎)이 있다. 주로 신우**에 일어나는 신우염 · 신장결석 · 수신증(水腎症) 및 신장결핵 · 신장종양 · 기생충병은 보통 한쪽에만 일어나므로 수술요법의 대상이 되어 비뇨기과의 영역에 속하며, 신우신염과 같이 반드시 수술을 필요로 하지 않는 것도 있다. 양쪽에 걸리는 신장염 · 네프

* 유주신(遊走腎) : 신장이 생리적 이동허용범위를 넘어서 상하로 이동하는 것이다.

** 신우(腎盂) : 오줌이 일시적으로 모이는 곳으로 신장의 가장 안쪽 부분이다.

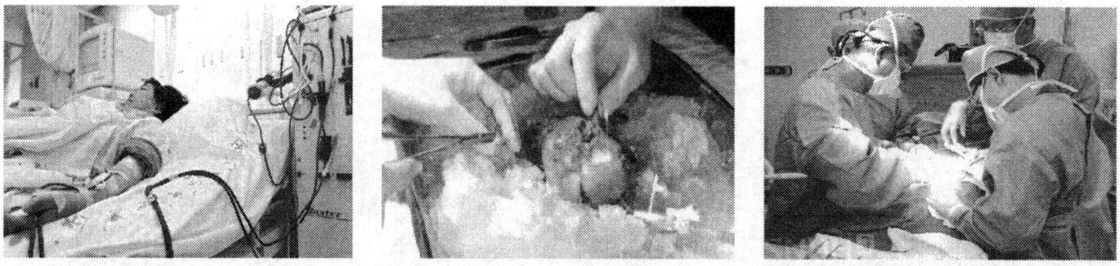

(a) 혈액투석치료를 받는 환자　　(b) 신장이식 수술　　(c) 신장내과수술

[그림 2-8] 신장내과

로시스증후군* 및 신장경화증 등은 내과적 신장질환이라 할 수 있으나, 신장염에서 그 기능이 저하되어 요독증(尿毒症)**을 일으킨 경우에는 인공신장이나 신장이식의 필요가 생기면 비뇨기과와 협력해야 한다.

② 최근에는 교통사고나 공장에서의 외상으로 인하여 신장손상이 증가되고 있다. 따라서 내과와 외과가 신장질환의 경우에 협력해야 할 필요성에서 신장학이라는 명칭도 생겼고 신장학회도 결성되어 있다.

③ 신장내과(Nephrology : N)는 〈표 2-16〉과 같은 질병을 신장과 요로의 질환과 기능에 대하여 진료하는 내과의 한 분야이다. 진료하는 질병으로는 신부전, 급성신장염, 신증후군, 요로결석, 신장결석 등이 있다.

④ 신장과 요로질환을 사구체신질환(신장염), 요로감염, 다낭성신질환, 급성신부전, 만성신부전, 고혈압, 당뇨병성 신질환, 전신성홍반성낭창, 만성사구체질환, 교환이식, 신장질환의 호흡기 합병증 등) 진료한다. 이런 신장질환은 치료를 받지 않을 경우 신장손상이 계속 일어나 신장이 더 이상 기능을 하지 못하는 만성신부전증으로 진행할 수 있다.

〈표 2-16〉 신장내과에서 진료하는 질병

요로감염, 요로폐쇄, 고혈압, 신결석, 3개월 이상 지속되는 만성적이며 비가역적인 신기능 장애 또는 신손상의 증거, 낭종이나 신세관 간질성 신염, 수분, 전해질 또는 산-염기 대사장애, 혈뇨, 핍뇨, 사구체 여과율의 감소, 부종, 요에서 단백이나 적혈구, 백혈구가 발견되지만 다른 증상이 없는 신질환, 급격한 신기능의 감소, 매일 증가하는 혈청 크레아티닌 또는 매일 감소하는 사구체 여과율, 다량의 단백뇨, 저알부민혈증, 고콜레스테롤혈증, 부종, 신세포암종, 신장의 신생물, 급성 신우신염, 말기 신질환, 신부전, 헤노호 쉰라인 자반증, 사구체신염, 급성신부전, 만성신부전, 급성세뇨관 간질성신염, 낭성신장질환, 신증후군, 알포트 증후군, 신증후성 출혈열, 수신증, IgA 신병증, 미세변화신증후군, 음낭 내 부속기 염전, 만성신우신염, 배뇨곤란, 신동맥협착증 등

* 네프로시스증후군(nephrotic syndrome) : 사구체 질환의 일종이다.

** 요독증 : 다양한 원인 질환에 의해 신장의 기능이 감소하여 정상적으로 신장을 통하여 소변으로 배출되어야 할 노폐물(요독)이 배설되지 못하고, 체내에 축적되어 발생하는 질환이다.

6) 혈액 · 종양내과

각종 혈액질환과 종양질환의 진료 및 연구를 담당하고 있다. 혈액질환은 급성 및 만성 백혈병, 악성 림프종, 골수이형성증후군, 다발성골수종, 재생불량성빈혈 및 기타 일반혈액질환(백혈구, 혈소판, 빈혈 관련)에 대하여 전문의료진의 진료가 이루어지고 있으며, 골수 및 말초혈액 조혈모세포이식, 미니조혈모세포이식, 반일치조혈모세포이식 등을 시행하고 있다.

① 종양내과에서 하는 가장 중요한 일은 환자들의 항암약물치료를 전문으로 한다. 종양내과에서 진료 중인 종양질환으로는 보건복지부에서 중점 관리하고 있는 6개암(위암, 대장암, 간암, 유방암, 폐암, 자궁경부암)과 두경부암, 구강암, 골육종 및 각종 육종, 각종 전이암, 췌담도암, 비뇨기암, 부인암 및 피부암 등이 있다.

② 혈액 · 종양내과에서 치료하는 항목에는 감염단핵구증, 순환성 호중구감소, 간암 등이 있다. 혈액 · 종양내과는 혈액내과와 종양내과로 구성되어 있으며, 혈액내과(그림 2-9)에서는 빈혈, 혈소판질환, 다발성골수종, 백혈병 등 혈액질환에 대한 진료를 담당하고 있다.

③ 종양내과에서는 악성종양(암)에 대한 항암화학요법(항암제 치료)을 담당하고 있으며, 말기암 환자에 대한 호스피스진료 및 완화의학을 실시하고 있다. 아울러 조혈모세포이식센터를 통해 백혈병, 재생불량성빈혈을 비롯한 난치성 혈액질환 및 임파선암선 등 일부 암에 대한 조혈모세포이식(골수이식)을 시행하고 있다.

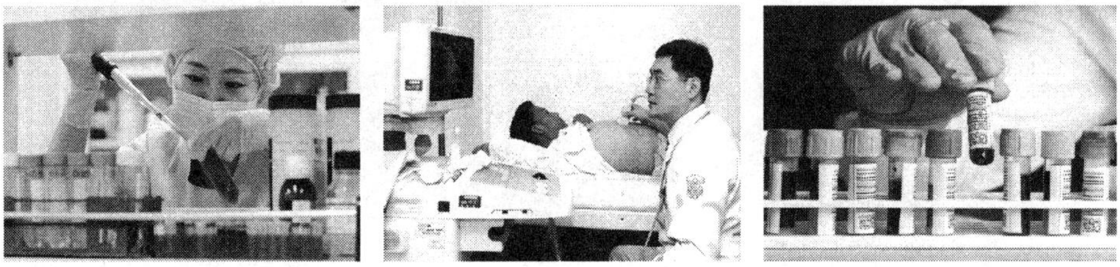

(a) 혈액화학검사 (b) 간암검사 (c) 혈액종양염색체 검사

[그림 2-9] 혈액종양내과

④ 혈액종양내과는 〈표 2-17〉과 같은 질병의 각종 암의 진단과 치료를 다루는 내과의 한 분야이다. 크게 혈액내과와 종양내과로 나뉘어진다. 혈액종양내과에서는 항암제치료를 전문적으로 다루어 치료한다.

〈표 2-17〉 혈액종양내과에서 진료하는 질병

담도암, 신장암, 흑색종, 생식세포종, 림프종, 급성백혈병, 만성백혈병, 재생불량성빈혈, 혈우병 등의 출혈장애, 골수이형성증후군, 뇌암, 두경부암, 간암, 폐암, 호지킨 림프종, 유방암, 육종, 다발성 골수종, 신경아세포종, 호중구 감소증, 생식선 및 생식세포의 신생물, 부신암, 후두암, 전이된 암, 연조직 전이, 골육종, 횡문근육종, 악액질, 유잉스육종, 과오종, 전이성 간암, 대장암, 담낭암, 간세포성 암종, 위암, 항문암, 췌장암, 위말트 림프종, 상대정맥증후군, 척수암, 비인두 종양, 편도암, 혈액암, 부갑상선암, 원발부위 불명암, 악성흑색종, 흉선암, 담관암, 식도암, 직장암, 신우요관암, 신우요관암의 전이, 구강암, 타액선암, 카포시 육종, 악성중피종, 고환종양, 연부조직 육종, 비장암, 유방상피내암, 복막가성 점액종, 린치 증후군, 교모세포종, 진성 적혈구증가증, 질암, 자궁육종, 외음부암, 버킷 림프종, 유방 파제트병, 피부섬유육종, 캐슬만병 등

7) 감염내과

세균, 바이러스, 진균, 결핵 등의 감염질환으로 고통받고 있는 많은 환자들을 진료하고 치유함을 목표로 하고 있다. 또한 감염학을 연구하고 교육함으로써 학문적 발전을 고취시키고, 나아가서 감염분야의 전문가를 양성하여 국민건강 및 인류보건에 기여함을 목적으로 운영하고 있다.

감염학은 전신의 감염질환을 다루는 분야로서 항생제개발에 따른 다제내성 세균이 문제가 되고, 장기이식, 항암요법 등으로 면역저하 환자가 증가하면서 감염내과의 중요성이 인식되었으며, 에이즈, 사스, 조류독감, 메르스, 신종플루 등의 신종 전염병은 물론, 과거에 유행했던 전염병의 재출현으로 그 역할이 더욱 커지고 있다(그림 2-10).

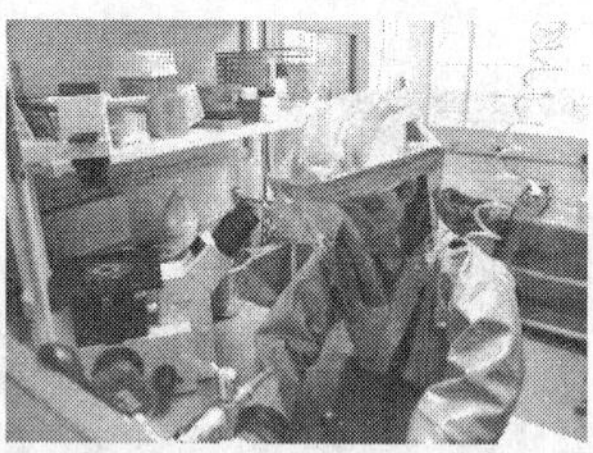
(a) 바이러스에 관한 반응을 보는 실험

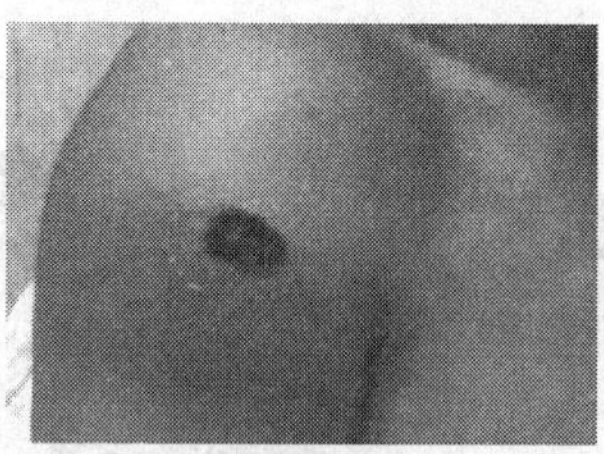
(b) 쯔쯔가무시병

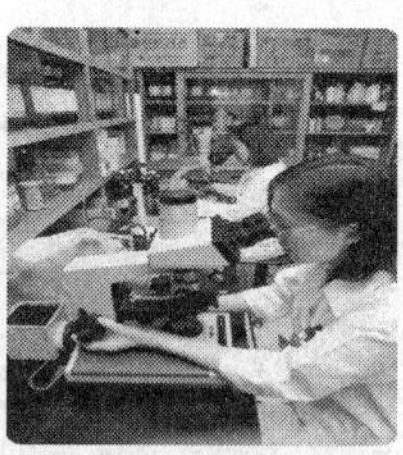
(c) 세균감염 검사

[그림 2-10] 감염내과

감염내과는 〈표 2-18〉의 질병과 같이 세균, 바이러스, 곰팡이, 리케치아, 기생충 등의 다양한 미생물에 의하여 감염되는 질환의 예방, 진단, 치료를 다루는 내과의 한 분야이다.

〈표 2-18〉 감염내과에서 진료하는 질병

뇌수막염, 신종인플루엔자, SARS, 호중구감소증, 결핵, 말리리아 등의 기생충 감염 등의 리케치아 감염, 진균감염, 바이러스 감염, 비정형 결핵, 에이즈, 폐렴, 복강내 감염, 요로계 감염, 연부조직감염, 골관절계감염, 결핵, 일본뇌염, 이질아메바증, 흑사병, 비브리오패혈증, 뇌농양, 노카르디아증, 유행성이하선염, 히스토플라즈마증, 톡

소플라즈마증, 샤가스병, 두부백선, 단순포진성 뇌염, 거대세포 바이러스 질환, 곰팡이 감염, 원인을 알 수 없는 열, 해외여행 시 주의사항, 요근 농양, 결핵성 골수염, 박테리아성 뇌수막염, 결핵성 복막염, 잠복 매독, 패혈성 관절염, 경부림프절염, 결핵성 임파선염, 지역사회성 폐렴, 병원 감염성 폐렴, 말라리아, 쯔쯔가무시병, 증상이 없는 HIV 감염, 면역결핍증, 칸디다성 구내염, 디프테리아, 요충증, 감염성 홍반, 수족구병, 렙토스피라증, 홍역, 파라인플루엔자 감염증, 광견병, RS바이러스 감염증, 풍진, 파상풍, 수두, 효모균증, 대장균 감염, 감염성 근육염, 인플루엔자, 원충성 질환, 슈도모나스 감염, 포도상구균 감염, 후천성 면역결핍증, 방선균증, 탄저병, 광우병, 브루셀라증, 콜레라, 야곱병, 나병(한센병), 리스테리아, 라임병, 신종플루, 백일해, 세균성이질, 스파르가눔증, 선모충증, 결핵성 수막염, 황열, 항인지질항체증후군, 루드비히 안자이나, 구순염, 구순포진, 장티푸스, 뎅기열, 옻중독, 중증 급성호흡기 증후군, 장출혈성 대장균감염증, 중증 열성혈소판 감소증후군, 파라티푸스, 에볼라 출혈열, 라싸열, 캄필로박터 감염증, 노로 바이러스 장염 등

8) 알레르기 내과

외부 물질(집먼지 진드기, 꽃가루, 곰팡이, 동물 털 등)에 대해 우리 몸이 과민하게 면역반응을 일으켜 발생하는 질환들을 연구하고 진료하고 있다. 기관지천식, 알레르기 비염, 만성기침, 아토피피부염, 두드러기, 곤충 알레르기, 약물 알레르기, 식품 알레르기, 호산구증가증, 직업성 알레르기 등의 질환을 진료하고, 다양한 알레르기 검사(피부반응시험, 여러 종류의 유발시험, 혈청학적 검사)를 통해 알레르기 원인을 확인하고 약물 및 면역치료 등을 시행하고 있다.

① 일상생활에서 밀접하게 접촉하는 수많은 물질이 알레르겐*으로 작용하여 각종 알레르기 질환을 일으킨다. 이러한 알레르기 질환을 예방, 치료하기 위해서는 원인 알레르겐을 찾는 것이 가장 중요하며, 주변 환경에서 원인 알레르겐을 제거하고 적절한 약제들을 선택 투여하며, 적응증이 될 경우 알레르겐에 대한 면역기능을 강화시키는 면역치료를 시행하여 효과적으로 치료할 수 있다.

② 알레르기 내과에서 치료하는 항목에는 비염, 비부비동염, 기관지천식, 아토피피부염 등이 있다. 일상생활에서 접촉하게 되는 수많은 물질은 알레르기의 원인이 되며 개인의 유전적 성향에 따라 증상이 없거나 과도한 면역반응이 나타날 수 있다. [그림 2-11]과 같이 기관지천식, 알레르기 비염, 급·만성두드러기, 약물 알레르기 등의 알레르기 질환에 대한 진단, 치료 및 연구를 수행하고 있다.

③ 알레르기 면역반응 기전 및 약물 이상반응에 대한 연구, 그리고 알레르기 분야에서 사용하고 있는 약제들의 기전연구 등 기초연구 및 임상연구를 하고 있다.

* 알레르겐 : 알레르기 원인물질을 뜻한다.

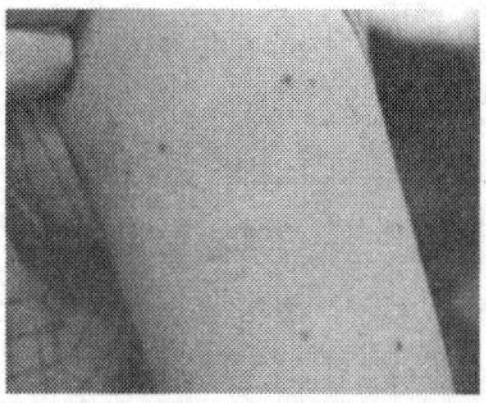

(a) 햇빛 알레르기

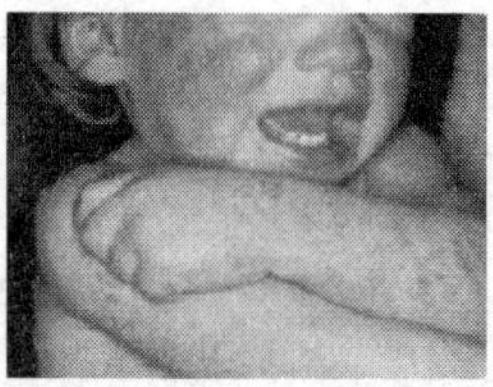

(b) 아토피피부염

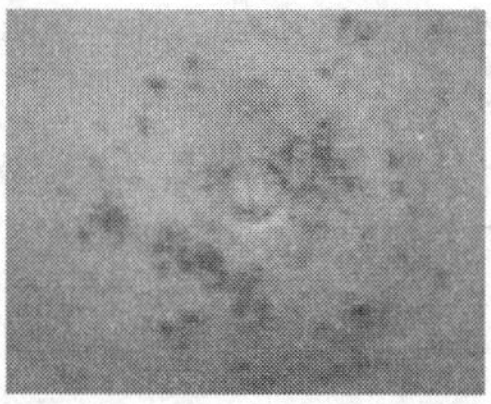

(c) 알레르기성 접촉피부염

[그림 2-11] 알레르기 내과

④ 과도한 면역반응이 발생하는 경우를 과민반응이라고 한다. 과민반응을 통틀어 알레르기 질환이라고 하고 알레르기 질환을 전문적으로 진료하고 상담하는 곳을 알레르기 내과라고 한다(표 2-19). 알레르기 질환은 호흡기, 소화기, 피부, 전신에서 증상이 발생한다.

〈표 2-19〉 알레르기 내과에서 진료하는 질병

직업성천식, 직업성피부염, 직업성비염, 두드러기, 운동에 의한 알레르기, 곤충에 의한 알레르기, 고무에 의한 알레르기, 호산구증가질환, 알레르기 비염, 만성기침, 약물 알레르기, 음식 알레르기, 처그 스트라우스 증후군, 천식, 새집증후군, 꽃가루 알레르기, 자가면역질환, 태열 등

9) 류마티스 내과

류마티스 질환은 면역학적 이상을 동반하는 자가면역질환으로, 질병의 특성상 진료하는 질환군은 비교적 좁지만, 류마티즘이라는 질병의 치료가 전문성을 요하고 장기적 관리가 중요하기 때문에 내과분야에서 독립적인 과로 남게 되었다. 관절을 비롯한 근육 및 골격계 질환을 다루는 내과의 한 분야이다.

① 류마티스의 Rheuma는 그리스어로 흐름이며, 뇌에서 나쁜액이 신체 각 부로 흘러들어가서 통증을 일으킨다는 의미로 사용된다. 그 주된 부위는 관절이며, 만성 류마티스성 관절염이 있다. 그외에 류마티스열*, 초년성 강직성 척추염** 등이 있으며, 유사한 관절통을 초래하는 경우가 많은 질환으로서 전신성 홍반성낭창***, 다발성 근염 등 많은 질환, 루프스, 류마티스성 관절염, 전신성경화증, 혈관염, 통풍 등이 있다.

② 면역학(Immunology)과 밀접한 연관이 있으며, 면역학적 병인을 과학적으로 분석하여 원인에 대한 치료를 제공한다. 관절 주위조직이나 근육의 염증, 변성, 대사장

---

* 류마티스열(rheumatic fever) : 피하조직과 중추신경계의 염증으로 자가면역질환이다.

** 강직성 척추염(ankylosing spondylitis) : 전신을 침범할 수 있는 만성염증성질환이다.

*** 전신성 홍반성 낭창(systemic lupus erythematosus) : 피부 및 관절 등 여러 장기에서 다양한 증상을 나타내는 원인불명의 자가면역질환이다.

애가 원인이 되며, 혈침촉진*, RA반응 양성 등이 있어서 교원병**. 알려지성 질환의 하나로 고려되고 있다. 최근에는 연구결과를 토대로 여러 염증매개체를 억제하는 새로운 약제들이 개발되어 관절염이 불치병이란 개념이 사라지고 있다.

③ 류마티스 내과(Rheumatology : R)는 근골격계질환 및 자가면역질환을 담당하는 분과로, 류마티스 관절염, 골관절염, 강직성 척추염과 같은 관절염, 전신성 홍반성 루푸스, 다발근육염, 전신성경화증, 베체트병, 혈관염과 같은 전신 류마티스 질환 및 요통, 견통, 건염 등과 같은 기타 질환의 치료를 담당하고 있다(그림 2-12).

④ 미국 류마티스 학회의 정의에 따르면 류마티스 내과는 관절염과 근육, 골, 관절, 인대에 관계된 질환을 연구, 치료하는 과이다.

⑤ 류마티스 내과의사는 근골격계에 관한 모든 질환을 진단하고, 약물치료, 주사치료 등의 비수술적 치료를 하는 과로 외상이나 교통사고에 의한 열상, 골절 등의 치료와 관절질환에 대한 수술적 치료는 하지 않는 내과 계통의 분야이다. 류마티스 질환은 우리 몸의 근골격계, 즉 관절, 뼈, 근육, 인대, 힘줄 어디에든 통증을 유발하는 모든 원인 질환을 포함한다. 이러한 질환들은 120여가지가 넘는다.

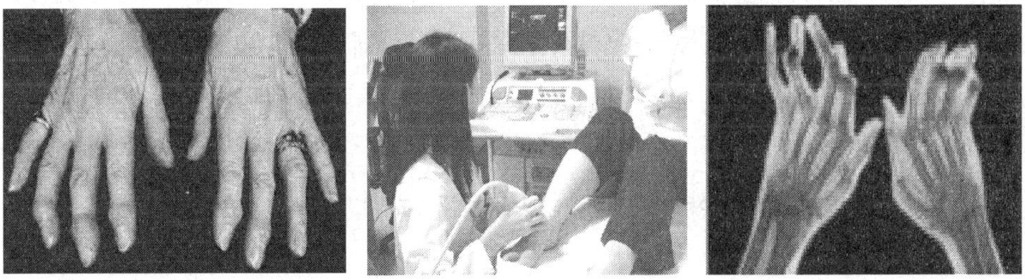

(a) 류마티스 발병 환자 (b) 류마티스 관절염 진찰 (c) 류마티스 관절염

[그림 2-12] 류마티스 내과

⑥ 면역계통의 이상으로 자기 몸의 세포나 조직을 공격하는 것을 자가면역이라 하며, 자가면역에 의해 발생하는 질환을 치료하는 내과의 한 분야다(표 2-20).

〈표 2-20〉 류마티스 내과에서 진료하는 질병

골다공증, 골관절염, 유육종증, 재발성 다발연골염, 타가야수 동맥염, 베체트병, 반응성 관절염, 건선, 쇼그렌 증후군, 항인지질항체 증후군, 전신성 홍반성 루푸스, 전신경화증, 다발근육염, 피부근육염, 베게너 육아종증, 현미경적 다발혈관염, 척스트라우스 증후군, 기타 혈관염, 성인스틸씨병, 혈관염, 통풍, 연부조직 류마티즘, 섬유근육통, 전신 홍반성 낭창(루푸스), 류마티스 관절염, 강직성 척추염, 소아류마티스 관절염 등

* 혈침반응(erythrocyte sedimentation) : 적혈구와 혈장이 무게 차이에 의해 분리되는 현상이다.

** 교원병(collagen disease) : 신체의 결합조직질환에서 발견되는 모든 질환이다.

10) 위장병학과

입안, 목 안, 식도, 위, 작은창자, 큰창자와 같은 위창자관과 이자 또는 침샘 따위를 비롯한 여러 가지 소화샘들의 구조나 원리 또는 거기에 생기는 여러 가지 병의 치료와 예방을 전문적으로 연구하는 의학의 한 분야이다.

① 위장병(Gastroenterology)의 종류는 위궤양, 위염 등이 있으며, 발병원인은 주로 불규칙한 식사습관, 지나치게 자극적인 음식 및 잦은 알코올 섭취이고, 이러한 병이 지속될 경우에는 암유발의 원인이 된다(그림 2-13).

② 치료는 가벼운 경우 제산제[*], 소화제로 해결하지만 심각한 경우 수술을 하기도 한다. 위질환은 크게 세 가지로 나눌 수 있는데 기능적 위질환(공기연하증[**] · 유문경련[***] · 위아토니[****]) 등과 기질적 위질환(위암 · 위궤양 · 위염(급성 및 만성) · 위확장 · 위의 양성종양), 등 그리고 위의 형상이나 위치의 이상(선천적 유문협착[*****] · 위게실[******] · 위하수증 등)이 있다.

③ 위질환의 증세는 매우 다양하며, 특히 각종 위질환에는 공통되는 점이 많고 자각증세가 분명하지 않을 때도 있으며, 증세에 의한 진단은 신중을 요하는 일이 많다.

④ 위질환의 진단은 증세에 확인뿐만 아니라 시진(視診) · 촉진(觸診) · 타진(打診) · 청진(聽診) · 압진(壓診) 등의 이학적(理學的) 검사에 이어 위 X-선검사 · 위내시경 · 위카메라 · 위액검사, 위점막 생검(生檢) 및 세포진단(細胞診斷), 혈액검사 · 검변(檢便) 등을 필요에 따라 행하여 병력이나 이학적 소견과 함께 종합진단을 내린다. 위장병학과에서 치료하는 항목에는 위궤양, 위염, 위암 등이 있다.

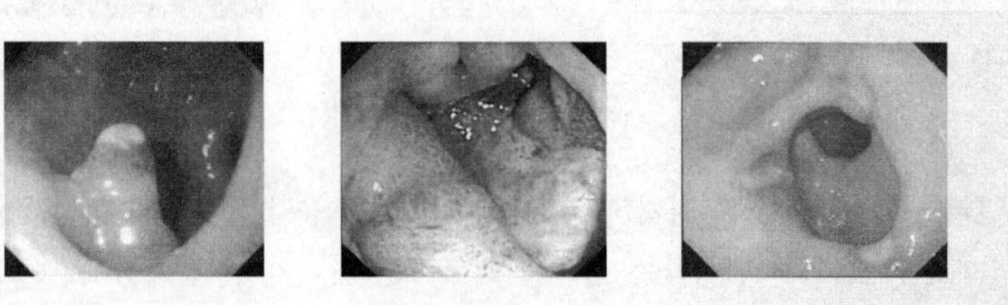

[그림 2-13] 위궤양

---

* 제산제 : 위산(위액 중의 염산)을 화학적으로 중화시켜 위산에 의한 복통을 완화시키는 약제이다.

** 공기연하증(空氣嚥下症, aerophagia) : 위속에 들어 마신 공기의 양이 많아서 장내에 가스가 차는 질환이다.

*** 유문경련(幽門痙攣) : 위의 한부분인 유문부에 질병이 없는데도 경련성 수축을 일으켜 구토가 나는 현상이다.

**** 위(胃)아토니(gastric atony) : 위의 긴장력이 떨어져 위가 가늘고 길게 늘어져 있는 상태이다.

***** 유문협착증(幽門狹窄, pyloric stenosis) : 유문부의 통로가 좁아져서 위액이나 음식물이 잘 통과하지 못하는 병이다.

****** 위게실(胃憩室(噴門部), gastric diverticulum) : 위의 일부가 확장되어 위가 돌출된 상태이다.

(2) 외 과

의학의 한 분야로 [그림 2-14]와 같은 수술을 시행하는 분야이다. 현재에는 정형외과, 흉부외과, 구강외과, 성형외과, 신경외과 등이 있으며 산부인과, 이비인후과, 안과 등의 학문도 수술을 하기 때문에 넓은 의미에서 외과에 속한다고 할 수 있다. 외과의 발달에는 4가지 기본 요건이 필요하였다. 인간 해부에 대한 이해, 지혈법, 마취, 감염에 대한 예방이다.

대한민국에서는 좁은 의미의 외과로, 이전에 일반외과(general surgery)분야가 외과로 개칭이 되어 '외과(外科)'라고 하면 두경부, 유방, 상부위장관, 대장 - 항문, 간담췌, 이식, 혈관, 소아외과 질환 등을 다루는 분야이다. 내과가 주로 약물치료를 한다면 외과에서는 수술로 환자의 질병을 치료하거나 상태를 호전시키고자 한다. 외과는 매우 다양한 질병을 진료하며 관련된 학과로는 간담췌외과, 위장관외과, 대장항문외과, 정형외과, 성형외과, 신경외과, 소아외과, 혈관외과, 유방내분비외과 등이 있다.

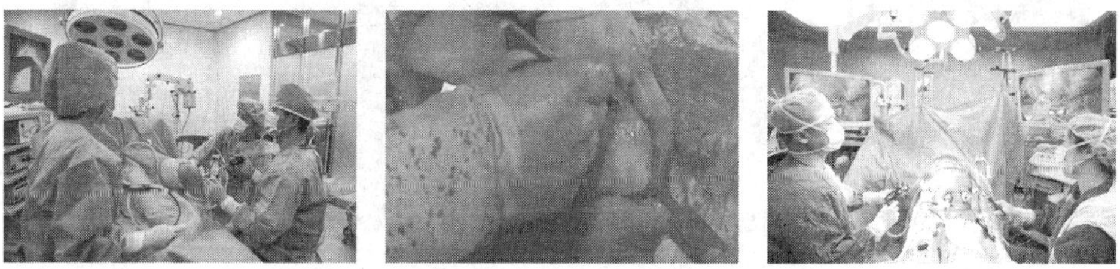

(a) 외과 수술 (b) 위절제술

[그림 2-14] 외 과

1) 간담췌외과

간담췌는 간(liver), 담낭(gallbladder), 췌장(pancreas)을 뜻한다. 간, 담낭, 췌장 및 비장*부위에 병변이 발생하면 해당 부위를 절제하는 수술(hepatobiliary surgery)을 담당하는 과이다.

① 간도 우리 몸에서는 소화기**로 분류되어 소화기내과에서도 간질환, 췌장 및 담도 질환을 진단 및 치료하지만 전문적으로 집중치료 및 절제수술을 담당하는 것은 간담췌외과(liver pancreas gallbladder surgery)이다(그림 2-15).

② 간, 담도, 췌장은 하나하나가 세밀한 장기일 뿐 아니라 구조적으로나 기능적으로 우리 인체에서 가장 복잡하게 서로 얽혀있는 장기들이다. 이들 중 어느 한 장기에

* 비장 : 지라라고도 하며 가장 큰 림프기관으로서 혈액 속의 혈구세포를 만들거나 제거하는 데 관여한다.

** 소화기 : 음식물의 소화와 흡수를 담당하며, 구강에서 식도, 위, 소장, 대장을 거쳐 항문까지 이루어진 신체기관이다.

어떤 질환이 발생하면 필연적으로 다른 장기들도 영향을 받게 되는 긴밀한 관계이다. 따라서 간, 담도, 췌장을 하나의 체계로 묶어서 담당하는 것이다.

③ 간, 담도 및 췌장에서 발생한 질환의 외과적 치료를 전문으로 하는 세부전공분야이다. 이들 장기는 해부학적으로 매우 밀접한 관련이 있지만 장기의 개별적인 특성과 질환의 다양함으로 간외과분야(간이식 포함)와 담도췌장외과로 나눈다. 이 중에서 담도췌장외과 분야는 소화기분야에서도 가장 해부학적으로 복잡하며, 개인적인 변이가 많고, 질환의 진단 및 치료의 방법이 다양해서 수술 전 진단에서 치료에 걸쳐 외과를 포함해 내과, 진단방사선과의 매우 전문화된 의료진의 협진진료가 필수적인 분야이다.

④ 악성질환의 수술뿐만 아니라 여러 가지 다양한 복강경수술이 시행되는 분야로 수술의 난이도가 매우 높고 많은 경험이 요구된다. 따라서 이들 질환의 진단 및 수술만을 전문으로 하는 특화된 진료는 곧 치료의 질을 결정하게 된다.

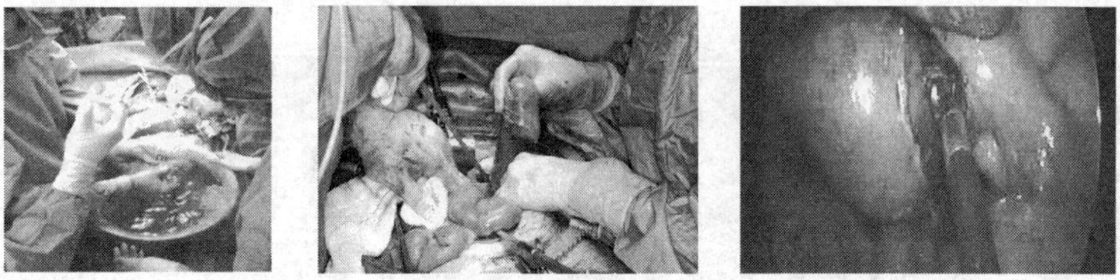
(a) 간이식 수술 (b) 췌장암 수술 (c) 급성담낭염환자 단일공수술

[그림 2-15] 간담췌외과

⑤ 간담췌외과는 간, 담낭 및 담도, 췌장 등에 발생하는 종양이나 결석, 농양 등(표 2-21)과 같은 질병을 진료한다.

〈표 2-21〉 간담체외과에서 진료하는 질병

담낭암, 췌장암, 간외담도암, 췌장가성낭종, 만성췌장염, 급성췌장염, 급성담낭염, 간경화, 만성 또는 급성 간부전, 간농양, 간내담관암, 간세포암, 간암, 담낭결석, 총담관 결석증, 간내결석증, 담관낭, 팽대부주위암, 십이지장암, 췌장의 낭종성 종양, 담관 및 췌장에 발생한 담낭암, 담도(관)암, 팽대부암, 십이지장암, 췌장암 등의 악성질환 및 담석, 간내결석, 담관낭종, 췌장염, 췌장의 양성종양 등의 양성질환 등

2) 위장관외과

위장관은 위와 장*을 모두 포함한 소화기관(gastro-intestinal tract)이다. 구강**에서부

* 장 : 창자라고도 하며 소화와 흡수, 배설을 담당하고 소장과 대장으로 나뉜다.
** 구강 : 입이라고도 하며 입술부터 목구멍의 인두 시작 부위까지를 말한다. 소화관의 시작 지점으로 음식을 담아 잘게 씹고 침과 섞는 역할을 하며, 맛을 느끼는 공간이다. 또한 소리를 내고, 호흡에 관여한다.

터 식도*, 위, 소장**, 대장***에 이르는 위장관 부위에 발생하는 위암, 위궤양, 식도질환 등의 병변에 대한 진단 및 수술을 담당하는 과이다.

① 소화기내과에서도 위장관 병변에 대해 진단 및 치료를 하지만 전문적으로 집중치료 및 절제수술을 담당하는 과가 바로 위장관외과이다. 구강에서부터 대장에 이르는위장관의 특징상 위장에서의 출혈(상부위장관 출혈)로 인해 혈변을 보는 등 구조적으로나 기능적으로 서로 얽혀 있는 구조의 장기들이기 때문에 위장관 부위의 어느 한 장기에 어떤 질환이 발생하면 필연적으로 다른 장기들도 영향을 받게 되는 긴밀한 관계라는 점이 있다. 따라서 구강, 식도, 위, 소장, 대장을 하나의 체계로 묶어서 담당하는 것이다.

② 위장관외과(gastro-intestinal tract surgery)에서 치료하는 항목에는 위궤양, 십이지장궤양, 위암, 원발성 위림프종, 위용종, 위간질성 종양 등이 있다. 위장관외과는 상부위장관(주로 위)에 발생하는 다양한 질환에 대한 외과적 치료 및 임상, 기초 연구를 시행하는 외과의 한 세부전공분야이다 .

③ 진료하는 주요 질환으로는 한국인에게 가장 많이 발생하는 암인 위선암(gastric adenocarcinoma)과 그 외 [그림 2-16]과 같은 위장관기질성종양(GIST), 위림프종, 소화성 위십이지장궤양(peptic ulcer disease), 위양성종양, 각종 소장질환 등이 있다.

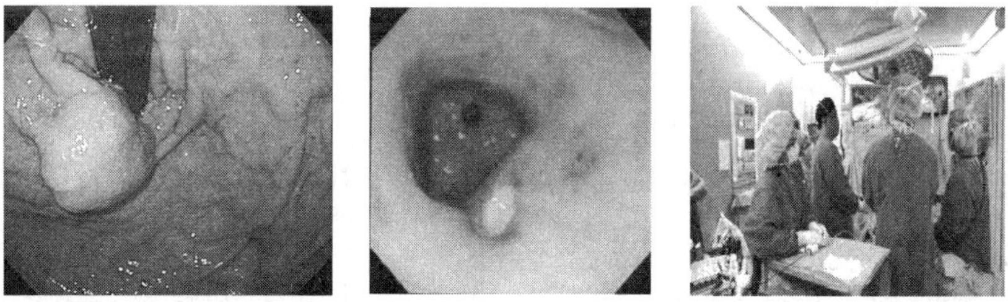

(a) 위장관 기질성 종양 (b) 위궤양 (c) 위장관외과 수술

[그림 2-16] 위장관외과

④ 위장관외과는 위 및 십이지장의 궤양, 종양 등의 〈표 2-22〉와 같은 질병을 진료한다.

〈표 2-22〉 위장관외과에서 진료하는 질병

위궤양, 위용종, 위간질성 종양, 원발성 위림프종, 십이지장궤양 등

* 식도 : 입으로 섭취한 음식물을 위로 보내는 통로 역할을 하는 신체기관이다.

** 소장 : 작은창자라고도 하며 위 - 대장 사이에 있는 길고 좁은 관으로 대부분의 음식을 소화, 흡수하는 곳이다.

*** 대장 : 큰창자라고도 하며 소화기관의 하나로 소장에서 항문까지 이르는 관모양의 배설을 담당하는 장기이다.

3) 대장항문외과

대장항문(colorectal)은 대장에서도 결장*에서부터 직장**, 항문까지이다. 최근 인구의 고령화와 생활양식의 서구화로 인해 증가되는 추세인 대장암 및 염증성장질환과 치핵, 치열, 치루*** 등 항문질환에 대한 치료 및 수술을 담당하는 과이다.

① 소화기내과에서도 장질환에 대해 진단 및 치료하지만 전문적으로 집중치료 및 절제수술을 담당하는 과가 바로 대장항문외과이다. 결장에서부터 항문에 이르는 대장항문의 특징상 구조적으로나 기능적으로 서로 얽혀 있는 구조의 장기들이기 때문에 대장항문 부위의 어느 한 장기에 어떤 질환이 발생하면 필연적으로 다른 장기들도 영향을 받게 되는 긴밀한 관계라는 점이 있다. 따라서 결장, 직장, 항문을 하나의 체계로 묶어서 담당하는 것이다(그림 2-17).

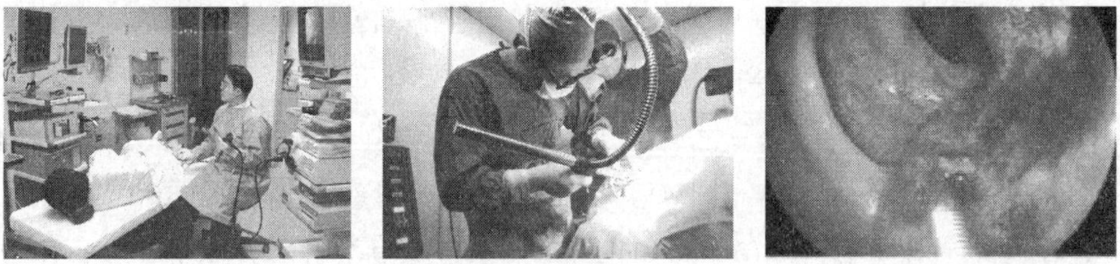

(a) 대장내시경 (b) 치질치료 수술 (c)대장암

[그림 2-17] 대장항문외과

② 대장항문외과(colorectal surgery)에서 치료하는 항목에는 충수돌기염, 서혜부 탈장, 결핵성 장염, 궤양성 결장염, 크론병, 결장직장암, 결장직장 용종, 가족성 용종증, 유전성 비용종증 대장암, 유건종, 결장염전, 치핵, 치열, 항문직장농양, 치루, 장폐쇄 등이 있다. 하부위장관(소장, 대장, 항문)에 발생하는 다양한 질환에 대한 외과적 치료 및 임상, 기초연구를 시행하는 세부전공분야이다.

③ 진료는 질환에 따라 크게 악성질환과 양성질환으로 나누어진다. 악성질환에는 결장암(colon cancer), 직장암(rectal cancer), 항문암(anal cancer), 소장의 악성종양과 유전성 종양 등이 포함한다. 양성질환에는 항문질환으로 치핵, 치루, 치열, 항문직장 농양, 직장탈출증(rectal prolapse), 변실금 등이 포함되며, 염증성 장질환(inflammatory bowel disease), 충수돌기염, 변비 등이 포함된다.

---

* 결장 : 대장(맹장 · 결장 · 직장)의 일부, 상행결장, 횡행결장, 하행결장, S상결장의 4부분으로 이루어져 있다.

** 직장 : 곧 창자라고도 하며 큰창자의 제일 끝부분부터 항문까지 길이 약 20[cm]의 장기이다.

*** 치핵, 치열, 치루 : 일반적으로 치질이라고 함축적으로 알려져 있는 질환들이다.

④ 대장항문외과는 대장의 양성질환과 종양, 항문의 양성질환 등의 〈표 2-23〉과 같은 질병을 진료한다.

〈표 2-23〉 대장항문외과에서 진료하는 질병

장폐쇄, 치루, 치열, 치핵, 유전성 비용종증 대장암, 결장직장암, 세헤부 탈장, 결핵성 장염, 충수돌기염, 궤양성 결장염, 크론병, 결장직장 용종, 가족성 용종증, 유건종, 결장염전, 항문직장농양 등

4) 혈관외과

혈관질환을 다루는 외과의 세부분야이다. 혈관 중 머리속과 흉곽 내의 혈관은 각각 신경과 · 신경외과와 심장내과 · 흉부외과가 담당하고 있어 이를 제외한 모든 혈관질환을 다루고 있다.

① 혈관외과(vascular surgery)는 외과, 즉 수술적 치료를 하는 분야로 인식되지만 다른 세부분야와는 달리 대응되는 내과 영역이 없기에 혈관질환을 담당하는 의학의 한 분야이다. 또한 최근 혈관질환의 치료에 혈관내(endovascular) 접근이 많이 도입되어 혈관외과를 영문으로는 “Vascular and Endovascular Surgery”로 표방하는 곳이 많다.

② 혈관외과의 영역으로는 동맥질환, 정맥질환, 림프관질환, 혈관외상, 그리고 혈관접근로가 있다. 동맥질환에는 급성으로는 동맥색전증 같은 질환이 대표적이며, 만성질환으로는 동맥경화나 버거병과 같이 동맥이 좁아지고 막히는 질환과 동맥류라고 하여 동맥이 늘어나는 질환이 있다.

㉠ 동맥류의 대표적 질환으로는 복부대동맥류를 들 수 있다. 정맥질환으로는 급성으로 혈전증이 있고 만성적으로는 하지 정맥류를 포함하여 만성정맥기능부전이 있다(그림 2-18).

㉡ 정맥혈전증 중 하지 심부정맥 혈전증은 폐색전증으로 생명을 앗아갈 수 있는 위험한 질환이며 장기적으로는 하지의 만성적인 부종과 궤양을 일으키기도 한다.

㉢ 림프관질환으로는 림프부종이 있다. 혈관접근로라는 것은 항암치료제의 투약을 위한 피하매몰 기구나 혈액투석을 위한 동정맥루 같은 것이다. 이러한 혈관질환에 대해 혈관외과에서는 혈관질환에 대한 전체적인 관리를 하고, 막히거나 좁아진 병변에 대해서는 혈관내 접근에 의해 재개통시키거나 수술적으로 우회로를 만들어준다.

㉣ 혈관이 늘어지는 동맥류에 대해서는 혈관내 접근으로 동맥류를 배제시키거나 절제 또는 인조혈관을 이용한 혈관재건술을 시행한다.

③ 혈관외과에서 시행되는 혈관질환 치료는 말초장기 및 전신에 여러 원인에 의해서 발생된 혈류장애를 교정함으로써 말초조직에 원활한 혈액순환을 유도하게 한다. 그러나 혈관은 전신에 분포하고 있고, 접근성이 쉽지 않으며, 혈관벽 손상 시 혈전을 형성하려는 특성 때문에 혈관을 다룬다.

④ 혈관외과의에게 내려오는 명언 중의 하나는 "똑같은 혈관질환 환자는 없다(No two patients with vascular disease are identical)"는 것이다. 일견 같은 부위에 발생한 혈관병변도 혈역학적 요소가 서로 다르게 작용하고 있으며, 환자의 내과적, 외과적 치료병력 및 위험인자에 따라서 서로 다른 치료법이 적용될 수 있다.

⑤ 국가마다 혈관외과의 수련은 다양해서 외과수료 후 혈관외과를 세부전문으로 수련하는 경우도 있고 처음부터 혈관외과 전문의로 수련하는 경우도 있다. 우리나라의 경우 외과전공의 4년을 수료하여 외과 전문의를 취득한 뒤 2년간의 세부전공 과정을 통해 혈관외과의사가 된다.

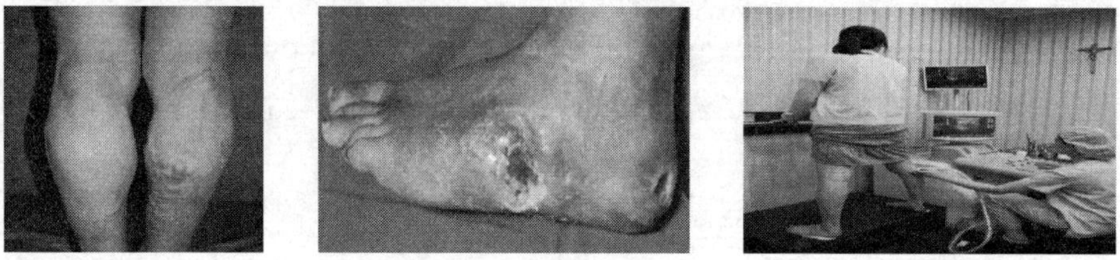

(a) 하지정맥류 (b) 허혈증으로 인한 피부괴사 (c) 하지정맥류 검사

[그림 2-18] 혈관외과

⑥ 혈관외과는 심장의 혈관, 두개골, 흉부대동맥궁을 제외한 신체 전반의 동맥, 정맥, 임파관에 발생하는 질병, 〈표 2-24〉의 질병 등, 선천성기형, 종양, 외상 등을 다룬다.

〈표 2-24〉 혈관외과에서 진료하는 질병

급성심부정맥 혈전증, 혈전후증후군, 급성하지 허혈증, 하지정맥류, 동맥색전증, 만성하지 허혈증, 대동맥-장골동맥폐색증, 복부대동맥, 만성신부전, 장허혈 등

5) 심혈관외과

심장혈관질환에 대한 진단 및 치료, 예방과 관련된 업무를 수행할 수 있는 능력을 갖추기 위해 심장혈관계의 구조와 기능을 파악하고 주요 심장질환과 혈관질환의 병태생리를 이해하여 심장혈관 환자진료에 활용할 수 있는 학문이다(그림 2-19).

① 심장혈관계질환을 진단하기 위한 검사방법 및 해석에 대해 경험을 쌓아야 하며 혈

액 및 조혈기관의 정상, 비정상 상태에 관한 기본지식과 병인, 병변, 병태생리를 이해하여 혈액질환의 진단, 예방, 치료에 활용할 수 있도록 하는 과이다.

② 심혈관 외과학과(cardiovascular surgery)에서 치료하는 항목에는 고혈압, 허혈성 심장질환, 죽상경화증, 뇌혈관질환, 부정맥 등이 있다.

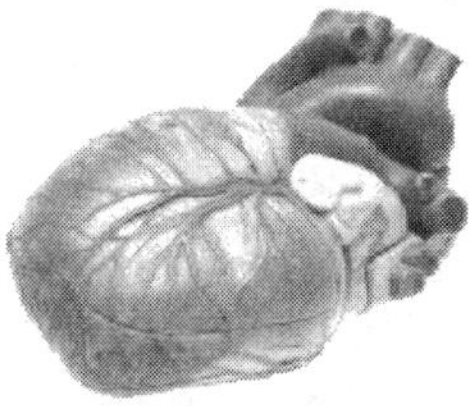
(a) 심장혈관 모형

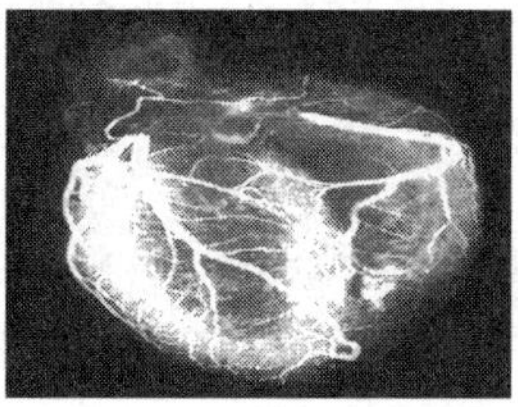
(b) 심장혈관 조형술

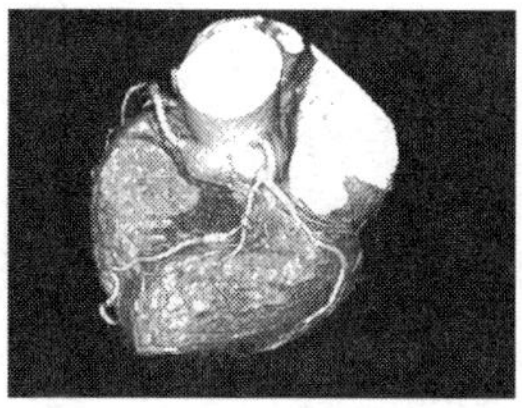
(c) 심장혈관 CT 촬영모습

[그림 2-19] 혈관모습

6) 내분비외과

갑상선, 부갑상선, 부신의 각종 질환 및 췌장의 내분비질환에 대한 진료, 검사 및 상담을 한다. 호르몬과 관계된 내분비 계통의 질환은 진단, 치료, 수술 후 관리가 일원화되어야 하며 내과의 각종 분과 및 방사선 종양학의 연계도 일원화되어야 하는 특징이 있다. 내분비외과의 치료항목으로 갑상선, 부갑상선, 부신 등이 있다.

7) 유방내분비외과

유방외과에서 주로 다루는 몸의 기관은 유방이다. 유방암, 양성 유방질환의 진단 및 치료 이외에도 유방 정기검진 위주로 진료한다(그림 2-20).

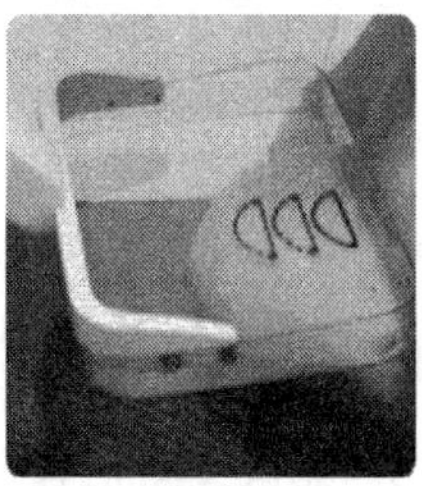
(a) 유방촬영술

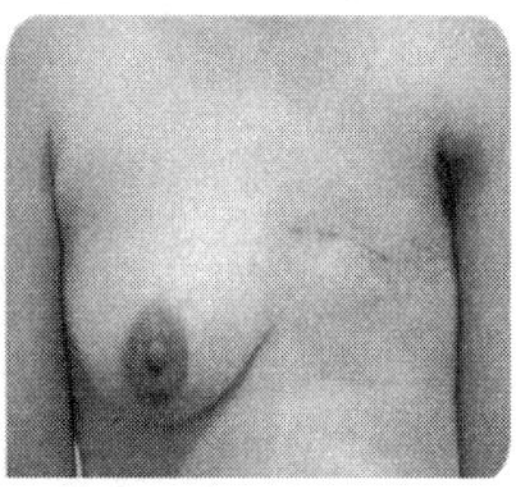
(b) 유방절제술

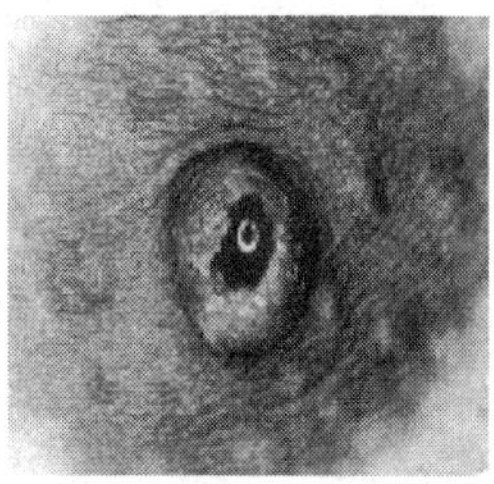
(c) 유방암 증상

[그림 2-20] 유방내분비외과

① 유방암은 미국 및 서구의 여러 나라에서 여성에게 발생하는 가장 흔한 암으로 국

내에서도 생활 패턴의 서구화 경향, 조기 유방암 검진에 대한 인식의 변화 등으로 그 빈도는 매년 증가하고 있다.

② 유방내분비외과는 유방에 생기는 종양, 갑상선의 종양, 부갑상선의 종양 및 부신의 종양을 다룬다(표 2-25).

〈표 2-25〉 유방내분비외과에서 진료하는 질병

유관확장증, 섬유선종, 지방종, 유방통, 갑상선 유두암, 갑상선 여포암, 갑상선 여포성 종양, 갑상선 수질암, 갑상선 역형성암, 그레이브스병, 쿠싱증후군, 섬유낭성변화, 과오종 관내유두종, 경화성 선종, 유방암, 엽상종양, 부갑상선선종, 부갑상선 기능항진증, 부갑상선 과형성, 부갑상선암, 알도스테론 분비선종, 갈색세포종 등

8) 정형외과

뼈뿐만 아니라 사지의 근육에 관련된 질병, 그리고 척추에 관한 질병을 치료한다. 하지만 해당 분야가 너무 광범위하기 때문에 질환이 발생한 부위별로 세분하여 진료를 하게 되고, 주요 진료분야는 수부, 견주관절, 족관절, 무릎, 고관절, 척추, 소아, 종양으로 나누어진다. 현대적인 의미에서는 사지와 척추 그리고 그 부속기의 형태와 기능을 내과적, 외과적 그리고 물리학적 방법으로 연구하고 보존하며 회복 및 발전시키는 의학의 한 분야로 정의할 수 있다.

① **정형외과**(Ortho Surgery, 또는 Osteo Surgery : OS)의 주요 치료법은 수술적 치료뿐만이 아니라 약물요법, 물리치료, 보장구요법, 의지 등의 보존적 치료와 적극적인 수술적 치료로 나눌 수 있으며, 뼈, 인대, 연골, 신경 등의 질환 및 손상을 정확히 진단하고 치료하기 위하여 최신 자기공명영상검사 및 컴퓨터단층촬영, 골주사검사 등을 시행하고 있고, 최신의 관절내시경 장비와 레이저, 컴퓨터항법장치 등이 있고 또한 IMS장비를 이용한 근골격계 통증에 대한 효과적인 치료를 한다(그림 2-21).

② 근육이나 골격 등 운동기관의 기능장애나 형태이상의 예방, 치료, 교정을 연구하는 임상의학. 노동재해나 교통사고 등에서 생기는 중증외상인 골 및 관절의 손상을 합병하는 것까지 그 활동영역이 넓어졌다. 팔, 다리, 척추를 구성하는 모든 해부학적인 구조에 대하여 진료를 한다. 피부, 지방, 섬유조직, 뼈, 근육, 힘줄, 신경, 혈관, 관절낭, 인대 등에 이상이 생기는 경우 정형외과에서 진료를 실시한다.

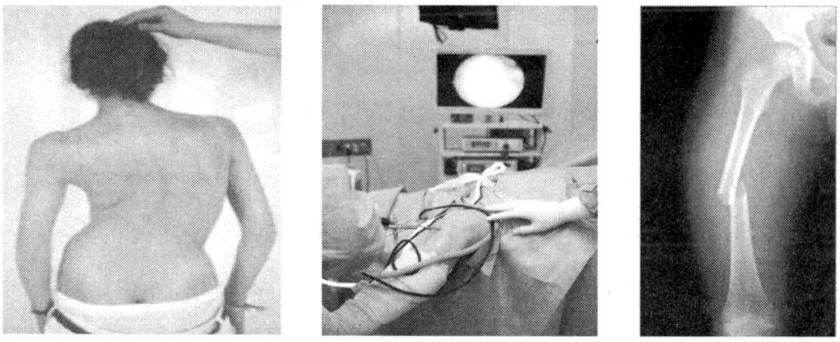

(a) 척추측만증 (b) 관절내시경 (c) 대퇴부 골절

[그림 2-21] 정형외과

③ 정형외과 질환의 원인은 외상, 대사성이상, 감염, 선천성 기형, 퇴행성관절염, 동맥경화, 종양 등 매우 다양하고 분야가 광범위하여 질환이 발생하게 되면 부위별로 세분화하여 진료를 하게 된다(표 2-26). 주요 진료분야를 나누면 수부, 무릎, 고관절, 척추, 소아, 종양으로 나눌 수 있다.

〈표 2-26〉 정형외과에서 진료하는 질병

외상에 의한 근육과 혈관 및 신경의 손상, 골절, 탈구, 염좌, 다지증, 선천성기형, 수근관 증후군, 신경질환, 종양, 염좌, 관절염, 연골손상, 십자인대파열, 반원살 연골판 파열, 퇴행성질환이나 염증성질환에 의한 관절염, 대퇴 골두 무혈싱 괴사, 척추측반승, 디스크, 척추후만증, 소아에 발생하는 질환, 당뇨병성 족부, 선천성 손기형, 수부외상, 구루병, 아킬레스건 파열, 고관절이형성증, 결절종, 요통, 재발성 견관절 전방 탈구, 피로골절, 건손상, 관절염, 변형성 고관절증, 원판형 반월상연골, 반달연골 이상, 골수염, 골괴사, 병적골절, 척추병증, 아킬레스건염, 베이커낭종, 내반슬, 소건막류, 요족, 듀피트렌구축, 내연골종, 무지(엄지)중수지 관절측부인대손상, 내상과염, 망치족지, 이소성골화증, 외반슬, 슬개건염, 노인성척추후만증, 테니스엘보, 건초염, 일과성고관절활액막염, 횡단성 척수염, 거북목 증후군, 척추분리증, 신경근병증, 좌골신경통, 지간신경종, VDT 증후군, 후종인대 골화증, 석회성 건염, 염좌, 천추골골절, 오스굿씨병, 척추신생물, 뼈의 신생물, 대퇴골절, 경골과 비골골절, 원위요골과 척골골절, 슬관절장애, 반월판연골손상, 회전근개증후군, 손목수근관증후군, 요추관협착증, 요추전방전위증, 골절 후 부정유합, 불유합, 방아쇠수지, 척추골수염, 팔죽지골절, 근막통증증후군, 육종, 통풍성관절염, 외상에 의한 척추손상, 척추측만증, 족저근막염, 요추추간판탈출증, 연부조직육종, 십자인대손상, 점액낭염, 연골연화증, 무릎관절증, 쇄골골절, 섬유종, 두개골골절, 슬개골골절, 지체장애 등

9) 성형외과

현대사회는 채집이나 수렵시대에 비해 삶에 여유가 생기면서 미를 가꾸는데 관심이 높아지고 있다. 이에 대두되는 의학분야가 성형분야인데, 흔히 성형을 단순히 미용의 수준에서 이해하는 경우가 많지만, 이보다는 신체적으로 가진 구조적인 변형이나 기형을 수정하여 제 기능을 할 수 있도록 결함을 교정한다는 폭넓은 의미로 인식하는 것이다. 성형외과는 성형을 담당하는 특수 외과분야이다. 신체 외부에 나타나는 선천성 기형 또는 후천성 변형이나 결손을 그 기능과 모양에 있어서 정상상태에 가깝도록 교정해주는 외과분과이다.

① **성형외과**(Plastic Surgery : PS)에서 머리에서 발끝까지 우리 몸의 외적인 전체 부분이다. 일반적인 미용성형뿐만 아니라 선천적 기형 및 후천적으로 받은 외상에 대해 조직의 이식 등 외과적 수기를 써서 기능회복뿐만 아니라 되도록이면 정상적인 모양으로 고치거나 만들어 내는 진료과이다. 성형은 흔히 미용을 위한 것으로 생각되고 있으나, 넓은 의미로는 선천적 또는 후천적 기형과 결손, 변형 등의 형태와 기능장애를 회복하여 결함을 교정한다(그림 2-22).

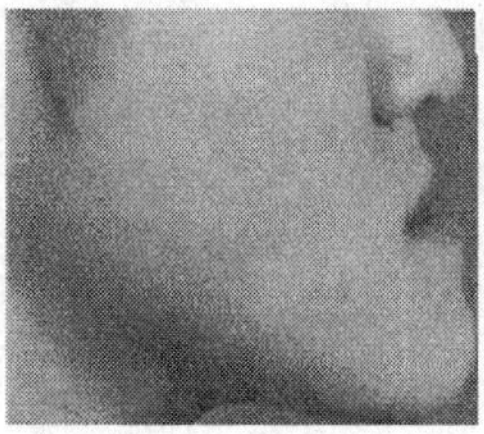
(a) 하악전돌증 환자

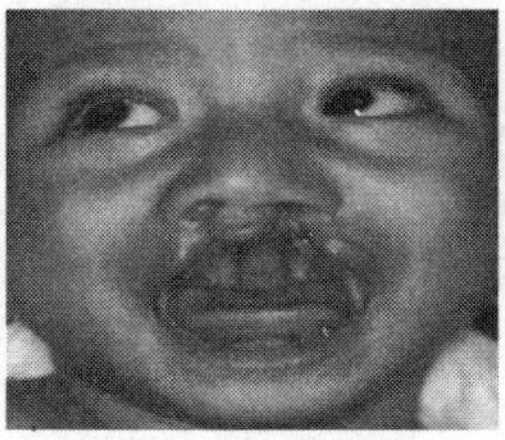
(b) 구순구개열

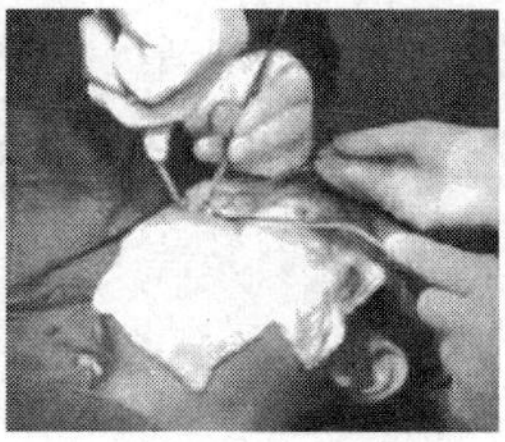
(c) 성형외과 수술

[그림 2-22] 성형외과

② 선천적 또는 후천적 외형의 이상을 그 기능과 모양에 있어서 정상 혹은 그에 가깝도록 교정해주는 분야이다(표 2-27). 〈표 2-27〉과 같은 분야를 재건 성형분야라고 하고 미용을 위한 성형을 미용성형분야라고 한다.

〈표 2-27〉 성형외과에서 진료하는 질병

선천성 안면기형, 안면골골절, 얼굴손상, 두경부손상, 유방손상, 화상, 손가락 기형, 코재건, 얼굴신경마비 재건, 체부재건, 사지 재건, 쌍꺼풀 수술, 얼굴윤곽, 코세우기, 모발이식, 유방성형, 상처성형 두개유합증, 구순열, 구개열, 안면비대칭, 두개안면부조화, 노안얼굴, 비변형, 취한증, 무지외반증, 지방종, 매몰귀, 양안격리증, 소이증, 돌출귀, 안검하수, 안와골절, 턱 머리뼈 바닥의 관계 이상, 눈꺼풀장애, 턱크기의 주요 이상, 당뇨병성 족부, 흉터 등

10) 흉부외과

인체 중 흉부, 즉 가슴에 위치하는 심장, 폐, 기관, 식도, 대동맥 등 생명유지에 기본이 되는 중요 장기의 질환과 흉벽, 종격동, 횡격막, 늑막 등에서 발생된 질환을 진단하고, 주로 수술적 방법으로 치료하는 전문진료 분과이다(그림 2-23). 또한 다한증을 비롯한 다양한 혈관질환에 대한 진료도 담당하고 있다. 중요 장기들에 발생되는 질환별로 더욱 전문화된 하위 분과로는 성인심장외과, 일반흉부외과, 소아심장외과로 나뉜다. 성인심장외과는 후천성 판막질환, 관상동맥질환, 대동맥질환, 및 혈관질환 등을 치료하며, 일반흉부외과는 폐암, 식도암, 및 다한증 등 심혈관 이외의 모든 흉부질환을 치료하는 분과이다. 또한 소아심장외과는 선천성 심장질환의 치료를 담당하고 있다.

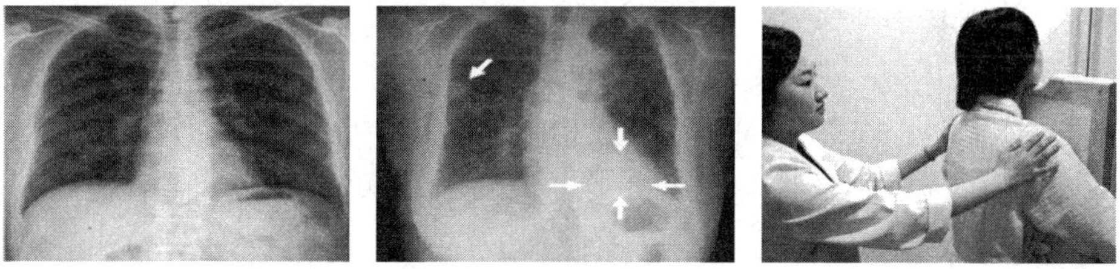

(a) 정상인의 폐 (b) 폐암환자의 폐 (c) X-선 촬영장면

[그림 2-23] 폐 X-선 사진

11) 소아외과

어린아이의 외과적 질환을 대상으로 하는 임상의학의 한 분야이다(그림 2-24). 소아청소년은 성장기에 있고 같은 병명의 질환이라도 그 증세와 경과가 다른 경우가 많으며 치료방법, 사용하는 장비 등에도 차이가 있다. 소아외과는 신생아를 포함한 소아에서 발생하는 다양한 질환에 대한 수술적 치료 및 기초, 임상연구를 시행하는 외과의 한 세부전공분야이다. 소아외과에서 다루는 주요 질환으로는 서혜부 탈장, 쇄항, 선천성 거대결장증, 신생아 응급질환 등이 있다.

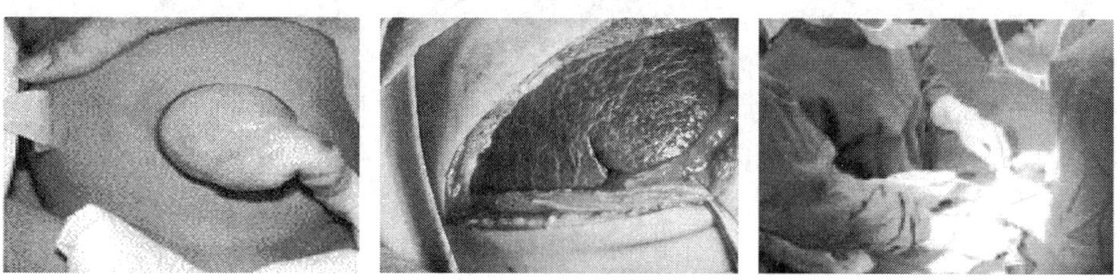

(a) 제대탈출증 (b) 담도폐쇄증 (c) 소아외과 수술

[그림 2-24] 소아외과

소아외과는 소아청소년에게 생기는 외과적 문제를 다룬다. 소아외과는 신생아과, 소아심장과, 소아내분비과, 소아감염과 등이 있다(표 2-28).

〈표 2-28〉 소아외과에서 진료하는 질병

담도폐쇄증, 선천성회격막탈장, 쇄항, 선천성거대결장증, 장중첩증, 신생아괴사성장염, 선천성십이지장폐쇄증, 비후정유문협착증, 선천성식도폐색증, 갑상선관낭종, 임파관낭종, 선천성공장-회장폐쇄증 등

(3) 비뇨기과

소변을 만들고 운반하고 배설하는 기능의 요로계(신장, 요관, 방광, 요도)와 남성생식기계, 부속성선, 부신에 생기는 질환을 수술이나 시술 등으로 외과적으로 치료하는 과이다. 소변이 생성 저장되고 몸 밖으로 나가는 통로에 있는 콩팥, 요관, 방광, 요도 등 요로계 장기들과 음경, 고환, 정관 및 전립선 등 남성생식과 관련된 장기를 다루는 진료과로서 이들 장기에 발생된 질환들을 진단하고 주로 수술적인 방법으로 치료하고 있는 외과계의 한 분야라 할 수 있다. 대표적인 질환들은 비뇨기선천기형질환, 요로결석, 요로감염, 방광염, 신우신염, 요도염, 전립선염, 전립선비대증, 비뇨기계종양, 방광암, 신장암, 전립선암, 부신질환, 신장이식, 배뇨장애, 신경인성방광, 야뇨증, 여성요실금, 남성불임, 남성성기능장애, 내시경 및 복강경수술 등이다.

1) 남성불임

부부가 적어도 1년 이상 정상적인 성관계를 가졌지만 [그림 2-25]와 같은 남성 쪽의 문제로 인하여 임신하지 못하는 것을 의미한다. 남성불임은 호르몬의 문제, 독성물질에의 노출, 감염, 외상, 고환에 생긴 문제, 정자의 문제, 정자가 배출되는 통로의 문제 등으로 인하여 생길 수 있다.

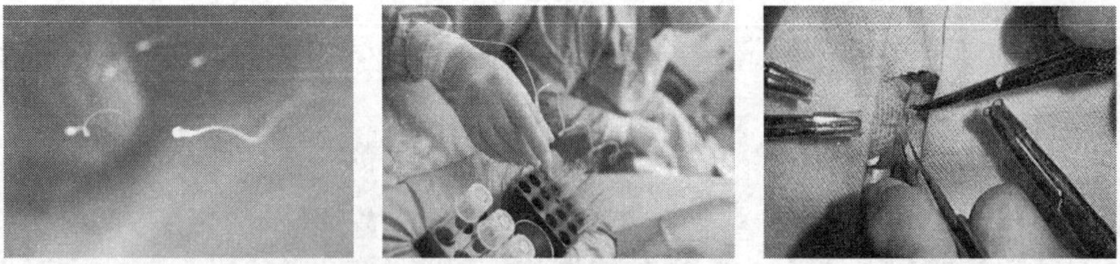

(a) 무정자증　　(b) 남성불임치료　　(c) 정관수술

[그림 2-25] 남성불임

2) 남성성기능장애

발기부전, 조루, 지루, 발기지속증 등이 있다.

① 발기부전은 성생활을 위하여 성기가 충분히 발기가 되지 않거나 유지되지 않는 것이다.

② 조루는 사정을 조절하기 힘들어 배우자와의 성행위에서 만족을 얻지 못할 정도로 빠른 극치감에 도달한다.

③ 지루는 성적 흥분상태가 최고조에 달했음에도 불구하고 사정까지 도달하는 시간이

너무 길거나 사정이 어려운 상태이다.

④ 발기지속증은 성적자극 없이 지속적으로 발기가 유지되는 것이다.

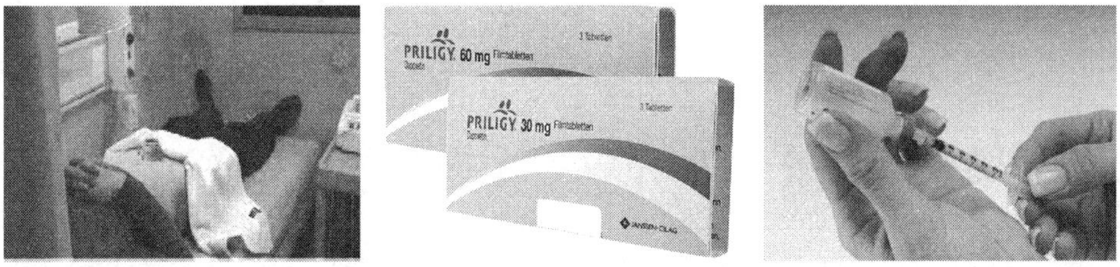

(a) 발기부전치료 (b) 조루증 치료제 (c) 발기부전치료제

[그림 2-26] 남성성기능장애 치료

3) 여성 하부 요로질환

여성요실금, 요도게실, 여성 요도증후군, 요도카룬클, 과민성 방광 등이 있다.

① 요실금은 자신의 의지와는 상관없이 요도를 통하여 소변이 나오는 증상이며, 요도게실은 요도주위 분비샘의 염증으로 인한 요도골반인대의 막에 국한된 요도의 결주머니를 의미한다.

② 여성 요도증후군 요도에 염증이나 질환이 나타나지 않고 원인균이 나타나지 않으나 빈뇨, 급박뇨, 절박뇨, 불편감, 배뇨통, 성교 후의 통증 등이 복합적으로 나타나는 경우이다.

③ 요도카룬클 양성의 혈관종으로 외요도구의 아래 방향에 딸기 모양의 붉은 색 종물로 발생하는 양성 종물이며, 과민성방광은 요로감염이 없고 다른 명백한 질환이 없지만 소변을 참지 못하거나, 강하고 갑작스럽게 요의를 느끼거나, 빈뇨나 야간뇨가 동반되는 경우이다.

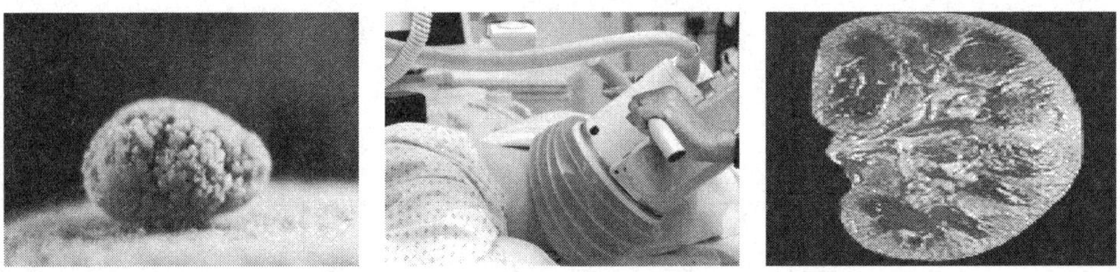

(a) 요로결석 (b) 요로결석 치료 (c) 신우신염

[그림 2-27] 여성 하부 요로질환

4) 신경인성 방광

각종 신경질환에 의하여 방광과 요도에 이상이 나타나는 경우이다. 신경인성 방광을 유발하는 신경질환은 뇌졸중, 치매, 척수염, 척수손상, 말초신경질환, 파킨슨병 등이 있다(그림 2-28).

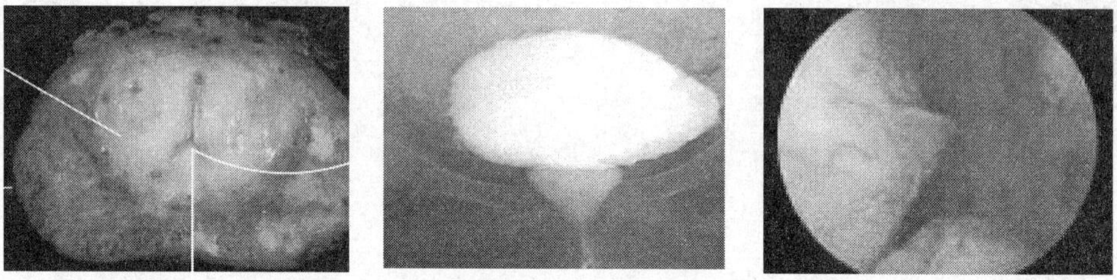

(a) 전립선염 (b) 신경인성 방광

[그림 2-28] 신경인성 방광

5) 비뇨기계질환

소아청소년과 성인남성의 비뇨기계에 생긴 질환을 의미한다.

① **고환과 음낭질환** : 정류고환, 음낭수종, 고환염전 등이 있고 수술적 교정을 필요로 한다. 정류고환은 고환이 음낭에서 만져지지 않는 경우를 의미한다. 음낭수종은 음낭에 물주머리 모양의 혹이 만져지는 경우이고, 고환염전은 고환이 꼬여서 급성 음낭통을 유발하는 경우이다(그림 2-29).

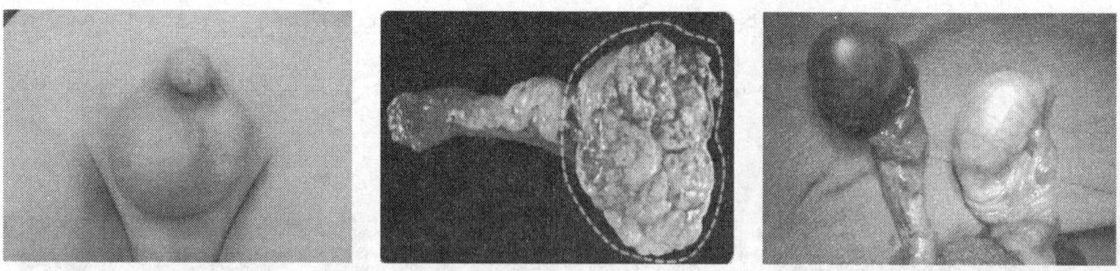

(a) 음낭수종 (b) 고환암 (c) 고환염

[그림 2-29] 고환과 음낭질환

② **음경과 남성 요도질환** : 요도하열, 귀두포피염 등이 있다. [그림 2-30]과 같이 요도하열은 요도의 입구가 음경의 끝부분에 위치하지 않고 정상적인 부위보다 아래쪽에 위치하는 것이다. 귀두포피염은 포피안에 이물질이 포피에 자극을 주어 염증을 일으키는 것이다.

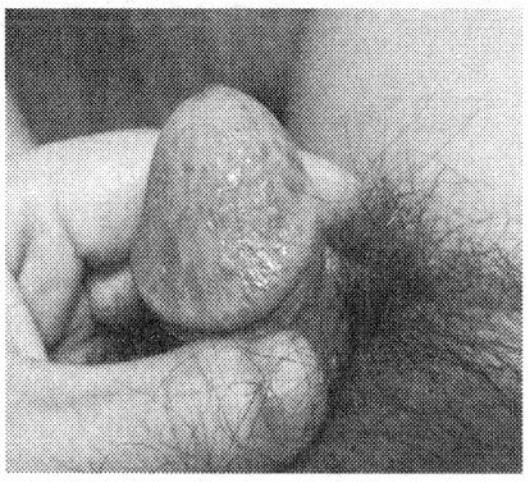

(a) 귀두포피염

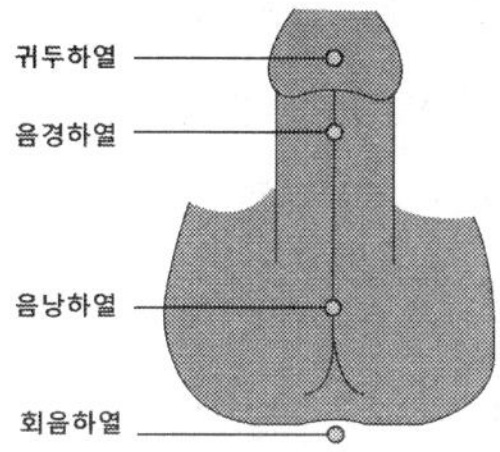

(b) 요도하열 위치

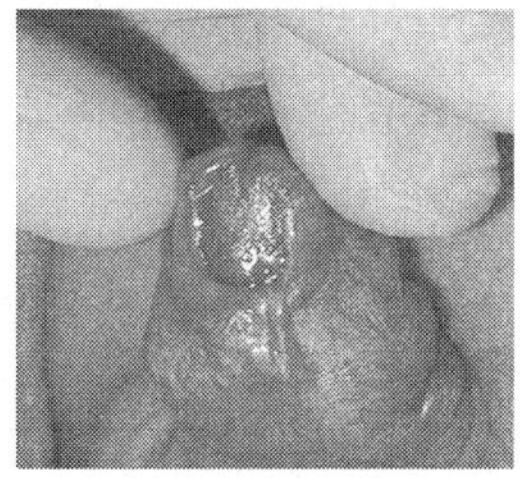

(c) 요도하열

[그림 2-30] 음경과 남성 요도질환

③ **방광질환** : 야뇨증, 방광외번증, 요막관병 등이 있다(그림 2-31).

㉠ 야뇨증은 비뇨기계에 뚜렷한 이상이 없고 낮에는 소변을 잘 가리다가 밤에 오줌을 지리는 것이다. 방광외번증은 선천성 기형으로 남성의 경우 음경은 배부로 당겨져 있고 불완전하다. 또한 요도가 개방되어 요도상열을 형성하게 된다.

㉡ 여성의 경우에는 음핵이 분리되고 음순이 넓게 분리되어 있다. 요막관병은 요막관이 태어나면 정상적으로 막혀야 하는데 막히지 않아 오줌이 새는 것을 의미한다.

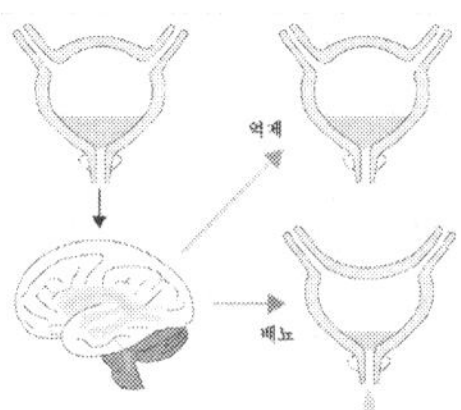

(a) 야뇨증

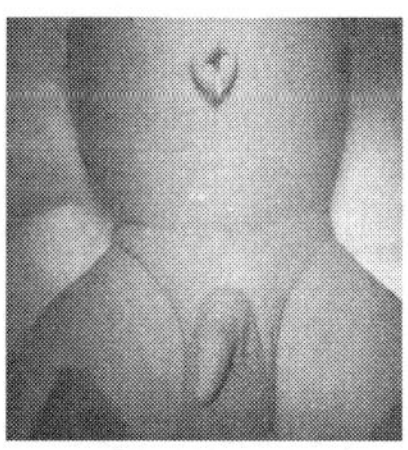

(b) 요막관병

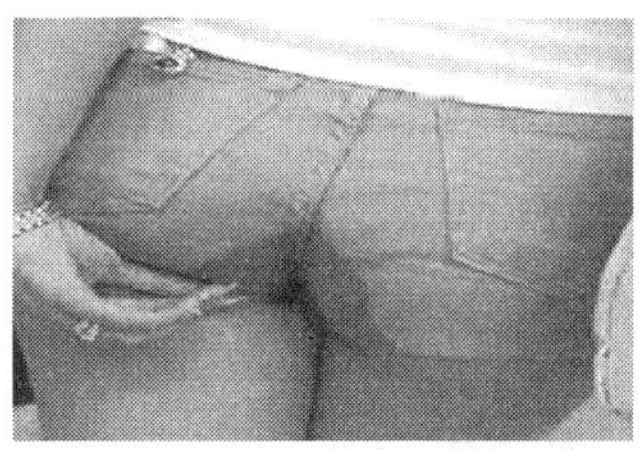

(c) 요실금

[그림 2-31] 방광질환

④ **요관질환** : 대개 수술적인 교정이 필요하며 방광요관 역류, 중복요관, 이소성 요관, 신우요관이행부폐색, 요관류, 거대요관 등이 있다. 방광요관 역류는 소변을 볼 때 소변이 몸 밖으로 나가는 동시에 신장이나 요관으로 역류하는 것이다(그림 2-32).

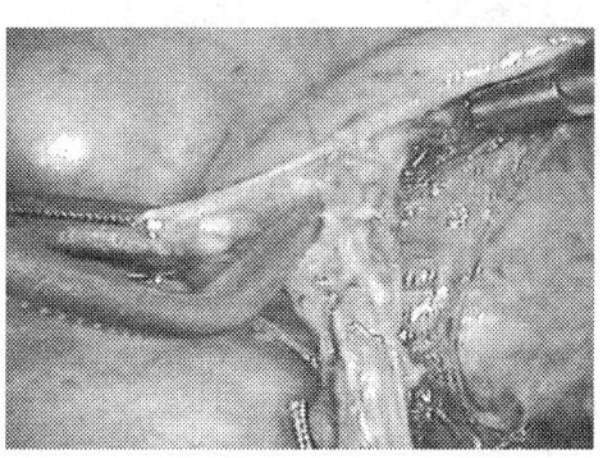

(a) 요관협착

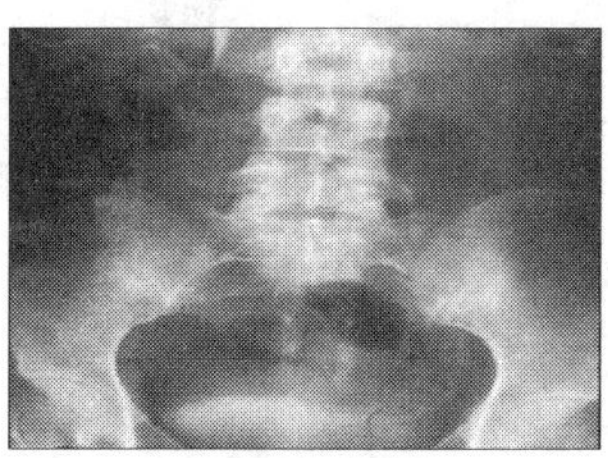

(b) 요로조영술

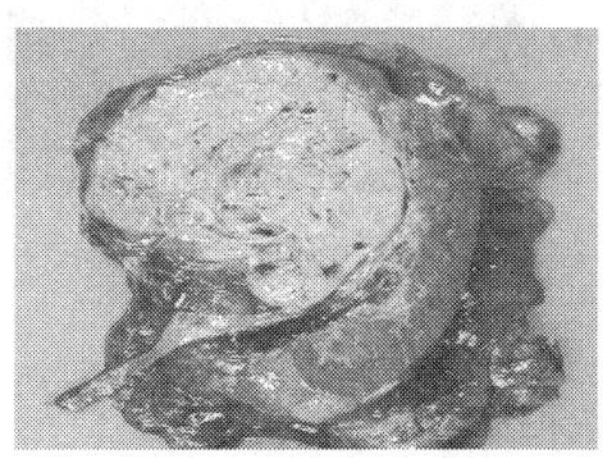

(c) 신우요관암 적출

[그림 2-32] 요관질환

중복요관은 선천성 기형으로 완전중복요관, 불완전중복요관으로 나누는데 완전중복요관은 요관이 각각 2개 존재하는 것이고, 불완전중복요관은 요관 2개가 내려오다가 하나로 합쳐지는 것이다. 완전중복요관의 경우 소변이 역류할 수 있다.

⑤ **신질환** : 낭종성 신질환, 융합신, 신장이형성 등이 있다. [그림 2-33](a)와 같은 낭종성 신질환은 신낭종 질환의 경우로 여기에서 신낭종은 산실질내에 상피세포로 이루어진 원형 혹은 타원형의 낭포 내에 비정상적인 액체가 고인 것을 의미한다. 융합신은 선천적으로 양쪽의 신장이 하나로 붙어 있는 것이다. 신장이형성은 신장이 태생기 때 제대로 분화되지 못하여 정상적인 기능을 할 수 없는 상태이다.

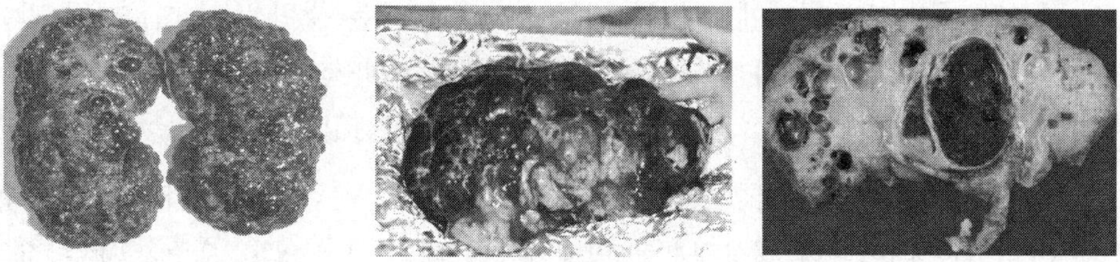

(a) 낭종성 신질환 (b) 다낭성 신질환 (c) 신부전말기

[그림 2-33] 신질환

⑥ **전립선비대증** : 50세 이상의 남성에서 방광의 배출장애를 나타내는 증상을 의미한다. [그림 2-34]와 같은 전립선비대증은 전립선이 비대해지는 것이 아닌 방광경부 가까운 후부요도에 있는 부전립선의 선종으로서 그것이 증대해지기 때문에 외선이 압박을 받는 것이다. 증상으로는 배뇨개시까지 시간이 걸리고 소변줄기가 가늘고 힘이 없으며 중간에 끊기거나 끝날 때까지 시간이 오래 걸린다. 배뇨 후에도 일부가 방광에 남고 밤에도 배뇨를 위해 자주 잠에서 깬다.

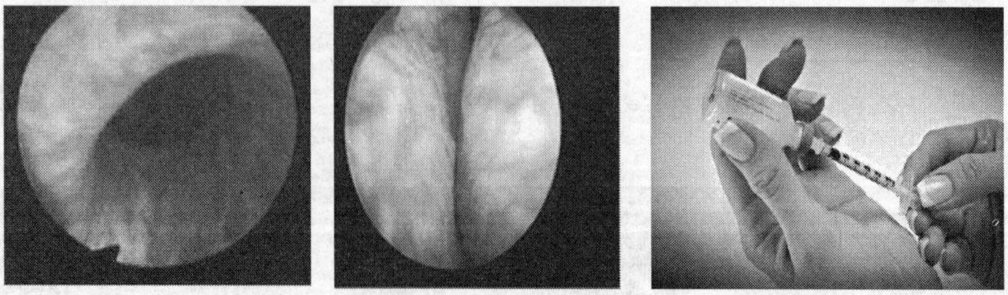

(a) 정상 전립선 (b) 전립선비대증 (c) 전립선암 치료약

[그림 2-34] 전립선비대증

6) 부신질환

부신에 발생하는 형태적, 기능적 이상을 의미한다. 부신은 좌우 신장의 위에 깔대기를 덮어 쓴 모양으로 자리하고 있는 호르몬 생성기관이다(그림 2-35). 일반인들에게 잘 알려져 있지 않으나 부신은 체내 대사작용에 꼭 필요한 호르몬을 생성하는 기관으로 부신 호르몬 생성이 적절하지 않으면 인체에 심각한 영향을 미칠 수 있으며, 생명에 위협을 초래하기도 하므로 꼭 치료해야 한다.

부신은 수질(속질)과 피질(겉질)로 구성되어 있고 각각 생성하는 호르몬 또한 다른데 부신수질은 말초교감신경계의 대표적인 기관으로 스트레스 호르몬이라고 하는 카테콜아민을 분비한다. 부신피질에서는 여러 가지 스테로이드를 생성하는데 이는 뇌하수체의 부신피질 자극 호르몬에 의해 조절된다. 또한 변성, 순환장애, 종양, 진행성병변 등을 포함한다. 부신질환으로는 부신성기증후군, 신경모세포종, 갈색세포종, 원발성 알도스테론증, 쿠싱증후군, 부신피질암 등이 있다.

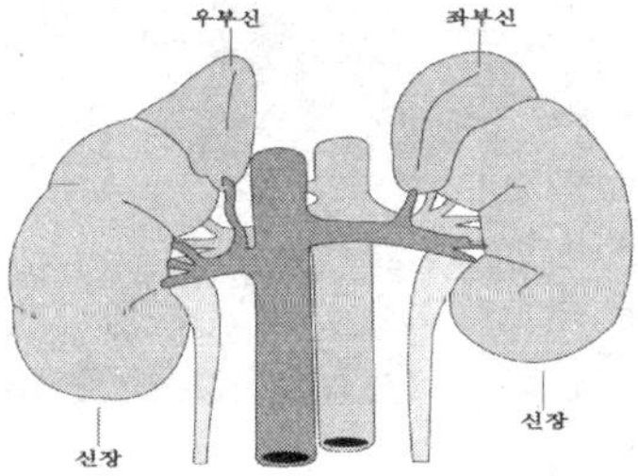

(a) 부신의 위치

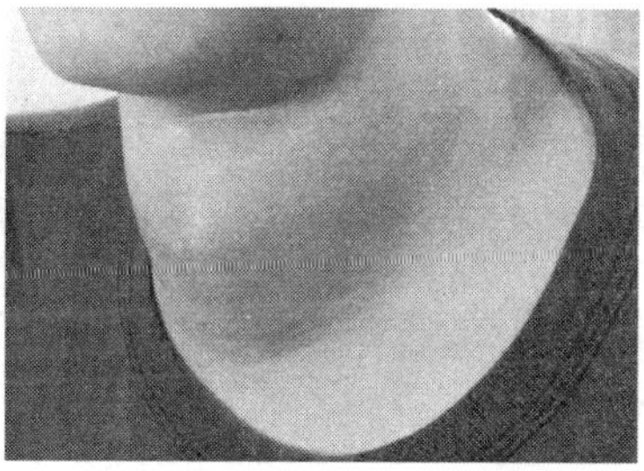
(b) 갑상선염

[그림 2-35] 부신질환

① **쿠싱증후군**(Cushing's syndrome) : 부신피질에서 생산되는 글루코코르티코이드의 일종인 코티솔의 과잉분비로 발생하는 질환으로, 보름달모양 얼굴을 띠게 되며 뒷목에 볼록하게 지방이 축적되어 버팔로혹(buffalo hump)이 발생한다(그림 2-36).

㉠ 사지에 비해 몸통이 비만하게 되어 복부 혹은 둔부에 살트임(striae)이 나타날 수 있으며 성기능감퇴, 무월경, 골다공증, 다모증, 여드름, 고혈압, 당뇨, 우울증을 동반할 수 있다.

㉡ 부신피질 호르몬을 분비하게 하는 원인의 질환은 다양한데, 뇌하수체종양, 이소성 부신피질 자극 호르몬분비 종양, 부신피질 과증식, 기타 약물투여 등 원인에 따라 수술적 치료 및 내과적 치료를 받게 된다.

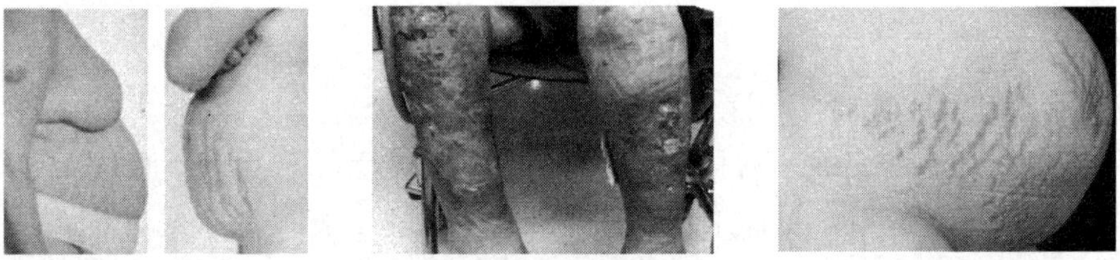

(a) 쿠싱증후군 환자 (b) 의인성 쿠싱증후군 (c) 쿠싱증후군 증상

[그림 2-36] 쿠싱증후군

② 부신피질 기능저하증 : 부신피질의 파괴에 의한 일차성 부신피질 저하증과 뇌하수체의 기능저하로 인한 이차성 부신피질 저하증으로 분류한다. [그림 2-37]과 같은 증상으로 전신쇄약, 체중감소, 기립성 저혈압, 오심, 구토, 색소과다침착을 보일 수 있으며 원인질환에 따라 적절한 치료와 함께 스테로이드 보충을 받아야 한다. 또한 부신피질기능이 떨어져 있는 환자는 급성 스트레스 상황(예 외상, 감염, 수술 등)에 적절하게 스테로이드를 증량하여야 하므로 전문의와 상의가 필수적이다.

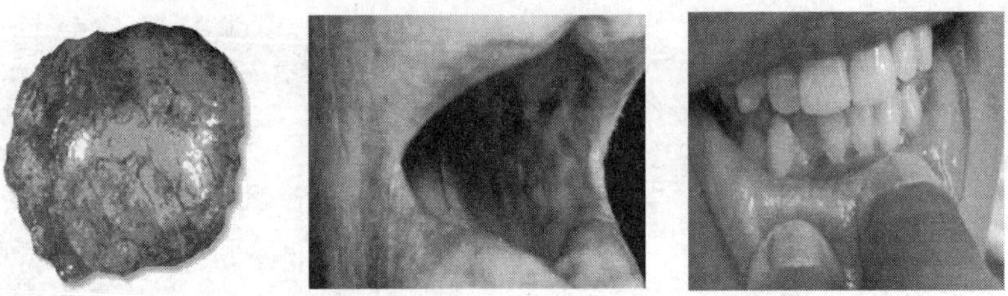

(a) 부신피질 선종 (b) 부신피질 기능저하 (c) 에디슨병

[그림 2-37] 부신피질 기능저하증

③ 갈색세포종 : 부신수질 또는 그 주변에 종양이 생기는 것으로 카테콜아민을 과다생성한다(그림 2-38). 증상으로는 발작성 고혈압, 심계항진, 두통, 발한 등이 가능하며 고혈압치료를 받고 있음에도 갑작스런 심계항진과 함께 혈압이 상승하는 것이 특징이다.

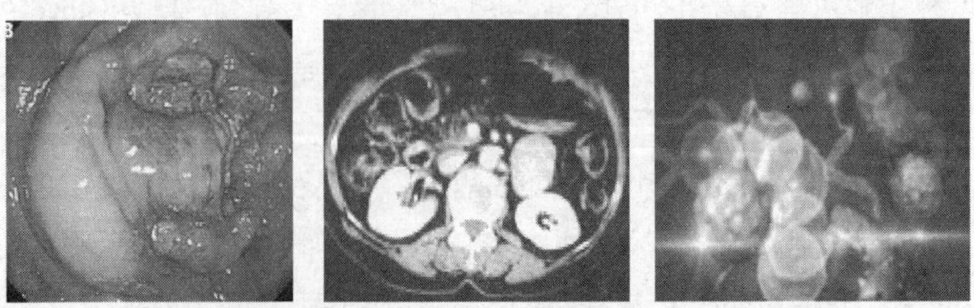

[그림 2-38] 갈색세포종

㉠ 소변검사와 혈액검사로 선별검사 후 의심이 되면 부신 컴퓨터촬영이나 핵의학 검사를 통해 확진을 하게 된다.

㉡ 종양이 확인되면 적절한 처치(고혈압 치료, 빈맥조절, 수액공급 등) 후 종양절제술을 시행하고 이후 재발에 대한 추적검사를 하게 된다.

7) 비뇨기 종양

비뇨기에 종양이 생기는 것으로 신장암, 방광암, 요관암, 전립선암, 고환암 등이 있다 (그림 2-39).

① 신장암은 신장에서 소변을 만드는 역할을 하는 실질에 발생하는 악성종양이다. 방광암은 방광에 발생하는 악성종양으로 60~70대에 주로 발생하고 남성이 여성보다 3~4배 많이 발병한다.

② 요관암은 신우와 요관에 발생하는 암을 의미한다. 그밖에 전립선암, 고환암, 음경암, 요도암 등이 있다.

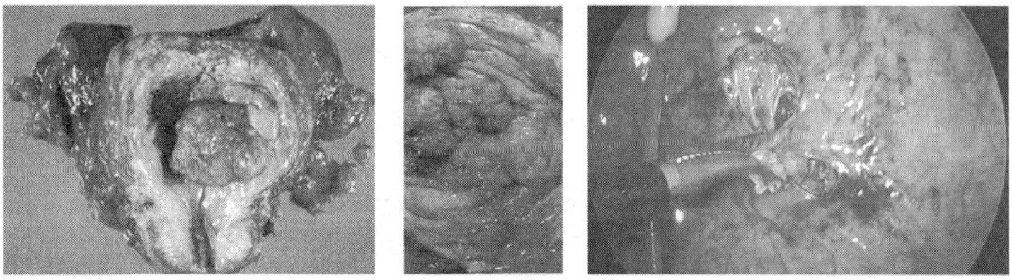

[그림 2-39] 비뇨기 종양

8) 비뇨기 손상

비뇨기 손상에는 고환손상, 음경손상, 요관손상, 신장손상, 방광손상, 요도손상 등이 있다(그림 2-40). 일반적으로 비뇨기 손상은 외부충격에 의해서 콩팥이나 소변이 차 있는 방광파열이 발생하는 경우가 많다.

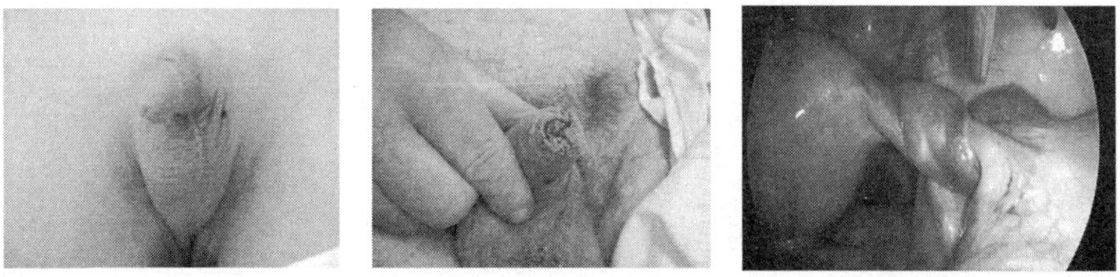

(a) 고환손상 (b) 음경손상 (c) 염전꼬임

[그림 2-40] 비뇨기 손상

9) 요로결석

칼슘 등이 뭉쳐서 돌 같이 단단한 물질을 형성하여 소변이 통과하는 길을 막고 있는 병으로 콩팥, 수뇨관, 방광 및 드물게는 요도에 돌이 걸릴 수 있다(그림 2-41).

① 나이 많은 남자에 잘 생기는 질환으로 요로결석이 있으면 급성신우신장염이나 방광염 같은 비뇨기 감염이 잘 걸린다.

② 신우신장염이 자주 걸리고 만성신우신장염이 되면 치료하기 어렵고 콩팥기능이 나빠져서 문제가 커진다.

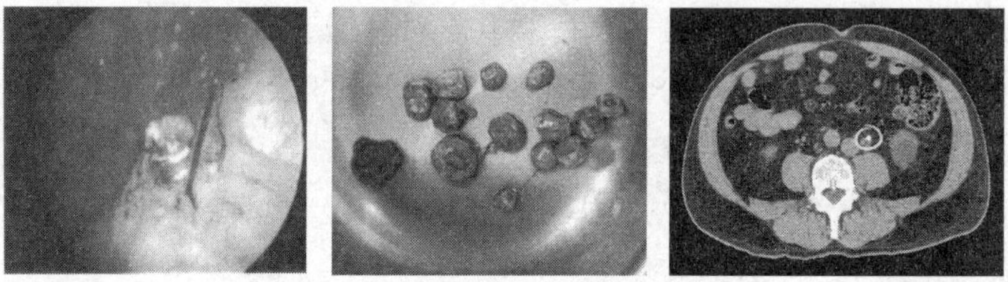

(a) 결석 내시경 시술 (b) 결석 (c) 요관결석

[그림 2-41] 요로결석

10) 요로계 감염

요로에 세균감염이 생긴 것을 요로감염이라고 한다(그림 2-42). 요로감염은 상부 요로감염과 하부 요로감염으로 분류된다. 상부 요로감염은 패혈증, 전신감염, 신우신염, 신농양으로 발전할 수 있고, 하부 요로감염은 고환염, 부고환염, 방광염, 전립선염 등이 있다.

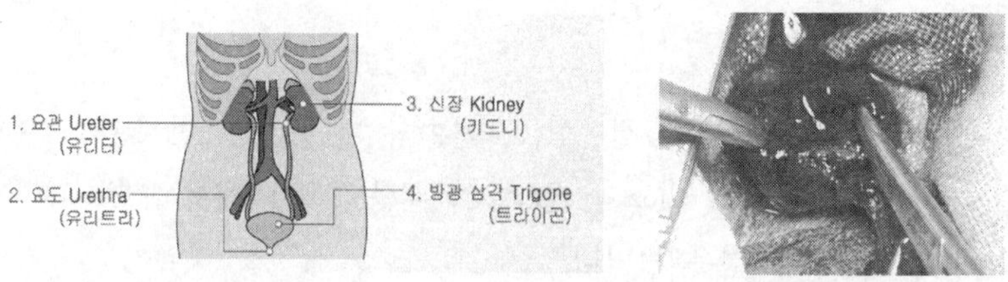

(a) 요로감염부위 (b) 방광염

[그림 2-42] 요로계 감염

11) 성적 접촉 전파성 질환

성병은 성적인 접촉을 통하여 전파되는 질환을 의미한다. 30여종의 성병이 있으며 세균, 바이러스, 기생충 등 다양한 원인에 의하여 발생한다. [그림 2-43]과 같은 트리코모나스증, 임질, 콘딜로마, 에이즈, 연성하감, 성기 클라미디아 감염증 등이 있다.

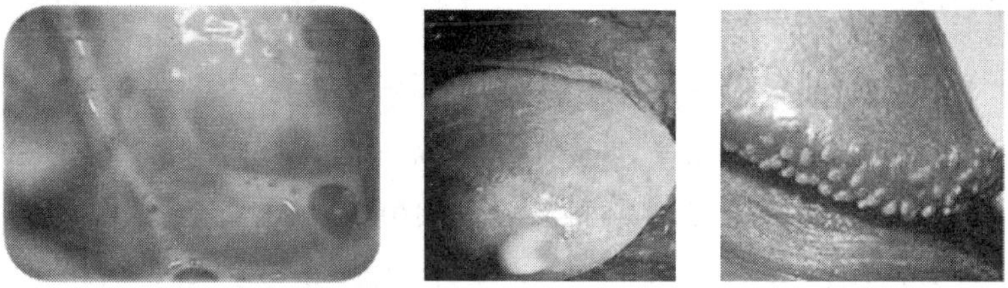

(a) 트리코모나스증 (b) 임질 (c) 콘딜로마

[그림 2-43] 성적 접촉 전파성 질환

12) 외성기 피부질환

외성기 피부질환으로는 [그림 2-44]와 같은 사면발이, 옴, 매독 등이 있다.

① 사면발이는 이인 프티루스 푸비스에가 음모에 기생하면서 생기는 감염질환이다.

② 옴은 옴 진드기에 의하여 발생되는 것으로 전염성이 매우 강한 질환이다.

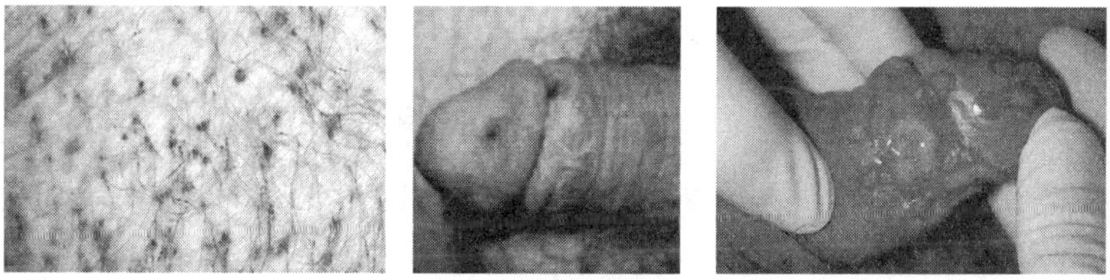

(a) 사면발이 (b) 옴 (c) 매독

[그림 2-44] 외성기 피부질환

13) 비뇨기과 진료질병

비뇨기과 진료분야는 남성불임, 남성성기능장애, 여성 하부 요로질환, 신경인성 방광, 소아 비뇨기계 질환, 전립선비대증, 부신질환, 비뇨기질환, 비뇨기손상, 요로결석, 요로계 감염, 성적 접촉 전파성 질환, 외성기 피부질환이 있다(표 2-29).

〈표 2-29〉 비뇨기과에서 진료하는 질병

남성갱년기, 신장의 신생물, 신우요관암의 전이, 요관결석, 야뇨증, 귀두포피염, 잠복고환증, 배뇨곤란, 부고환염, 임균성 요도염, 혈정액증, 요도하열, 남성불임, 음낭내 부속기 염전, 비임균성 요도염, 포경, 고환염, 감돈포경, 조루, 음경 발기지속증, 소변정체, 정류고환, 고환의 염전, 신우요관폐색, 요실금, 방광요관역류, 만성 전립선염, 방광의 신경근육 기능장애, 요관협착, 방광소장 누공, 방광질 누공, 무증상세균뇨, 임질(임균감염증), 정자부족증, 음경만곡증, 성병, 무정자증, 정계정맥류, 방광탈, 간질성 방광염, 음경암, 낭성신장질환, 부신종양, 양성 전립선비대증, 전립선암, PSA 상승, 신결석, 방광암, 신우요관암, 요로감염, 스트레스성 요실금, 음낭수류, 모호한 생식기, 급성방광염, 혈뇨, 전이성 신장암, 만성신우신염, 고환종양, 파라핀종, 신세포암종

(4) 산부인과

임신 및 출산과 부인을 다루는 의술의 한 부문이나 병원 부서이다. 여성의 생식기에 대한 질병을 다루며, 모든 여성을 대상으로 결혼, 임신, 분만, 산욕, 폐경, 불임 및 여성의 자궁, 난소, 난관, 기타 자궁부속기 등에 이상이 있는 질환을 가진 환자를 진단하고 약물요법 및 수술요법으로 치료하고 관리하는 과이다. 여성의 생식 기능과 연관된 정상 생리 및 질병을 다룬다.

산부인과(obstetrics, gynecology)는 크게 산과와 부인과로 구분된다. 산과는 임신, 출산 등 모체와 태아의 건강을 돌보고 20대와 30대 등 출산연령의 여성을 주로 진료대상이며, 부인과는 성병을 포함한 양성 생식기 질환을 다루고 자궁암 등 부인병의 발병률이 높은 40대 이상의 여성을 주로 진료 대상은 일반부인학과, 악성 생식기 종양을 다루는 부인종양학과, 생식내분비학이나 배뇨이상 및 골반 장기탈출증 등을 다루는 비뇨부인과로 나눈다.

1) 산 과

20대와 30대 등 출산연령의 여성을 주로 진료대상이며, 임신 전 상담, 정상 임신, 임신성 당뇨나 임신중독증 등의 고위험임신, 출산 등을 관리한다. 주요 시술로는 [그림 2-45]와 같은 제왕절개, 정상분만, 자연분만 등을 시행한다.

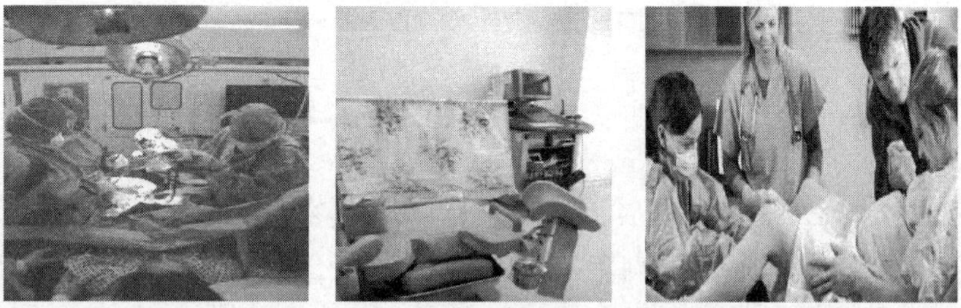

(a) 제왕절개 (b) 정상분만실 (c) 자연분만

[그림 2-45] 산부인과

2) 일반부인과

자궁암 등 부인병의 발병률이 높은 40대 이상의 여성을 주로 진료 대상으로 한다. 자궁근종, 자궁선근증, 난소낭종, 자궁내막증, 골반염 등의 양성질환을 진료한다(그림 2-46). 주요 시술로는 자궁부속기 제거술, 인공수정, 요실금수술, 시험관아기시술, 자궁절제술 등이 있다. 질염, 골반염, 방광염 등의 염증성 질환 및 난소에 생기는 질환 등은

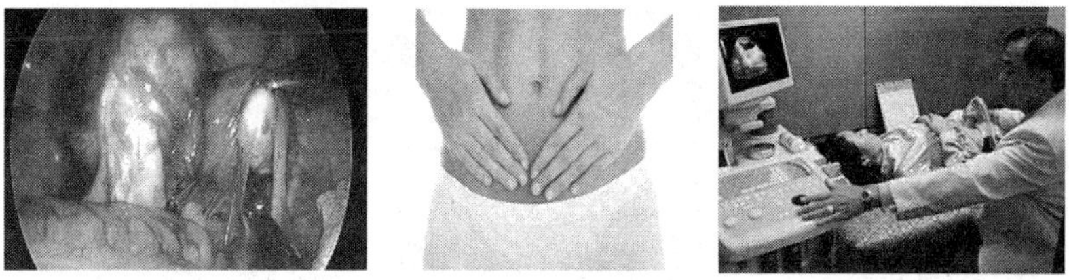

(a) 난소낭종 (b) 골반염(복통) (c) 자궁검사

[그림 2-46] 일반부인과

적절한 치료를 받으면 잘 치료되는 질환이다. 이러한 질환들은 연령에 관계없이 생길 수 있다.

3) 부인종양학과

혈액종양내과 및 치료방사선과와 협력하여 부인암 환자진료를 한다. 자궁경부암, 난소암, 자궁내막암, 난소암 등의 악성질환을 진료한다(그림 2-47). 또한 호르몬요법, 불임수술, 골다공증 등을 치료한다.

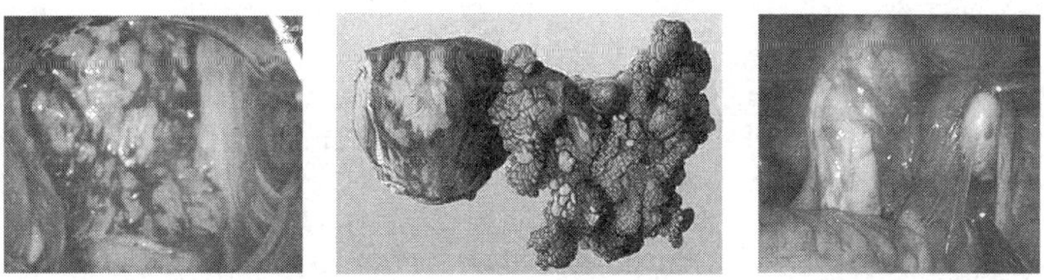

(a) 자궁경부암 (b) 난소암 (c) 난소물혹

[그림 2-47] 부인종양학과

4) 비뇨부인과

여성에서 골반근육은 골반장기 즉 방광, 요도, 자궁, 질, 직장 및 항문을 그물침대처럼 지지해 주어 중력이나 복압에 대한 버팀목 역할을 함으로써, 소변과 대변을 조절하며 분만 및 성기능에 중요한 역할을 하게 된다. 그런데 이러한 골반근육을 비롯한 지지조직들이 임신, 분만, 노화로 인하여 약해지고 늘어나게 되면 요실금, 자궁, 방광 및 직장탈출증, 변실금, 변비, 성기능장애 등의 문제가 생긴다(그림 2-48). 이러한 문제들은 공통적으로 골반을 지지하는 조직들이 약해져서 생기는 것이기 때문에 각각 개별적으로 발생하기 보다는 대부분 몇 가지가 함께 발생하게 되는 경우가 많다.

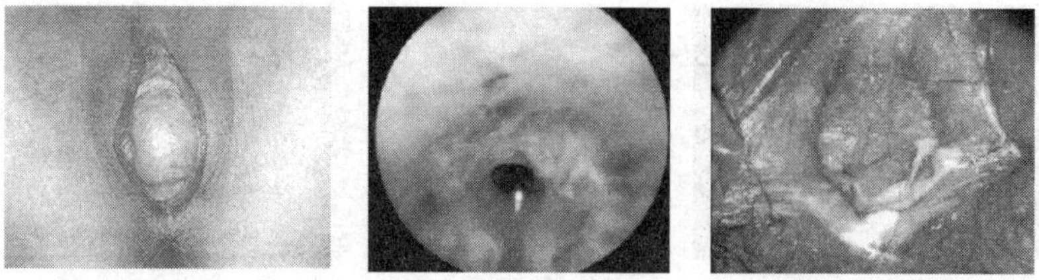

(a) 자궁탈출증 (b) 요도염 (c) 질염

[그림 2-48] 비뇨부인과

5) 산부인과 질병진료

진료분야로는 자궁근종, 자궁선근증, 난소낭증, 자궁내막증, 골반염 등의 양성질환 등을 진료하며 진료하는 질병에는 〈표 2-30〉과 같은 것이 있다.

〈표 2-30〉 산부인과에서 진료하는 질병

조산, 자궁 내 성장지연, 자궁경관무력증, 외음질의 이물, 자간전증, 폐경, 자궁경부암, 자궁내막암, 난소암, 자궁상피내암종, 자궁의 평활근종, 난소의 양성종양, 난소낭종, 골반염증성질환, 자궁내막증식증, 급성질염, 자궁내막증, 선근증, 자궁선종, 자궁탈, 자궁내막용종, 무월경, 다낭성난소증후군, 다태아, 태반조기박리, 아두골반불균형, 임신성당뇨병, 가진통, 이상태위, 전치태반, 만기정상분만, 만기후[과기] 출산아, 자궁경부염, 상상임신, 양수과다증, Rh부적합 임신, 방광탈, 조기폐경, 난관수종, 융모양막염, 과립막 세포종, 쌍태아 수혈증후군, 태반유착증, 자궁발육부전, 난소난관염, 습관성 유산, 방광질 누공, 배뇨곤란, 성병, 조기양막파수, 임신중독증, 바르톨린샘[선]의 고름집(농양), 양수색전증, 칸디다성 외음질염, 융모막 암종, 첨규형콘딜로마, 여성불임, 포상기태, 유방통, 폐경기 및 여성의 갱년기상태, 원발성 월경곤란, 노인성(위축성) 질염, 트리코모나스증, 비정상적 자궁, 질출혈, 유산, 유산 후 계속되는 임신(다태), 난소, 나팔관 이상, 자궁경부의 이형성증, 자궁외임신, 계류유산, 자궁의 비염증성장애, 양수과소증, 회음열상, 분만 후 출혈, 조기진통, 낭포성히그로마, 난산, 태아알코올증후군, 과다월경, 칼만증후군, 희발월경, 배란통, 산후우울증, 산후갑상선염, 월경전 증후군, 산욕열, 선천성 기형, 복막가성 점액종, 절박유산, 단일 제대동맥, 질암, 자궁육종, 외음부암

(5) 피부과

피부 및 피부 부속기에 증상이 나타나는 모든 질환을 진료하고 치료하는 분야이다. 기존의 경구약, 도포제, 냉동치료, 광선치료, 면역치료 등 많은 치료법을 이용해 여러 피부과(Dermatology : DR) 질환들을 치료하며, 최근에는 레이저 치료술이 발달하여 많은 피부과 영역에서 레이저 치료가 사용되고 있다(그림 2-49).

피부과는 단순히 피부의 치료뿐만 아니라 이를 예방하며 관리하는 여러 복합적인 시술들을 시행하는 복합적인 진단과라 할 수 있다. 피부외과, 미용피부외과, 피부병리학, 광의학, 소아피부과로 나눈다.

① 피부과는 성인 및 소아의 여러 피부질환에 대한 진료, 교육, 연구를 목적으로 다양

한 활동을 수행하고 있다. 전문진료분야로는 건선, 광과민질환, 접촉피부염, 모발 및 조갑질환, 피부종양, 하지의 염증성결절, 백반증, 유전성질환, 아토피피부염, 수포성 및 결체조직질환, 피부의 색소성, 여드름성질환, 피부외과, 건선, 백반증, 접촉피부염, 알레르기 질환, 모발질환, 피부종양, 색소성질환, 피부노화 등 광범위한 피부질환들을 다루고 있다(그림 2-49).

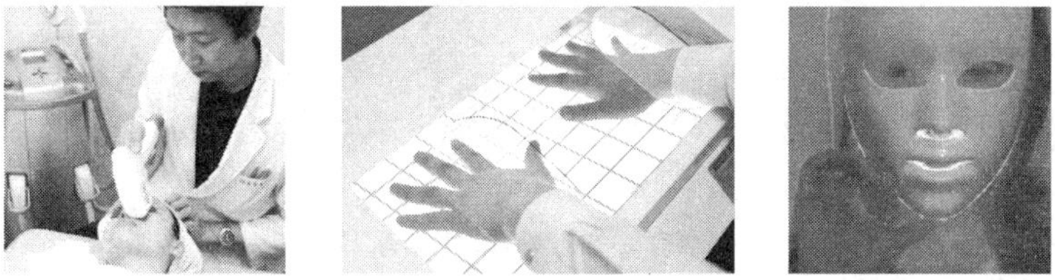

(a) 레이저 시술　(b) 자외선 치료기　(c) 적외선 치료

[그림 2-49] 피부과

② 피부과는 〈표 2-31〉과 같은 피부 및 피부부속기에 증상이 나타나는 모든 질환을 진료한다. 피부과는 발병하는 부위나 증상, 원인, 대상 등에 따라 다양하게 구분된다.

〈표 2-31〉 피부과에서 진료하는 질병

피부노화, 피부병리 및 피부종양, 광의학, 건선 및 구진 인설성 피부질환, 접촉피부염 및 피부 알레르기, 백반증, 결체조직질환 및 수포성 피부질환, 여드름, 피부혈관질환, 감염성 피부질환, 피부외과 질환, 기미 및 색소성질환, 모발질환, 쇼그렌 증후군, 피부근육염, 베체트병, 아토피성 피부염, 콜린성 두드러기, 만성두드러기, 약물발진, 스티븐존슨 증후군, 접촉성 피부염, 지루성 피부염, 탈락[박탈]피부염, 봉와직염, 헤르페스 바이러스 감염, 대상포진, 모낭염, 피부암, 사마귀, 건선, 욕창, 흉터, 피부의 양성종양, 노안 얼굴, 취한증, 두드러기, 무좀, 조갑백선, 탈모, 기저세포 암종, 피부의 큰 종기, 피부농양, 기저귀(냅킨) 피부염, 표피낭종, 한선염, 천포창, 잔비늘증, 옴, 수부습진, 농가진, 모반, 조갑주위염, 두부백선, 화염상 모반, 조갑이영양증, 구순염, 구순포진, 모공각화증, 피부건조증, 티눈 및 굳은 살, 피부염, 간찰성 홍반, 상피내 신생물, 내향성 손발톱, 악성흑색종, 색소세포성 모반, 땀띠, 소양증, 광선각화증, 백피증, 무모증, 비듬, 습진, 다모증, 안면다한증, 주근깨, 안면홍조증, 어린선, 켈로이드, 만성단순태선, 비립종, 오타모반, 사면발이증, 주사비, 쥐젖, 한관종, 안검황색종, 카포시 육종, 기미, 한포진, 태열, 파라핀종, 사타구니 백선, 스터지웨버 증후군, 피부섬유육종, 편평태선, 섬유종

① **피부노화 질병** : 피부노화는 나이가 들어가면서 자연스럽게 나타나는 피부의 유형과 무형의 변화이다. 그러나 젊다고 하여 피부에 관심을 가지지 않고 부주의한 생활습관을 가지게 되면 노년이 아니라도 조기에 발생할 수 있다(그림 2-50).

㉠ 잔주름, 피부건조증, 탄력감소 등이 특징인 피부노화는 세월이 흘러감에 따라 피부가 자연적으로 노화되는 현상으로 내인성 피부노화, 햇빛에 포함된 자외선에 의한 노화현상인 광노화, 그리고 열에 의한 피부노화 등으로 나눌 수 있다.

㉡ 피부노화의 기전, 촉진 및 억제요인을 연구하고 피부노화 억제효능을 가진 각

종 화학물질을 개발하고 연구하며 레티노이드 도포, 보톡스와 필러 주사 그리고 고주파 치료기 등을 통해 치료하는 분야이다. 잔주름, 탄력감소, 피부건조증 등을 진료하고 있다.

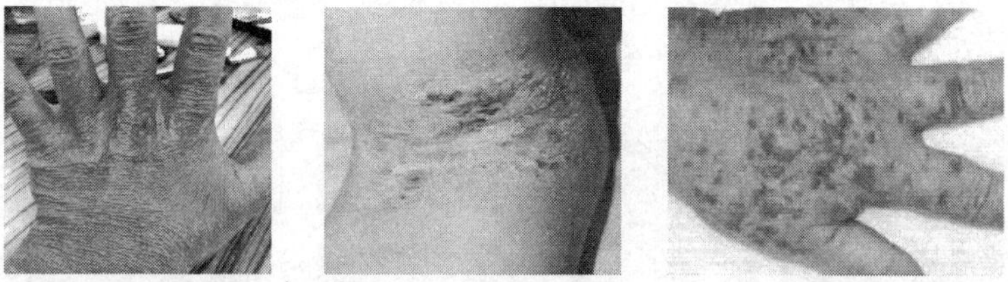

(a) 피부노화 (b) 피부건조증 (c) 검버섯

[그림 2-50] 피부노화 질병

② **피부병리 및 피부종양** : 피부병리학은 현미경적 수준에서 피부질환을 연구하는 학문으로 피부조직검사를 통하여 진단을 내리는 것과 세포 수준에서의 피부질환의 원인을 연구하는 것을 포함한다(그림 2-51).

㉠ 현미경적 검사를 통해 질환의 조직의 변화를 알 수 있으며 진단을 정확히 할 수 있다. 때때로 피부 조직검사에서 얻어진 조직으로 면역 형광염색, 전자현미경검사, 유세포분석(flow cytometry) 등을 시행하여 진단 및 병인 기전의 규명에 도움을 얻을 수 있다.

㉡ 양성 및 악성 표피종양, 피부부속기의 종양, 섬유조직 종양, 혈관조직의 종양, 양성 멜라닌 세포종양 및 악성흑색종, 전이 피부암 등의 피부종양을 도포제, 냉동치료, 광역동치료, 수술적치료 등으로 치료하고 있다. 양성 및 악성종양, 피부부속기의 종양, 혈관조직의 종양, 섬유조직종양, 악성흑색종, 전이피부암 등을 진료한다.

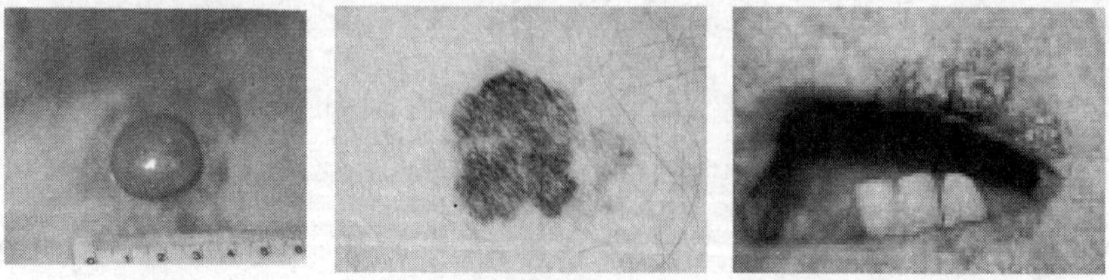

(a) 피부섬유육종 (b) 악성흑색종 (c) 편평세포암

[그림 2-51] 피부병리 및 피부종양

③ **광의학** : 광선이 자외선과 가시광선을 주로 한 광선이 인간에 미치는 생물학적 영향을 규명함과 동시에 인간의 건강과의 관련을 연구하는 새로운 의학의 한 분야이다.

인간의 피부에 미치는 여러 가지의 광생물학적 현상을 연구함과 함께 이러한 현상에 기초하여 광선이 일으키는 피부과적 질병의 원인을 규명하고 이를 진단, 예방 및 치료하며 아울러서 광선을 이용하여 피부과적 질병을 치료하는 것과 같이 광선과 피부의 건강과의 관련성을 연구하는 피부과학의 한 전문분야이다(그림 2-52).

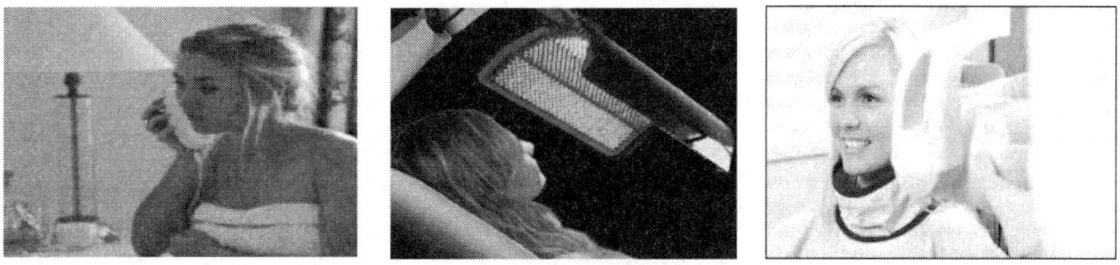

(a) 근적외선을 이용한 외상치료 (b) 여드름 치료 (c) 박피치료

[그림 2-52] 광의학

④ **건선 및 구진인설성 질환** : 피부병의 주 병변이 인설을 동반한 구진이나 판으로 나타나는 경우에 구진인설성 질환이라고 한다. [그림 2-53]과 같은 모공성 홍색 비강진 , 유건선, 건선, 편평태선, 장미색 비강진 등이 포함된다. 특히 건선은 전체 인구 중의 2[%] 정도의 빈도를 차지하는 비교적 흔한 질환으로 악화와 호전이 반복되는 만성질환으로 병변의 형대, 침범 부위와 면적에 따라서 국소도포제, 경구제, 생물학적 제제, 광선요법 등으로 치료한다.

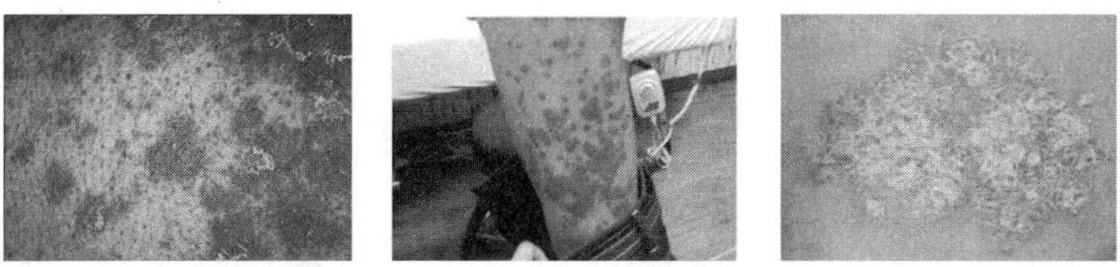

(a) 모공성 홍색 비강진 (b) 유건선 (c) 건선

[그림 2-53] 건선 및 구진인설성 질환

⑤ **아토피피부염** : 그리스어로 비정상적인 반응이다. 아토피피부염을 가진 사람들은 비정상적으로 가렵고 참을 수가 없어 긁게 된다. 유아에게 흔히 어린아이들만 걸리는 것으로 알고 있으나, 성인에게도 자주 발견되고 만성 혹은 재발성 피부염으로 매우 흔한 질환이다(그림 2-54). 소양증이 심한 습진이 발생하고 기관지 천식, 아토피질환의 과거력이나 가족력이 있는 사람에서 흔히 나타나며, 알레르기성 비염이 동반될 수 있다. 주로 유아와 소아에 발생하는 흔한 만성 혹은 재발성 피부염인 아토피피부염에 대한 치료를 시행한다. 국소 스테로이드 제제는 기본적인 치료

약제이며 항히스타민제 복용은 소양증을 감소시키는데 도움이 된다. 최근에는 국소 및 경구 면역억제제 등을 치료에 이용하고 있다.

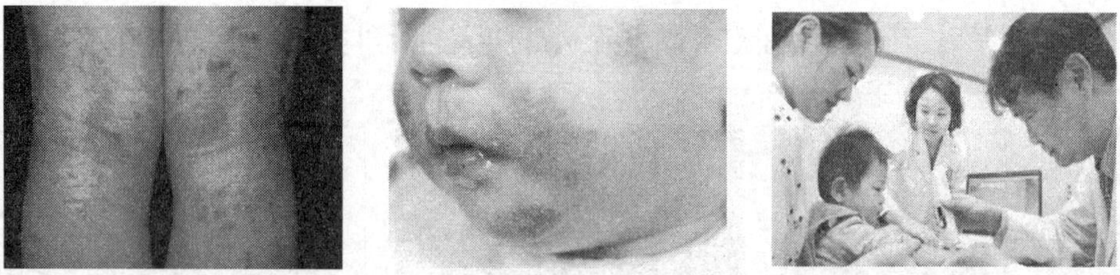

(a) 아토피 환자 (b) 아토피 치료

[그림 2-54] 아토피피부염

⑥ **접촉피부염 및 피부 알레르기** : 알레르기 분야에서는 접촉피부염, 지루피부염, 두드러기, 아토피피부염, 약진 등을 진단 및 치료하고 있다. 피부단자검사, 피부첩포검사, 자가혈청검사, 피부조직검사, 항원특이 IgE 검사와 기타 면역학적 검사를 시행하고 있으며, 치료로는 경구제 및 국소도포제 이외에도 탈감작치료, 각종 면역조절요법과 피부관리 교육을 시행하고 있다. 접촉피부염은 외부 요인에 의하여 생기는 염증성질환이다. 증상에 따라 급성접촉피부염과 만성접촉피부염으로 나눈다. 피부 알레르기는 외부 물질에 의하여 과민반응이 일어나는 것을 의미한다. [그림 2-55]와 같은 지루피부염, 두드러기, 약진 등이 있다.

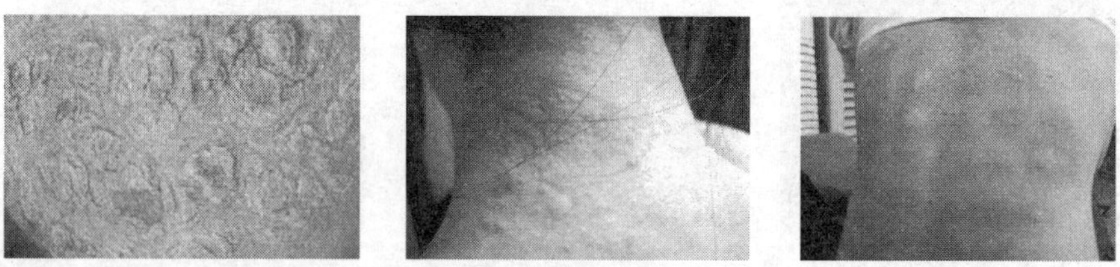

(a) 지루피부염 (b) 두드러기 (c) 알레르기

[그림 2-55] 접촉피부염 및 피부 알레르기

⑦ **백반증** : 백반증은 멜라닌 색소랑 큰 관련이 있다. 멜라닌 세포의 파괴로 인하여 여러 가지 크기 및 형태의 백색 반점이 피부에 나타나는 후천성 탈색소성 질환, 탈색소성 질환인 백반증의 다양한 내·외과적 치료를 시행한다. 스테로이드제 도포와 같은 각종 약물요법과 엑시머 레이저 치료 및 표피이식술 등의 수술요법을 시행하며, 최신 의료기술인 색소세포(멜라닌 세포) 배양기술을 이용한 기타 치료법에 불응하는 백반증 환자에 대한 치료를 시행하고 있다. 멜라닌 세포의 파괴로 인하

여 다양한 크기, 형태의 백색반점이 나타나는 후천적 탈색소성 질환을 의미한다(그림 2-56).

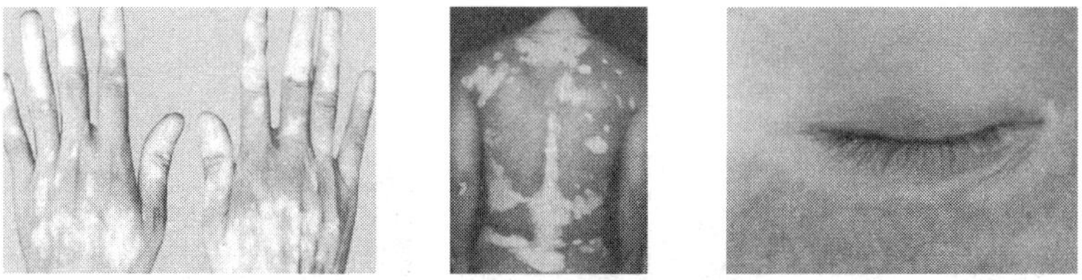

[그림 2-56] 백반증 증상

⑧ **결체조직질환 및 수포성 피부질환** : 결체조직질환은 홍반성 루푸스, 전신성 경피증, 피부근염 등 신체의 여러 부위에 분포하는 교원섬유소양 변성과 혈관의 병변을 특징으로 하며, 여러 가지 자가항체가 발견되는 질환으로 피부에도 각종 증상을 야기하게 되는데 전신적 스테로이드제 및 각종 면역조절제로 치료하고 있다. 수포성 피부질환에는 천포창, 수포성 유천포창, 후천성 수포성 표피박리증 등이 있으며, 조직검사 및 면역 형광염색을 통해 진단하며 치료제는 결체조직질환 치료제와 유사하다(그림 2-57).

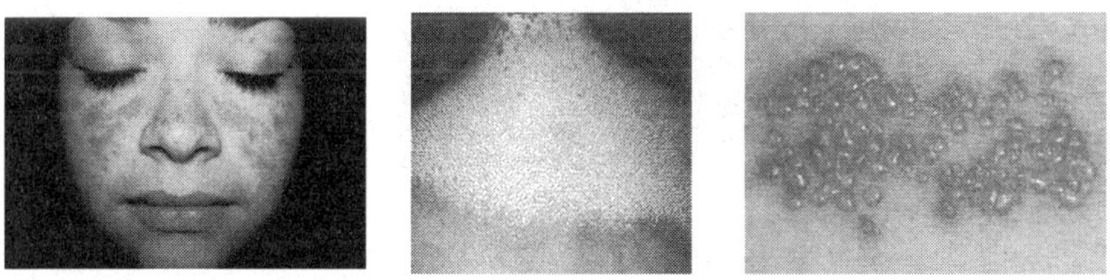

(a) 홍반성 루푸스 (b) 전신성 경피증 (c) 수포

[그림 2-57] 결체조직 질환 및 수포성 피부질환

⑨ **여드름** : 여드름은 털을 만드는 모낭에 붙어있는 피지선에서 발생하는 만성염증성 질환이다. 보통 사춘기에 발생하지만 어른들에게도 나타날 수 있다. 잘 생기는 곳은 얼굴, 목, 등, 가슴 등과 같이 유분이 많은 피부부위이다.

㉠ 정상상태에서는 피지는 모낭벽을 따라 위로 올라가 피부를 통해 밖으로 배출되게 되지만 피지가 피부 밖으로 배출되지 못하고, 모낭 주위에 갇히게 되면 염증을 불러일으키는 박테리아가 번식하는 것이 여드름이 된다.

㉡ 고름물집, 결절, 거짓낭, 면포성, 구진성, 염증성, 낭종성 여드름, 여드름 흉터 등 다양한 형태로 나타나는 여드름의 치료를 시행하면 다양한 피부의 변화가 나타난다(그림 2-58). 그리고 이러한 증상은 여드름 흉터를 남길 수 있다. 피부관리체계

및 장비를 이용하여 각 환자의 여드름 상태를 평가하고 여드름 흉터로 고민하고 있는 환자를 위해 얼븀-야그 레이저와 울트라펄스 탄산가스 레이저, 프랙셔널 레이저를 이용한 외과적 시술 및 진피대체물 주입술 등을 시행하고 있다.

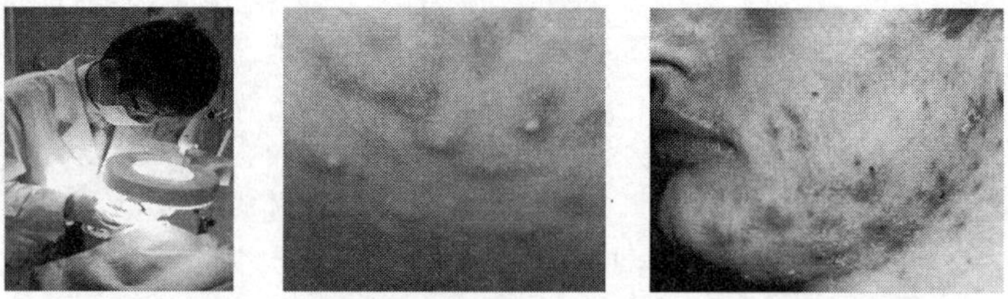

(a) 여드름 치료 (b) 여드름 (c) 화농성 여드름

[그림 2-58] 여드름

⑩ **피부혈관질환** : 피부의 혈관에 질환이 생기는 것으로 주사, 혈관종, 화염상 모반 등의 혈관기형, 안면홍조, 얼굴의 모세혈관 확장, 정맥류, 혈관염, 자반증 등의 각종 피부혈관질환을 진단하여 약물요법, 스테로이드제 국소주사, 레이저 등으로 치료하고 있다(그림 2-59).

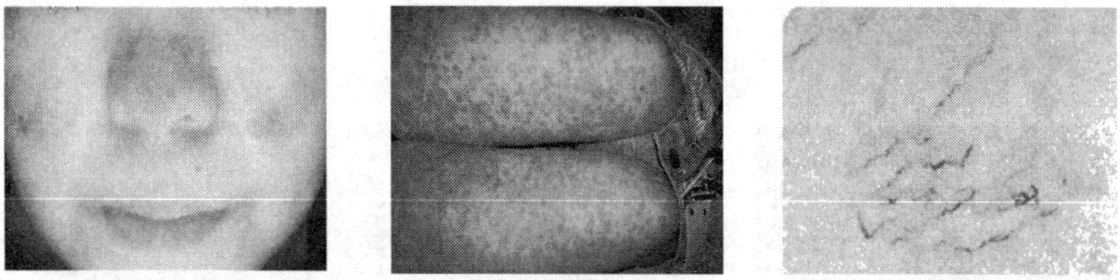

(a) 안면홍조 (b) 자반증 (c) 모세혈관 확장증

[그림 2-59] 피부혈관질환

⑪ **감염성 피부질환** : 세균감염증 및 마이코 박테리움 질환, 피부진균증(발백선, 손발톱 백선), 바이러스성 질환(사마귀, 대상포진), 첨규콘딜롬 등 바이러스 질환이 있고 피부나 발톱부위에 곰팡이가 감염되는 질환이 있다. 곤충과 기생충 질환 및 성인성 질환 등의 각종 감염성 피부질환을 다루는 분야이다(그림 2-60).

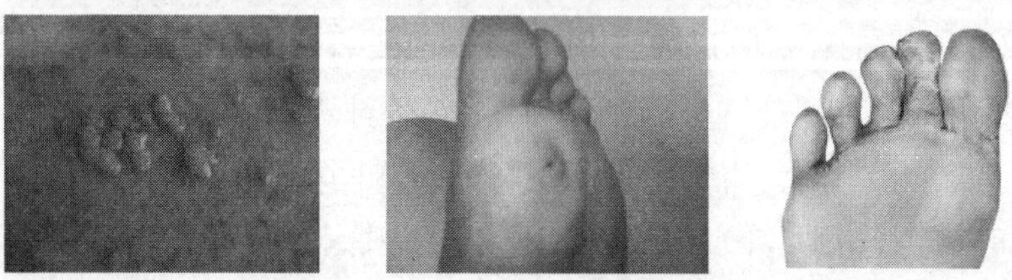

(a) 대상포진 (b) 사마귀 (c) 무좀

[그림 2-60] 감염성 피부질환

⑫ **피부외과** : 피부에 발생하는 양성혹은 악성종양(흑색종, 편평세포암, 기저세포암 등)에 대한 외과적인 제거수술 및 피부이식술, 창상 복원술을 시행하고 있다. 또한 지방흡입술, 지방이식, 보톡스와 필러 주사, 실을 이용한 주름제거술, 액취증 수술, 흉터성형술 등의 미용목적의 수술도 피부외과수술에 포함된다. 이에 해당하는 것으로 흑색종, 기저세포암, 흑색종, 주름제거, 흉터성형 등을 행한다(그림 2-61).

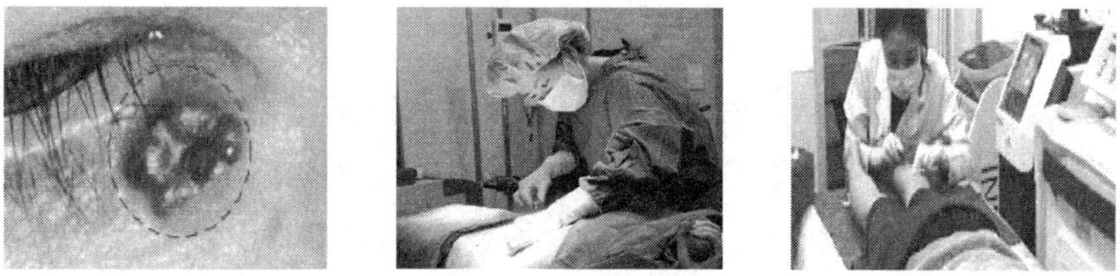

(a) 기저세포암 (b) 지방흡입술 (c) 튼살제거술

[그림 2-61] 피부외과 분야

⑬ **기미 및 색소성 질환** : 다양한 첨단 의학 치료용 레이저 기종(색소레이저, 혈관레이저, 이산화탄소레이저, 프랙셔널레이저)들을 이용하여 점, 기미, 잡티 등의 치료를 시행한다. 또한, 미백제의 피부 전기영동치료 또는 초음파 침투치료를 추가적으로 시행하기도 한다. [그림 2-62]와 같은 색소성 질환 등에 대하여 치료를 시행한다.

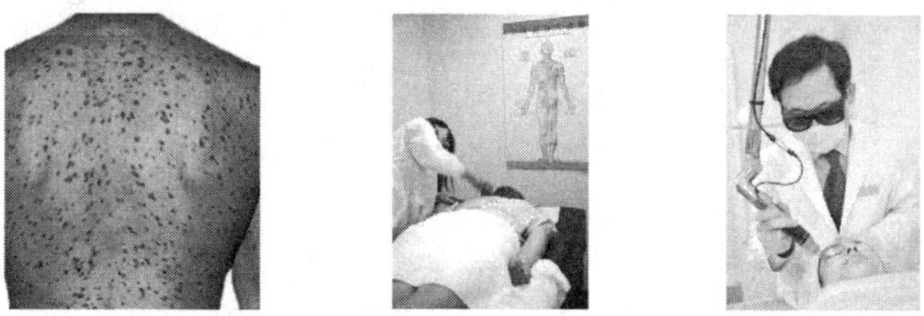

(a) 색소성 두드러기 (b) 색소성 두드러기 제거술 (c) 기미 제거시술

[그림 2-62] 기미 및 색소성 질환 분야

⑭ **모발 분야** : 탈모에 대한 진단, 치료, 예방, 이식수술을 시행한다. [그림 2-63]과 같은 반흔성 탈모, 원형 탈모증, 남성형 탈모, 여성형 탈모, 휴지기 탈모 등 다양한 원인의 탈모에 대한 진단 및 치료를 시행하고, 탈모가 일어난 원인에 따라서 경구약, 도포제, 주사요법, 면역치료 등으로 치료방법이 달라지게 된다. 남성형 탈모, 무모증, 빈모증 등 다양한 신체부위의 탈모에 대한 모발 이식수술을 시행할 수 있다.

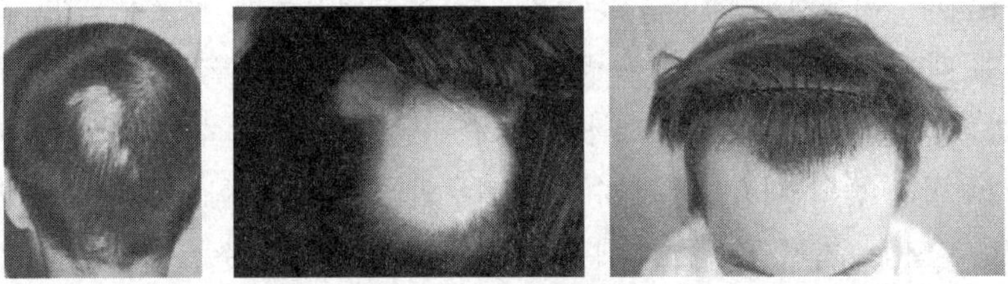

(a) 반흔성 탈모 (b) 원형 탈모 (c) M자형 탈모

[그림 2-63] 모발 분야

⑮ 레이저 : 여러 파장대의 각종 레이저 장비를 이용하여 혈관성질환, 색소성질환, 여드름 및 각종 흉터, 주름과 모공 같은 피부노화, 문신 및 각종의 피부종양, 색소성질환을 치료하는 분야이다(그림 2-64). 이산화탄소 레이저, 엔디야그 레이저, 얼븀야그 레이저, 알렉산드라이트 레이저, 색소레이저, 프랙셔널 레이저와 광의의 레이저 개념으로서의 아이피엘과 고주파 치료기기 등이 사용되고 있다.

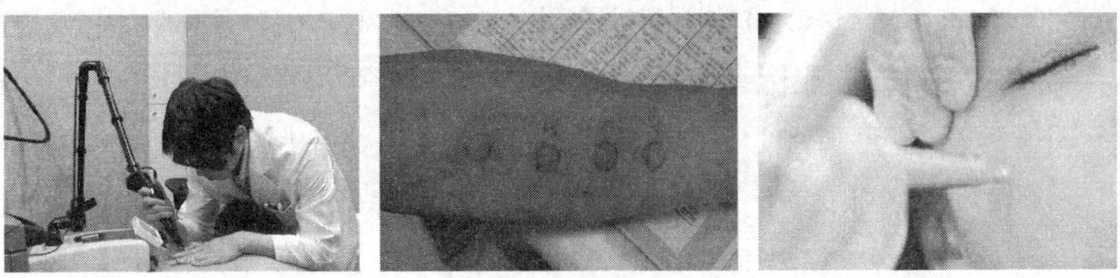

(a) 문신제거 (b) 피부종양 (c) 점빼기

[그림 2-64] 레이저

(6) 신경과

신경계는 뇌, 척수와 같은 중추신경계부터 말초신경까지 신경과 관련된 모든 질병을 다룬다. 근신경계질환, 파킨슨병, 통증, 이상운동질환, 신경계감염, 어지러움증, 유전성 신경질환, 척수질환, 간질, 뇌혈관질환, 두통 등 매우 다양한 질환이 있다. 외과적인 치료가 필요한 신경질환에 관해서는 신경외과와 뇌신경외과가 각각 담당한다.

1) 신경외과

머리나 척추를 다치면 치료하는 과로써 교통사고 환자의 대부분은 이 신경외과를 거치게 되어 있다. 뇌, 척수, 뇌신경과 척수신경, 말초신경 등 신경계에 생기는 다양한 질환들에 대하여 수술적 치료를 하는 분야이다.

신경은 중추신경과 말초신경으로 구성되어 있다. 중추신경은 뇌와 척수로 이루어져 있으며 말초신경은 중추신경으로부터 나와 신체 구석구석까지 뻗어 있는 신경가지이다.

① 신경외과는 이러한 조직에서 발생한 질환을 진단하고 수술적 방법으로 치료해 주는 곳이다. 경우에 따라 현미경을 이용한 미세수술(microsurgery)을 하며, 최근에는 내시경을 이용한 수술, 방사선수술, 혈관 내 수술, 통증치료와 같은 새로운 기술을 이용한 분야들로 확장되고 있다(그림 2-65).

② 세부진단분야로는 뇌종양, 뇌혈관질환, 척수종양, 척추외과(디스크, 퇴행성 척추질환), 신경외상(뇌, 척추 외상성 손상), 말초신경질환, 뇌정위기능 신경외과, 소아신경외과, 통증외과 등이 있다.

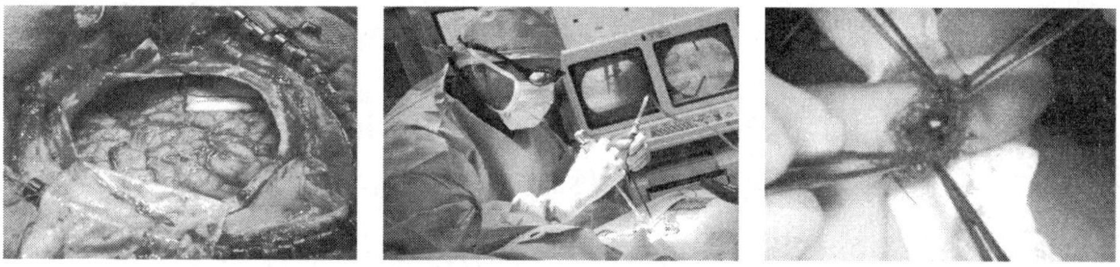

(a) 뇌신경 수술　(b) 최소침습수술　(c) 신경봉합술

[그림 2-65] 신경외과

③ 신경외과는 중추신경계 문제가 있는 두부 및 척추질환환자의 치료를 위해 수술요법, 약물요법을 시행하는 과이다. 뇌, 척수, 척추, 뇌신경, 척수신경, 말초신경, 중추신경, 신경계통에 관계된 질환이나 외상 등을 진단하고 치료하는 의학 및 수술적 치료를 하는 분야이다(그림 2-66). 신경과 신경조직을 주요 대상으로 한다. 사지장애, 뇌혈관장애, 신장성동통, 협심증 등이 있으며 신경봉합술, 신경이식술, 신경포초박리술 등의 시술을 행한다.

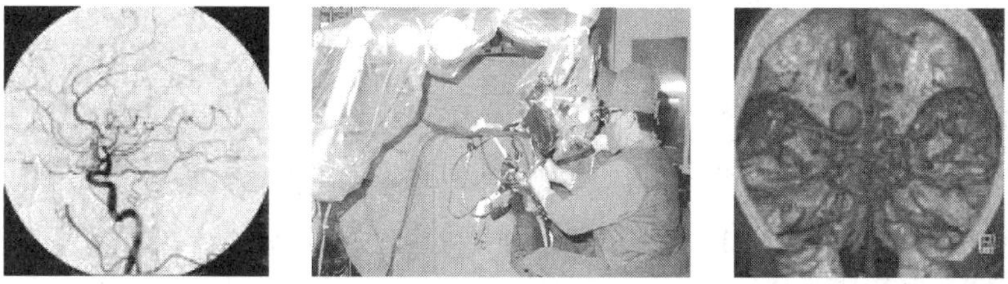

(a) 뇌혈관 조영술　(b) 뇌혈관 이식수술　(c) 뇌전산화 단층촬영

[그림 2-66] 신경외과

④ 대표적인 질환으로는 뇌종양, 뇌혈관질환, 척추질환, 말초신경질환, 선천성 신경, 간질, 이상운동질환, 신경계 외상, 통증질환 등으로 〈표 2-32〉와 같은 질병을 진료한다.

〈표 2-32〉 신경외과에서 진료하는 질병

뇌수막종, 뇌하수체선종, 전이성 뇌종양, 뇌교종, 뇌신경초종양, 고혈압성 뇌출혈, 뇌동맥류, 뇌지주막하출혈, 해면상 혈관종, 뇌경색, 뇌동정맥 기형, 뇌동정맥루, 요통, 척추골절, 척추종양, 척추측만증, 척추협착증, 추간판탈출증, 디스크 질환, 수근관 증후군, 말초신경손상, 수두증, 신생아 뇌출혈, 뇌성마비, 이분척추증, 요천추부 지방종, 뇌낭종, 소아간질, 성인간질, 파킨슨병, 수전증, 척추외상, 두부외상, 외상 후 통증, 수술 후 통증, 척추 관련 통증, 만성통증, 두통, 어지러움증, 악성 뇌종양, 양성 뇌종양, 뇌동맥류, 뇌혈관기형, 수두증, 퇴행성 척추장애, 뇌하수체 종양, 모야모야병, 청신경종, 경추추간판탈출증, 악성신경교종, 뇌하수체의 악성 신생물, 수막종, 외상성 경막하출혈, 근위축성측색경화증, 지주막하출혈, 말단비대증, 척수병증, 외상에 의한 뇌손상, 보행운동장애, 신경근병증, 좌골신경통, 뇌사, 뇌농양, 척수암, 척수공동증, 설인신경통, 외상에 의한 척추손상, 실어증, 뇌출혈, 신경절신경종, 거스트만 증후군, 락트-인 증후군, 교모세포종, 신경초종, 스터지웨버 증후군, 두개골골절, 지체장애 등

2) 뇌신경외과

뇌, 척수, 말초신경의 질환을 주요 대상으로 한다(그림 2-67). 종양, 두부외상, 신경계의 선천적 기형, 동맥류, 척수외상, 고질적인 통증, 뇌졸중, 치매, 수면장애, 편두통, 간질, 정신질환 등을 진료한다.

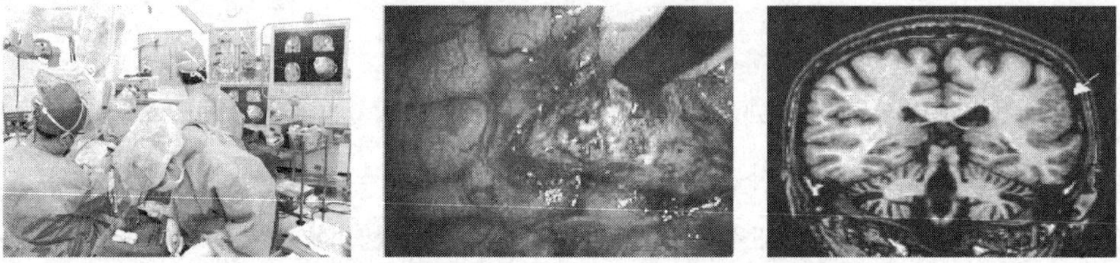

(a) 뇌종양 제거술 (b) MRI로 본 뇌 간질증상

[그림 2-67] 뇌신경외과

(7) 이비인후과

귀, 코, 목(인두, 후두)에 관련된 질환에 대한 내과적 및 외과적 치료를 하는 전문진료과이다(그림 2-68). 귀(이과), 코(비과), 목(두경부외과)의 3개의 분과형태로 크게 나누어져 있는데, 최근에는 이과학, 신경이과학, 비과학, 안면성형의학, 수면의학, 두경부외과학, 후두과학, 기관식도과학, 음성언어의학 등으로 점차 세분화되고 있다.

이비인후과는 코, 부비동, 머리, 경부, 인후두, 구강 및 타액선, 기관, 식도, 갑상선의 각종 질환을 다루는 진료과로 다양한 치료와 외과적 수술, 인공와우 이식, 두경부암에 대한 치료 등을 시행하는 부서이다. 귀, 코, 목에 관련된 질환에 대한 내과적 또는 외과적 치료를 행한다.

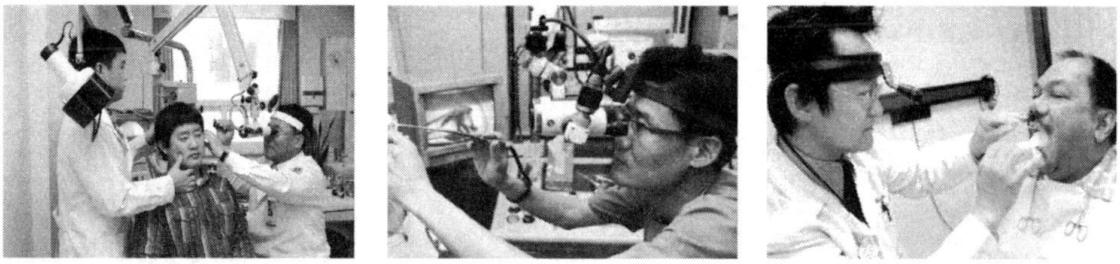

(a) 귀검진 (b) 코검진 (c) 입안검진

[그림 2-68] 이비인후과

1) 이 과

귀분야는 중이염, 외이도염, 난청, 이명, 어지러움 등을 진단, 치료하며 같은 이명 및 난청환자에 있어서는 특수 클리닉을 운영하고 있다(그림 2-69).

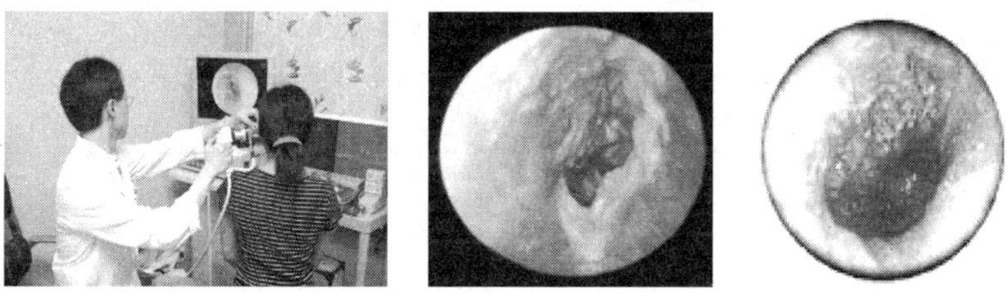

(a) 귀내시경 (b) 만성 외이도염 (c) 중이염

[그림 2-69] 이 과

이과는 〈표 2-33〉과 같은 귀에 생기는 이상을 진료한다.

〈표 2-33〉 이과에서 진료하는 질병

돌발성난청, 전음성난청, 감각신경성난청, 두개저골수염, 외이도염, 측두골골절, 벨마비, 안면신경마비, 진정신경염, 메니에르씨병, 어지러움증, 진주종, 외상성고막천공, 삼출성 중이염, 급성중이염, 만성중이염, 새열낭종, 선천성 외이도 폐쇄증, 전이개누공, 이소골기형, 이경화증, 양성체위변환성 어지러움증, 안면신경외상, 램지-헌트 증후군, 외이도이물, 미로염, 연골막염, 외이도폐쇄, 전농, 외이도암, 글로무스 종양, 청신경종, 인공와우 이식술, 외이도 성형술

2) 비 과

코분야는 축농증, 비용종(물혹), 비중격만곡증, 비염 및 알레르기 비염 등을 치료하고 있다(그림 2-70).

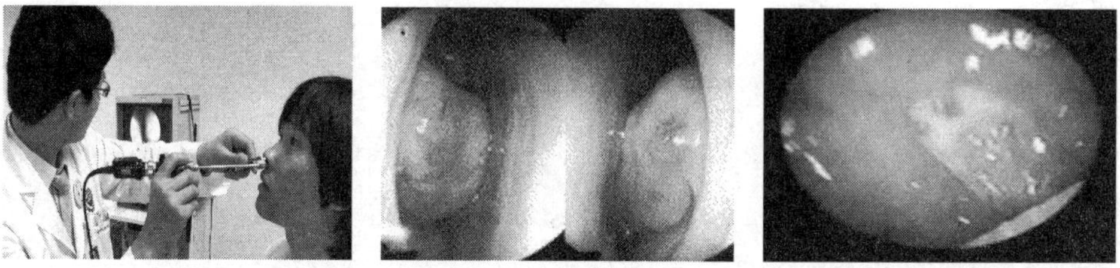

(a) 내시경　(b) 비염환자의 비강　(c) 축농증

[그림 2-70] 비 과

비과는 〈표 2-34〉와 같은 코에 생기는 이상을 진료한다. 그리고 최근에는 코 성형수술을 위해서 비과를 찾는 사람이 많아졌다.

〈표 2-34〉 비과에서 진료하는 질병

비인두암, 부비동암, 비강암, 수면무호흡증, 코골이, 비용종, 급성부비동염, 만성부비동염, 코피, 비중격만곡증, 외비기형, 점막하구개열, 알레르기성 비염, 후각저하, 후비공폐쇄증, 후각상실증, 미각상실증, 상악동후비강폴립, 구인두부전, 비골골절, 안와골절, 부비동점액낭종, 비중격천공, 상악동 진균덩이, 폐쇄성 수면무호흡증, 비강종양, 두개저암 등

3) 두경부외과

두경부분야는 구강, 인두, 후두, 경부에 생긴 질환과 코골이 및 수면무호흡증, 음성장애에 대한 진단, 치료를 시행하고 있다(그림 2-71).

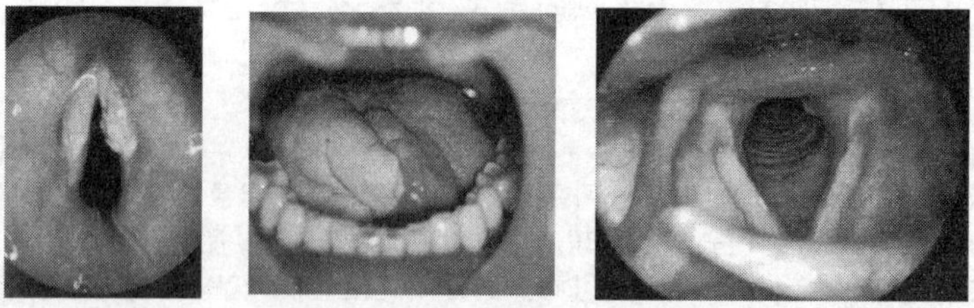

(a) 후두암　(b) 두경부암　(c) 후두염

[그림 2-71] 두경부외과

두경부외과는 〈표 2-35〉와 같이 후두, 구강, 인두, 침샘, 갑상선 등 목에서 발생하는 질환과 양성 또는 악성 종양환자를 진료한다. 이 분야의 수술은 언어장애, 연하장애, 미용적 문제를 일으킬 수 있기 때문에 치료뿐만 아니라 삶의 질에 대해서도 생각해야 한다.

〈표 2-35〉 두경부외과에서 진료하는 질병

인후두 역류질환, 구내염, 지방종, 갑상설관낭종, 봉와직염, 갑상선암, 갑상선결절, 성대마비, 급성후두개염, 기도폐쇄질환, 후두암, 구강암, 타석증, 편도 주위 농양, 인후염, 인두염, 편도비대, 급성편도염, 설소대단축증, 급성아데노이드염, 만성편도염, 아데노이드 비대, 침샘염, 이하선염, 악하선염, 침샘종양, 침샘암, 구인두암, 하인두암, 선천성 성문하협착, 후두연화증, 유두종, 성대낭종, 성대 폴립, 기관식도누공, 부갑상선 종양, 심부경부 감염, 혈관종, 혈관기형, 림프관기형, 정맥기형, 유피낭종, 점액낭종, 원발부위미상전이암, 구강작열감증후군, 악안면기형 등

(8) 재활의학과

각종 질병 및 사고로 인하여 기능의 장애를 가진 사람들을 진단하고 치료하는 분야로 신체의 기능을 상실하게 되었을 때 물리치료, 운동치료, 작업치료, 언어치료 등을 포함한 모든 치료를 행함으로써 가능한 정상에 가까운 생활을 하거나 타인의 도움 없이 스스로 독립적인 생활을 유지할 수 있도록 도와주는 분야이다.

손상받은 부위의 기능을 최대한으로 살리고 손상받지 않은 신체부위를 강화시키는 것뿐만 아니라, 잃어버린 기능을 대치하도록 노력하며, 각 증상을 해결하고 필요한 경우 약화된 기능을 보조하는 보조기를 장착시킨다. 또한 병에 대한 교육과 훈련을 실시하여 환자가 스스로 자신의 기능을 향상시키고 장애를 최소화할 수 있게 도우며, 주변환경이나 생활조건을 변하시킬 수 있도록 직업적, 사회적 재활까지 실시하게 된다.

1) 재활의학

어떠한 질환의 합병증을 예방하고 질병이나 상해 등으로 생긴 기능적 장애를 회복하기 위해 치료를 실시하는 것이다(그림 2-72).

① 잃어버린 기능을 대치하거나 되찾게 하고 손상받은 부위를 최대한으로 복원하거나 손상받지 않은 부위를 강화시킨다. 그리고 환자에게 병에 대한 교육과 훈련을 실시하여 환자 스스로가 기능을 되찾거나 가능한 한 장애를 최소화 할 수 있게 도와준다.

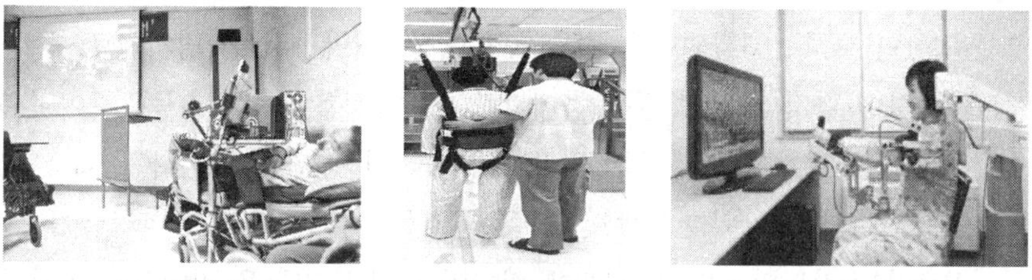

(a) 재활교육 (b) 재활치료 (c) 재활치료

[그림 2-72] 재활의학과

② 현대 의학의 발달로 인하여 뇌졸중, 척수질환 및 손상 및 사지 이상뿐만 아니라 관절, 뼈, 연부조직, 근육, 건, 신경조절 이상을 포함한 신경-근골격계 이상으로 인한 보행 및 일상생활 동작에 지장을 받는 환자들을 치료하며 기능적 측면에서 접근하여 가능한 정상에 가까운 생활을 할 수 있도록 도와주고 있다.

2) 재활의학의 개념

뇌신경 및 말초신경, 근골격계 질병 혹은 손상 등에 의해 신체기능(주로, 이동능력)이 저하된 환자를 진단하고 치료하는 분야로서 신체적, 정신적 및 사회적 관점에서 접근하여 전인적인 진단, 평가 및 치료를 통하여 기능이 저하된 사람을 대상으로 최대한 기능을 증진시키는 의학 분야이다.

① 재활의학의 정의 : 어떠한 질환의 합병증을 예방하고, 질병이나 상해 등으로 생긴 기능적 장애를 회복하기 위해 치료를 실시하는 것이다. 잃어버린 기능을 대치하거나 되찾게 하고, 손상받은 부위를 최대한으로 복원하거나 손상받지 않은 부위를 강화시킨다. 그리고 환자에게 병에 대한 교육과 훈련을 실시하여 환자 스스로가 기능을 되찾거나 가능한 장애를 최소화 할 수 있게 도와준다.

② 재활의학의 목적 : 세계보건기구(WHO)에서는 "재활은 의학적, 사회적, 교육적, 직업적 수단을 동원하고 이를 상호 조정하여 훈련 또는 재훈련을 통하여 장애자의 기능적 능력을 가능한 최고수준에 달하도록 하는 것"이라고 정의하였다. 또 미국 재활협회에서는 "재활은 가능한 신체적, 정신적, 직업적, 경제적 유용성을 장애로부터 최대한 회복시키는 것"이라고 하였다.

과거의 의료인은 환자를 치료하고 그 질환의 원인을 제거하는 것으로 책임을 다하는 것이다. 그러나 현대의 의료는 환자를 인간적인 관점에서 바라보게 되었다. 그들의 질환을 파악하고 제거함으로 끝나는 것이 아니고 그 이후의 환자의 장애, 심리적, 사회적, 직업적인 면까지 모두 고려하여 환자의 삶의 질 향상을 위하여 노력한다.

③ 재활의학의 특성 : 재활의학은 합병증의 예방, 재발방지, 질병의치료, 증상의 호전 등을 통하여 환자의 삶의 질을 높이고자 한다. 재활의학은 기능위주이며 총괄적이고 전문적인 분야이면서 다른 의학과 유기적인 관계를 갖는다.

㉠ 기능위주의 재활의학 : 재활의학은 환자를 치료하고 질병의 원인을 규명하고 치료하는 것뿐만 아니라 질병에 의하여 손상된 기능을 파악하고 평가하여 환자의 신체적, 정신적, 사회적 등의 기능을 가능한 정상에 가깝게 회복시키는데 초

점을 맞추고 있다.

㉡ 총괄적, 전문적인 재활의학 : 재활의학에 있어서 육체적인 측면은 물론이고 심리적, 정서적, 정신적 측면과 가정적, 사회적, 직업적, 자기관리, 의사소통 등 환자의 상황과 환자의 주변상황을 모두 총괄적으로 고려한다.

㉢ 유기적 관계의 재활의학 : 환자와 의사의 1 대 1 관계가 아닌 환자와 보호자, 간호인력, 담당의 등의 긴밀하고 유기적인 관계를 맺어 최선의 결과를 창출하고자 한다.

④ **재활치료팀의 구성** : 재활의학에서는 환자의 문제점을 포괄적으로 분석하고 평가하여 치료한다. 장애를 갖게 된 환자의 심리를 비롯하여 직업문제, 새롭게 적응해야 할 환경 등을 고려하여 최상의 결과를 이끌어 내야 한다. 그러기 위해서는 재활치료팀원간의 긴밀한 협력이 필요할 것이다. 재활치료팀에는 보호자, 가족, 재활의학과 전문의, 작업치료사, 심리치료사, 물리치료사, 언어치료사, 재활간호사, 의지 및 보조기 제작자, 영양사, 특수교사, 종교상담가, 의료사회복지사 등이 있다.

⑤ **재활치료의 과정과 평가** : 재활의학과에 의뢰가 접수되면 재활의학과 전문의는 진료를 하고 해당 질병에 대한 정확한 진단을 내리게 된다. 그 후에 합당한 치료처방을 내리고 해당 치료실에서 치료를 실시하게 된다.

㉠ 재활치료는 그 특성상 일회성이 아니라 일정기간 지속적으로 치료를 실시한다.

㉡ 재활의학의 적절한 치료를 위해서는 우선 정확한 진단이 필요하다.

㉢ 환자의 현재 기능과 앞으로 기능의 잠재성을 파악하여 재활을 위한 치료목표, 치료방침, 적절한 재활 프로그램을 진행하게 된다.

3) 재활의학의 진료분야

재활의학과는 일반 재활의학과, 소아 재활의학과로 나누어지며 합병증 예방, 기능적 회복, 잃어버린 기능대치 등의 진료를 실시한다. 주요 시술방법에는 물리치료, 작업치료, 운동치료, 보조기착용, 중재시술 등이 있다. 재활의학과에서 다루는 진료분야는 〈표 2-36〉과 같다.

〈표 2-36〉 재활의학의 진료

뇌질환, 뇌손상, 척수손상, 척수질환, 중추 및 신경손상, 암환자, 스포츠 손상, 노인질환, 호흡기장애, 순환기장애, 화상, 동상, 지체절단, 요부질환, 만성통증, 뇌성마비, 소아질환, 근골격계질환, 결합조직질환 등

① **물리치료** : 물리적 에너지를 사용할 수 있는 열, 전기, 광선, 물의 성질을 이용하거나, 도수적 방법으로 통증을 조절하고, 근육의 수축 및 이완, 혈액의 순환, 비정상적인 자세 및 운동형태를 개선시킬 목적으로 체계적이고 과학적인 치료분야이다.

㉠ 질병, 사고 또는 선천적인 질환으로 일시적이거나 영구적인 장애를 가진 사람들의 신체적 능력의 상실정도를 평가하고 기능을 회복시키고 장애를 관리하여 최소화 하며 나아가 기능을 회복시켜 정상적인 활동을 할 수 있도록 의료적 서비스를 제공하기 위한 학문분야이다.

㉡ 물리치료(physical therapy)학과에서 진료하는 항목에는 온열치료, 한랭치료, 전기치료, 역학치료, 수치료 등이 있다(그림 2-73).

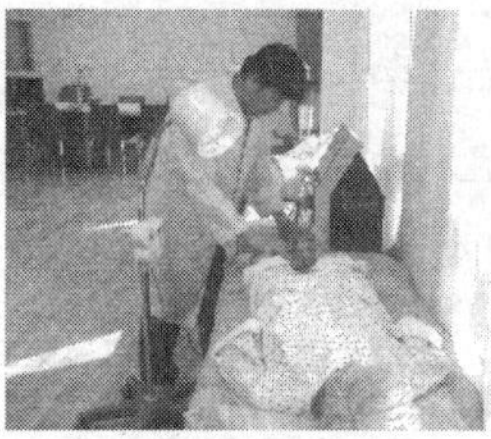
(a) 온열 적외선 치료기

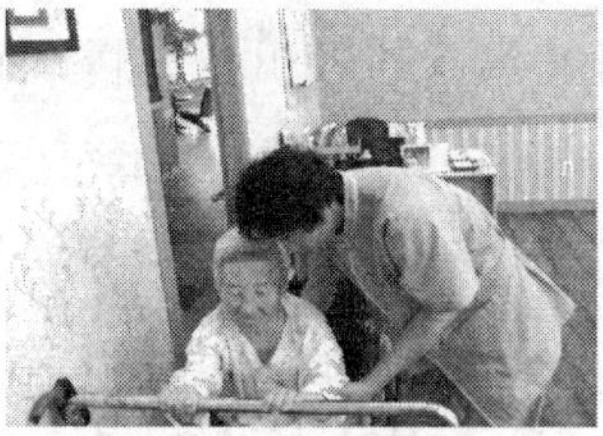
(b) 보행기 치료기

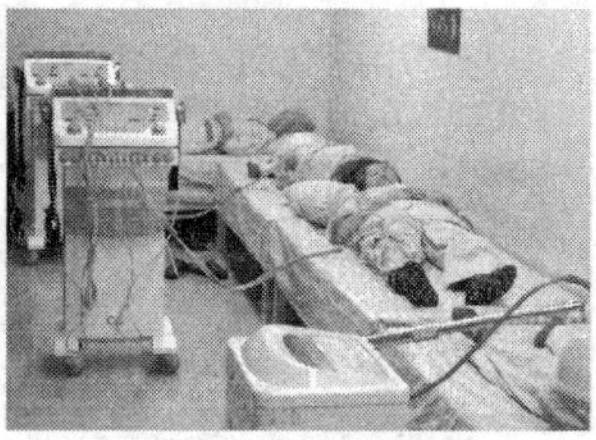
(c) TENS 치료기

[그림 2-73] 물리치료

㉢ 수술이나 화학적인 요법이 아닌 열이나 얼음, 광선, 전자기파, 초음파, 중력, 광선, 물, 전기, 공기, 소리 등을 이용하거나 각종 기구나 기계를 이용하여 치료한다.

㉣ 환자의 고통을 줄여주고 기능을 가능한 회복시켜 정상적인 사회복귀가 가능하도록 돕는다.

㉤ 치료자의 손이나 기계적인 힘 등을 이용하여 통증을 완화시키거나 [그림 2-74]와 같은 신체의 움직임을 향상시키기 위한 치료를 의미한다. 치료방법에는 찜질, 초음파 치료, 저주파 전기치료, 중주파 간섭전기치료, 적외선치료, 자외선치료, 경추 및 요추의 견인치료, 극초단파 치료, 전기자극치료, 레이저 치료, 수치료 등이 있다.

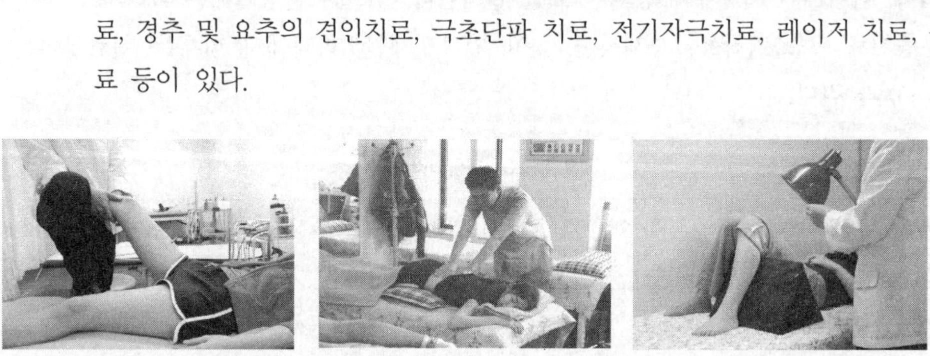

[그림 2-74] 물리치료

② **작업치료** : 일상생활의 활동들을 치료적 목적으로 사용하는 것이다. 손상, 질병, 질환, 장해, 장애, 활동의 제한, 사회 참여의 위축 등의 이유로 일상적인 역할을 수행하기 어려운 환자에게 치료서비스를 제공한다(그림 2-75).

㉠ 다양한 상황 속에서 육체적, 인지적, 심리적, 사회적, 감각 등의 측면을 다루어 사회환경에 적응하고 역할에 참여하도록 하게 하는 것이다.

㉡ 직장에서 하게 되는 일뿐만 아니라 일상생활을 영위하는데 있어서 필요한 모든 동작을 의미한다.

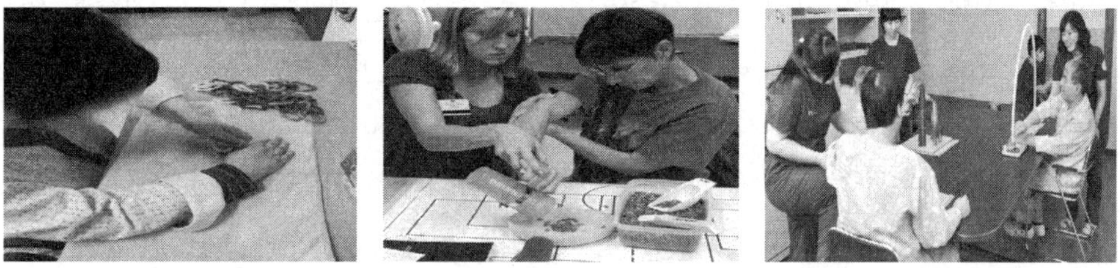

[그림 2-75] 작업치료

③ **운동치료** : 질병이나 손상으로 인한 신경, 근육, 관절의 기능을 정상 혹은 가능한 한 정상에 가깝도록 회복시키는 것으로 근육수축, 관절범위, 근력, 근지구력, 심혈관계 적응, 조절, 속도 등의 신체운동이다(그림 2-76). 운동치료는 주로 종합병원이나 일반 병원급 이상에서 중추신경계 손상환자를 위하여 실시한다.

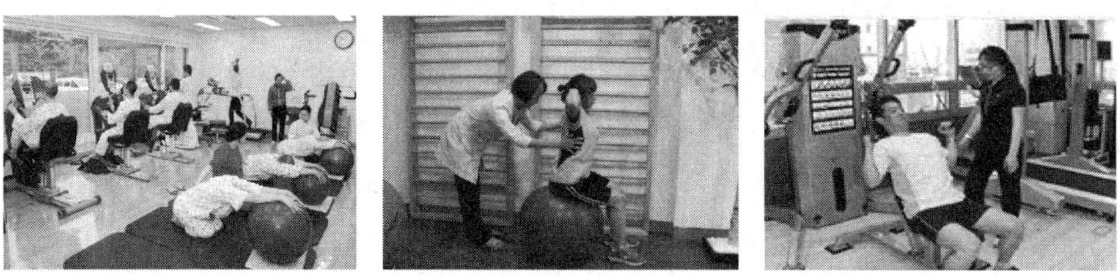

(a) 운동을 통한 치료　　(b) 운동치료를 통한 자세교정

[그림 2-76] 운동치료

④ **보조기착용** : 보조기는 인체의 기능을 보조하거나 교정하는 장치를 의미한다(그림 2-77). 신체기관을 대체하는 경우에는 의지라고 한다. 척수손상, 뇌졸중과 같은 영구적 손상, 골절 등의 이유로 일시적인 기능의 저하가 있을 때 근육이나 관절의 경직, 구축 등 신체기능이 약해져 있을 경우에 도와주는 역할과 신체를 적절한 형태로 바로 잡아주는 역할을 한다.

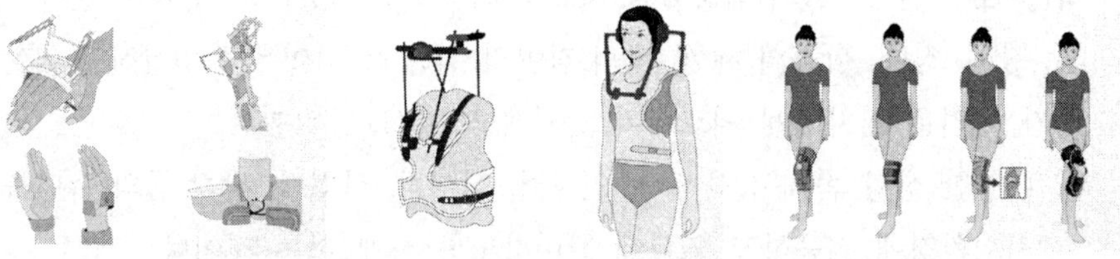

(a) 수근관증후군 보조기 (b) 척추층만증 보조기 (c) 하지 보조기

[그림 2-77] 보조기 착용

⑤ **중재시술** : 재활의학적 중재시술에는 요추 중재시술과 경추부 중재시술이 있다(그림 2-78). 퇴행성 요추측만증 환자는 심한 요통과 하지방사통, 척추불균형의 증상이 혼재하여 나타난다.

㉠ 요통 : 후관절의 퇴행성관절증, 디스크의 퇴행성 변화, 척추전만의 소실로 인해 발생하고, 비수술적인 치료로는 후관절퇴행에 대한 PRP 프롤로 주사치료, 후관절통증주사, 퇴행성 디스크에 대한 경막외 PRP 주사치료, 척추변형에 대한 비수술 교정치료 등이 있다.

㉡ 요추의 변형 : 관상불균형이나 시상불균형도 요통을 유발할 수 있다.

㉢ 하지방사통 : 척추관협착증으로 인해 나타나거나 척추변형에 따른 회전아탈구로 인하여 척추경이 신경근을 압박해서 나타나며, 비수술적인 치료로는 척추관협착증에 대한 신경성형술, 경막외 PRP 주사치료, 신경근이 척추경에서 압박받는 경우에서의 척추교정치료 등이 있다.

㉣ 퇴행성 요추측만증의 치료목적 : 요통의 감소, 하지방사통의 완화와 변형의 교정에 있으며, 주로 50대에 증상이 나타나며 내과적 동반질환을 가진 환자의 경우 가급적 비수술적 교정치료, 척추중재시술, 경막외 PRP 주사치료와 같은 비수술적 치료에 의해 치료를 한다.

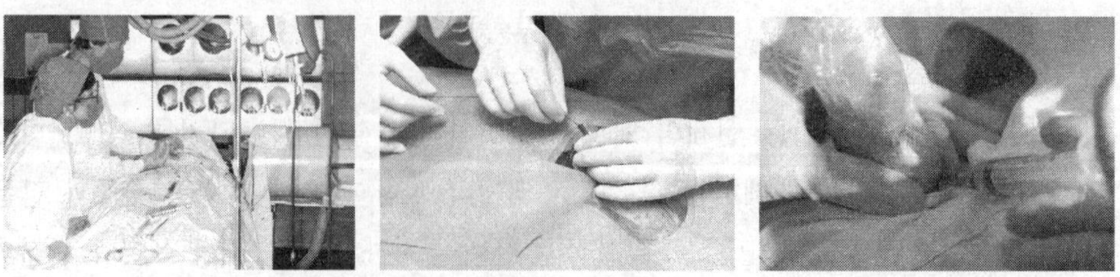

(a) 한국 최초의 뇌 중재시술 (b) 위장관 중재시술 (c) 중재시술

[그림 2-78] 중재시술

㉤ 척추교정치료 : Schwab은 외측척추전위, 제3, 4요추 종판경사각, 요추전만, 흉요추후만이 요통과 연관이 있으므로 이에 대한 교정이 중요하다고 강조하였으며, Simmons는 만곡의 교정정도보다 관상면, 시상면에서 척추의 전체균형이 중요하다고 강조하고, 요통의 완화를 위해서는 측만각의 교정보다는 시상면상의 불균형에 대한 교정이 중요하다.

㉥ 요추 중재시술 : 요통은 정상인의 80[%]가 겪고 있는데 진단과 치료가 쉽지 않은 것으로 알려져 있다. 최근 의학기술의 발달로 중재시술 또한 발전하고 있지만 아직 정확한 진단을 내리기 어려운 경우가 더 많다. [그림 2-79]와 같은 요추 중재시술로 통증이 감소된 후에도 근력강화나 적절한 재활치료 등을 통하여 요추부를 튼튼하게 하고 유지하는 것이 요통의 올바른 치료라고 할 수 있다.

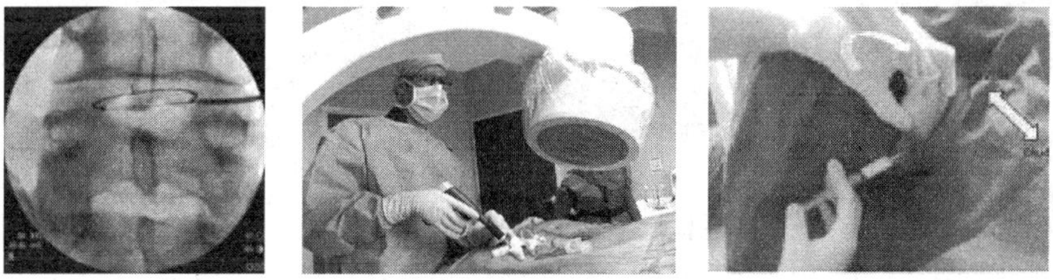

[그림 2-79] 요추 중재시술

㉦ 경추부 중재시술 : 중재시술의 대상이 되는 경부 통증의 종류로는 추간판탈출성 통증, 척추후관절 통증, 교감신경 관련 통증, 추간판 내장성 통증 등이 있다. 중재시술은 통증을 유발하는 부위에 직접 혹은 통증이 전달되는 과정에 개입하여 통증을 줄인다(그림 2-80).

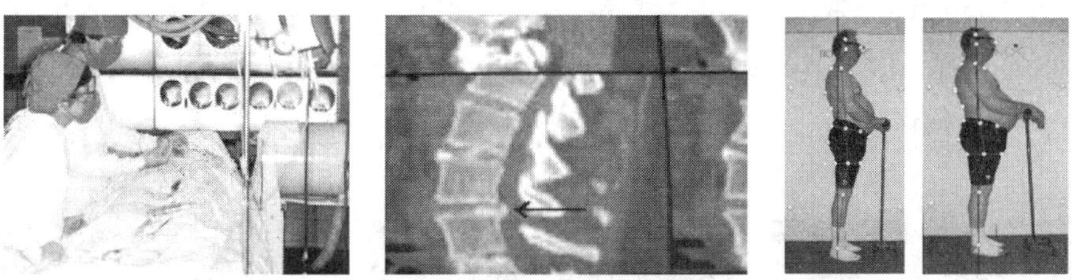

(a) 경추부 중재시술 (b) 경추부 중재시술 후 (c) 경추부 중재시술 전후

[그림 2-80] 경추부 중재시술

⑥ 언어 및 심리치료 : 언어치료사와 심리치료사가 있다.

㉠ 언어치료사는 인간의 의사소통에 관여하는 임상적, 해부, 생리, 병리적 증상과 관리에 대하여 숙지하고 있다. 환자의 상태를 파악하고 적절한 대처를 통하여

환자의 말문을 트이게 하거나 일상생활에서의 언어사용에 가능한 한 문제가 없도록 치료와 훈련을 병행하여 실시한다.

㉡ 심리치료사는 모든 장애자를 대상으로 하나 특히 예기치 못한 사고나 질환으로 장애가 된 환자들을 불안한 심리상태를 파악하고 그 환자들의 심리적 안정과 삶의 의욕 등을 찾게 돕는다(그림 2-81). 그러기 위해서는 환자와의 공감, 환자가 자신의 상황을 이해하게 하고, 삶에 대한 애착, 질병을 극복하기 위한 의욕을 갖도록 계기를 제공해야 한다. 환자는 치료에 대한 적극적인 참여를 하게 되고 긍정적인 치료효과도 기대할 수 있게 된다.

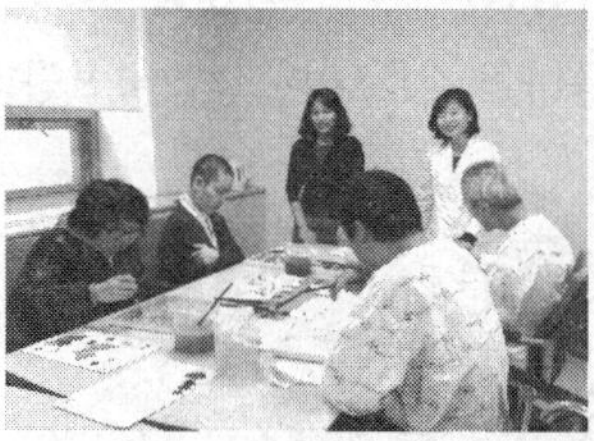

(a) 미술심리치료

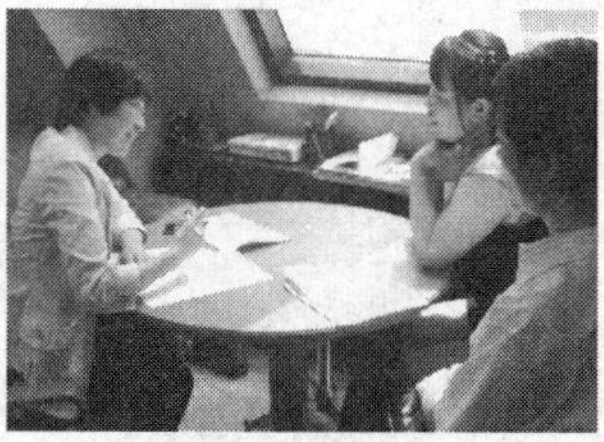

(b) 심리상담

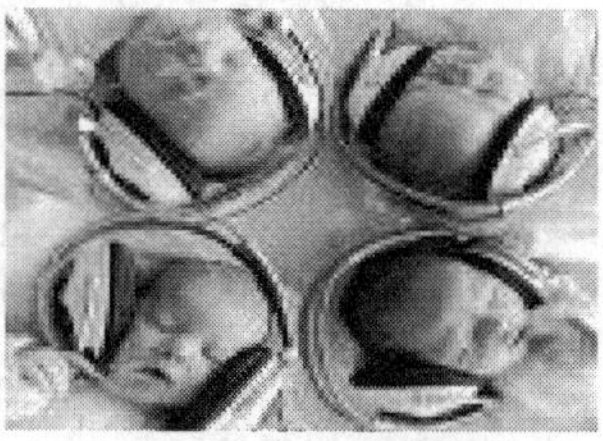

(c) 음악치료

[그림 2-81] 언어 및 심리치료

(9) 소아청소년과

소아청소년기에 생기는 외과계 질병을 제외한 모든 질병을 치료한다. 즉 미숙아, 신생아, 소아, 청소년의 성장과 발달 및 질환에 대하여 진단과 치료를 한다. 오늘날에는 산부인과와 협력하여 태아의 건강까지 범위가 넓혀지고 있다. 신생아기로부터 청소년기(대체로 남자 12～20세, 여자 10～18세)의 환자를 대상으로 진료 및 연구를 행하는 임상의학의 한 분야이다. 대상 연령에 명확한 기준은 없으며, 2007년 3월에 의료법 개정안이 국회를 통과한 것에 따라 동 6월부터 62년간 사용하던 소아과 명칭이 소아청소년과로 변경되었다(그림 2-82).

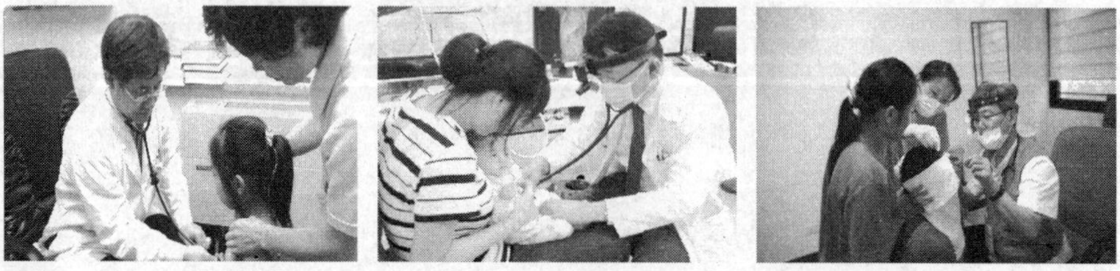

[그림 2-82] 소아청소년과

소아청소년과를 분류하면 소아호흡기과, 알레르기과, 소아심장과, 소아감염과, 소아소화기과, 소아영양과, 소아혈액과, 소아종양과, 소아신경과, 신생아과, 소아내분비과, 소아신장과 등이 있다. 소아청소년과의 분류 및 해당 질환은 〈표 2-37〉과 같다.

〈표 2-37〉 소아청소년과의 분류 및 해당 질환

분 류	해당 질환
소아호흡기과, 알레르기과	아토피피부염, 알레르기성 비염, 천식, 두드러기, 만성기침, 기타 알레르기 및 호흡기질환
소아심장과	심낭염, 바이러스성 심근염, 류마티스성 심장염, 전염성 심장내막염, 대혈관전위, 삼첨판폐쇄, 활로 4징, 폐동맥협착, 윌리암스 증후군, 대동맥협착, 대동맥축착, 심실중격결손, 심방중격결손, 동맥관 개존, 심근염, 소아고혈압, 가와사키 심장염, 다카야수 동맥염, 혈관염 등
소아감염과	콜레라, 장티푸스, 경부 임파선염, 결핵, 이질, 성홍열, 백일해, 유행선 이하선염, 풍진, 볼거리, 홍역, 수족구병, 수두, 수막염, 가와사키병, 살모넬라증, 소아감염, 소아패혈증, 소아뇌막염
소아소화기과, 소아영양과	영양결핍, 섭식장애, 장염, 장중첩증, 장폐색, 구강 칸디다증, 수포성 구협염, 포진선 구내염, 변비, 황달, 간염, 급성복통, 구토, 설사, 간 대사질환, 선천성 비후성 유문협착증, 식도이물질, 선천성 담관폐쇄증, 담도췌장질환, 가성 콜레라, 위장염 등
소아혈액과, 소아종양과	혈소판 이상질환, 혈액응고, 소아빈혈, 출혈성질환, 골수부전질환, 백혈구 이상질환, 골육종, 림프종, 백혈병, 윌름 종양, 망막모세포종, 생식세포 종양 등
신생아과	미숙아, 망막증, 태변흡인 증후군, 신생아 호흡곤란 증후군, 두개골절, 패혈증, 황달, 괴사성장염 등
소아내분비과	저혈당증, 당뇨병, 성조숙증, 성장장애, 사춘기 지연, 성발달 이상, 부신질환, 부갑상선질환, 갑상선질환 등
소아신장과	신부전증, 혈뇨, 수신증, 야뇨증, 신증후군, 요로감염, 요로결석, 배뇨이상, 방광염, 고화염전, 과칼슘뇨증, 급성신부전증, 방관요관 역류, 다낭신, 급성사구체염 등
소아신경과	근육질환, 경련성질환, 두통, 뇌염, 뇌성마비, 세균성수막염, 퇴행성뇌질환, 사지마비 등

(10) 정신건강의학과

인체의 가장 중요한 부위인 뇌와 관련된 인간의 감정, 사고 그리고 행동 등 신경·정신기능의 문제를 진단하고 치료하고 있다. 이러한 각종 정신장애의 원인으로 중추신경계의 생물학적 이상, 성장과정과 관련된 정신역동적 측면, 환경과 관련된 사회심리학적 측면 등이 복합적으로 작용하는 것으로 알려져 있다.

일반인들은 정신건강의학과에서 심각한 정신장애 중 하나인 정신병을 주로 치료하는 것으로 알고 있으나, 정신과에서 치료하는 영역은 정신병뿐만 아니라 우울증과 같은 기분장애 그리고 신경증 혹은 노이로제로 알려져 있는 불안장애, 신체화 장애* 및 알콜리즘과 물질남용 같은 중독문제, 치매를 포함한 노인에서의 정신장애, 소아청소년정신의학

* 신체화 장애 : 아무런 내과적 이상 없이 다양한 신체 증상을 반복적으로 호소하는 질환

그리고 다양한 생활사와 관련된 문제에 대한 상담과 진료에 이르기까지 다양하다.

정신건강의학과에서는 이러한 다양한 영역에서의 장애와 문제를 효과적으로 진단하고 있다. 의학적, 교육적, 사회적 측면에서 정신건강에 해를 끼치는 원인을 파악하고 중추 신경계의 생물학적 문제 등을 파악하여 인간의 행동, 사고, 감정 등의 이상에 대하여 진단 및 치료를 한다(그림 2-83). 정신건강에 영향을 미치는 요소는 매우 다양하여 의학적 측면만이 아니라 그 사람을 둘러싼 모든 환경을 생각해야 한다.

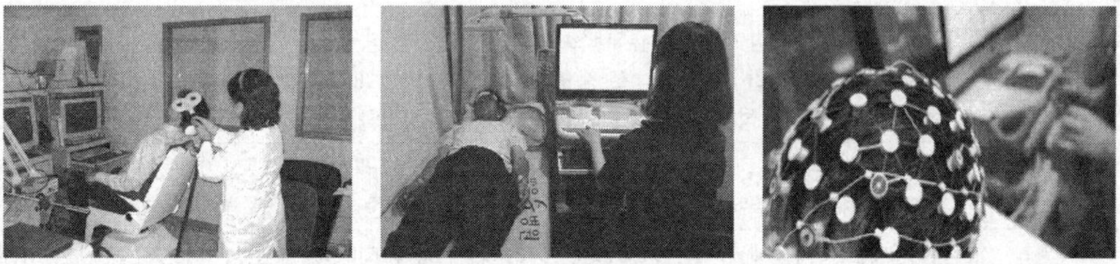

(a) 우울증 경두개자기자극법 (b) 수면다원검사 (c) 정량뇌파검사

[그림 2-83] 정신건강의학과

정신건강의학과에서 다루는 질환은 크게 성인성과 소아성으로 나눈다. 정신의학과의 분류 및 해당 질환은 〈표 2-38〉과 같다.

〈표 2-38〉 정신의학과의 분류 및 해당 질환

분 류	해당 질환
성인 정신질환	알콜중독, 약물중독, 치매, 기억장애, 수면장애, 정신분열, 불안장애, 강박증, 우울증, 스트레스, 정신신체장애, 암환자 정신장애, 노화성 인지감퇴증 등
소아 정신질환	틱장애, 정신분열증, 주의력결핍, 과잉행동장애, 자폐증, 언어장애, 지적장애, 게임중독, 우울증, 불안장애, 품행장애 등

(11) 안 과

안과(Ophthalmology)는 눈에 관계된 질환을 연구하고 치료하는 의학의 한 분야이다. 결막, 각막 및 수정체 등 눈의 앞부분에 발생하는 질병들을 연구하고 치료하는 전안부 분과와 망막, 포도막, 유리체 등 눈의 뒷부분에 발생하는 질병들을 연구하고 치료하는 망막 · 포도막 분과, 눈꺼풀과 눈물기관 및 안와의 질병들을 연구하고 치료하는 안성형 분과, 안압과 관련하여 발생하는 신경손상을 연구하고 치료하는 녹내장 분과, 눈의 위치와 움직임의 장애나 시신경과 시각경로의 이상을 연구하고 치료하는 사시 · 신경안과 분과가 있다.

1) 전안부 분과

결막염이나 각막염, 백내장, 건성안, 각막혼탁, 원추각막 등의 질병을 진단하고 치료하며 백내장 수술과 각막이식, 굴절교정 레이저 각막절제술 라식, 라섹, 유수정체 인공수정체 삽입술 등의 굴절교정 수술을 주로 시행하며 콘택트렌즈 처방을 한다.

2) 안성형 분과

눈꺼풀의 염증이나 종양, 위치이상, 눈썹을 찌르는 질병들, 코눈물관 막힘, 안와의 염증이나 종양들을 진단하고 치료하며 눈꺼풀 성형술, 눈물주머니 코안연결술, 눈꺼풀이나 안와종양 적출술, 안와골절 정복술 등을 주로 시행한다.

3) 녹내장 분과

폐쇄각 녹내장, 개방각 녹내장이나 다른 안질환과 관련된 안압상승을 진단하고 치료하며, 안압하강제 약물치료, 레이저 홍채절개술이나 레이저 섬유주 성형술 등의 레이저 시술과 섬유주 절제술이나 방수유출장치 삽입술 같은 수술을 시행한다(그림 2-84).

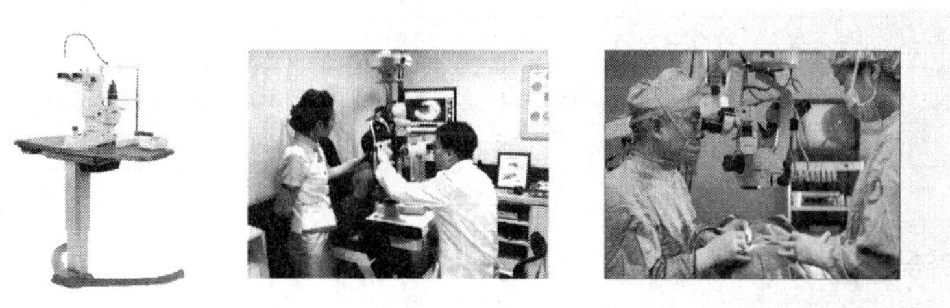

(a) 레이저 수술기 (b) 안과 진찰 (c) 백내장 수술장면

[그림 2-84] 안 과

(12) 치 과

치아와 그 주위(잇몸, 턱, 얼굴)의 질병이나 비정상적인 상태를 예방, 진단, 치료한다. 치과의 진료는 크게 외과적 처치, 비외과적 처치, 예방적 처치로 나눌 수 있다. 외과적 처치는 발치, 임플란트 시술, 치주시술 등을 의미한다. 비외과적 처치는 심미치료, 보철수복 처치, 신경치료 등을 의미하고 예방적 처치는 치아 홈메우기, 불소 도포 등이 있다(그림 2-85).

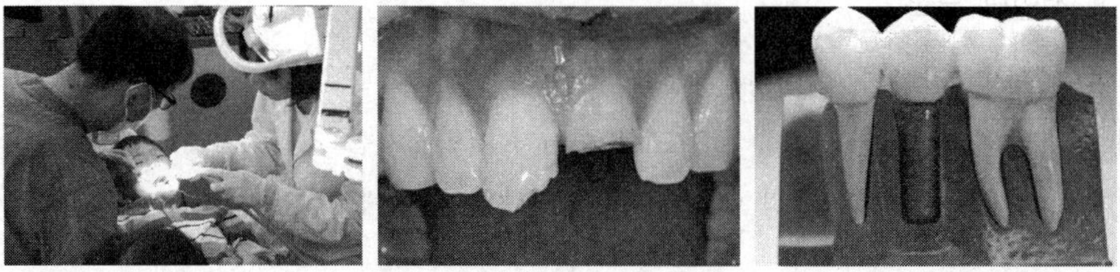

(a) 치과치료 (b) 치아 파절 (c) 임플란트

[그림 2-85] 치 과

치과의 하위 분류로는 치과마취과, 구강악안면외과, 구강악안면방사선과, 구강내과, 구강병리과, 소아치과, 예방치과, 치과교정과, 치과보존과, 치과보철과, 치주과 등이 있다. 진료하는 질병은 치아질환, 잇몸질환, 부정교합, 얼굴의 기형 등이 있고 치과질환의 분류는 〈표 2-39〉와 같다.

〈표 2-39〉 치과 질환의 분류

분 류	해당 질환
치아질환	치아 변색, 치아 파절, 이시림증, 치근단염, 치근단농양, 치수염, 치아우식증 등
잇몸질환	치주염, 잇몸비대, 사랑니 주의염증, 치은염
부정교합	덧니, 돌출입, 구순구개열, 주걱턱 또는 무턱
기형, 결손 및 기타	구순구개열, 구강암, 안면골골절, 결손치, 치아탈구, 매복치, 이갈이, 코골이, 입냄새, 입안점막질환, 구강건조증, 턱관절장애 등

(13) 마취통증의학과

18세기까지 감각의 소실만을 뜻하는 단어로 쓰이다가 1846년에 올리버 웬들 홈스(Oliver Wendell Holmes)가 처음 지금과 같이 통증 없이 수술을 받을 수 있는, 곧 자는 듯한 상태를 마취라 표현했다. 이후 마취의 영역은 발전하고 확장되어 현재는 마취를 받는 환자의 평가와 자문, 수술이나 검사 중, 혹은 이후의 통증의 경감이나 예방, 수술 중 생체 징후의 감시와 안정화, 중환자에 대한 관리, 급성이나 만성 및 암 관련 통증의 진단과 치료, 심폐소생술의 관리와 교육, 호흡기능의 평가와 호흡기 치료의 적용, 임상 및 기초연구의 수행, 수술 전후의 치료에 관계된 인원들의 감독, 교육, 평가, 병원이나 의과대학의 행정직 참여 등 광범위한 분야들을 아우르게 되었다.

예전에 마취과라는 명칭이 수술실 밖까지 확대된 업무범위를 잘 나타내지 못한다는 의견에 따라 우리나라에서는 2002년 의료법 개정 이후 마취통증의학과로 명칭을 바꾸었다.

(14) 가정의학과

환자 개개인 및 가족들의 건강에 일어날 수 있는 문제들에 대해 포괄적, 개별적, 지속적인 진료를 제공한다. 신체적 문제는 물론, 정신적, 심리적, 사회적 문제로 인한 건강문제도 관리하며 그 대상 또한 연령, 성별에 구애받지 않는다. 따라서 감기, 몸살, 소화불량, 위장염과 같이 흔히 발생하는 질환에서부터 고혈압, 당뇨, 고지혈증, 관절염, 골다공증과 같은 각종 성인병과 피로, 두통, 스트레스, 홧병과 같은 힘든 건강문제에 이르기까지 누구에게나 생길 수 있는 각종 질병에 대하여 다룰 수 있다(그림 2-86).

금연, 금주, 영양, 운동, 스트레스 관리 등 생활습관에 대한 중재, 예방접종을 통한 감염 예방 및 정기적인 검진을 통한 고혈압, 당뇨병과 같은 만성질환의 예방과 관리, 조기암검진을 통한 암의 조기발견 등 건강증진도 가정의학과가 담당하는 영역이다. 가정의학과에서 치료하는 항목에는 기능성 위장장애, 스트레스, 고지혈증, 골다공증, 비만 등이 있으며 알코올중독 클리닉도 운영하고 있다.

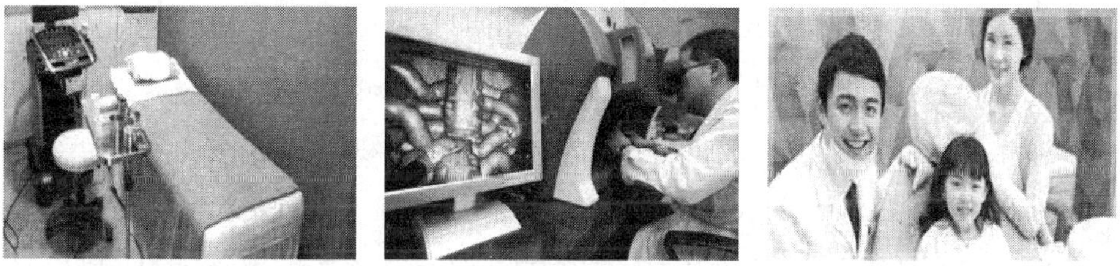

(a) 가정의학과 진료실 (b) 로봇 수술 (c) 가정의학과

[그림 2-86] 가정의학과

(15) 예방의학과

보통 치료의학의 대응어로 쓰인다. 의학은 건강을 유지 · 증진하고 질병을 예방하는 것이며, 병이 났을 때는 건강을 회복시키고 재활시켜서 사회에 적응할 수 있도록 하는 것이다. 일반적으로 의학을 기초의학 · 임상의학 · 예방의학으로 크게 나눈다(그림 2-87).

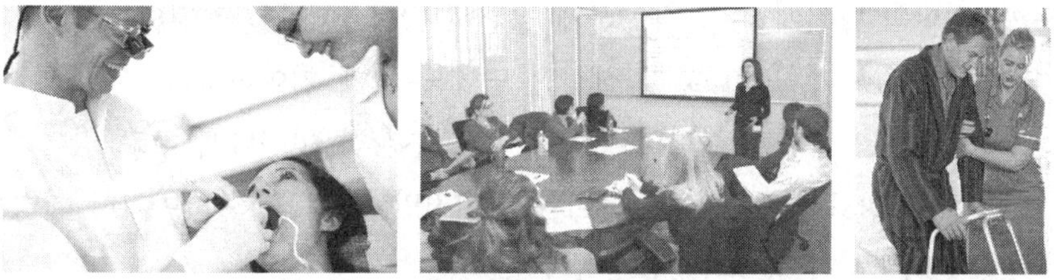

(a) 치과 예방진료 (b) 예방의학교육 (c) 재활치료

[그림 2-87] 예방의학과 교육 및 예방진료

1) 질병의 발생요인

질병이 발생하는 데에는 다음과 같다.

① 물리적 · 생물학적 · 사회적 · 문화적 · 경제적 환경이다.

② 숙주(인간)이며, 여기에는 연령 · 성 · 영양 · 생활습관 · 의료형태 등이 관련된다.

③ 병원체(요인)로서 세균 · 물리적 요인 및 화학물질 등을 들 수 있다.

2) 질병의 예방단계

인간과 병원체는 환경을 지렛대로 하는 관계를 가진다. 따라서 인간의 병에 대한 저항력을 증가시키든지, 각종 환경을 개선하면 상대적으로 병이 날 가능성이 감소하게 된다. 인류의 역사를 보면 오래 전부터 질병의 예방을 꾀하여 왔다. 질병을 예방하는 단계는 흔히 다음과 같이 세 가지로 구분된다.

① **1차적 예방** : 발병 이전에 환경을 개선하고 병에 대한 저항력을 높이는 등의 노력으로써 건강을 유지 · 증진시키는 것이다. 오늘날 유행하는 조깅 · 에어로빅 댄스 등을 통한 체력조절과 건강증진, 고혈압 · 당뇨병의 예방을 위하여 식사를 통한 영양개선, 각종 사고의 예방 등이 포함되며 이것들은 적극적인 예방이다. 소극적으로는 각종 예방접종을 하여 면역성을 높임으로써 질병의 발생을 예방하는 것을 말한다.

② **2차적 예방** : 일단 발병하였으면 가능한 한 조기에 알아내어 이를 치료하며, 병이 더 중증으로 되는 것을 예방하는 것이다. 즉, 정기적으로 신체검사를 받는 것, 중년부인이 자궁암의 조기진단을 위하여 1년에 몇 번 정기검진을 받는 것 등이다.

③ **3차적 예방** : 이미 발병하였을 때 그 후유증의 발생을 예방하여 신체기능에 장애가 오지 않도록 하는 것이다. 한편, 후유증의 발생이 불가피할 경우에는 재활시켜서 사회에 복귀, 적응할 수 있도록 하는 것이다.

3) 예방의 개념

예방의 개념은 질병이 발생하기 이전부터, 발병 후 재활에 이르기까지 광범위하게 적용되며, 의학의 발전에 따라 다양하게 발전해 왔다. 이러한 질병의 예방은 인류의 수명을 연장해 주었으며, 또한 삶의 질적인 면에도 크게 기여하였다.

① 예방활동은 인류를 질병의 고통에서 가능한 한 벗어나게 하고 있다. 발병하여 아플 때에 치료해 주는 것은 고마운 일이지만, 한걸음 더 나아가서 질병을 예방하는 것이 바람직하며, 또한 경제적이다.

② 병이 나면 치료비가 많이 들고 소득마저 감소되거나 없어지는 일이 많으며, 때로는

노동력마저 잃게 된다. 그러므로 예방이나 조기치료를 하면 이중 효과를 얻게 될 뿐만 아니라 효율적이다.

㉮ 홍역이나 소아마비에 대한 예방주사를 맞으면 그 비용은 얼마 되지 않지만, 일단 발병하게 되면 치료비가 많이 들 뿐만 아니라 후유증도 생긴다. 그러므로 예방의학은 인도주의적이며, 효과적·경제적임을 알 수 있다. 요즘은 예방활동이 매우 다양해지고 있다. 박테리아나 바이러스 등 병원미생물에 의한 급성 전염병은 환경과 영양의 개선, 예방접종 등으로 상당히 감소 또는 박멸되었다. 오히려 비감염성 질환, 즉 고혈압·당뇨병, 각종 암 등이 문제되고 있다.

③ 한국에서도 급속한 경제성장과 함께 성인병과 직업병의 문제가 대두되고 있다. 자동차·공장의 배기가스 등 유독한 화학물질이나 유해한 방사선에 대한 폭로, 청소년과 여자 등 흡연인구의 증가와 폐암, 영양 과다로 인한 비만과 이로 인한 각종 질환 등은 인류가 극복해야 할 과제들이다. 이 중 일부는 그 원인을 잘 모르므로 계속 규명해야 할 것도 있고, 흡연과 폐암처럼 상호 밀접한 관계에 있다. 예방의학과에서 치료하는 항목에는 예방접종, 건강관리 등이 있다.

(16) 응급의학과

급성질환이나 손상, 대량 재해 등에 대한 응급진료를 전문적으로 담당하는 분야이다. 현재와 같이 질환별, 장기별로 세분화된 전문과목이 엄연히 존재하는 상황에서 각 분야별로 상응하는 응급처치를 할 수는 있겠으나, 그런 전문의들이 현장에 출동될 수 없다. 오늘날과 같이 질환이나 손상이 여러 장기를 동시에 침범하는 내과적 복합질환이나 다발성 외상환자의 경우 여러 과의 동시 참여는 당연한 일로서 즉각적이고 능률적인 양질의 초기 진료가 환자의 예후에 지대한 영향을 미친다.

계속되는 치료에 미치는 영향을 생각할 때 응급상황이 발생한 현장에서부터 포괄적이고 전문적인 양질의 진료를 제공하는 동시에 필요에 따라 환자를 분류하여 해당 전문분야에 의뢰할 수 있는 전문인력이 필요할 것이다. 이러한 상황에서 어느 분야의 손상을 불문하고 가장 능률적으로 신속하게 대처할 수 있는 분야가 바로 응급의학인 것이다.

응급의학 전문의의 활동영역을 넓혀 광범위하게 될수록 기존 임상과와 응급치료나 진단방법에 다소간의 견해 차이를 유발할 수 있는 것으로 우려하고 있으나, 응급의학 본연의 분야는 어디까지나 응급환자가 전문적 치료를 받을 수 있을 때까지의 지연을 해결하려는 학문으로, 기존 임상과와 환자의 유연한 연결을 목적으로 하므로 기존 임상과에서 우려하는 환자의 분산이나 치료분야의 중복이 있을 수 없다. 응급의학과에서 치료하는 항목에는 응급실을 방문하는 모든 환자에 대한 치료를 한다(그림 2-88).

응급의학과의 특성은 다음과 같다.

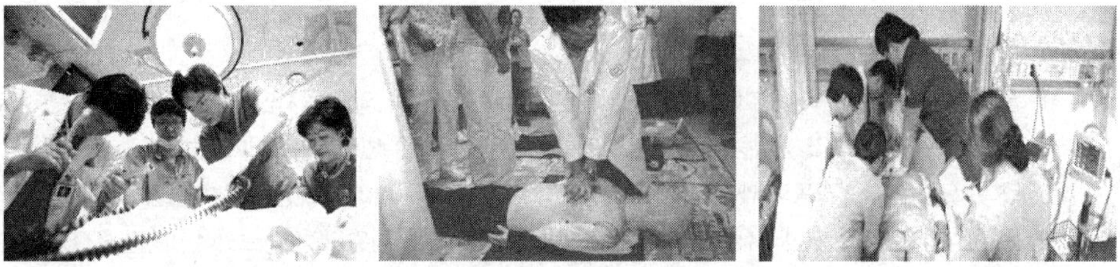

(a) 응급실 (b) 심폐소생술 (c) 응급진료

[그림 2-88] 응급의학과

① **첫 번째 특성** : 모든 임상분야에 걸쳐 넓은 진료영역을 가지고 있는 것이다. 그러면서도 심폐소생, 쇼크, 중독분야는 응급의학과의 전문분야이며 응급의학은 질환별로 전문분야가 나뉘어서 외래와 입원진료를 병행하는 다른 과와는 달리 응급실에서 이루어지는 진료만을 담당한다.

② **두 번째 특성** : 질환 중심적으로 생각하는 다른 분야와는 달리 장소와 상황 중심적인 분야이다. 대량재해 시의 환자분류와 치료원칙에 대한 연구의 특성을 잘 반영하고 있다.

③ **세 번째 특성** : 의학의 한 분야이면서 응급의료체계라는 사회안전망의 일부이다. 이런 특성은 119구급대, 소방학교, 기본 인명구조술 교육, 병원 전 구급활동에 대한 지도, 감독을 하는 것이다.

(17) 작업환경의학과

직업안전건강 또는 학문적으로 직업환경의학 혹은 산업의학은 직업 혹은 작업환경과 관련된 질병을 연구하는 의학의 한 분야로서 직업환경의학은 산업보건의 한 분야이다. 최첨단 분석 및 측정장비, 이동검진차량 등을 갖추고 특수건강진단, 일반건강진단, 작업환경측정, 보건관리 대행업무를 수행하고 있으며, 산업체 근로자들을 위한 작업환경관리 및 개선, 일반질병에 대한 조기발견 및 예방에 중점을 두고 있다(그림 2-89).

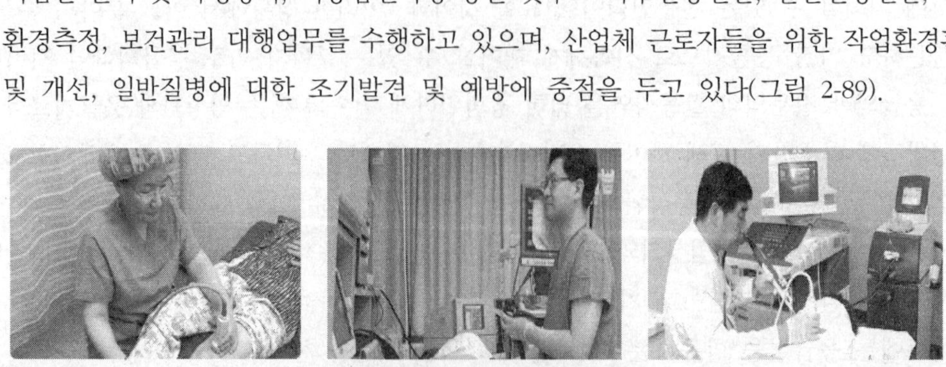

[그림 2-89] 작업환경의학과

1) 산업의학과에서 치료하는 항목

작업성질환, 진폐증환자, 이황화탄소중독환자, 사업장진단 등이 있다. 직업환경의학은 직업 및 환경의 영향에 의하여 정신적, 신체적 질환을 진단하고 치료하는 동시에 이를 사전에 예방하기 위한 임상의학으로써, 우리나라의 산업화에 수반되어 발생되었던 각종 직업병 환자들을 진단하고 치료하며, 국내 최초로 망간중독이나 진동공구에 의한 레이노우드 증후군*을 진단하여 발표하는 등 직업성 및 환경성 질환 발견, 관리를 목표로 한다. 그 결과로 국제보건기구(WHO)의 협력센터로 지정받았으며 진폐증을 비롯하여 폐암, 중피종**, 직업성 천식, 과민성 폐장염 등 직업성 및 환경성 호흡기질환과 금속이나 유기용제에 의한 건강장해에 대한 상담, 진단 및 치료를 진행한다.

2) 근로자의 건강보호활동 외의 활동

근로 중 발생한 소음성 난청, 근골격계질환, 직업성 암 등 업무상 질병 및 사고의 업무관련성 평가 및 업무적합성 평가를 실시하여 조기 업무복귀를 돕고 산재업무와 관련된 상담을 하고 있다. 건강한 근로환경을 마련하고 직업병 예방을 위해 직업환경의학 전문의 및 직업환경의학센터의 건강검진, 산업간호, 산업위생, 인간공학 등 여러 전문가들과 연계하여 사업장 건강진단, 건강증진, 보건관리대행, 작업환경측정 및 근골격계부담작업유해요인조사를 실시한다. 작업환경의학과에서 치료하는 항목에는 기능적 작업 치료, 일상생활 동작훈련 등이 있다.

(18) 의공학과

보건진료 용도를 위해 의료와 생물학의 설계개념 및 공학원리가 융합된 응용분야이다. 이 분야는 공학과 의료 사이의 간극을 줄이도록 노력하고 있다. 진단, 관찰 및 치료를 포함하는 보건치료를 개선하기 위해 의학과 생물학과 함께 공학의 기법으로 설계하고 문제를 푼다.

의공학(의용생체공학/생체의공학)은 다른 많은 공학분야에 비해 비교적 최근에 독자적인 학문으로 떠오르고 있다. 이러한 진화는 그 자체가 한 분야로 간주되기에 이미 확립된 분야 간의 학제적 전문이 되는 새로운 분야로 전환되는 것이 일반적이다. 의공학에서의 작업의 대부분은 서브필드의 광범위한 분야에 걸친 연구개발로 이루어져 있다.

---

* 레이노이드 증후군 : 추위나 심리적 변화로 인해 손가락이나 발가락 혈관에 허혈 발작이 생기고 피부색조가 변하는 질환이다.

** 중피종 : 주로 폐를 둘러싸고 있는 흉막, 위나 간 등을 보호하는 복막, 심장을 싸고 있는 심막 등의 표면을 덮고 있는 중피에서 많이 발생한다. 흉막중피종 · 복막중피종 · 심막중피종 등이 있으며, 양성과 악성으로 나눌 수 있다. 모든 양성중피종은 국소성이고, 악성중피종은 한 곳에 덩어리를 형성하는 국소성과 흉막이나 복막을 따라서 스며들듯이 자라는 미만성이 있다. 악성은 드물지만 예후가 좋지 않으며, 그 원인의 대부분은 석면에서 영향을 받는 것으로 알려져 있다.

1) 의공학 응용 프로그램

임상 장비로부터 재생조직의 성장, 제약 및 치료 생물학적 제제, MRI와 EEG 같은 일반적인 영상기기, 작은 이식장비까지의 범위인 생체적합, 보철물, 다양한 진단과 치료 의료기기의 개발을 포함하고 있다. 의용생체공학의 주목할만한 하위 학문분야는 의료응용 프로그램측과 엔지니어링 측면에서 2개의 각도에서 볼 수 있다. 의공학 엔지니어는 양쪽의 시각(능력)을 가지고 있어야 한다.

2) 의공학과에서 의공학 기술지원

진료각과에서 사용하는 각종 의료기기의 보수유지 및 예방정비, 임상 및 연구 관련 정보시스템 관리, 의료기기, 의료비품, 의료소모품 도입에 관한 기술검토, 관리, 검수, 폐기에 관한 사항, 의료기기 및 의료재료에 대한 신기술개발과 기존제품에 대한 국산화 작업, 임상진료진의 업무효율 향상을 위하여 진료업무와 연구업무를 지원하며 국가중앙병원으로써 대외적인 의공학 기술지원 등이 있다.

(19) 한방내과

간장, 심장, 비장, 췌장, 폐장, 신장, 담낭, 위장, 소장, 대장, 방광 등 오장육부의 질환과 장부의 기능허약을 포함하는 내상 질환을 진단하고 치료하며, 아울러 각종 감염성 질환, 계절성 질환 등 외감성 질환을 진단, 치료하고 오장육부의 기능을 강화시키는 방법과 면역력을 증진하는 치료로 각종 질환을 예방하는 것도 주요한 진료목표이다. 다양한 질환을 호흡순환기 클리닉, 비뇨생식기 클리닉, 소화기 클리닉, 내분비 클리닉에서 집중적으로 치료하고 있다. 한방내과에서 치료하는 항목에는 내상 질환진단, 호흡순환기진단 등이 있다(그림 2-90).

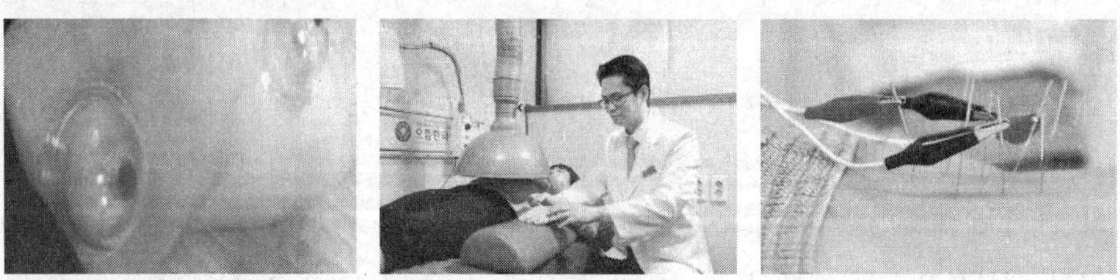

(a) 부항 (b) 뜸 (c) 전자 침

[그림 2-90] 한방내과

(20) 한방부인과

여성의 생식기와 관련한 골반강내질환, 유방질환 등을 위주로 진료하고 있으며, 이외에도 임신 중, 출산 후 신체상태에 대한 진단과 관리, 수족냉증과 같은 여성에 다발하는 전신증상에 대한 관리를 병행하고 있다. 진단의 경우 보고, 듣고, 묻고, 진맥하는 전통적인 한의학적 방법과 병행하여 맥진, 양도락, D.I.T.I, 협진을 통한 초음파검사 등의 현대적 진단검사를 실시하고 있으며, 치료의 경우 한약(내복약, 외용약), 뜸, 침치료 등 전통적인 한의학적 처치를 시행함으로서 여성에게 발생할 수 있는 질환의 진료와 치료뿐만 아니라 궁극적으로 여성 건강증진을 목표로 한다(그림 2-91).

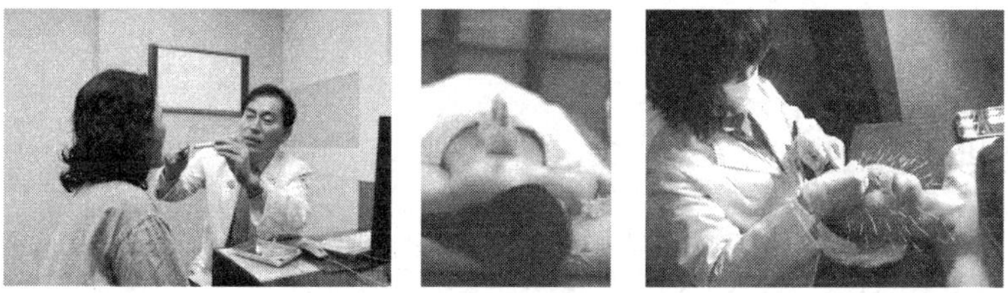

(a) 검사 (b) 뜸 (c) 침

[그림 2-91] 한방부인과

(21) 한방소아과

소아질환을 치료하는 한방 전문과이다. 비염, 축농증, 식욕부진, 아토피피부염, 경기, 야뇨증 등의 다양한 소아질환과 함께 성장부진, 허약아, 수험생의 관리를 비롯한 소아가 성장하면서 겪을 수 있는 제반 문제를 한방적으로 다룬다. 전통적인 한의학 지식의 활용과 함께 항상 새로운 발전을 위해 힘쓰고, 이러한 연구결과를 소아질환의 치료에 이용하고 있다.

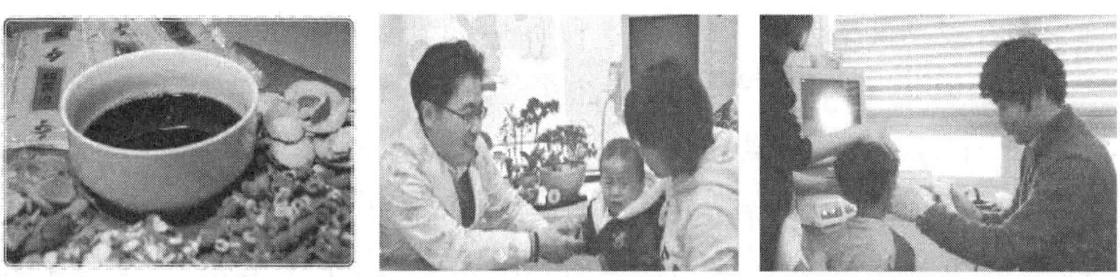

[그림 2-92] 한방소아과

1) 소아의 건강

정신적, 신체적, 사회적으로 완전하게 형성되도록 노력하여야 하며 이 시기의 건강은 평생의 건강을 마련하는 밑바탕이 된다. 한방병원에서는 태어나면서부터 청소년기에 이르기까지 아이들이 신체적, 정신적, 사회적으로 건전하게 자라서 훌륭한 성인이 될 수 있는 기틀을 마련해주기 위해 최신 첨단장비와 한방치료를 통하여 다양한 소아청소년 질병을 예방과 치료한다.

2) 한방소아과에서 치료하는 항목

허약아 진료, 비염 및 축농증, 아토피피부염, 야뇨증,강직성 척추염, 전신성 홍반성 낭창, 쇼그렌 증후군 등이 있다.

(22) 한방신경정신과

한의학과 정신의학, 심리학을 접목하여 한약, 침, 마음치료 등을 통해 몸과 마음을 함께 치료하는 한의학의 한 분야이다.

1) 한방정신과 치료

천연물과 침구를 통한 치료로 부작용이 적고, 중독성이 적다.

① 질병보다 먼저 사람의 체질과 환경, 상황을 고려한 맞춤치료법이다.

② 질병의 양태보다 원인을 찾아 그 근본의 정서, 즉 희, 노, 우, 사, 비, 공, 경의 부정적 정서를 긍정적인 정서로 바꾸어주는 치료, 침술로써 뇌의 감정중추의 조절을 통한 감정치료법을 통해 마음 자체를 치료하므로 특히 심인성 질환이나 정신질환, 스트레스성 질환에 효과적이다.

③ 주의집중과 자기암시를 통해 스스로의 힘으로 전신을 이완시키고, 이를 통해 심신상태를 조절하는 수면기공요법을 실시 후 심신을 이완시킴으로써 불안을 해소해 정신적 안정을 유도하며 자율신경계의 음양조절을 통해 심박동, 호흡 등을 안정시키는 과정을 반복, 교육을 통해 수면습관을 고치는 수면생활교육, 밤에 잘 잘 수 있도록 도와주는 생활습관을 수면위생이라고 한다.

④ 생활에서 무엇이 잘못됐는지를 확인하고 어떤 행동부터 고쳐야 하는지를 파악해 실생활에서 적용 그리고 위로 올라간 기운을 아래로 내리고 마음을 안정시키는 작용이 있는 용천, 노궁 등의 경혈을 응용해 침과 뜸치료를 시행한다. 이와 함께 한약을 복용해 흐트러진 수면 리듬을 바로잡고 약해진 신경을 회복시킨다.

2) 한방신경정신과에서 치료하는 항목

수면장애, 스트레스 질환(화병, 우울증, 공황장애 등), 신경계 질환(치매, 두통, 어지러움, 떨림증 등), 주의력장애(ADHD), 틱, 화병 · 우울증클리닉, 치매 클리닉, 수면장애 클리닉(불면증), 불안장애 클리닉(공황장애), 알코올중독 클리닉, 스트레스 클리닉 등이 있다.

3. 진료지원 서비스

진료나 기타 최고의 서비스를 제공하기 위한 병원 차원에서 또 다른 서비스이다. 대표적으로 약제부를 비롯하여 조제업무, 복약지도 및 상담업무, 조제실 제제업무, 마약류관리, 의약품관리, 의약정보관리, 임상약제업무, 임상시험 관련 업무, 병리파트, 방사선파트, 진단검사 파트 등이다.

(1) 약제부

병원에서 사용하는 모든 의약품을 전문적으로 취급하고 관리한다. 약사의 전문적인 지식에 의하여 약물요법에 관여하여 진료수준의 향상과 진료와 관련된 약품을 전문적으로 관리한다(그림 2-93). 약제부에서는 기술적 업무, 사무적 업무, 자문적 업무가 있으며 이 3가지 업무가 유기적으로 연결되어 운영된다.

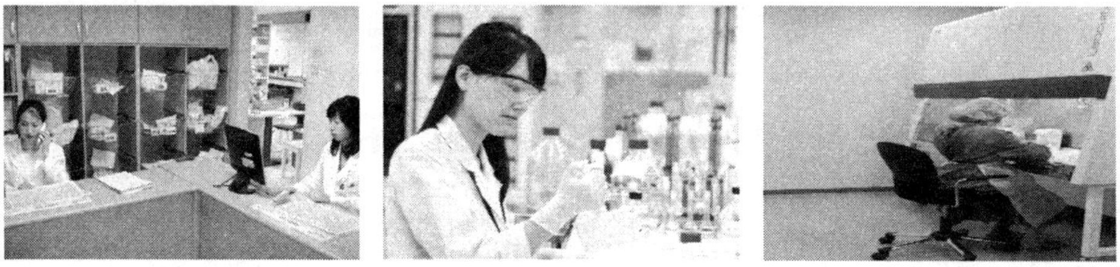

(a) 약제 복약상담실 (b) 약제 연구실 (c) 주사제 조제실

[그림 2-93] 약제부

1) 기술적 업무

약품을 제조하고 실험에 의하여 품질을 확보하는 등의 업무를 의미한다.

2) 사무적 업무

약품의 재고관리, 우수한 품질의 약품구매, 약품의 원활한 보급 등의 업무를 의미한다.

3) 자문적 업무

의약정보를 제공하며 의약품에 대한 자문역할과 영양요법, 종양약학, 임상약동학 등에 있어서 자문역할을 의미한다.

(2) 조제업무

약을 조제하는 업무는 의약분업화가 시행되면서 분리되어 외래약국과 병실약국으로 나누어진다.

1) 외래약국

의료계에 자동화, 기계화, 전산화 시스템이 도입되어 병원약국의 업무에 많은 변화와 발전을 가져왔다. 이는 업무의 효율성을 향상시키고 정확하고 신속한 업무수행을 가능하게 하였다. 이에 따라 병원약사 인력을 전문적 임상약제업무로 재배치하여 양질의 업무수행이 이루어질 수 있게 되었다(그림 2-94).

① 외래약국은 2000년 7월 시행된 의약분업에 의하여 업무의 변화가 있었다.

② 의약분업 시행이전에는 조제, 투약업무가 주요 업무였으나 의약분업 후에는 원외처방전 발행과 관련된 새로운 업무가 생겨났다. 그전의 주요 업무였던 조제, 투약업무는 의약분업 예외환자, 예외질병, 예외약품에 대한 것으로 축소되었다. 하지만 예외환자, 예외약품이 증가함에 따라 조제, 투약업무가 다시 증가하고 있다.

③ 약품식별업무, 복약상담업무도 증가하고 있다. 외래약국의 업무는 원외처방전 관리, 의약분업 예외 환자 및 약품에 대한 조제, 감사, 투약업무, 복약지도, 상담업무라고 할 수 있다.

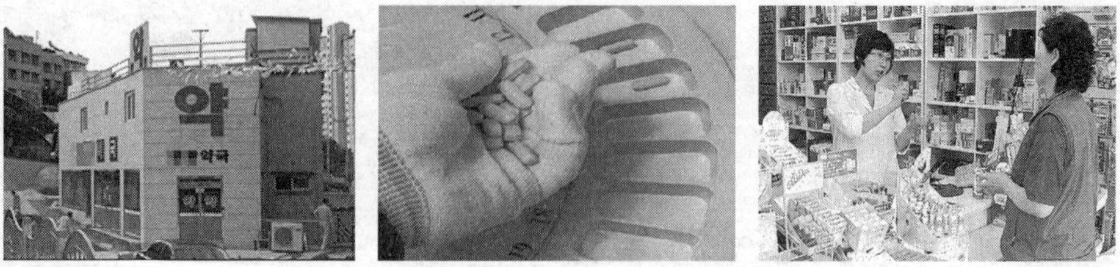

(a) 외래약국 (b) 약품제조 (c) 약사

[그림 2-94] 외래약국

2) 병실약국

병실조제는 입원한 환자를 중심으로 안전하고 효과적인 의약품 사용을 위해서 의약품

관리, 조제관리, 약제서비스 관리 등을 하는 병동약국의 주된 업무를 의미한다. 병실조제는 조제투약 시스템, 업무처리과정, 병동약국시스템, 처방발행제도, 운송시스템 등을 병원의 규모나 시스템 및 환경에 따라 운영하고 있다(그림 2-95).

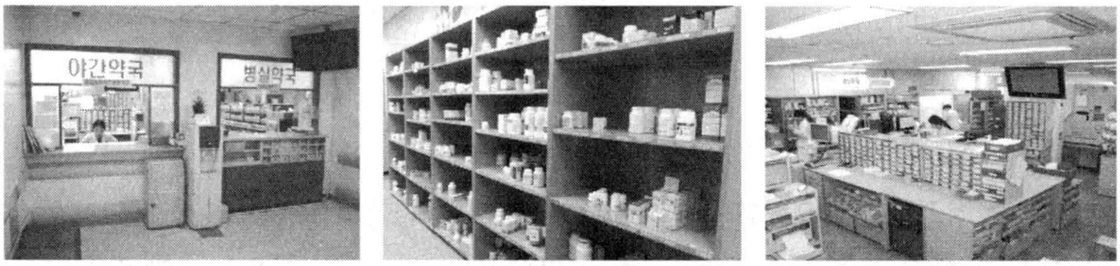

(a) 병실약국 모습 (b) 병동약국의 약품들 (c) 약국내부 모습

[그림 2-95] 병실약국

① 조제업무는 의사가 환자를 진단하여 치료에 필요하다고 판단하여 발행한 처방전에 따라 약사가 조제실에서 의약품을 조제, 투약하는 일체의 행위를 의미한다.

② 입원환자를 위한 조제업무는 환자 중심의 합리적 약물요법이 되기 위하여 정확한 처방, 조제, 복용이 필수적이다. 그리고 이에 필요한 업무수행으로는 처방전 검토, 조제 및 투약, 복약상담이 있으며 이를 위해서는 전문적인 약학지식과 기술, 책임의식이 있어야 한다.

③ 약 중심의 조제업무가 아닌 환자의 상태를 고려하는 환자 중심의 조제업무가 되어야 할 것이다.

④ 의료기관에 입원하는 환자는 외래환자와 비교하였을 때 위급한 질병에 처해 있는 경우가 많으므로 매우 복잡한 치료과정을 거치게 된다. 약사는 이러한 상황에서 약에 대한 안전과 질 그리고 경제적 요소 등을 생각해야 한다.

⑤ 의사의 처방에서부터 약사의 조제, 간호사의 투약으로 이어지는 구조에서 의사소통의 문제가 발생할 수 있기 때문에 약사는 그 중간에서 다리 역할을 잘 해야 한다.

(3) 복약지도 및 상담업무

복약지도는 "의약품의 명칭, 용법 · 용량, 효능 · 효과, 저장방법, 부작용, 상호작용 등의 정보를 제공하는 것" 또는 "일반 의약품을 판매할 때 진단적 판단을 하지 아니하고 구매자가 필요한 의약품을 선택할 수 있도록 도와주는 것"을 의미한다(「약사법」 제2조 제12항).

"약사는 의약품을 조제하면 환자에게 필요한 복약지도(服藥指導)를 하여야 한다"라고 되어 있다(「약사법」 제24조). 이러한 조항이 있는 이유는 약물을 환자가 올바른 방법으로 복용하지 않으면 부작용이 발생할 수 있고, 치료효과를 기대하기 어렵기 때문에 환자가 자신의 질환을 이해하고 복약의 필요성을 충분히 인지하도록 의료진과 약사의 설명, 복약지도가 필요하다.

1) 복약상담 시 약사태도

청결한 용모와 밝은 표정으로 환자에게 최대한의 예의를 지켜야 한다. 친절하고 진지한 태도로 환자의 입장에서 생각하며 상담에 임해야 한다. 그리고 복약지도를 위하여 전문지식을 지니고 전문지식을 환자가 쉽게 이해할 수 있도록 상담기술을 익혀야 한다. 복약상담 시에 담담의가 지시한 사항과 상치되는 상담을 하여 환자가 혼란을 일으키지 않도록 조심한다.

2) 복약지도의 구분

정보를 제공하는 방식에 따라서 구두에 의한 방식, 문서에 의한 방식, 비디오 등의 시청각 자료를 이용한 방식 등이 있다. 그리고 대상에 따라서 일반 복약지도업무와 특수 복약지도업무로 구별된다.

① 일반 복약지도 : 일반 환자를 대상으로 하여 약품명, 복용법, 약물복용의 이유, 효능, 용량, 부작용이나 사용 시 혹은 보관 시 주의사항 등에 관한 정보를 제공하는 업무이다.

② 특수 복약지도 : 특정한 질환을 가진 환자나 특정약물을 복용하는 환자에 대하여 집중적으로 복약지도를 시행하는 것이다. 병실이나 복약상담실에서 개별상담 혹은 집단교육을 실시한다. 질환과 약물에 대한 교육과 상담을 통하여 부작용을 최소화하고 개인별 모니터링을 통하여 안전하고 효율적인 의약품 사용이 되도록 한다. 의료기관평가나 병원신임평가의 평가문한 중에 포함되어 있는 업무이다.

(4) 조제실제제 업무

조제실제제는 의사가 환자의 치료를 위하여 처방하였지만 제약회사를 통하여 공급받기 어려운 약품에 대해 자체적으로 제조하여 사용하는 의약품을 의미한다(그림 2-96).

의약품의 수요, 증가와 다변화에 맞게 제약회사에서는 의약품의 종류와 제형, 함량 등에 따른 다양한 의약품을 발매하고 있다. 원내 조제실제제는 쇠퇴하고 있지만 시판약으로 대처하기 어려운 질병이거나 이상반응을 일으키게 되는 경우 학회나 발표자료, 임상실험결과 등에서 얻은 정보를 토대로 약물요법을 실시하기 위하여 의약품을 가공, 개선한 제제의 조제를 의뢰하는 경우가 많다. 이러한 행위를 통하여 신약품을 개발할 수 있는 계기가 마련될 수 있다.

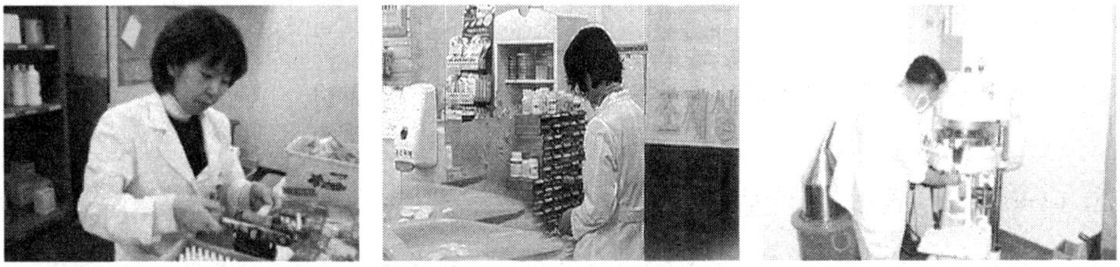

(a) 조제실제제업무 (b) 조제실 내부 (c) 조제실제제

[그림 2-96] 조제실제제 업무

(5) 마약류 관리

마약은 미량으로 강력한 진통작용, 마취작용 등을 나타내는 습관성과 탐닉성, 의존성을 생기게 하는 물질을 의미한다. 이러한 마약은 마약류 관리에 관한 법률 제2조에서 정하고 있다.

1) 마약류 취급의료업자

의료기관에서 의료에 종사하는 의사, 치과의사, 한의사, 투약자, 제공자, 마약류 처방전 발급자 등을 의미한다. 마약류 의약품은 의사, 치과의사의 직접 조제의약품으로 남용되기 쉽기 때문에 마약류에 관한 법률로 엄격하게 관리되고 있다(그림 2-97).

마약류의 불법적인 취득과 판매 등은 사회적으로 큰 문제를 일으킬 수 있기 때문에 환자의 치료목적으로 사용하는 마약류 의약품에 대하여서도 엄격한 법이 적용된다.

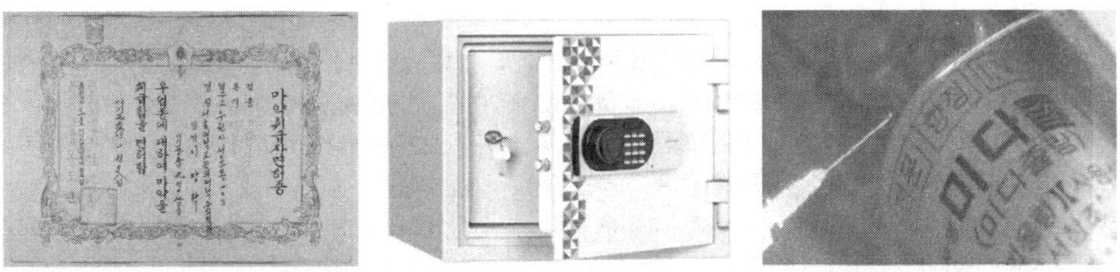

(a) 마약취급면허증 (b) 마약보관 금고 (c) 미다졸람

[그림 2-97] 마약류 관리

의료기관에서는 마약류를 관리함에 보관, 처방, 구매, 잔량반납 관리 및 처리, 사고시 처리, 장부정리 등 약사법 규정에 따라 엄격하게 관리를 해야 한다.

2) 마약의 면허

소매나 관리를 하는 경우 시·도지사의 면허가 필요하고 수입, 제조, 제제, 도매, 학술연구, 한외마약, 조제 시에는 보건복지부장관이 발급하는 면허를 받아야 한다. 그리고 처방의사와 관리약사는 마약취급면허를 가지고 있어야 한다.

3) 마약류 의약품을 보관할 시

다른 의약품과 별도로 구획되어 일반인이 쉽게 발견할 수 없도록 하고 다른 장소로 이동할 수 없도록 설치한다. 그리고 철제금고에 이중으로 잠금장치를 하여 보관한다.

4) 마약의 구입

마약류 관리약사가 월말에 1개월간 사용한 마약을 수량을 파악하여 의료기관이 속해 있는 동일 행정구역 내 마약전문 도매상에 청구한다. 도매상은 원내 재고파악 후 청구약품을 보건소에 반출한다. 이때 마약구입서와 판매서에 필요한 사행을 기재하고 날인하여 교환 후에 2년간 보관하며 마약의 종류는 〈표 2-40〉과 같다.

〈표 2-40〉 마약의 정의

① 양귀비 : 양귀비과의 파파베르 솜니페룸 엘(Papaver somniferum L) 또는 파파베르 세티게름 디·시(Papaver setigerum D·C)이다.
② 아편 : 양귀비의 액즙이 응결된 것과 이를 가공한 것. 다만, 의약품으로 가공한 것은 제외한다.
③ 코카 잎[엽] : 코카 관목(에리드록시론속(屬)의 모든 식물이다)의 잎. 다만, 엑고닌·코카인 및 엑고닌 알칼로이드 성분이 모두 제거된 잎은 제외한다.
④ 양귀비, 아편 또는 코카 잎에서 추출되는 모든 알칼로이드로서 대통령령으로 정하는 것이다.
⑤ ①부터 ④까지에 열거된 것과 동일하게 남용되거나 해독(害毒)작용을 일으킬 우려가 있는 화학적 합성품으로서 대통령령으로 정하는 것이다.
⑥ ①부터 ⑤까지에 열거된 것을 함유하는 혼합물질 또는 혼합제제. 다만, 다른 약물이나 물질과 혼합되어 ①부터 ⑤까지에 열거된 것으로 다시 제조하거나 제제(製劑)할 수 없고, 그것에 의하여 신체적 또는 정신적 의존성을 일으키지 아니하는 것으로서 총리령으로 정하는 것(한외마약(限外麻藥)이라 한다)은 제외한다.
⑦ 향정신성의약품 : 인간의 중추신경계에 작용하는 것으로서 이를 오용하거나 남용할 경우 인체에 심각한 위해가 있다고 인정되는 것으로서 대통령령으로 정하는 것을 의미한다.
⑧ 대마 : 대마초(칸나비스 사티바 엘(Cannabis sativa L)와 그 수지(樹脂) 및 대마초 또는 그 수지를 원료로 하여 제조된 모든 제품이다. 다만, 대마초의 종자·뿌리 및 성숙한 대마초의 줄기와 그 제품은 제외한다.

(6) 의약품관리

병원에서의 의약품관리는 환자치료에 필요한 의약품 구입부터 환자에게 투약하는 과정까지 일어나는 구매, 발주, 검수, 보관, 조제, 공급, 투약 등의 업무를 의미한다. 이는 약학적 전문지식은 물론이고 경제적인 면까지 포함된 광범위한 관리를 의미한다.

1) 약품관리의 업무순서

구매계획에서부터 시작하여 발주, 발주된 약품을 검수하는 구매관리, 검수된 약품을 입고, 정리, 보관하는 재고관리, 사용부서의 청구에 의한 출고, 사용부서에서의 소비 그리고 다시 구매계획으로 이루어진다. 약품관리의 업무순서는 [그림 2-98]과 같다.

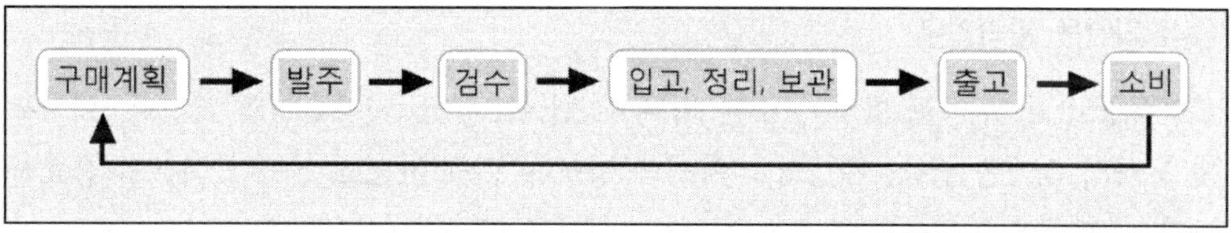

[그림 2-98] 약품관리의 업무순서

그리고 의약품이 입고하여 사용될 때까지 품질이 유지되도록 하는 품질 및 안전관리 업무가 있다. 병원에서 재고로 히는 의약품은 보통 1,000~3000 품목 정도된다. 이렇듯 소량 다품목이기 때문에 관리에 어려운 점이 많다. 의약품의 사용빈도, 사용량 등을 예측하기 어렵기 때문에 의약품을 관리하는데 있어서 비용이 높아지고 의약품 안전관리 측면에서도 위험성이 높아진다.

따라서 의료기관에서는 의약품을 관리함에 있어서 경영적, 경제적 측면에서 손익도 고려해야 한다. 약물요법의 발전은 새로운 의약품의 증가를 가져왔고 기존의 의약품이 악성재고로 남게 되어 문제를 일으킬 수 있다. 중증환자나 고난이도의 진료를 행하는 전문병원이나 대학병원 등에서는 의약품의 종류가 매우 많을 수 있으므로 그에 맞는 적절한 관리가 필요할 것이다.

2) 의약품의 재고관리

최적의 재고관리는 적절한 재고량이 적절한 보존환경에서 품질을 유지하도록 이루어지는 것을 의미한다. 재고관리의 기본적인 목적은 의료기관의 경영방침, 진료방침에 의하여 필요한 의약품의 적절한 양을 적절한 시기에 최소의 가격으로 구입하여 의료기관 경영에 기여하는데 있다. 재고가 너무 많으면 과다한 재고보유로 인한 경비지출, 투자

지출, 재고자산의 진부화, 악성재고, 품질문제 등 문제를 일으킬 수 있다. 반대로 재고가 너무 적으면 필요한 순간에 보유량의 부족으로 진료를 원활히 할 수 없는 문제를 일으킬 수 있다. 따라서 너무 많지도, 너무 적지도 않은 적절한 수준의 재고를 유지해야 한다.

3) 의약품의 재고량

환자를 치료하는데 지장을 주지 않는 범위 내에서 가능한 적을수록 경제적인 관점에서 좋겠지만 의약품의 특성인 긴급성과 특수성을 고려하여 2주일분 정도의 재고량을 보유하는 것이 권장된다.

4) 의약품 관리업무

약품창고 내의 약품 파악이 주된 업무이지만, 보존 및 사용요건의 복잡화, 의약품수 및 고가의 의약품 급증, 제형의 다양성과 정밀화 등의 이유로 인하여 약품의 유효성과 안전성, 관리의 효율성을 위해서 정보시스템의 도입으로 인한 컴퓨터를 이용하여 정밀한 관리, 경제적 관리를 주체로 하는 업무로 변화하고 있다.

(7) 의약정보관리

제약산업의 발전으로 의약품의 종류 및 제형이 다양화 되고 있으며 정보통신의 발달과 컴퓨터의 대중화는 특정전문가 집단에게 제공되었던 정보를 일반인도 쉽게 접할 수 있게 하였다. 일반인도 의약품에 대한 정보를 쉽게 얻을 수 있다는 장점이 있지만 잘못된 정보나 잘못된 전달 및 인식 등으로 단점도 존재하고 있다. 그렇기 때문에 의약품에 대한 정보수집, 평가, 재정립 등으로 의약품에 대한 정보를 체계적으로 관리할 필요가 있다.

의약정보 제공업무는 병원약사회가 생긴 이후로 병원약사회를 중심으로 하여 약물정보전문가 양성교육을 실시하였고 체계화되었다. 병원신임평가와 의료기관평가에서 약제부서의 업무성과를 평가하는 주요한 평가기준의 하나로 자리매김하였다. 그리고 대부분의 병원에서는 의약정보실을 설치하고 운영하면서 전문약사에 의하여 약물정보를 제공하고 있다.

(8) 임상약제업무

의약분업 이후 외래약국의 업무는 의약분업 예외 환자, 예외 질병을 위한 조제 및 투약으로 축소된 반면에 병실약국의 조제업무는 증가하고 임상약제 업무가 활성화되었다. 임상약제업무는 환자를 치료하는 과정에서 약사가 참여하도록 하여 의사의 약물사용에 전문적인 자문을 하고 환자별로 가장 적합하고 효율적인 약물요법이 되도록 약제부서 혹은 다학제팀을 구성하고 임상지원활동을 하는 업무이다. 임상약제업무로는 영양집중지원팀 업무, 치료약물 모니터링 업무 등이 있다.

1) 영양집중지원팀 업무

영양상태의 이상은 감염, 호흡부전, 폐색전증, 상처치유지연 등 질병의 상태를 악화시키거나 호전을 방해하여 사망률, 이환율, 입원일수를 증가시킬 수 있다. 따라서 적절한 영양공급이 이루어져 환자치료에 도움을 주어야 한다.

① 영양집중지원팀은 환자의 치료에 좋지 않은 영향을 미치거나 좋은 영향을 미치는 적절한 영양을 파악하여 제공할 수 있어야 한다. 이를 위해서는 병원차원에서 의사, 간호사, 약사, 영양사를 중심으로 하여 영양공급이 이루어질 수 있어야 한다.

② 영양결핍이 있거나 정상적인 영양섭취가 곤란할 경우에는 영양평가 및 영양지원방법에 대하여 자문을 구하고 이에 따른 주의사항 등 제반사항을 관리하여 환자의 빠른 회복과 합병증 예방을 돕는다.

2) 치료약물모니터링 업무

약물의 치료효과를 직접적으로 평가하기 어려운 경우에는 혈액 내 약물의 농도를 측정하여 약물용병의 적정성을 평가하고, 환자별 약물의 임상 약물동력학적 기법을 사용하여 혈중농도가 치료유효농도 범위 내에 들도록 투여용량과 용법을 조정하게 되는데 이를 치료약물모니터링(TDM)이라고 한다.

① 치료약물모니터링은 약물투여용량과 혈중농도 사이에 상관관계가 작은 약물, 약물의 혈중농도와 약리효과 사이에 상관관계가 높은 약물, 약물치료농도 범위가 좁은 약물을 대상으로 한다.

② 혈액 내의 약물의 농도가 치료유효 농도의 범위보다 높을 경우 독성이 나타나고 그로 인하여 환자에게 부작용이 나타날 수 있다. 따라서 환자의 혈중 약물농도를 해석하여 환자에게 적절한 약물의 용량을 제시하는 치료약물모니터링 업무를 통해 효과적이고 안전한 약물요법을 단기간 내에 시행할 수 있게 된다.

(9) 임상시험 관련 업무

약사법 제2조에 의하면 임상시험은 의약품 등의 안전성과 유효성을 증명하기 위하여 사람을 대상으로 해당 약물의 약동(藥動)·약력(藥力)·약리·임상적 효과를 확인하고 이상반응을 조사하는 시험을 의미한다. 객관적이고 과학적인 임상시험을 통하여 정확하고 신뢰성 있는 자료와 결과를 얻을 수 있다. 그리고 피험자의 비밀보장과 권익보호를 위하여 윤리적인 관점에서 이루어져야 한다.

1) 임상시험의 단계

인체를 대상으로 하는 임상시험은 4단계로 구분되고 각 단계마다 고유한 목적을 가지고 있으며 생략할 수 없는 과정으로 구성되어 있고 임상시험의 단계는 [그림 2-99]와 같다.

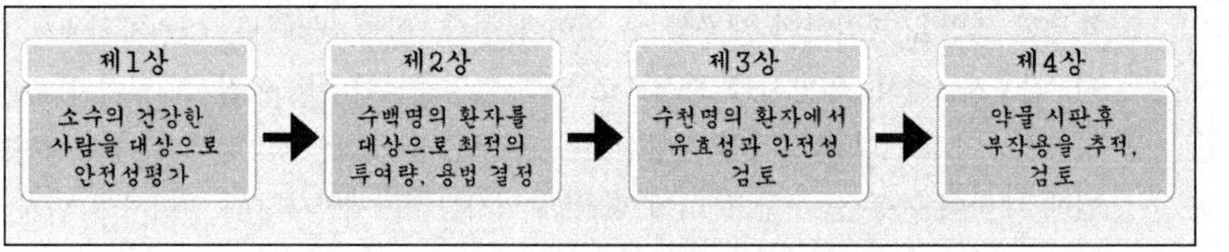

[그림 2-99] 임상시험의 단계

① **제1상 임상시험** : 전 임상시험을 거친 신약을 사람에게 처음으로 투약하여 평가하는 단계이다. 동물실험에 의하여 얻어진 독성, 대사, 흡수, 배설, 약리작용 자료를 토대로 하여 소수의 건강한 성인에게 투약하여 안전성을 검토하고 안전용량의 범위를 확인한다. 또한 약물의 체내에서의 영향, 부작용 및 투약량 범위결정도 실시한다. 그리고 가능한 경우 약효가 있는지를 확인한다.

② **제2상 임상시험** : 신약의 유효성과 안전성을 평가하기 위하여 수백 명의 환자를 대상으로 한다. 최적의 임상용량, 용법을 결정하는 연구와 환자에 대한 안전성, 유효성을 확인하는 연구 등이 실시된다.

③ **제3상 임상시험** : 신약의 유효성이 어느 정도 확립된 뒤에 다수의 환자를 대상으로 최종적으로 효능을 검증하는 단계이다. 수백명에서 수천명 이상의 환자를 대상으로 실시한다. 적응대상 질환에 대한 의약품의 효능에 대한 자료를 수집하고 임상통계적으로 검증을 하게 된다.

④ **제4상 임상시험** : 제3상 임상시험까지 끝나 신약의 시판허가를 받은 후에 실시된다. 희귀하거나 장기간 투여시 발생할 가능성이 있는 부작용을 추적하고 파악하여 환자에 대한 안전성을 다시 한번 확립하는 단계이다.

(10) 병리과

병리과는 의학의 한 전문분야이며 병리의사는 임상의사의 진료에 있어 필수적인 조직검사 및 세포검사 진단을 내린다. 병원병리는 환자로부터 채취된 조직 또는 세포 검체를 대상으로 하여 정확한 최종 진단을 내리는 것을 최우선 목표로 두고 있다. 조직 채취는 생검이나 수술로 얻으며, 환자의 조직 및 조직액 속의 세포를 현미경으로 관찰하여 진단한다. 아울러 환자의 진단이 암인 경우 병기를 결정하여 임상의사가 치료방침을 결정하거나 환자의 예후를 예측할 수 있도록 한다.

1) 해부병리과

세포병리, 부인과 검사, 비부인과검사, 조직병리 등이 있다. 병리파트는 환자로부터 수술, 천자, 생검 등으로 채취된 조직, 세포검체를 병리학적 검사를 통하여 형태학적 및 기능적인 소견을 분석하여 질병의 원인과 발병기전을 밝히고 최종 진단을 내리는 것을 최우선 목표로 한다.

① 질병의 병리학적 정보를 제공하여 치료의 방침을 결정하고 예후판정에 도움을 준다. 그리고 치료의 적정성 여부를 판단할 수 있는 근거를 제공한다. 사망한 환자의 경우 부검을 실시하여 사인을 규명한다.

② 병리보고서의 기록은 질병분류, 등록, 통계의 근간이 되어 질병연구의 토대가 된다. 병리파트에서 주로 하는 일로는 외과병리검사, 세포병리검사, 면역병리검사, 분자병리검사, 전자현미경검사, 부검, 자문 등이 있다.

2) 외과병리검사

수술, 생검 등의 외과적 시술을 통하여 채취한 병변부위 조직의 미세한 구조를 [그림 2-100]과 같이 관찰하여 병변에 대한 확정적인 진단을 내린다. 생검조직검사, 동결절편검사, 수술조직에 대한 병리검사가 있다.

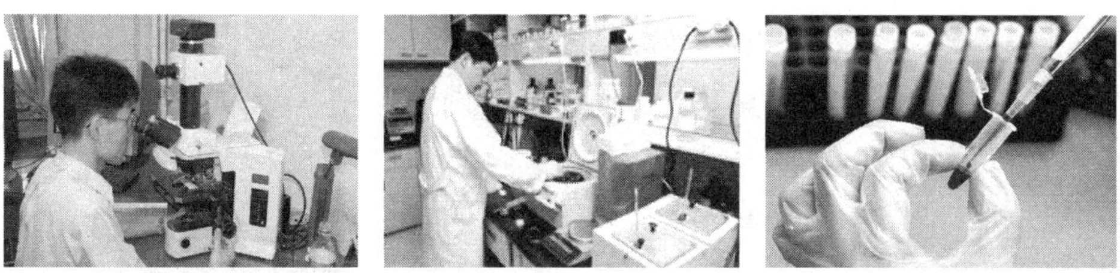

(a) 외과병리검사 (b) 혈액검사

[그림 2-100] 병리검사

① **생검조직검사** : 병변부위 중 가장 대표적인 부위를 일부 채취하여 [그림 2-101]과 같은 병리학적으로 검사하여 진단하는 검사를 의미한다.

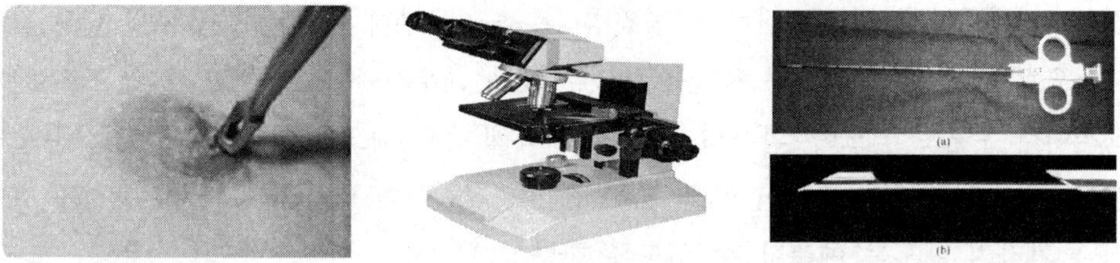

(a) 병변 채취 (b) 현미경 (c) 맘모톰 이용한 조직검사

[그림 2-101] 생검조직검사

② **동결절편검사** : [그림 2-102]와 같이 제거한 종양의 가장자리 부분을 검사하여 종양이 있는지 검사한다. 발견되지 않는다면 절연면에 종양이 남아 있지 않고 종양을 제거 후에 절연면에 종양이 남아 있는지 알고자 할 때 간편하고 빠르게 확인할 수 있는 방법이다.

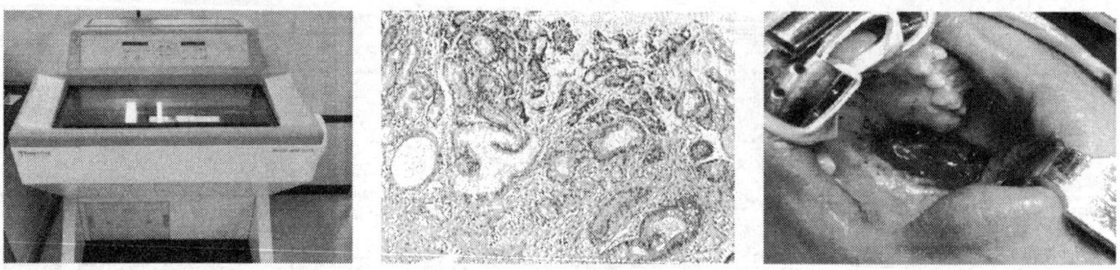

(a) 동결절편기 (b) 절연면 조직검사 (c) 침샘암

[그림 2-102] 동결절편검사

③ **수술조직에 대한 병리검사** : 수술이 끝나고 환자로부터 떼어낸 모든 조직은 병리과에서 검사를 하게 된다. [그림 2-103]과 같이 관찰하고, 필요할 경우 사진 등으로 기록을 남기고 병변부위를 유리슬라이드에 보관하기도 한다. 이러한 자료는 환자가 앓는 질병은 물론이고 다양한 정보가 들어있어 해당 전문가에 의하여 자세히 관찰되고 담당의에게 보고된다.

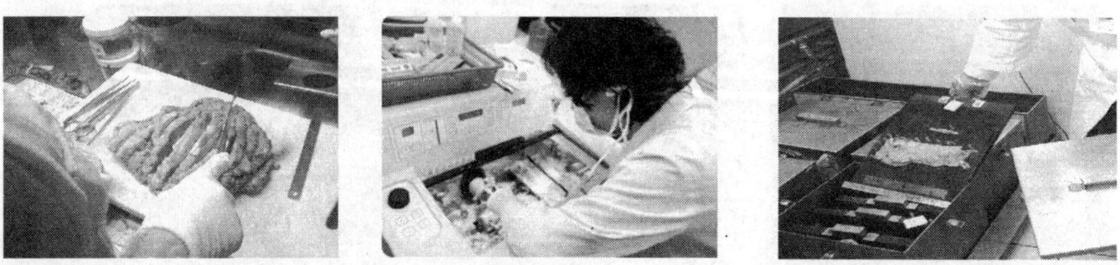

(a) 암조직을 절단하고 있는 병리의사 (b) 병리검사 (c) 코르크판에 꽂아 포르말린에 담궈 보관

[그림 2-103] 수술조직에 대한 병리검사

3) 세포병리검사

환자로부터 자연스럽게 배출되는 세포나 환자에게 가능한 고통을 주지 않는 방법으로 채취할 수 있는 세포들을 모아 현미경으로 관찰한다. [그림 2-104]와 같이 현미경 관찰을 통하여 암세포, 감염, 염증 등 특별한 질환의 특징이 나타나는지 확인한다.

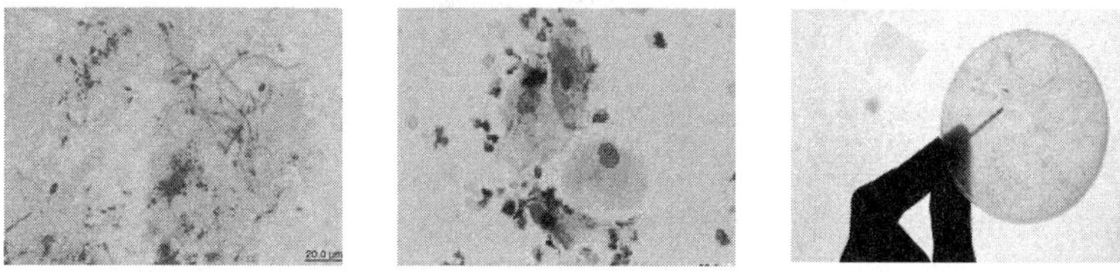

(a) 현미경 확대 세포관찰 (b) 세포채취

[그림 2-104] 세포병리검사

4) 면역병리검사

형태적인 소견만으로 정확한 진단을 내리기 어려울 경우 [그림 2-105]와 같은 방법으로 면역병리검사가 추가로 실시된다. 환자로부터 생검 혹은 수술조직을 대상으로 각 종양의 단백질 발현양상을 분석한다.

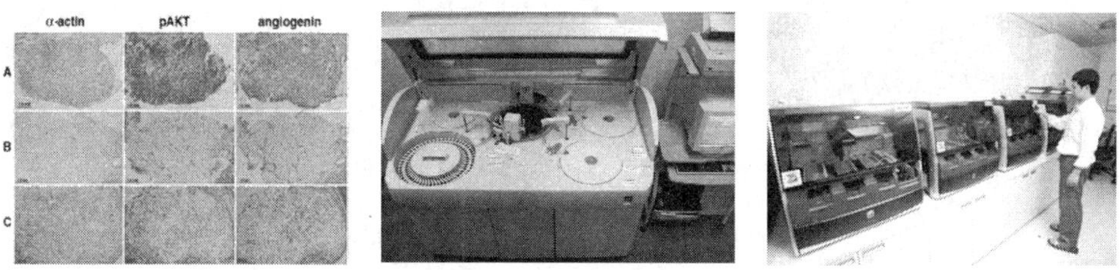

[그림 2-105] 면역병리검사

① **미분화 종양의 감별진단** : 조직 또는 종양이 원래의 모습을 잃어버려 형태적인 소견만으로 진단을 내리기 어려운 경우를 조직이나 종양이 미분화되었다고 한다. 이러한 경우 [그림 2-106]과 같이 여러 항체들을 이용하여 항체의 발현여부를 확인한다.

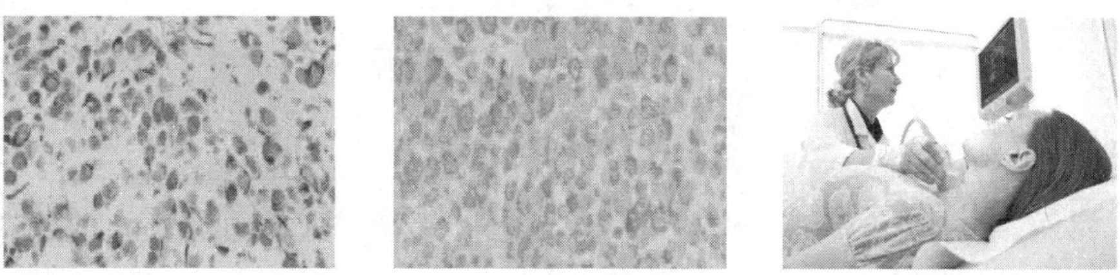

(a) 사이토케라틴 항체반응 (b) 바이멘틴 항체반응 (c) 감별진단

[그림 2-106] 미분화 종양의 감별진단

② **전이성 종양의 기원 장기 추정** : 종양이 여러 장기에서 발견될 경우 처음에 시작된 장기가 어느 곳인지 알기 어려워진다. 처음 시작한 장기가 어느 곳인지 알아야 적절한 항암제를 선택할 수 있으므로 특정 장기에 발현하는 항체를 이용한 면역병리검사를 실시한다(그림 2-107).

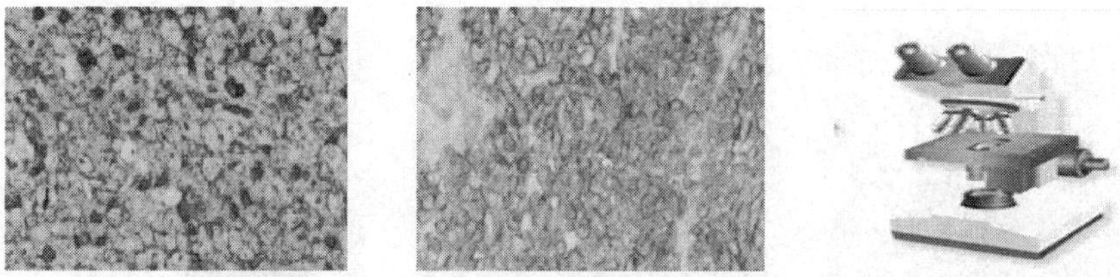

(a) CD45 항체반응 (b) CD99 항체반응 (c) 현미경 관찰

[그림 2-107] 전이성 종양의 기원 장기 추정

③ **림프종과 백혈병의 진단** : 림프구들은 모두 비슷하여 형태학적 소견만으로 진단을 내리기 어렵고 림프종의 감별진단을 위해서는 여러 가지 항체를 사용한 면역병리검사가 필요하다(그림 2-108).

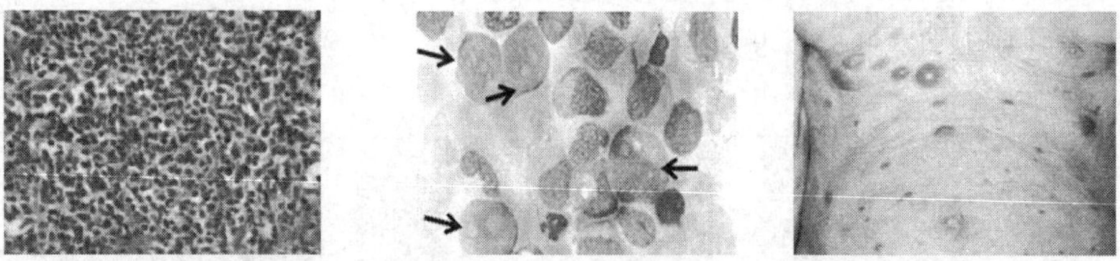

(a) 미만성거대 B세포 림프종의 조직검사 (b) 백혈병 세포 (C) 림프종 환자

[그림 2-108] 림프종과 백혈병의 진단

④ **치료방침결정과 예후추정** : 치료방침을 결정하고 예후를 추정하기 위하여 면역병리검사를 실시하게 된다. [그림 2-109]와 같이 치료에 앞서 치료효과가 있을 것인지 검사를 통하여 파악하고 방침을 정하게 된다.

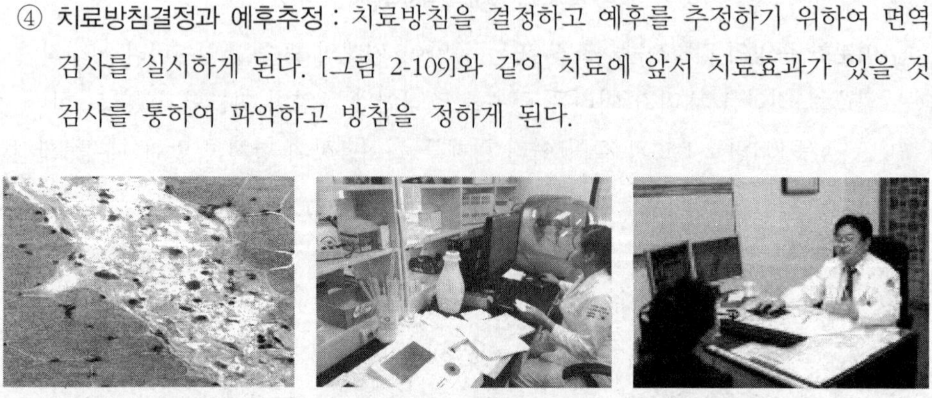

(a) 치료효과조사 (b) 예후관찰 (c) 상담

[그림 2-109] 치료방침결정과 예후추정

5) 분자병리검사

DNA, RNA 등 핵산을 추출하여 유전자의 변화를 검사한다.

① **중합효소 연쇄반응검사** : 미량의 핵산을 증폭시켜 민감도를 높인다. 소량의 핵산으로 분석이 가능하게 되어 감염성균의 존재 여부를 검사하는데 [그림 2-110]과 같은 방법으로 많이 이용된다.

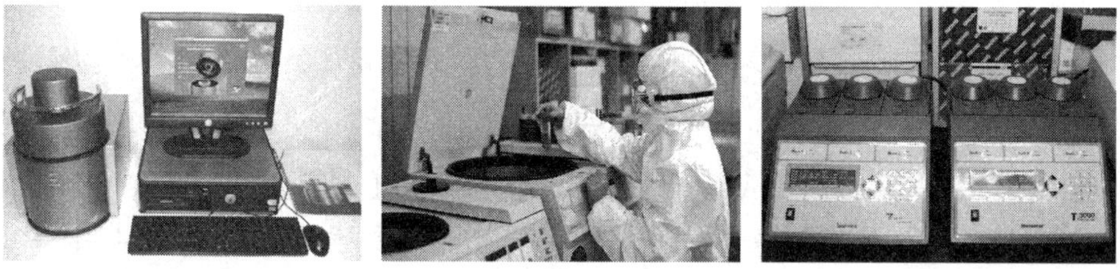

(a) 중합효소 연쇄반응기 (b) 연쇄반응검사 (c) PCR 검사

[그림 2-110] 중합효소 연쇄반응검사

② **형광동소교잡 반응검사** : 검사하고자 하는 유전자에 상보적인 DNA를 환자로부터 얻은 세포 혹은 조직에 직접 결합시켜 암세포에서 그 유전자의 증폭, 결손, 전위 등이 있는지 분석한다(그림 2-111).

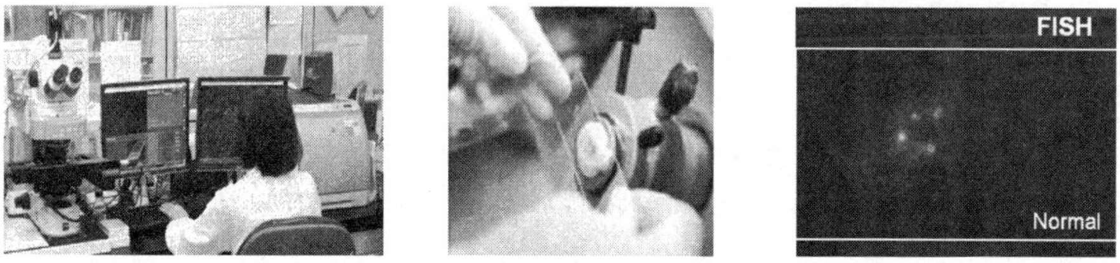

(a) 검사분석 (b) 형광동소교잡 반응검사 (c) 형광동소교잡법

[그림 2-111] 형광동소교잡 반응검사

③ **염기서열 분석검사** : DNA는 A, T, G, C의 4가지 염기로 구성되어 있다. 이 조합에 따라 유전정보가 달라지고 세포는 유전정보에 따라 단백질을 생성한다. DNA 염기서열이 정상과 달라지는 것을 돌연변이라고 하고 이렇게 달라진 세포는 정상과 다른 단백질을 생성한다. 이러한 돌연변이는 진단 및 예후 추정 및 치료반응에 영향을 미치게 된다. 환자로부터 핵산을 추출하여 필요한 유전자 부위를 중합효소 연쇄반응으로 선택적으로 증폭시키고 염기서열 분석기를 통하여 DNA 유전정보를 알 수 있다(그림 2-112).

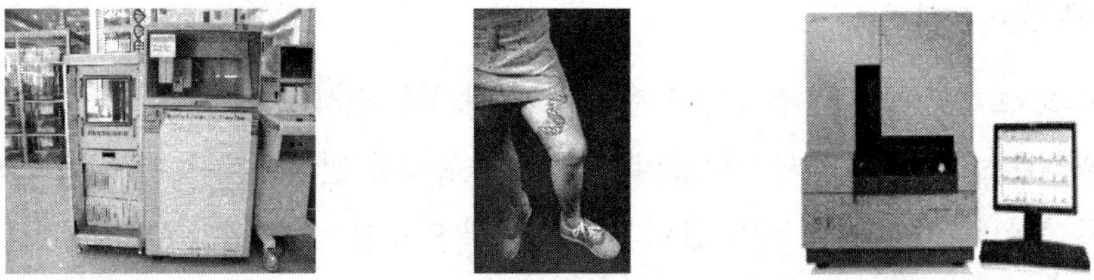

(a) DNA 분석기 (b) DNA (C) 염기서열 분석기

[그림 2-112] 염기서열 분석검사

④ **현미부수체 불안정성검사** : 현미부수체는 인간의 전체 유전자 중에서 10개 미만의 짧은 염기 서열이 여러 번 반복되는 부위를 의미한다. DNA의 이상을 복구하는 유전자의 돌연변이에 의하여 현미부수체의 불안정이 생길 수 있으며 이러한 상태는 가족성 암을 유발할 수 있다. 정상세포와 암세포를 비교하여 현미부수체 불안정성이 있는지 검사할 수 있다(그림 2-113).

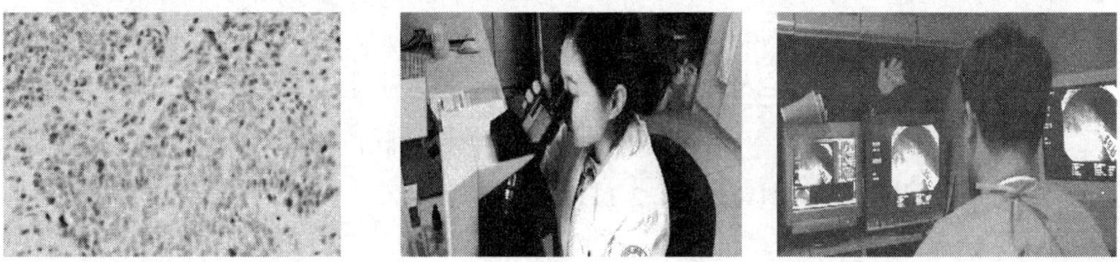

(a) 난소 상피암에서 현미부수체 불안정성 (b) 현미경검사 (c) 현미부수체 불안정성 위암

[그림 2-113] 현미부수체 불안정성검사

⑤ **인간유두종 바이러스 검사** : 인간유두종 바이러스는 자궁경부암을 일으키는 바이러스이다. 대부분은 감염되어도 자연적으로 치유가 되지만 일부 여성은 사라지지 않고 남아 자궁경부암을 일으키게 된다. 일반적으로 시행되는 자궁세포 도말검사에서는 자궁경부암을 발견하기 어렵다. [그림 2-114]와 같은 인간유두종 바이러스 검사는 자궁경부 세포검사 시에 채취한 표본에서 DNA를 추출하여 바이러스 감염여부와 형태를 알 수 있는 분자병리검사이다.

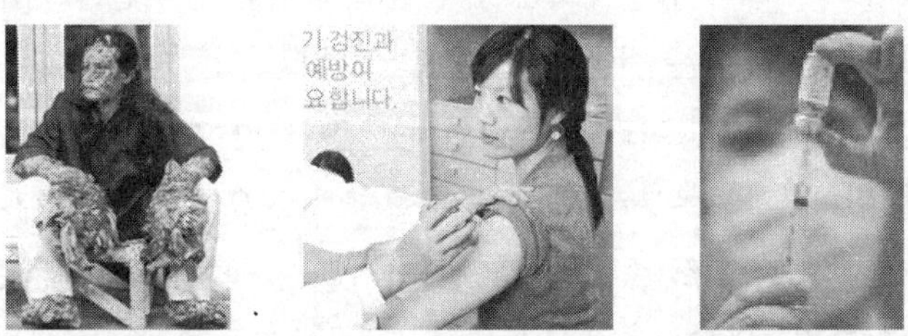

(a) 감염된 사람 (b) 예방접종 (c) 백신

[그림 2-114] 인간유두종 바이러스 검사

6) 전자현미경검사

광학현미경의 관찰만으로 진단을 하기 어려운 경우가 있다. 이러한 경우 전자현미경을 사용하게 되는데 광학현미경의 100배까지 확대하여 관찰할 수 있다(그림 2-115). 근육질환, 신장질환, 신경질환 등에서 활용한다.

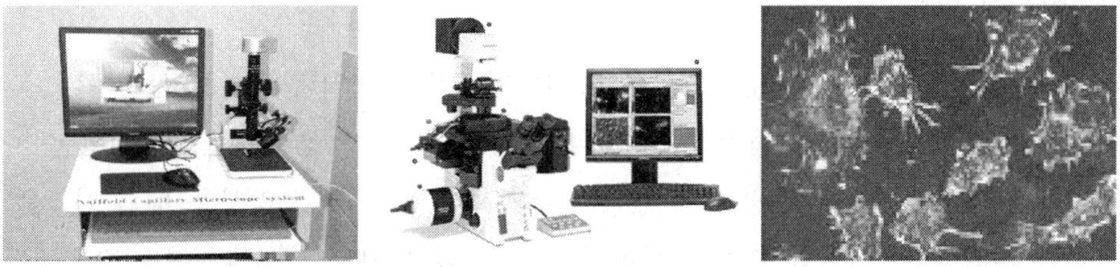

(a) 모세혈관 전자현미경　　(b) 형광 전자현미경　　(c) 전자현미경 검사

[그림 2-115] 전자현미경검사

7) 부 검

사후에 인체를 해부하여 의학적인 검사를 시행하여 정확한 병명을 밝힌다. 병리과에서는 법적인 문제와 관련이 없는 질병에 의한 사망에 한하여 [그림 2-116]처럼 부검이 이루어진다. 사망의 원인을 밝히기 위하여 인체의 모든 장기에 병리학적 검사를 시행한다.

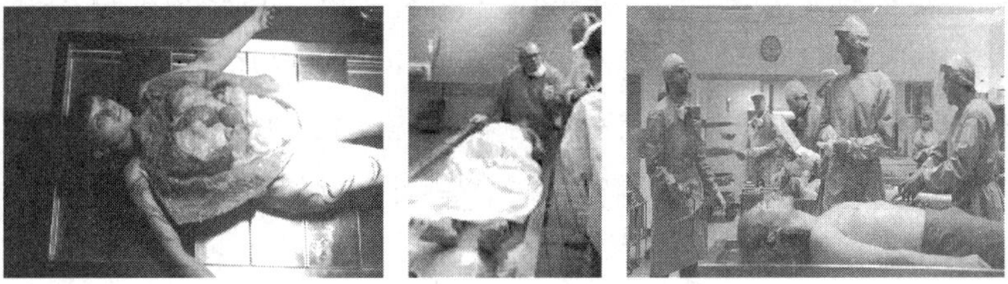

[그림 2-116] 부 검

8) 자 문

병리의사는 다양한 방식으로 자문 역할을 수행하게 된다. 크게 임상자문과 연구자문으로 나누어진다(그림 2-117).

① **임상자문** : 임상의사의 요청에 따라 환자의 진단과 관련된 병리적 정보를 제공하게 되고 이러한 정보는 여러 의학을 포괄하는 다원적 협력에 있어서 중요한 요소가 된다. 환자 증례에 관한 토의에 참여하여 환자의 정확한 진단과 치료를 위하여 임상의사와 협력한다.

② **연구자문** : 진단하고 남은 환자의 잉여조직을 특별한 조건 내에서 조직은행에 보관하고 있는데, 이러한 조직은 연구에 적극적으로 활용되고 신의료기술이나 신약품 개발에 중요한 연구재료가 된다. 병리의사는 환자의 신상을 노출하지 않은 상태로 조직검체와 정보를 제공한다.

(11) 방사선 파트

방사선의학은 X-선 분야와 방사성동위원소를 이용하는 핵의학 분야로 분류된다. X-선을 이용한 질병의 진단은 X-선이 신체 내의 조직 또는 이물 등에 흡수, 산란되는 차에 의하여 X-선의 강도변화를 형광물질, 필름에 투영시켜 그 투과된 양상을 보고 진단을 내리는 것을 의미한다. 핵의학 분야는 사이클로트론이나 원자로에서 만들어진 방사성동위원소나 여러 핵종으로 질병을 진단, 치료, 생체 내의 대사연구를 한다. 의료기관에서의 방사선과는 영상의학과, 핵의학과, 방사선 종양학과가 있다.

1) 영상의학과

뢴트겐(Wilhelm Conrad Roentgen)이 1895년 11월 8일 X-선을 발견하고 이를 'X-선 방사(X-radiation)'라고 명명하였는데 현재도 영상의학 분야에서 이 용어가 쓰이고 있다. 이후 X-선을 인체에 투과하면 인체의 내부 구조물을 볼 수 있다는 것을 알게 되었고, 이를 바탕으로 한 단순 방사선 촬영은 영상의학 분야에서는 약 50년간 인체 내부의 영상을 얻을 수 있는 유일한 기법으로 진단 및 치료분야에 이바지해 왔다.

영상의학과는 예전에 일반인들에게 엑스레이(X-ray)과로 X-선 촬영뿐만 아니라 전자기장, 초음파 등을 이용하여 신체 부위의 영상을 획득하여 질병을 진단하고 치료하는 데 이용하는 의학의 한 분야이다.

[그림 2-117]에서 보는 것처럼 단순 방사선(X-선) 촬영, 조영제를 사용한 촬영 및 투시검사, 컴퓨터단층촬영(CT), 자기공명영상(MRI), 초음파검사(US), 중재적 방사선학까지 다양한 검사방법을 통하여 고해상도의 영상을 만들고 이러한 영상기술을 보고 환자의

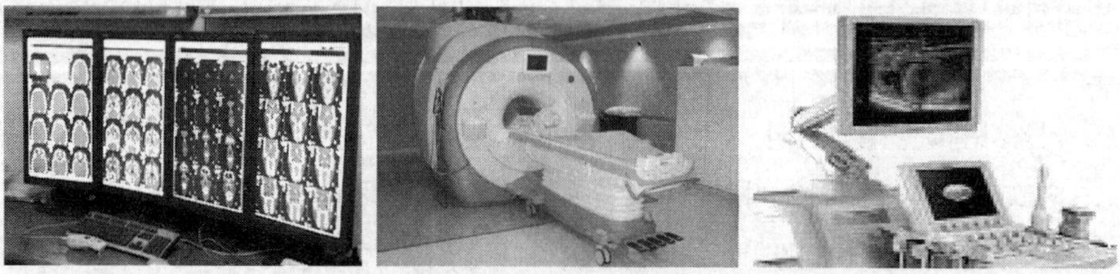

(a) MRI 촬영사진 (b) MRI (c) 초음파 영상기기

[그림 2-117] 영상의학과

질병 상태를 정확하게 판단할 수 있도록 지원한다. 컴퓨터 기술의 발달은 뛰어난 고해상도 디지털 영상획득을 가능하게 하였다.

또한 3차원으로 영상을 구성, 영상진단의 획기적인 발달을 가져왔다. 이러한 점은 조직생검, 혈관출혈의 지혈, 혈관기형치료, 혈관확장술, 농양배액술, 종양색전술 등의 비수술적인 중재적 시술을 가능하게 하였다. 의료영상기술과 정보통신기술의 결합과 성장으로 인하여 원격영상진단, 영상저장 전송체계 등 비약적인 발전을 거듭하고 있는 첨단 의료기술 분야이다.

① **진료부문** : 진료에 있어서는 부위별로 전문 진료부문이 나누어져 있다. 그 부문으로는 뇌신경계, 두경부, 흉부, 심혈관계, 복부, 비뇨생식계, 근골격계, 소아, 혈관중재적 방사선 등이 있다.

② **영상의학과의 구성원** : 영상의학과를 구성하는 사람으로는 전문의, 전공의, 방사선사, 간호사, 행정요원 등이다. 다른 진료과에 다양한 직종의 인력이 팀을 구성하고 있으며 양질의 의료제공을 위하여 조직원간의 협력이 중요하다.

③ **영상의학과의 조직** : 일반적으로 판독실, 일반촬영실, 특수촬영실, 심혈관진단실, CT실, MRI실, 초음파 진단실, PACS실, 응급촬영실 등이 있다.

④ **영상의학과 업무수행의 요점** : 영상의학과는 업무를 수행함에 있어서 다른 과에 비하여 장비의 비중이 매우 높다. 고가의 장비를 보유하고 사용함에 따라 그 사용조작이나 유지, 보수관리는 의료기관의 경영에까지 영향을 미칠 수 있다. 영상의학과의 검사는 모든 진료과가 대상이 되므로 병원의 모든 환자가 업무의 대상이 될 수 있고 전문의, 방사선사, 간호사 등 다양한 의료종사자가 서로 협조하여 업무를 수행하게 되므로 구성원간의 조화가 중요하다.

⑤ **영상의학과의 주요 시술** : 영상의학과에서 주로 하는 시술로는 혈관성형술, 간암 화학색전술, 뇌동맥류 색전술 외 〈표 2-41〉과 같은 것이 있다.

〈표 2-41〉 영상의학과의 주요 시술

집속초음파치료, 갑상선결절 중재치료, 고주파 열치료, 경피적 척추성형술, 골반울혈 증후군 중재시술, 경피적 농양배액술, 요관 스텐트, 경피경간 담도 스텐트, 경피경간 담도확장술, 경피신루 설치술, 경피경간 담도배액술, 대동맥질환 중재시술, 위장관 중재시술, 자궁근종 색전술 등

2) 핵의학과

방사성동위원소를 중심으로 하여 가속입자 및 중성자를 포함한 방사선 효과의 임상을 이용해 질병을 진단하고 치료하는 분야이다. 방사성동위원소를 체내에 투여한 뒤 방출

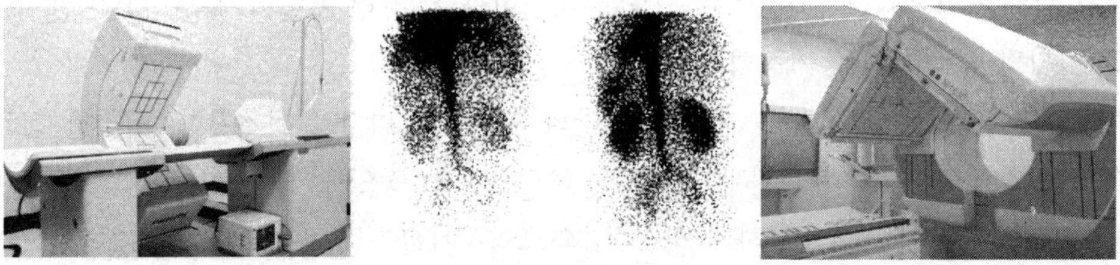

(a) 스캔하는 기기 Cardio_MD (b) 신장 스캔 (c) 감마카메라

[그림 2-118] 핵의학과

되는 방사선의 투과력을 검출하는 의료장비를 이용하여 환자의 검사부위 영상을 얻어 질병을 진단할 수 있다. 파괴력이 센 방사선을 방출하는 경우 체내에서 인접한 암세포를 파괴하여 질병을 치료할 수도 있다(그림 2-118).

최근 의료용 방사성동위원소의 개발 및 그것을 검출하는 장치의 개발이 두드러지게 발달하고, 핵의학 진단학은 의학의 진료부문으로서 확립되어 핵의학은 일반적으로 진단학을 의미하게 되었다. 현재는 내과 · 외과 · 소아과 등 모든 임상과에 이용되고 있으며 독립된 부문으로 성장하고 있다.

① **진료방법** : 혈액 속의 호르몬 · 항원과 같은 미량성분을 방사성 시약에 의하여 정량하는 방법, 환자에 미량의 방사성 약물을 투여하고 방사성 약물로부터 방출되는 팽선을 예민한 측정장치(신티카메라*, 신티스캐너** 등으로 밖에서 측정하여 장기의 기능검사와 형태묘사를 행하는 방법이 실용화되고 있다.
핵의학에 의한 검사 · 진단은 일반적으로 환자에게 고통을 주지 않고 위험성도 없으며, 비교적 단시간에 실시할 수 있는 것이 특징이다. 핵의학과에서 치료하는 항목에는 뇌혈관 조영검사, 심장자기공명영상, 전신뼈영상검사 등이 있다.

② **핵의학** : 방사성동위원소를 이용하여 진단과 치료를 하는 의학의 전문분야이다. 기능적 인체 영상과 생체분자 영상, 방사면역진단법, 방사성동위원소 치료를 이용하여 임상에 이용할 뿐만 아니라 학문적 연구에도 기여한다. 핵의학에는 방사성 의약품의 개발, 영상화 기술, 핵물리학, 방사약학, 방사선 생물학이 포함된다.

③ **핵의학의 기능** : 인체에 대한 형태학적인 정보와 조직세포단위의 기능과 형태에 대한 정보를 얻을 수 있다. 또한 분자수준의 정보를 생체해석에 응용하여 생체화학적 해석을 지향한다. 그리고 질병치료, 인체의 생리와 병리현상을 탐구하고 진단의

---

* 신티카메라 : 신티그램을 제작하는 장치, 곧 방사성동위원소의 체내분포를 체외에서 계측하여 화상으로서 묘출하는 장치 가운데, 검출기를 주사시키는 신티스캐너에 대하여 검출기를 이동시키지 않고 계측하는 장치이다.

** 신티스캐너 : 신티그램을 제작하는 장치. 즉, 방사성동위원소의 체내분포를 체외에서 계측하여 화상으로서 묘기하는 장치인데, 검출기로 체표면상태를 2차원적으로 주사시키는 것이다.

학의 발전에 영향을 미친다.

④ **핵의학과의 진료분야** : 핵의학과의 진료는 크게 5가지이다. 방사선 추적자를 체내에 주입하고 그 분포를 영상화하는 체내 영상검사, 방사성동위원소 치료, 방사성동위원소를 이용하는 생물학적 검사, 방사성동위원소를 이용한 체외 검체검사, 임상방사선의학이 있다. 핵의학과에서 주로 진료하는 질병은 암, 뇌혈관질환, 관상동맥질환 등이 있다. 핵의학과의 주요 진료질환은 〈표 2-42〉와 같다.

〈표 2-42〉 핵의학과의 주요 진료질환

간질, 치매, 골수염, 자궁경부암, 유방암, 전립선암, 간암, 대장암, 폐암, 위암, 갑상선암, 그레이브스병, 하시모토병, 각종 암, 전이성질환, 폐색전증, 콩팥염증 등

③ **핵의학과의 검사법** : 핵의학과의 대표적인 영상검사로는 양전자단층촬영(PET)과 단일광자단층촬영(SPECT)이 있다.

㉠ 양전자단층촬영은 생화학적 대사, 기능적 변화 등을 통해 진단하여 원발암 혹은 전이암의 진단에 있어 높은 예민도와 특이도를 지닌다.

㉡ 단일광자단층촬영은 방사선 의약품을 환자에게 투여하여 감마카메라로 인체 주위에서 회전하고, 영상재구성기법 등을 통하여 평면영상에 단층영상을 더 얻음으로써 병소를 정확하게 평가할 수 있다.

3) 방사선 종양학과

방사선을 이용한 치료, 즉 방사선 치료를 담당하는 과로 과거에는 치료방사선과로 명명하였다. 방사선 치료는 방사선을 이용하여 환자를 치료하는 임상의학의 한 방법으로 수술, 항암화학요법과 더불어 3대 암치료 중 하나이다.

① **방사선 치료에 사용되는 방사선** : 파장이 매우 짧고 높은 에너지를 갖고 있으며, 인체에 조사될 경우 핵산*에 변성을 초래하여 종양세포를 죽이게 된다. 인접한 정상세포도 영향을 받을 수 있지만, 종양세포의 회복이 불충분한 것과는 달리 정상세포에서는 대부분의 손상이 빠르게 회복되어 영향을 최소화할 수 있다. 주로 암이라고 하는 악성종양을 치료하지만, 양성종양이나 일부 양성질환도 치료하며, 환자를 치료하는 임상 방사선 종양학 분야 이외에 방사선 물리학이나 방사선 생물학 분야도 담당한다.

[그림 2-119]와 같은 고성능 선형가속기를 도입, 방사선 종양학, 특히 자궁경부암

* 핵산 : 모든 생물의 세포 속에 들어 있는 고분자 유기물의 한 종류이다.

치료에 효과적인 고선량률 강내치료, 위암 및 췌장암 등에 있어서의 수술 중 방사선 치료, 뇌종양 치료에 획기적인 전기를 마련한 방사선 뇌수술, 열을 가하여 암세포를 죽이는 온열치료, 골수이식환자를 위한 전신방사선조사, 최첨단의 컴퓨터 프로그램을 이용한 3차원 입체조형 방사선 치료, 세기변조 방사선 치료 및 토모테라피* 외부 방사선 치료, 내부 방사선 치료, 조절 방사선 치료 등이 있다.

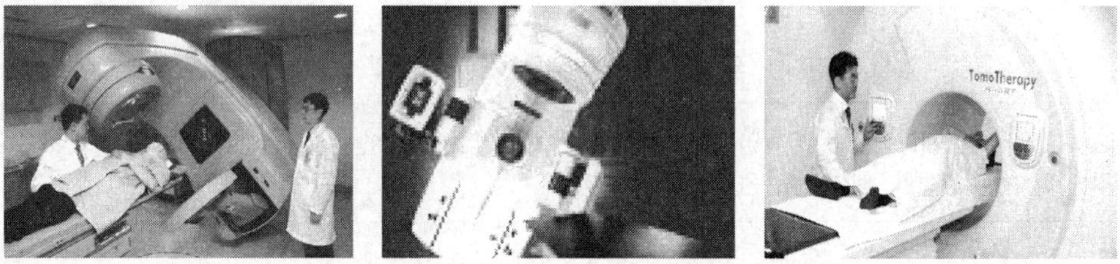

[그림 2-119] 방사선과

② **방사선 치료방법** : 방사선 치료에 사용되는 방사선은 파장이 매우 짧으며 높은 에너지를 갖고 있다. 이러한 방사선이 인체에 조사되면 핵산의 변성을 가져와 종양세포를 죽이게 된다. 인접한 정상세포도 영향을 받을 수 있지만 종양세포의 회복이 충분하지 않은 것에 반하여 정상세포는 빠르게 회복된다.

㉠ 방사선 치료에 있어서 수술이나 항암제 등과 함께 시행될 수 있고 또 단독으로 시행되기도 한다.

ⓐ 수술 전에 방사선 치료를 시행하여 종양의 크기를 줄이고 수술이 행하여지는 경우도 있으며 수술 후에 종양부위에 방사선 치료를 행하기도 한다.

ⓑ 치료방법의 선택은 환자의 상태에 따라 달라진다.

ⓒ 방사선 종양학과에서 시행하는 치료방법은 외부 방사선 치료와 근접치료로 나누어진다. 외부 방사선 치료와 근접치료는 〈표 2-43〉과 같다.

〈표 2-43〉 외부 방사선 치료와 근접치료

외부 방사선 치료	① 신체 외부에서 방사선을 조사하는 치료방법이다. ② 입자치료, 세기조절 방사선 치료, 영상유도 방사선 치료, 호흡연동 방사선 치료, 2차원 방사선 치료, 3차원 입체조형 방사선 치료, 정위적 방사선 치료 등
근접치료	① 방사선 발생장치 또는 동위원소를 몸 내부나 표면에 위치시켜 방사선을 한정된 부위에 조사하는 방법이다. ② 삽입하는 곳이나 방법에 따라서 조직 내 치료, 접촉치료, 관 내 치료, 강 내 치료 등이 있다.

* 토모테라피 : 방사선 치료기에 CT와 같은 영상장치 기능을 추가시킴으로써 방사선 치료에 비하여 더욱 정확하고 효과적인 치료를 할 수 있도록 하는 것이다.

㉡ 외부 방사선 치료 : 입자치료, 세기조절 방사선 치료, 영상유도 방사선 치료, 호흡 연동 방사선 치료, 3차원 입체조형 방사선 치료, 정위적 방사선 치료 등이 있다.

ⓐ 입자치료 : 양성자, 중성자, 탄소 등의 중입자를 이용한 방사선 치료를 의미한다.

ⓑ 세기조절 방사선 치료 : 방사선 조사 범위 내에서도 방사선의 세기를 다르게 함으로써 종양 주변의 정상적인 조직에 영향을 적게 미치는 방법이다.

ⓒ 영상유도 방사선 치료 : 방사선 치료 직전에 환자 영상을 획득하고 치료계획을 세웠을 당시의 영상과 비교하여 그 차이를 교정하여 정확도를 높이는 방법이다.

ⓓ 호흡 연동 방사선 치료 : 호흡 등으로 인하여 조사부위가 움직이는 경우에 호흡 등에 따른 종양의 위치를 분석하여 종양이 특정 위치에 도달할 때 방사선을 조사하는 방법이다.

ⓔ 3차원 입체조형 방사선 치료 : 컴퓨터단층촬영(CT)을 이용하여 종양 및 주위의 정상조직을 3차원 입체영상으로 재구성하고 종양의 모양대로 치료하는 방법이다. 2차원 방사선 치료에 비하여 여러 방향에서 방사선을 조사할 수 있어 더 많은 방사선을 조사할 수 있다.

ⓕ 정위적 방사신 치료 : 동상석인 방사선 치료와는 다르게 1회 또는 수회에 걸쳐서 짧은 기간에 고선량의 방사선을 조사하는 방법이다. 1회 치료의 경우 수술에 준하는 결과를 얻을 수 있어 정위적 방사선 수술이라고 한다.

㉢ 근접치료 : 근접치료에는 조직 내 치료, 접촉치료, 관 내 치료, 강 내 치료 등이 있다.

ⓐ 조직 내 치료 : 종양 내부 혹은 종양 주위의 조직에 도관을 직접 위치시켜 도관 내로 방사성동위원소를 위치하여 치료하는 방법이다.

ⓑ 접촉치료 : 저에너지 방사선 발생장치를 종양에 직접 접촉시켜 치료하는 방법이다.

ⓒ 관 내 치료 : 종양이 관모양의 장기 내부의 표면에 위치하였을 때 관내부에 도관을 삽입하여 도관 내로 방사성동위원소를 위치하여 치료하는 방법이다.

ⓓ 강 내 치료 : 종양이 위치한 인체 내의 빈 공간에 치료용 기구를 삽입하고 치료용 기구 내로 방사성동위원소를 위치하여 치료하는 방법이다.

③ **방사선 종양학과의 주요 진료질환** : 주로 암이라고 하는 악성종양을 치료하지만 양성종양이나 일부 양성질환도 치료한다. 방사선학과의 주요 진료질환은 〈표 2-44〉와 같다.

〈표 2-44〉 방사선학과의 주요 진료질환

악성종양	유방암, 폐암, 혈액암, 소아암, 비뇨기암, 부인암, 뇌종양, 소화기암, 두경부암, 그밖의 대부분의 악성종양
양성종양	뇌하수체 선종, 청신경 초종, 뇌수막종, 두개인두종 등
일부 양성질환	이소성 골형성, 갑상선 안병증, 켈로이드 등

4) 방사선 진료의 주요 기능

방사선 진료의 주요 기능에는 자기공명영상, 컴퓨터단층촬영, 양전자방출단층촬영, 혈관조영검사 등이 있다.

① **자기공명영상**(MRI) : 자장을 발생하는 커다란 자석통 속에 피검자를 들어가게 하여 고주파를 발생시켜 신체부위에 있는 수소원자핵을 공명시킨다. 이때 조직에서 나오는 신호의 차이를 측정하여 컴퓨터를 통하여 재구성하고 영상화한다(그림 2-120).

㉠ 기존의 방사선 촬영은 대부분 방사선을 이용하지만 자기공명영상은 자석을 이용한 검사라는 점에서 차이를 보인다. 그렇기 때문에 인체에 거의 해가 없다는 장점을 가지고 있다.

㉡ 조영제 없이도 CT보다 연조직의 표현력 및 대조도가 높고 횡단면 뿐만 아니라 횡축, 사선, 세로축 등의 방향으로 자유롭게 영상을 얻을 수 있다.

㉢ 자기공명영상의 종류로는 심장자기공명영상, 근골격계자기공명영상, 뇌자기공명영상, 척추자기공명영상, 간자기공명영상, 태아자기공명영상, 부인과자기공명영상, 비뇨생식계 자기공명영상이 있다.

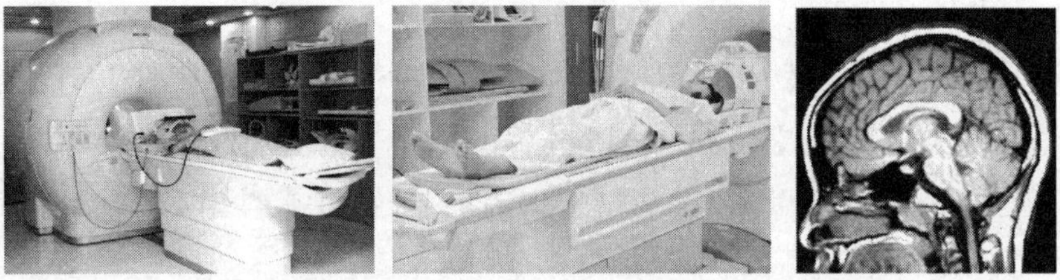

(a) 뇌기능 MRI (b) MRI (C) 뇌 MRI 영상

[그림 2-120] 자기공명영상

② **컴퓨터단층촬영**(CT) : 일반 X-선 촬영과는 다르게 원통형의 큰 기계 속에 피검자가 들어가면 X-선 발생장치가 사람을 중심으로 원형으로 돌아가며 촬영한다(그림 2-121).

㉠ 일반 X-선 촬영은 사람의 장기가 겹쳐 보이지만 컴퓨터단층촬영은 신체의 원하는 구조물 및 병변을 명확하게 볼 수 있다. 그리고 촬영한 영상을 3차원 영상

으로 재구성하면 입체적인 영상도 얻을 수 있다.

㉡ 컴퓨터를 이용하여 검사하게 되므로 인체 조직 사이의 세밀한 부분까지 구별할 수 있고 질병의 조기진단도 가능하다.

㉢ 컴퓨터단층촬영은 MRI와 단면성을 얻는다는 점에서 비슷하지만 컴퓨터단층촬영은 X-선을 이용하고 MRI는 자기장 내에서 고주파를 전사하여 영상을 획득하는 차이점이 있다.

㉣ 컴퓨터단층촬영은 MRI에 비하여 검사시간이 짧고 비용이 적다.

㉤ 컴퓨터단층촬영의 종류로는 심장 컴퓨터단층촬영, 흉부 컴퓨터 단층촬영, 뇌 컴퓨터단층촬영, 척추 컴퓨터단층촬영, 간 컴퓨터단층촬영, 복부 컴퓨터단층촬영, 두경부 컴퓨터단층촬영, 부비동 컴퓨터단층촬영이 있다.

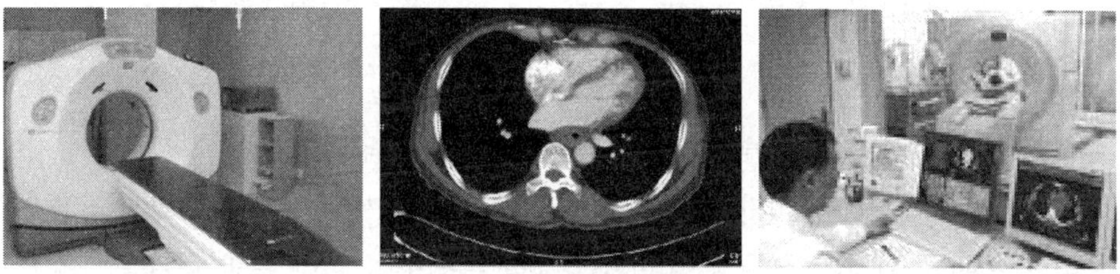

(a) CT 검사장비 (b) CT 촬영사진 (c) 컴퓨터단층촬영

[그림 2-121] 컴퓨터단층촬영

③ **양전자방출단층촬영**(PET) : 양전자를 방출하는 방사성 의약품을 이용하여 인체에 대한 생리적, 화학적, 기능적 영상을 3차원으로 나타낼 수 있는 검사방법이다. 이용하는 의약품에 따라서 단백질 대사, 혈류, 핵산 대사, 당 대사 등의 다양한 체내의 변화를 영상으로 얻을 수 있다. 가장 흔히 사용하는 방사성 의약품인 F-18-FDG는 포도당 유사물질이어서 이를 투입하면 암조직에 모여들고 이를 촬영함으로써 암을 조기에 진단할 수 있다(그림 2-122).

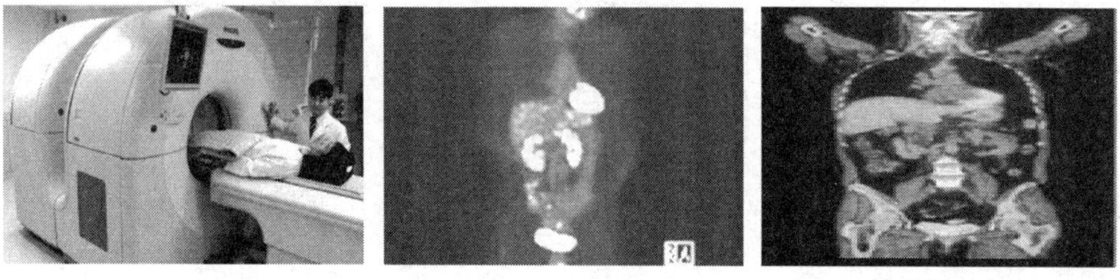

(a) PET 촬영 (b) PET 촬영사진 (c) PET-CT 촬영사진

[그림 2-122] 양전자방출단층촬영(PET)

㉠ PET-CT : 양전자방출단층촬영과 컴퓨터단층촬영을 동시에 시행하는 검사이다. 포도당 대사는 암조직에서 모이게 되지만 정상조직에 모일 수도 있으므로 CT 촬영을 같이 시행하여 [그림 2-123]과 같은 분석으로 정상조직에 대한 진단의 오류를 최소화하고 정확한 진단을 내릴 수 있게 한다.

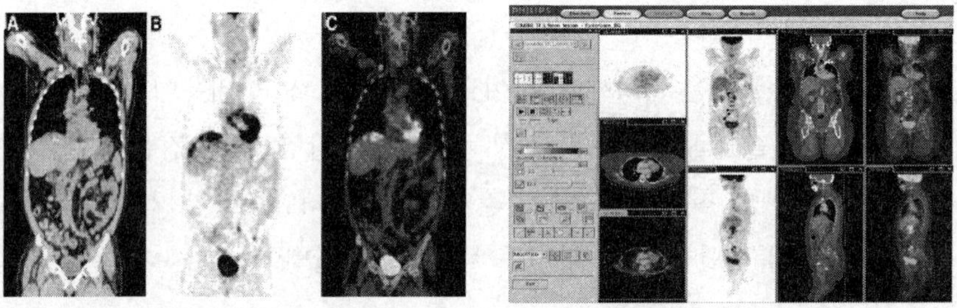

(a) PET-CT 촬영 (b) 컴퓨터를 통한 분석

[그림 2-123] PET-CT

④ **혈관조영검사** : 방사선을 이용한 혈관검사이다(그림 2-124).

㉠ 영상의학과 전문의가 피부에 3[mm] 정도의 크기의 절개를 하고 카테터라는 가는 관을 환자의 혈관에 넣고 조영제를 주입하여 우리 몸의 혈관을 모니터를 통하여 정확하게 볼 수 있는 검사이다. 혈관의 상태를 정확하게 볼 수 있어 혈관의 이상여부나 병명, 병소의 위치와 진행정도를 확인할 수 있다.

㉡ 혈관조영검사를 근본으로 발전한 중재시술은 기존에 수술로 치료하거나 상태유지 치료만 하던 질환은 덜 침습적인 방법으로 첨단장비를 이용하여 치료할 수 있게 되었다. 중재시술로 치료하는 질환들로는 간암, 간경화 관련 정맥류, 급성 출혈, 정맥류, 심부정맥 혈전증, 말초혈관질환 등이다.

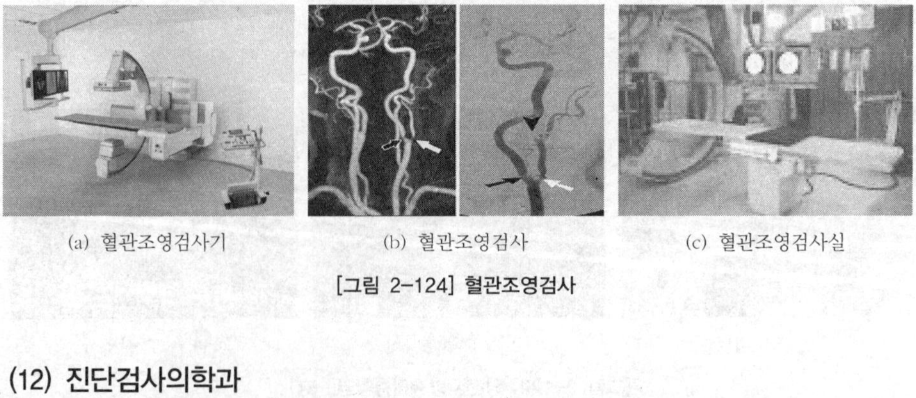

(a) 혈관조영검사기 (b) 혈관조영검사 (c) 혈관조영검사실

[그림 2-124] 혈관조영검사

(12) 진단검사의학과

환자의 혈액, 소변, 대변, 체액, 양수, 혈장, 골수, 혈청, 심낭액, 뇌척수액, 관절액, 정

약 및 조직 등 인체에서 나오는 물질들을 이용하여 인체에서 유래하는 각종 검체에 대하여 검사를 함으로써 질병의 조기발견, 진단, 경과, 치료 효과, 예후 등을 위한 검사를 시행한다. 감염진단을 위해서 세균이나 바이러스, 진균 등의 미생물을 인체에서 분리, 동정하기도 하며 각종 유전검사를 시행하여 질병과 관련된 유전정보와 유전상담을 제공하기도 하고 전염병을 진단하기도 한다.

1) 진단검사 의학과에서 시행하는 검사

의사들이 환자의 증상 및 징후를 진단하고 치료하는 중요한 근거가 된다. 검사의 종류는 병원마다 다양하며 일반혈액 검사로는 빈혈, 혈액질환을 볼 수 있고 그 외 바이러스 감염, 종양검사, 치료약물 농도검사, 유전질환을 알기 위한 세포유전, 분자유전검사와 수혈을 위한 혈액형 검사 등이 있다.

2) 진단검사의 업무

진단검사 파트의 업무에는 검사업무와 검사업무를 제외한 모든 업무인 검사 외 업무가 있으며 그 내용은 다음과 같다.

① **검사업무** : 검사업무의 분과로는 진단혈액, 임상화학, 진단면역, 임상미생물, 수혈의학, 분자유전학, 세포유전학, 검사정보학이 있다.

㉠ 진단혈액 검사 : 일반혈액검사, 빈혈검사, 말초혈액 도말검사, 골수검사, 특수혈액검사, 응고검사, 응고약제검사, 혈액형태검사, 백혈구검사, 백혈구기능 검사, 혈소판기능 검사, 혈소판검사 등 혈액을 통해 질병을 진단한다(그림 2-125).

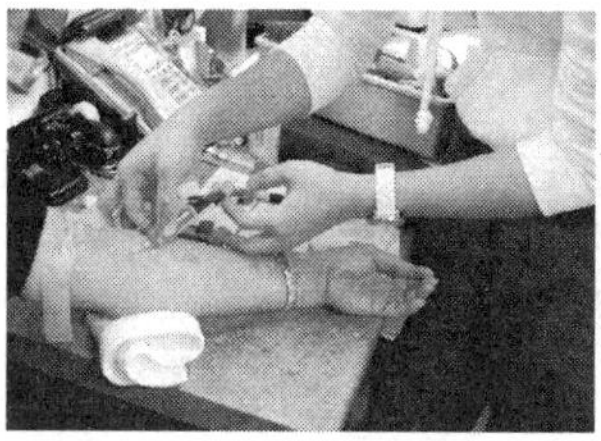

(a) 혈액채취

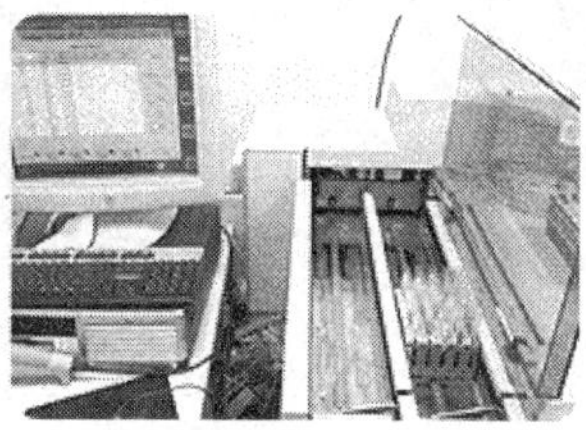

(b) 혈액검사기

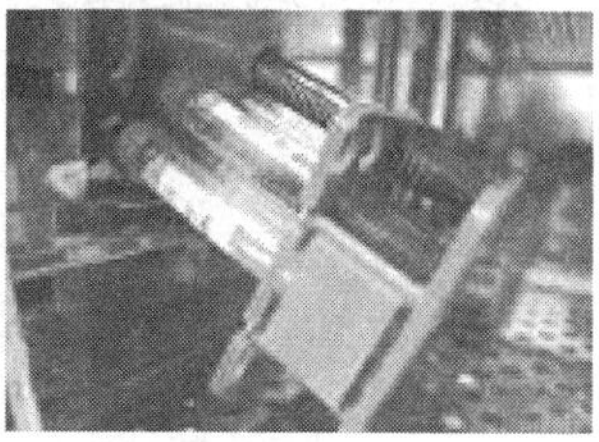

(c) 혈액검사

[그림 2-125] 진단혈액검사

㉡ 임상화학검사 : 신체 내에서 일어나는 모든 화학적 반응을 검사한다(그림 2-126). 보통 일반화학검사와 특수화학검사로 구분된다.

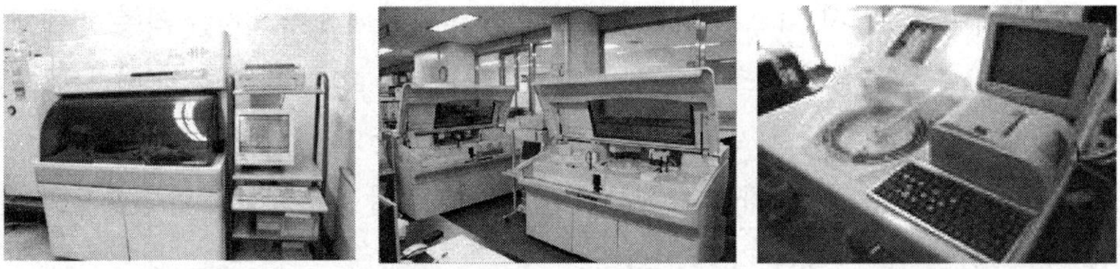

(a) 임상화학검사 (b) 간기능검사 (c) 임상화학 자동분석기

[그림 2-126] 임상화학검사

ⓐ 일반화학검사 : 혈당검사, 단백질검사, 알부민검사, 심근경색검사, 간기능평가, 빌리루빈 검사, 크레아티닌 검사, 콜레스테롤 검사 등을 [그림 2-127]과 같은 형태로 실시한다.

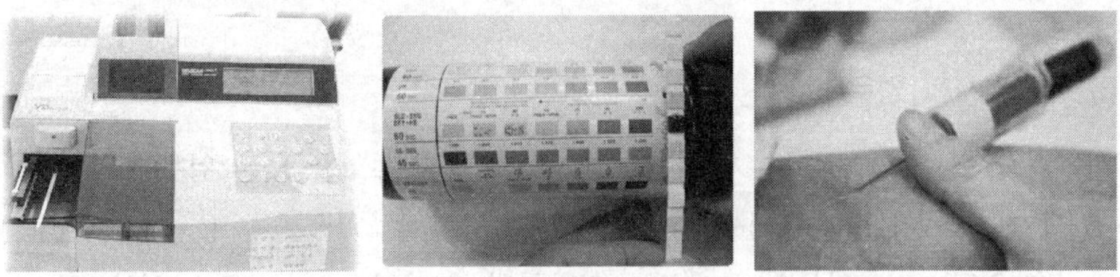

(a) 소변검사 장비 (b) 소변검사 (c) 혈액검사

[그림 2-127] 일반화학검사

ⓑ 특수화학검사 : 약물검사, 중금속검사, 단백면역화학, 요화학, 선천성대사질환 및 골대사 질환검사, 기타 특수화학검사로 나눈다(그림 2-128).

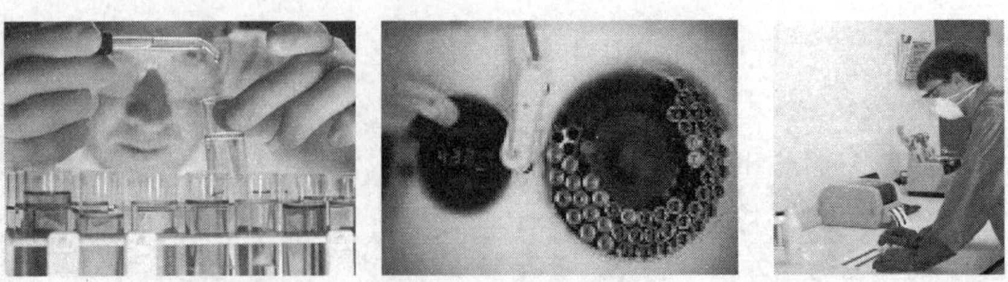

(a) 특수화학검사 (b) 검사분석

[그림 2-128] 특수화학검사

㉢ 진단면역검사 : 면역혈청학적 검사와 세포면역검사로 나누어진다.

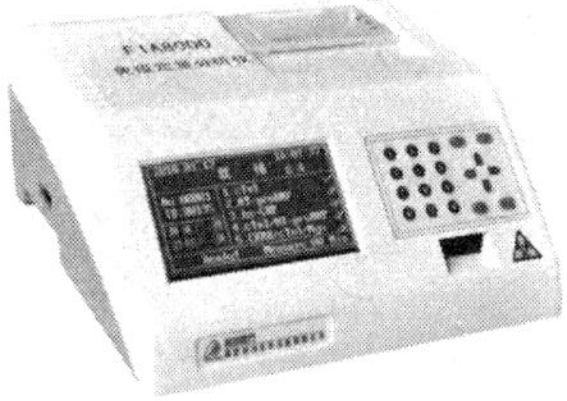
(a) 면역분석기

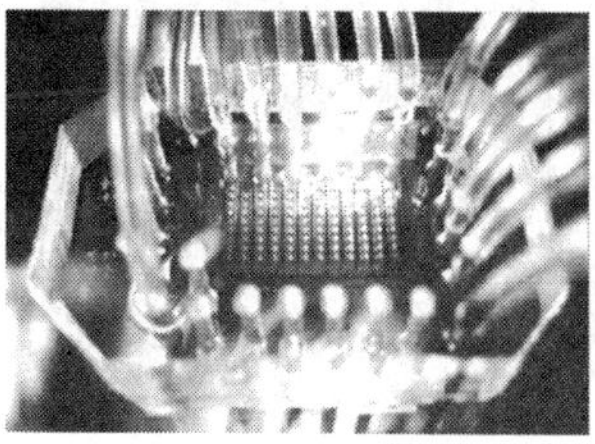
(b) 미세유동 장치

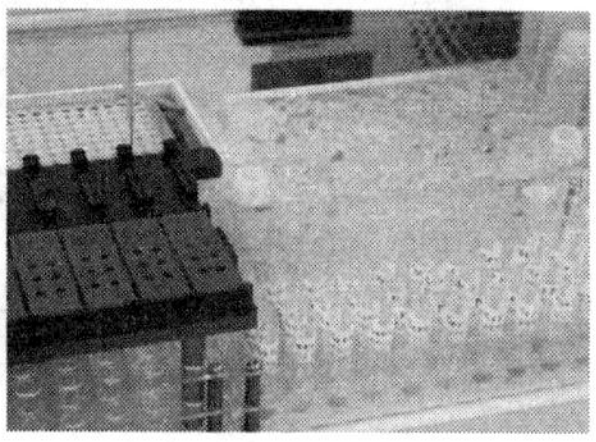
(c) 면역혈청학적 검사

[그림 2-129] 진단면역검사장비

ⓐ 면역혈청학적 검사 : 각종 전염질환 검사, 에이즈 바이러스 항체검사, 매독검사, 간염검사, 바이러스 혈청검사, 진균 혈청검사, 기생충 혈청검사 등이다(그림 2-130).

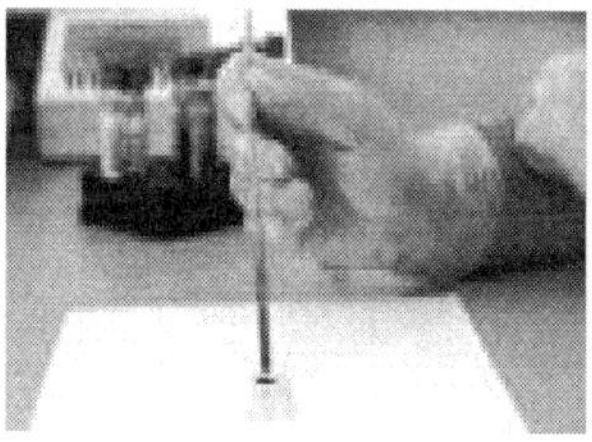
(a) 에이즈 바이러스 항체검사

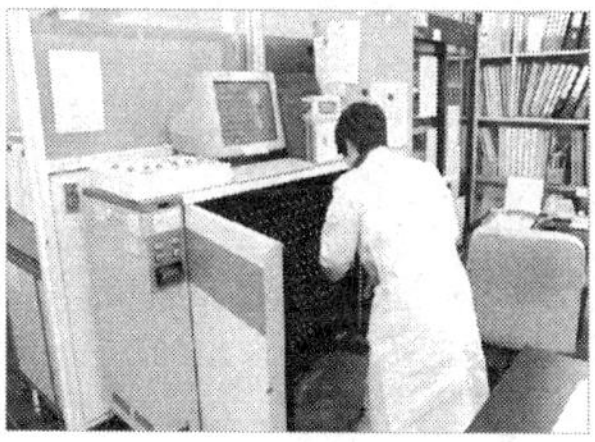
(b) 진균 혈청검사

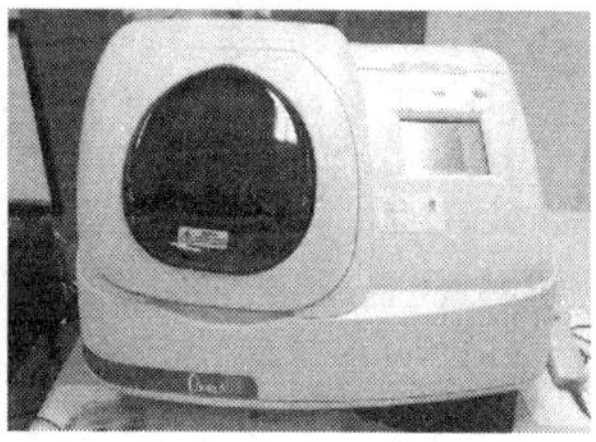
(c) TLA 시스템

[그림 2-130] 면역혈청학적 검사

ⓑ 세포면역검사 : 간이식검사, 신장이식검사, 골수이식검사, 골수적합성 검사, 조직적합성 검사 등이다(그림 2-131).

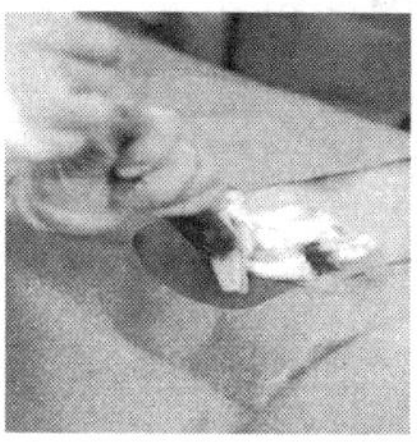
(a) 골수이식검사를 위한 골수채취

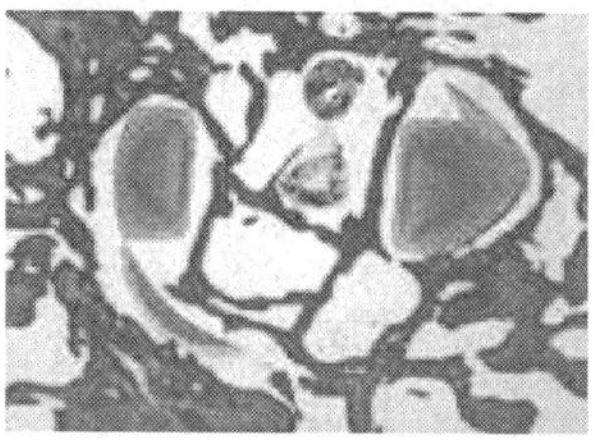
(b) 골수적합성 검사

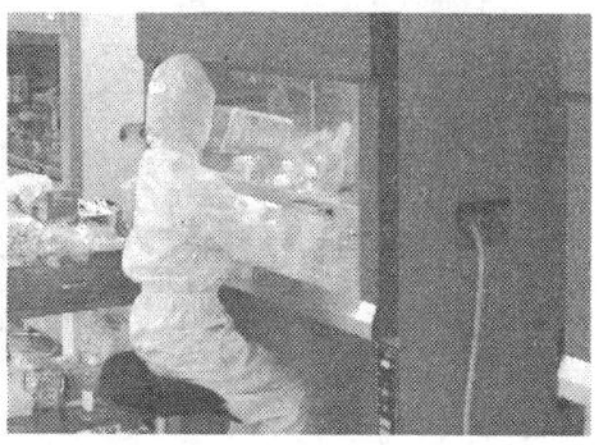
(c) 세포면역검사

[그림 2-131] 세포면역검사

㉣ 임상 미생물 검사 : 환자로부터 채취된 검체에서 세균을 분리하여 항균제 감수성 시험 등을 통하여 항균제의 선택 및 용량을 결정한다. 각종 세균, 바이러스, 진균, 기생충, 결핵균, 말라리아 등에 대하여 검사를 실시한다(그림 2-132). 또한 약제에 대한 감수성과 약제에 대한 내성을 검사한다. 그리고 병원내의 전염을 관리한다.

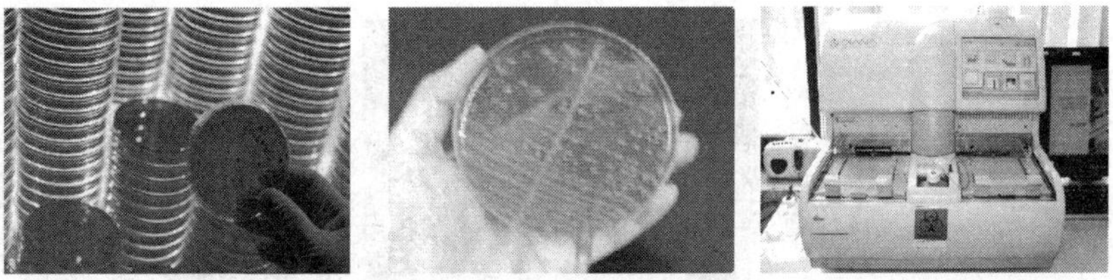

(a) 미생물 배양 (b) 임상 미생물 검사 (c) 임상 미생물 검사기기

[그림 2-132] 임상 미생물 검사

㉤ 세포유전학 검사 : 유전현상을 설명하는데 세포학적 근거를 응용한 검사이다(그림 2-133). 세포 내의 염색체를 비롯한 여러 구조물과 유전의 관계를 파악하는 것으로 선천성 유전질환, 종양 등에 대한 검사를 시행한다.

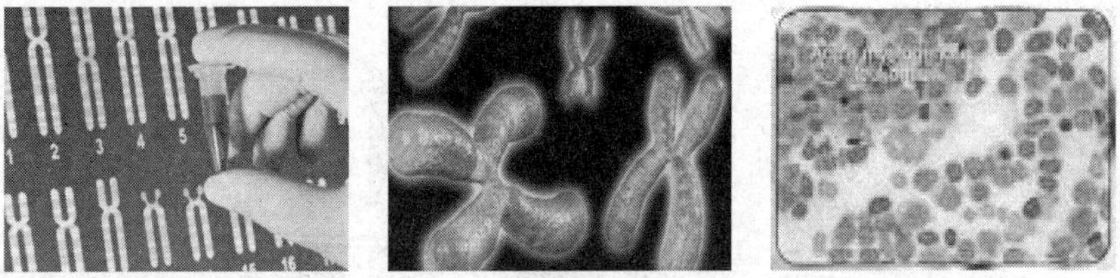

(a) 염색체 분석 (b) 염색체 검사 (c) 급성골수성 백혈병 세포

[그림 2-133] 세포유전학 검사

㉥ 분자유전학 검사 : 유전학을 분자수준인 DNA에서 연구하고 질환에 대한 검사를 실시한다(그림 2-134). 유전자검사를 통한 유전질환, 감염질환, 친자감별, 종양, 이식 적합성 검사 등을 실시한다.

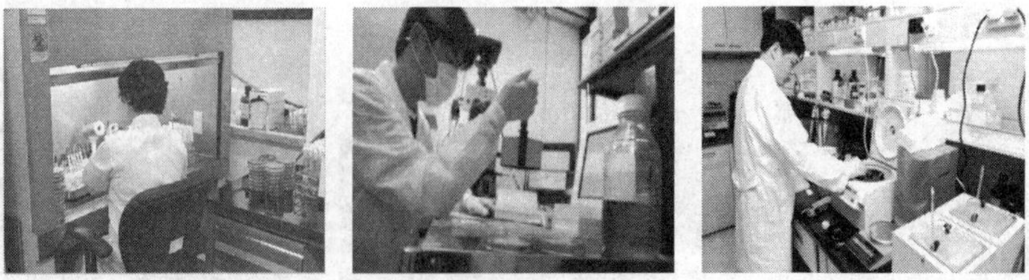

(a) 분자유전학 연구 (b) 분자유전학 검사 (c) DNA, RNA 검사

[그림 2-134] 분자유전학 검사

㉦ 수혈의학 검사 : 환자에게 안전하고 신속하게 혈액을 공급하기 위한 검사이다(그림 2-135). 혈액형검사, 수혈검사, 수혈부작용 검사, 불규칙항체 선별검사, 혈구성분 채집술, 혈장교환술, 말초혈액 조혈모세포 채집, 제대혈 조혈모세포 이식, 헌혈혈액제조, 특수혈액제조 등을 실시한다. 헌혈에는 일반헌혈 자신의

혈액을 보관하였다가 필요시 사용하는 자가헌혈, 지정한 헌혈자로부터 수혈받는 지정헌혈, 필요한 성분만은 추출하여 수혈하는 성분채집술 등이 있다.

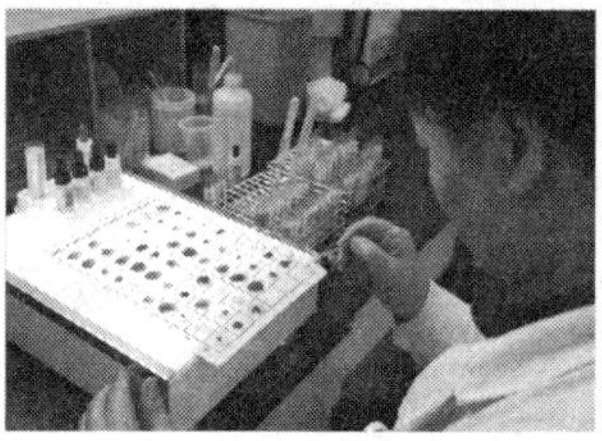
(a) 검사를 하고 있는 의사

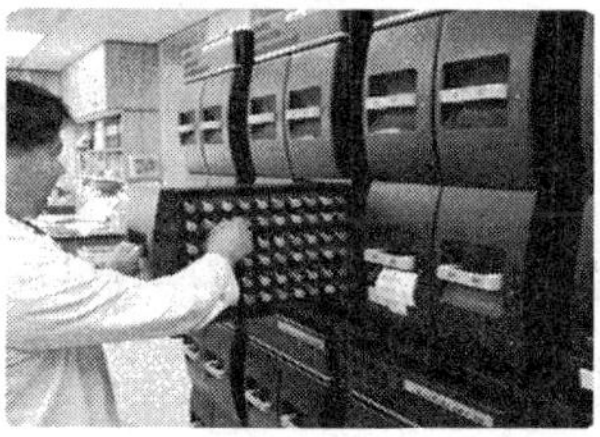
(b) 혈액은행

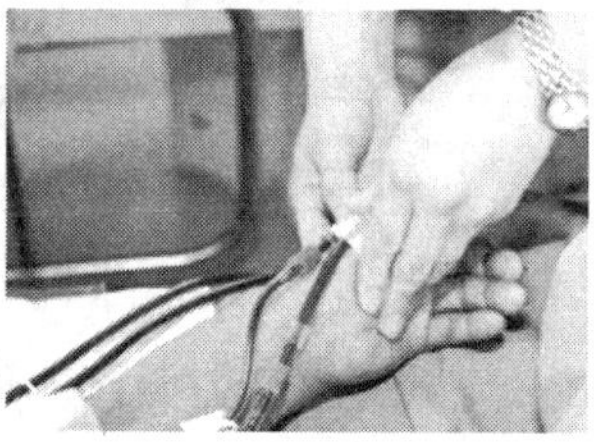
(c) 수혈

[그림 2-135] 수혈의학검사

ⓞ 채혈 및 외래검사 : 진단검사 파트에서 유일하게 환자와 직접 대면하게 되는 곳이 외래 채혈실이다. 외래환자의 검사가 의뢰되면 채혈, 채뇨, 검체 등을 채취한다(그림 2-136).

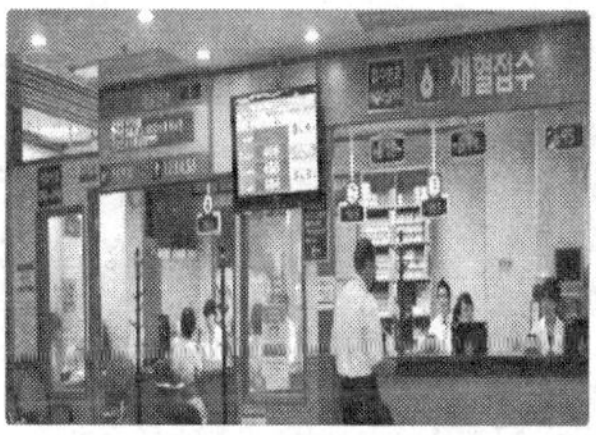

(a) 외래검사센터

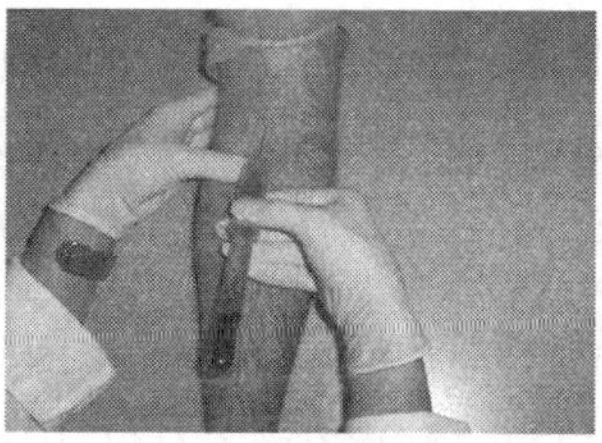
(b) 채혈

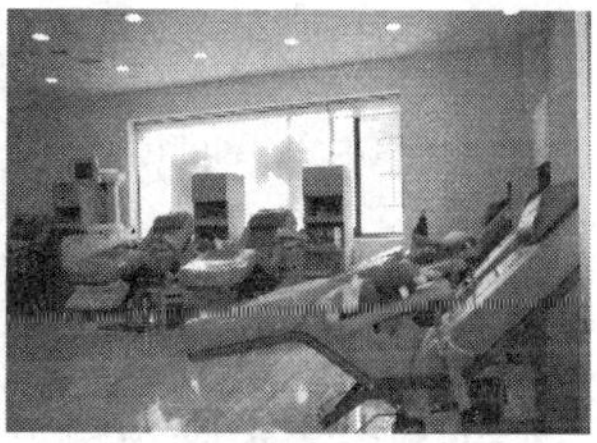
(c) 외래검사 채혈실

[그림 2-136] 채혈 및 외래검사

㉧ 응급검사 : 야간 또는 야간이 아니라도 환자의 상태의 위급하여 우선적으로 하는 검사를 의미한다(그림 2-137). 본래 검사는 정규시간에 의뢰하고 실시되는데 주말, 공휴일, 야간 등 비정규 시간에는 응급종목만 의뢰할 수 있고 그 결정은 주치의가 내린다. 응급검사는 외뢰가 접수되면 지체없이 검사가 시행되고 가능한 빠른 시간에 검사를 완료한 후에 보고한다.

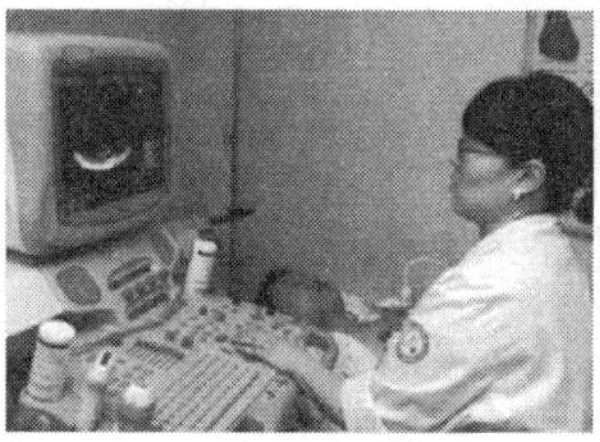
(a) 응급환자 초음파검사

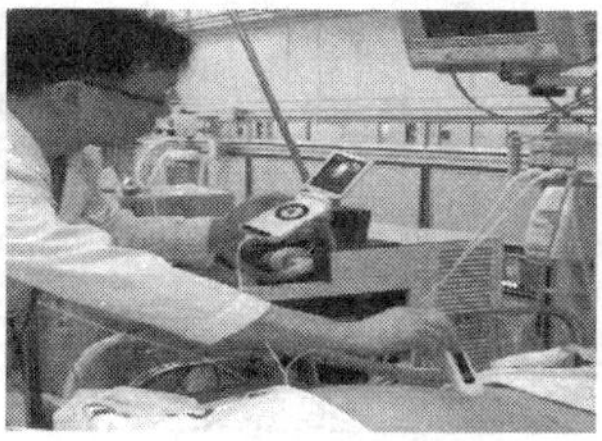
(b) 휴대용 초음파검사기

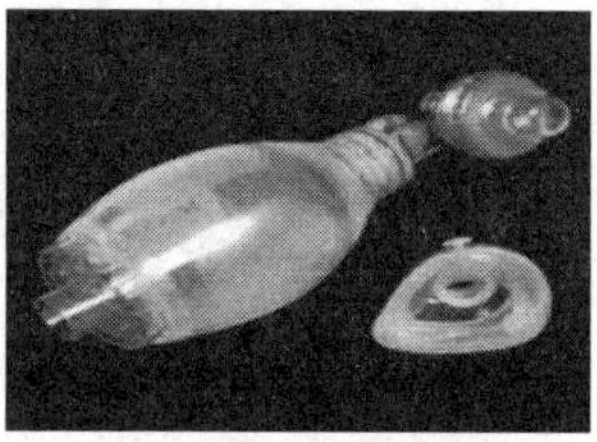
(c) 휴대용 응급호흡기

[그림 2-137] 응급검사

② **검사 외 업무** : 진단검사 파트에서는 검사업무 외에 연구목적의 의뢰검사, 검사서비스 개선을 위한 Recall 제도 등을 실시한다.

㉠ 연구목적의 의뢰검사 : 연구를 목적으로 하여 진단검사 파트에 의뢰되는 검사를 의미한다. 공동연구와 수탁연구로 구분된다. 공동연구의 경우 검사, 분석 등에 의뢰자가 참여하게 된다. 수탁연구의 경우 이러한 조건은 없다.

㉡ 검사 서비스 개선 : Recall 제도 등을 통하여 진단검사 파트에서 실시한 검사나 검사의 시행과정, 결과 등에 대하여 문의나 개선을 건의할 수 있다. 문의나 개선요청이 들어오면 내용을 파악하고 재검, 결과해석 등 원인을 파악하고 해결하여 검사에 대한 질과 만족을 높인다.

3) 진단검사 파트의 구성

진단검사의 업무를 수행하기 위한 구성인원은 진단검사 전문의, 임상병리사가 있다. 진단검사에서 말하는 전문의와 임상병리사는 다음과 같다.

① **진단검사 전문의** : 의과대학을 졸업하고 1년의 인턴, 4년 이상의 수련과정을 이수하여야 한다. 대한진단검사의학회는 대한진단혈액학회, 대한임상화학회, 진단면역연구회, 대한임상미생물학회, 대한유전분자진단학회, 대한임상검사정도관리협회, 대한수혈학회, 진단검사의학재단, 한국유전자검사평가원의 학회전문가들이 서로 긴밀한 협조를 통하여 여러 분야의 진단검사의학적 지식의 상승을 가져온다.

② **임상병리사** : 인체에 발생하는 각종 질병의 원인, 경과 및 치유과정을 과학적으로 분석하여 진단, 치료 및 예방에 중요한 의료정보를 제공하는 최신 의학기술의 이론과 실기를 연마하는 학문으로 의학의 한 분야이다(그림 2-138).

㉠ 3년 이상의 대학에서 임상병리과를 졸업하고 임상병리사 국가시험에 합격한 뒤 보건복지부장관으로부터 면허를 받아 병리검사업무에 종사하는 사람을 의미한다.

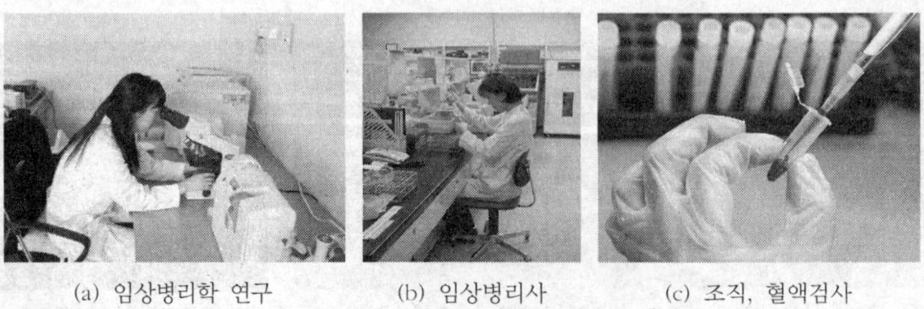

(a) 임상병리학 연구　(b) 임상병리사　(c) 조직, 혈액검사

[그림 2-138] 임상병리사

㉡ 의료기사 등에 관한 법률 시행령 제2조1항에 의하면 임상병리사는 병리학 · 미생물학 · 생화학 · 기생충학 · 혈액학 · 혈청학 · 법의학 · 뇨화학 · 세포병리학의 분야, 방사성동위원소를 사용한 가검물 등의 검사 및 생리학적 검사(심전도 · 뇌파 · 심폐기능 · 기초대사나 그 밖의 생리기능에 관한 검사를 말한다)의 분야에서 임상병리검사에 필요한 업무에 종사하는 것으로 명시되어 있다.

㉢ 임상병리검사에 필요한 업무는 〈표 2-45〉와 같다.

〈표 2-45〉 임상병리검사에 필요한 업무

① 기계 · 기구 · 시약 등의 보관 · 관리 · 사용	② 가검물 등의 채취 · 검사
③ 검사용 시약의 조제(調劑)	④ 혈액의 채혈 · 제제(製劑) · 제조 · 조작 · 보존 · 공급
⑤ 그 밖의 임상병리검사업무	

(13) 영양파트

입원환자는 통증, 불안, 약물에 의한 반응, 활동량의 저하 등 여러 가지 내외적 특성으로 인하여 음식에 대한 민감도가 높다.

1) 환사를 위한 식사

단순히 배를 채우는 것에서 끝나는 것이 아닌 치료향상을 위한 영양공급, 위생적인 공급, 안전성 및 경제성 등 다차원적인 관점에서 관리해야 한다. 식사처방, 식사계획, 조리, 제공, 환자의 영양상태평가, 영양치료계획과 수행, 영양교육 및 영양지원 등의 업무를 실시한다.

2) 환자의 영양관리 개념

입원환자에게 질병치료의 목적에 맞는 영양을 섭취할 수 있도록 식사처방을 내리고, 위생적이고 환자의 상태를 악화시킬 수 있는 영양을 제외한 식사를 공급하여 환자의 상태를 악화시키는 등의 문제를 사전에 차단하며, 환자의 전반적인 영양상태를 개선하여 질병의 치료 및 효과를 증진시키고자 한다.

① 우리나라의 병원급식은 환자들에게 매우 부정적인 것으로 평가되고 있다. 맛이 없다, 양이 적다, 이상한 냄새가 난다 등의 불평불만이 많다. 급식의 질적인 문제로 인한 것일 수도 있지만 보통 저염식, 저단백식, 저지방식 등의 식단으로 인하여 이러한 문제가 유발된다.

② 병원급식은 치료의 연장선상으로 보아야 하며 개인의 취향이 아닌 치료에 중점을 둔다. 즉 입원기간 동안에 먹는 식사도 치료를 위한 처방이다.

3) 환자식의 업무기준

입원시설을 갖춘 종합병원 · 병원 · 치과병원 · 한방병원 또는 요양병원에는 의료법 시행규칙 제38조 2항에 의하면 1명 이상의 영양사를 두어야 한다.

① 「의료법 시행규칙」 제39조에 의하면 입원시설을 갖춘 종합병원 · 병원 · 치과병원 · 한방병원 또는 요양병원은 시설규격 및 급식관리기준을 정해진 바에 따라 위생적으로 관리 제공해야 한다.

② 의료기관의 평가항목, 병원신임 평가항목, 식품위생법 등에 업무기준이 제시되어 있으며 국제 의료기관 인증기관에서 제시하는 환자 영양관리 수행표준지침들에 의하여 영양관리업무를 수행한다.

4) 업무별 수행기준

업무별 수행기준으로는 환자식사의 분류, 급식관리업무, 임상영양관리업무, 정보관리시스템 등이 있다.

① **환자식사의 분류** : 환자식은 환자의 질병에 따른 의사의 처방을 근거로 하여 식사형태나 영양소가 조절된 형태로 제공된다.

㉠ 환자가 스스로 식사를 섭취하기 어려운 경우 튜브로 영양을 공급하기도 한다. 그렇기 때문에 환자식은 고혈이나 액상 등과 같은 형태, 영양소의 조절, 경구로의 식사섭취 유무 등이 함께 조합되어 매우 다양한 식사처방이 이루어지게 된다.

㉡ 식사처방지침서는 환자의 상태에 따른 식사처방을 매번 일일이 하는 것은 시간적, 노동적 낭비를 초래할 수 있으므로 이를 피하기 위하여 사전에 질병의 종류나 정도에 따라 식사의 종류를 설정해 두는 것이다.

㉢ 의료진, 영양사, 간호사 등으로 구성된 영양관리위원회에서 환자식사 종류와 그 식사에 대한 영양소 공급기준, 조리형태, 투여방법, 적용원칙, 영양적 제약사항 등을 심의하고 결정한다.

② **급식관리업무** : 환자식의 식단의 계획, 식재료의 구입, 조리, 배식관리, 위생관리 등 전 과정업무의 체계적인 관리와 이를 위한 급식행정업무를 포함한다.

③ **임상영양관리업무** : 환자의 영양상태를 평가하고 영양상의 문제를 파악하여 이에 따른 영양치료계획을 수립하여 적절한 영양공급방법 및 식사계획을 의료진과 협의

를 통하여 수행하면서 환자나 보호자에게 지속적인 교육을 실시하여 환자의 영양 상태를 개선시키는 전 과정이 포함된다.

④ **정보관리 시스템** : 문서보존기간, 영양부서 내 문서작성에 대한 원칙 및 전결 범위 등에 대한 관리규정을 확립하여 병원정책 및 행정사항이 영양부서 내로 전달되는 시스템이 필요하다.

㉠ 업무수행절차를 평가하는 자료들이 정의되어 있어야 하고 이를 위하여 수집, 분석하는 절차가 있어야 한다.

㉡ 영양부서의 업무들은 전산화되고 이러한 정보들은 병원전체 시스템의 하부시스템으로 운영관리하게 된다. 이런 시스템에는 식단관리 운영 시스템, 임상영양 정보관리 시스템, 환자식사 처방정보관리 시스템 등이 있다.

(14) 의무기록 파트

환자의 진료기록과 정보를 안전하게 보관, 관리, 생성하고 그 기록과 정보가 환자와 병원, 의료진과 경영진을 위하여 유용하게 사용되도록 한다. 주요 업무로는 외래환자 의무기록관리, 입원환자 의무기록대출, 퇴원환자 의무기록수집 및 편철, 영상의무기록(image chart) 관리, 질병 및 수술, 처치분류, 의학연구검색, 통계 및 정보생성, 미비기록관리, 진단시발급, 의무기록사본 발급 등이 있다.

1) 의무기록사

병원 내 사고, 수술 중 사망 등 의료사고에 대처하는 중요한 법적 근거가 될 수 있으므로 이를 관리하는 업무는 매우 중요하다. 하지만 의무기록지의 기록은 의료인과 의료법상 의료기사만 가능하므로 직접적으로 수정이나 삭제 및 변경을 할 권리는 없다.

① 의무기록사들은 병원행정사나 코디네이터 자격도 겸하고 있으므로 업무범위가 광범위하며 대개 병원의 보험심사 청구업무를 병행한다.

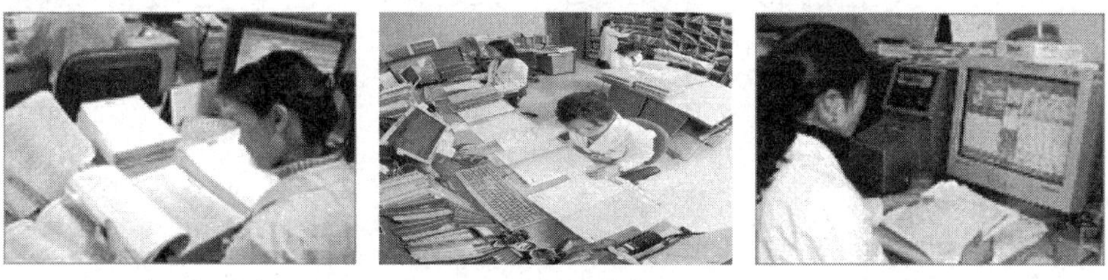

(a) 의무기록정리 (b) 의무기록진단 (c) 의무기록사

[그림 2-139] 의무기록사

② 의무기록사 관련 학과 학생들은 의학 용어와 마케팅, 경영, 실무 등 여러 가지 교육을 받게 된다.

③ 의료기사 등에 관한 법률에 의하면 의무기록사는 의무에 관한 기록을 주된 업무로 하는 사람으로 의무기록사 면허를 취득한 자를 의미한다(그림 2-139).

(15) 감염관리 파트

환자 및 직원의 감염을 예방하고 감염전파를 차단하기 위하여, 감염감시 및 감염예방에 관한 업무를 수행하고, 법정전염병에 대한 예방조치 및 관리를 수행한다. 주요 업무로는 의료 관련 감염예방 및 관리, 감염감시, 교육, 감염관리에 대한 자문, 병원직원의 감염관리, 감염관리 프로그램 적용 및 평가 등이 있다.

1) 감염관리사

병원감염은 입원당시에는 없었거나 잠복하고 있지 않던 감염이 입원기간에 발생하는 것을 의미한다.

① 병원에서 온갖 세균이 득실대는 병원에서 세균이 번지지 않도록 관리하는 사람이다.

② 병동을 돌아다니며 새로 들어온 환자가 병균을 옮기는지 여부를 각 병동의 의사나 간호사가 작성해 놓은 차트를 통해 점검하는 역할을 한다.

③ 병원감염의 발생감시, 보고 등 병원감염과 관련된 전반적인 업무를 수행하는 사람을 감염관리사라고 한다(그림 2-140).

④ 자격증은 미국 감염관리사인가국(CBI)이 주관하는 시험에 합격해야 한다.

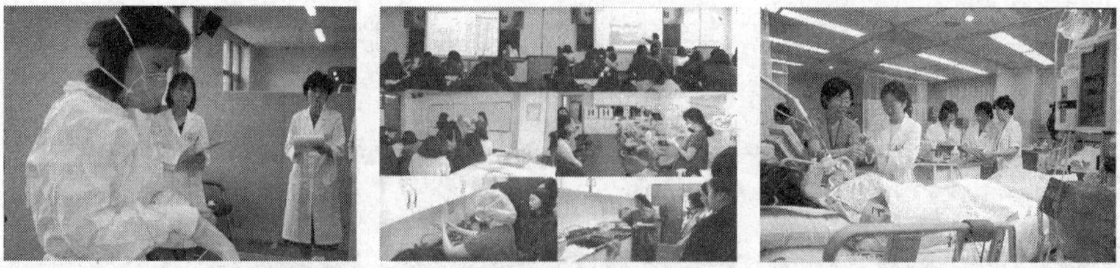

(a) 감염관리전문 간호사 (b) 감염관리교육 (c) 감염관리활동

[그림 2-140] 감염관리사

4. 종합검진 서비스

과학기술의 발달은 인간의 삶을 윤택하게 하였으나 어느 시대나 불변하는 것이 있다.

그것은 건강을 잃으면 모든 것을 잃는다는 것이다. 삶의 질향상은 건강에 대한 인식과 관심을 증대시켰다. 건강은 한번 잃으면 회복이 어렵거나 회복하더라도 많은 시간, 비용, 육체적 고통, 정신적 고통 등이 따르므로 건강은 건강할 때 지켜야 한다. 식생활이나 생활양식, 환경오염 등의 건강 저해요인들로 인하여 질병의 양상이 급성감염성 질환에서 암, 고혈압, 혈관질환 등 만성퇴행성 질환으로 변화되고 있다. 이러한 만성퇴행성 질환은 한번 발병하면 치료가 어려워 질병을 사전에 예방하고 조기에 발견하는 역할이 더욱 중요하게 되었다.

(1) 종합건강검진

질병을 유발하는 위험인자를 발견하거나 무증상인 상태에서 질병을 조기에 발견하기 위한 1차적 예방, 2차적 예방을 위한 서비스라고 할 수 있다. 즉 종합건강진단은 질병 유발인자를 찾아내고, 초기에 질환을 발견 등의 예방적 목적을 지니고 여러 분야의 건강검진 항목을 체계적으로 시행하는 것을 의미한다. 종합건강검진을 통하여 질병을 조기에 발견하여 치료하고 건강에 위해를 미치는 요소를 파악하여 교정하며 질병으로 인한 이환율과 사망률을 감소시킨다. 또한 의료비의 절감효과를 가져올 수 있다.

(2) 종합건강진단의 개념

건강검진기본법 제3조제1항에 의하면 건강검진은 건강상태 확인과 질병의 예방 및 조기발견을 목적으로 건강검진기관을 통하여 진찰 및 상담, 이학적 검사, 진단검사, 병리검사, 영상의학검사 등 의학적 검진을 시행하는 것이라고 명시하고 있다.

1) 건강검진

국가와 지방자치단체가 시행하는 국가건강검진과 각 의료기관에서 일반인을 대상으로 하는 종합건강검진으로 분류된다. 국가건강검진의 대상으로는 해당되는 법에 따른다. 국가건강검진의 대상은 〈표 2-46〉과 같다.

〈표 2-46〉 국가건강검진의 대상

① 모자보건법, 영유아보육법 : 영유아에 대한 건강검진	
② 학교보건법 : 초 · 중 · 고등학교 학생의 건강검사	③ 청소년복지지원법 : 청소년 건강진단
④ 국민건강보험법, 의료급여법 : 건강검진	⑤ 산업안전보건법 : 일반건강진단
⑥ 암관리법 : 암검진	⑦ 노인복지법 : 건강진단
⑧ 그밖에 보건복지부령으로 정하는 건강검진	

2) 종합건강증진센터

예방의학적 측면 외에 의료기관의 경영성과적 측면을 가진다. 이는 의료서비스 다각화의 일환으로 외래를 중심으로 제공된다. 이 부문의 경영성과는 다른 진료부문의 손실을 보전하는 등 병원 전체의 경영에 중요한 역할을 담당한다.

(3) 건강검진 항목과 직장인 법적 건강진단의 종류

건강검진 항목으로는 신체계측, 비만도, 청력검사, 구강검사, 임상병리학적 검사, 위내시경, 골밀도검사, 초음파 검사 등 매우 다양하며 여성의 경우 여성호르몬 검사, 유방촬영, 부인과 초음파 등의 검사를 추가하여 실시하기도 한다.

① 건강검진 항목을 세분화하여 〈표 2-47〉과 같다.

〈표 2-47〉 건강검진 항목

검사 종류	내 용
기초 및 신체계측	혈압, 체중, 시력, 청력, 신장, 비만도
체성분검사	인체구성 성분의 양과 비율을 진단한다.
스트레스 검사	스트레스는 각종 질병의 원인이 될 수 있다. 진단하는 영역으로는 만성피로, 무력감, 과민성 대장증후군, 협압이상, 두통, 어지러움, 신경성 소화불량, 간담질환, 위장질환, 요통 등이 있다.
체력측정	건강을 위협하는 요인 중 하나인 운동부족은 장기간에 걸쳐 징후가 나타나고 순환기 계통의 만성퇴행성질환을 일으킬 수 있다.
안저검사	눈의 밑 부분에 있는 동맥을 촬영한다. 촬영을 통하여 시야 이상이 나타나기 이전의 변화를 발견하고 조기 진단을 가능하게 한다.
심전도검사	심장의 박동에 의하여 발생하는 심장의 활동상태를 그래프상에 기록하여 부정맥, 심비대, 심근장애 등의 심장질환을 진단한다.
호흡기능검사	인체의 산소섭취와 이산화탄소 배출기능의 정상 여부를 검사하고 폐의 기능을 평가하여 호흡기질환을 검사한다.
요검사	소변검사로서 신장질환, 당뇨, 용혈, 요로감염증, 담도계질환을 진단한다.
대변검사	대변을 검사하여 기생충을 발견하거나 대변속의 혈액을 검사함으로써 대장에 생긴 궤양이나 암을 조기에 발견한다.
간기능검사	1차적인 혈액검사로 간암, 간염, 간경화, 만성간질환, 담낭염 등 각종 간질환을 검사한다.
간염검사	간염은 간세포에 생긴 염증을 의미한다. 우리나라의 경우 총인구의 8[%]가 B형 간염 바이러스 보유자이다.
당뇨병검사	당뇨는 혈액 속에 포도당의 농도가 정상이상으로 높은 상태이다. 혈당검사를 통하여 정상유무를 판단한다.
신장검사	신장은 2개 중 1개만 있어도 되지만 2개의 신장이 망가지는 경우 노폐물 배설기능에 문제가 생기게 된다. 소변검사, 혈액검사를 통하여 진단한다.
고지혈증검사	혈액검사를 통하여 진단한다.
성병검사	에이즈, 매독 등의 성병을 검사한다.
췌장질환검사	췌장은 소화효소를 함유한 췌액과 호르몬을 분비한다. 혈액검사를 실시하고 이상결과가 나오면 정밀 초음파검사를 실시한다.

검사 종류	내 용
혈액학검사	빈혈, 혈우병, 백혈병, 만성염증 등의 증상을 검사한다.
류마티스 검사	류마티스성 관절염은 주로 40~50세 사이의 여성에게서 많이 발생하고 병이 의심될 경우 혈액검사와 혈청검사를 시행한다.
갑상선검사	방사면역 측정법으로 T3, T4를 측정하고 갑상선 자극 호르몬, 뇌하수체의 관계를 검사한다.
통풍검사	통풍은 주로 성인남자에게 발생하고 여자는 60세 이상에서만 드물게 나타난다.
특수암표지자 검사	암표지는 암세포가 만드는 물질로 혈액 내에서 암인자를 조기에 발견하여 예후 추정, 치료, 수술, 재발 등을 관찰하는 암지표 물질로서 조기 암진단에 이용된다.
부인과검사	자궁암, 자궁경부암, 유방암, 여성호르몬 등의 여성질환에 관련된 검사를 실시한다.
위장검사	위내시경과 위조영술을 실시한다. 위내시경은 내시경으로 위장을 직접 관찰하는 것이고, 위조영술은 바륨으로 위장내막을 코팅하고 X-선 촬영을 하여 이상여부를 검사하는 것이다. 진료질병으로는 위염, 급성위염, 위궤양, 위암 등이 있다.
대장검사	대장내시경을 통하여 항문과 직장, 대장 내부를 관찰하는 검사가 있고, 대장 내부를 코팅하여 외부에서 투시 사진을 찍는 대장 이중조영검사가 있다. 또한 조직검사나 색소를 뿌려 검사하기도 한다.
MRI 촬영	뇌, 뇌혈관, 척추, 근골격계, 흉부, 복부 등을 촬영하며 각종 질환을 검사한다.
CT 촬영	두부, 흉부, 복부, 척추, 경추, 요추 등을 촬영하며 각종 질환을 검사한다.
복부초음파 검사	초음파를 방사하여 간장, 담당, 췌장, 신장, 비장을 검사한다.
흉부 X-선 촬영	폐렴, 폐암, 폐결핵, 늑막염, 기관지 이상, 심비대 등을 검사한다.

② 우리나라에서 시행하고 있는 직장인 공통 건강진단으로는 근로자의 일반건강진단과 특수건강진단이 있다. 관련 근거로는 「국민건강보험법」 제52조와 「산업안전보건법」 제43조에 기인한다. 건강검진 항목의 법조항은 〈표 2-48〉과 같다.

〈표 2-48〉 건강검진 항목

국민건강보험법 제52조	① 공단은 가입자와 피부양자에 대하여 질병의 조기발견과 그에 따른 요양급여를 하기 위하여 건강검진을 실시한다. ② 제1항에 따른 건강검진의 대상·횟수·절차와 그 밖에 필요한 사항은 대통령령으로 정한다.
국민건강보험법 시행령 제25조	① 법 제52조에 따른 건강검진(이하 "건강검진"이라 한다)은 일반건강검진, 암검진 및 영유아 건강검진으로 구분하여 실시한다. ② 건강검진을 받을 수 있는 사람은 다음 각 호와 같다. ㉠ 일반건강검진 : 직장가입자, 세대주인 지역가입자, 40세 이상인 지역가입자 및 40세 이상인 피부양자 ㉡ 암검진 : 암의 종류별 특성을 고려하여 검진이 필요하다고 보건복지부장관이 정하여 고시하는 사람 ㉢ 영유아 건강검진 : 6세 미만의 가입자 및 피부양자 ③ 건강검진은 2년마다 1회 이상 실시하되, 사무직에 종사하지 아니하는 직장가입자에 대해서는 1년에 1회 실시한다. 다만, 암검진과 영유아 건강검진은 암의 종류별 특성과 영유아의 나이 등을 고려하여 보건복지부장관이 정하여 고시하는 바에 따라 검진주기와 검진횟수를 다르게 할 수 있다. ④ 건강검진은 「건강검진기본법」 제14조에 따라 지정된 건강검진기관(이하 '검진기관'이라 한다)에서 실시하여야 한다.

국민건강보험법 시행령 제25조	⑤ 공단은 건강검진을 실시하려면 건강검진의 실시에 관한 사항을 다음 각 호의 구분에 따라 통보하여야 한다. ㉠ 일반건강검진 및 암검진 : 직장가입자에게 실시하는 건강검진의 경우에는 해당 사용자에게, 직장가입자의 피부양자 및 지역가입자에게 실시하는 건강검진의 경우에는 검진을 받는 사람에게 통보 ㉡ 영유아 건강검진 : 직장가입자의 피부양자인 영유아에게 실시하는 건강검진의 경우에는 그 직장가입자에게, 지역가입자인 영유아에게 실시하는 건강검진의 경우에는 해당 세대주에게 통보 ⑥ 건강검진을 실시한 검진기관은 공단에 건강검진의 결과를 통보하여야 하며, 공단은 이를 건강검진을 받은 사람에게 통보하여야 한다. 다만, 검진기관이 건강검진을 받은 사람에게 직접 통보한 경우에는 공단은 그 통보를 생략할 수 있다. ⑦ 건강검진의 검사항목, 방법, 그에 드는 비용, 건강검진결과 등의 통보절차, 그 밖에 건강검진을 실시하는 데 필요한 사항은 보건복지부장관이 정하여 고시한다.
산업안전보건법 제43조	① 사업주는 근로자의 건강을 보호·유지하기 위하여 고용노동부장관이 지정하는 기관 또는 「국민건강보험법」에 따른 건강검진을 하는 기관(이하 '건강진단기관'이라 한다)에서 근로자에 대한 건강진단을 하여야 한다. 이 경우 근로자대표가 요구할 때에는 건강진단 시 근로자대표를 입회시켜야 한다. ② 고용노동부장관은 근로자의 건강을 보호하기 위하여 필요하다고 인정할 때에는 사업주에게 특정 근로자에 대한 임시 건강진단의 실시나 그 밖에 필요한 조치를 명할 수 있다. ③ 근로자는 제1항 및 제2항에 따라 사업주가 실시하는 건강진단을 받아야 한다. 다만, 사업주가 지정한 건강진단기관에서 진단받기를 희망하지 아니하는 경우에는 다른 건강진단기관으로부터 이에 상응하는 건강진단을 받아 그 결과를 증명하는 서류를 사업주에게 제출할 수 있다. ④ 건강진단기관은 제1항 및 제2항에 따라 건강진단을 실시한 때에는 고용노동부령으로 정하는 바에 따라 그 결과를 근로자 및 사업주에게 통보하고 고용노동부장관에게 보고하여야 한다. ⑤ 사업주는 제1항·제2항 또는 다른 법령에 따른 건강진단결과 근로자의 건강을 유지하기 위하여 필요하다고 인정할 때에는 작업장소 변경, 작업전환, 근로시간단축, 야간근로(오후 10시부터 오전 6시까지 사이의 근로)의 제한, 작업환경측정 또는 시설·설비의 설치·개선 등 적절한 조치를 하여야 한다. ⑥ 사업주는 제19조에 따른 산업안전보건위원회 또는 근로자대표가 요구할 때에는 직접 또는 건강진단을 한 건강진단기관으로 하여금 건강진단결과에 대한 설명을 하도록 하여야 한다. 다만, 본인의 동의 없이는 개별 근로자의 건강진단결과를 공개하여서는 아니된다. ⑦ 사업주는 제1항 및 제2항에 따른 건강진단결과를 근로자의 건강보호·유지 외의 목적으로 사용하여서는 아니된다. ⑧ 제1항에 따른 건강진단의 종류·시기·주기·항목·비용 및 건강진단기관의 지정·관리, 제2항에 따른 임시건강진단, 제5항에 따른 적절한 조치, 그 밖의 건강진단에 필요한 사항은 고용노동부령으로 정한다. ⑨ 고용노동부장관은 건강진단의 정확성과 신뢰성을 확보하기 위하여 건강진단기관의 건강진단·분석능력을 평가하고, 평가결과에 따른 지도·교육을 하여야 한다. 이 경우 평가 및 지도·교육의 방법·절차 등은 고용노동부장관이 정하여 고시한다. ⑩ 고용노동부장관은 건강진단의 수준향상을 위하여 건강진단기관 중 제1항에 따라 고용노동부장관이 지정하는 기관을 평가(제9항에 따른 평가를 포함한다)한 후 그 결과를 공표할 수 있다. 이 경우 평가기준, 평가방법 및 공표방법 등에 관하여 필요한 사항은 고용노동부령으로 정한다. ⑪ 건강진단기관 중 제1항에 따라 고용노동부장관이 지정하는 기관에 관하여는 제15조의2를 준용한다. 이 경우 '안전관리전문기관'은 '건강진단기관'으로 본다.

(4) 종합건강검진 상품 및 사례

종합건강진단을 휴먼도크(human dock)라고 하며 인생의 부두라 한다. 휴먼도크(human dock)는 1954년에 처음 생긴 용어로 항해를 마친 선박이 부두에 들어와 기계를 점검하는 것처럼 인간도 일정한 기간마다 건강을 점검해야 한다는 비유이다. 아무리 크고 튼튼한 선박이라고 할지라도 점검이 필요하듯 건강한 사람이라도 정기적으로 점검할 필요가 있다.

① 인체의 각 장기는 대사작용을 통하여 자기사명을 위하여 노력한다. 대사기능이 유지되고 있는 시기에는 질병에 대한 치료의 효과가 증가한다. 또한 조기검사를 통하여 병적 변화로 진행되는 것을 막을 수 있다. 오늘날 이런 목적을 가지고 다양한 맞춤형 종합검진 프로그램들이 대형 종합병원을 중심으로 하여 개발되고 있다. 한국건강관리협회 종합검진검사 항목은 〈표 2-49〉와 같다.

〈표 2-49〉 한국건강관리협회 종합검진검사 항목

종 목	검사항목
기초검사	문진, 신장, 체중, 혈압. 비만도, 청력
소변검사	백혈구, 아질산염, PH, 요단백, 요당, 케톤체, 유로빌리노겐, 빌리루빈, 요잠혈, 요비중, 요침사
대변검사	분변잠혈, 기생충검시
혈액질환검사	헤마토크리트, 혈색소, 백혈구수, 적혈구수, 혈소판수, 평균적혈구용적, 평균적혈수혈색소, 평균적혈구혈색소농도, 적혈구분포계수, 혈소판분포계수, 평균혈소판용적, 혈소판백분율, 호중구, 호산구, 호염구, 단핵구, 림프구, ESR
간기능검사	AST, ALT, ALP, 총빌리루빈, r-GTP, 총단백, 알부민, A/G비율
고지혈증검사	총콜레스테롤, 중성지방, 고밀도 콜레스테롤, 저밀도 콜레스테롤
당뇨검사	혈당, 당화혈색소
신장기능검사	요소질소, 크레아티닌, B/C 비율, Cystatin C
통풍검사	요산
류마티스 인자검사	RF
심혈관계검사	hs-CRP
B형 간염검사	HBs Ag, HBs Ab
C형 간염검사	HCV Ab
종양표지자검사	간암표지자, 전립선암표지자
갑상선검사	TSH, Free T4
부인과검사	자궁경부암
위장검사	위장조영촬영, 일반위내시경
X-선 촬영검사	흉부직접촬영
유방검사	유방촬영

종 목	검사항목
초음파검사	간장, 신장, 비장, 췌장, 담낭
동맥경화검사	동맥경화검사
체성분검사	비만, 체지방, 체수분, 부종
스트레스 검사	스트레스, 신경성 소화기 질환
심전도검사	심근경색, 부정맥
안과검사	안저촬영, 안압측정

② 한국건강관리협회 종합검진 추가검사 항목은 〈표 2-50〉과 같다.

〈표 2-50〉 한국건강관리협회 종합검진 추가검사

종 목	검사항목
정밀종합검진	기본종합검진+CT(두부 · 요추 · 경추 · 흉부 중 택1)+골밀도검사, 갑상선초음파, 뇌심혈관계, 류마티스, 간염(A, B, C형), CEA, CA 19-9, 대장내시경, CA 125, 질초음파
정밀플러스 종합검진	정밀종합검진+MRI(뇌 MRI, 뇌 MRA, 경추, 흉추, 요추), 심장초음파, 경동맥초음파, 전립선초음파, 유방초음파, 골다공증, Osteocalcin, C-Telopetide, 심혈관계, Allergy(42종), HIV-Ab(EIA), TPHA(정성), HPV검사, 자궁경부암, Lipoprotein, Apolipoprotein A, Apolipoprotein B, Cyfra 21-1, vitamin D, Ferritin

③ 서울대학교병원의 건강검진순서는 [그림 2-141]과 같다.

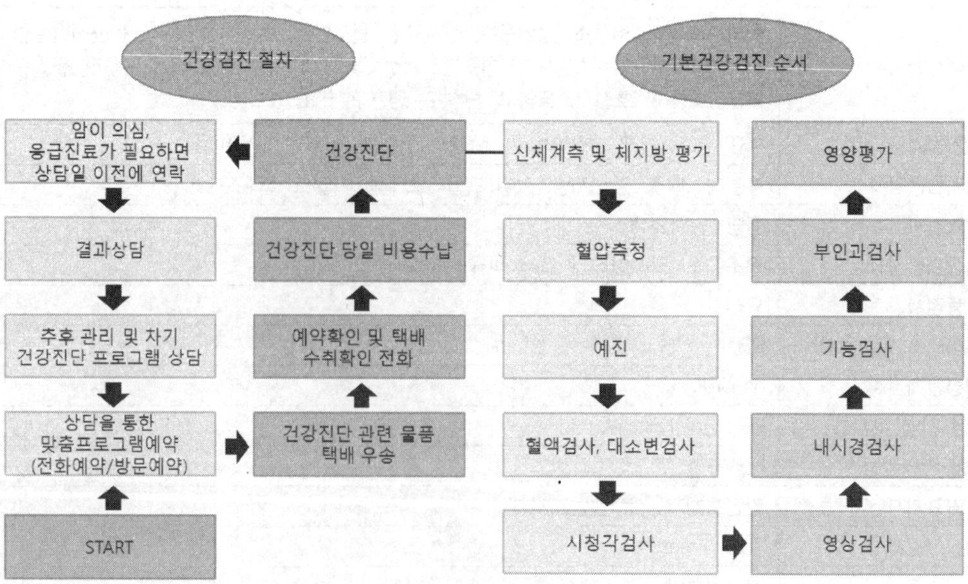

[그림 2-141] 서울대학교병원 건강검진순서

(5) 종합건강검진의 중요성과 발전방향

현대 사회에서 건강은 발병 이후에 의료서비스보다는 발병 이전에 사전 예방의 개념이 커지고 있다. 따라서 정기적인 종합건강검진이 갖는 의미와 발전방향도 중요해지고 있다.

1) 종합건강검진의 중요성

종합건강검진은 특정한 질병의 유무를 파악하여 조기에 진단하여 조기에 치료하는 목적을 가진다. 고혈압, 심장병, 당뇨병, 간질환, 암 등 유전과 환경, 스트레스, 생활습관과 관계가 있는 질병은 증세가 나타날 때까지 많은 시간이 걸리고 그 증세가 나타났을 때는 이미 늦은 경우가 많다. 이러한 질병은 치료가 가능한 시기에 발견하고 질병을 유발하는 요인을 발견하여 질병이 생기는 것을 막는다.

① 종합건강검진의 주요 대상으로는 비교적 정확한 진단이 이루어질 수 있는 질환, 발병률이나 사망률이 높은 질환, 후유증이나 부작용이 심한 질환, 조기에 발견하여 치료하는 것이 효과적인 질환 등이다.

㉠ 당뇨병, 고혈압, 빈혈, 결핵, 뇌혈관질환 등이 있으며 이러한 질환을 모두 자세히 검사하기보다는 기초검사를 실시하고 질환의 가능성이 높으면 다시 정밀한 검사를 하는 것이 보통이다.

㉡ 모든 질병을 놓치지 않고 찾아낸다는 것은 어려운 실정이다.

② 종합건강검진을 받는 대상자들은 예방적인 건강행위에 대한 교육을 제공받는다. 제공받는 교육에는 건강에 위해를 끼칠 수 있는 요인과 금연, 금주, 운동, 식이요법 등이 있다.

③ 우리나라는 경제발전으로 인하여 주요 건강문제가 전염질환에서 만성질환으로 변하고 있는 추세이다. 당뇨, 고혈압, 비만 등 만성질환의 발병률이 꾸준히 증가하고 있다. 이러한 상황에서 종합건강검진의 중요성은 더욱 강조되고 있고 수요 또한 증가하고 있다.

2) 종합건강검진의 발전방향

현재의 우리나라 대부분의 건강검진은 일률적으로 검진항목을 정해놓고 있는 실정이다. 성별이나 나이에 따라 검사항목의 차이는 있지만 건강검진을 받는 사람의 과거력, 유전력, 나이, 직업, 기존의 검사 등 건강에 영향을 미치는 요소들을 종합적으로 고려하지 않는다는 점에서 질적으로 떨어진다.

① 기존의 실험실 검사뿐만 아니라 문진과 이학적 검사에 더 많은 시간과 노력을 할애하고 개인별 특성을 파악하여 맞춤검사가 이루어져야 할 것이다. 그리고 검사로 끝내는 것이 아닌 검사내용을 토대로 생활에서 건강에 위해를 끼칠 수 있는 요인들을 파악하며 그 내용을 개개인에 맞추어 알려주어야 한다.

② 질병방지를 위한 생활습관, 식습관, 운동, 금연, 금주, 스트레스 관리 등 지속적이고 장기적인 관점에서 건강을 향상 혹은 유지시킬 수 있도록 지도하며 피검자 스스로 건강을 위한 노력을 하도록 유도할 수 있어야 한다.

③ 개개인에 맞춘 건강검진과 건강검진의 사후관리를 통하여 질적인 건강검진과 지속적인 건강관리를 할 수 있도록 해야 한다.

(6) 종합건강검진의 역사

질병예방과 건강증진에 대한 인류의 욕망은 인류의 역사와 함께 해왔다고 해도 과언이 아니다. 건강에 대한 욕구에 비하여 종합건강검진은 비교적 최근에 이루어지기 시작하였다. 이러한 이유에는 과거에는 과학적 근거나 질병의 체계가 제대로 잡혀 있지 않았고 예방보다는 치료에 치중하였기 때문이다. 의학의 발전, 예방중심의 의학은 현재의 종합건강검진을 탄생시키는 원동력이 되었다. 종합건강검진의 역사는 〈표 2-51〉과 같다.

〈표 2-51〉 종합건강검진의 역사

연 도	내 용
1700년경	병리학과 생리학의 발전으로 인하여 건강을 유지하지 위한 방법들의 과학적 근거가 마련되기 시작하였다.
1861년	Dovell 은 건강한 사람을 대상으로 질병을 진단하기 위하여 정기적인 건강진단이 필요하다고 처음 주장하였다.
1900년경	질병의 치료뿐만 아니라 예방적 의미의 건강진단에 대한 필요성을 제시하게 되었다.
1922년	Emerson은 건강인들을 대상으로 한 주기적인 건강진단의 필요성을 제시하였다.
1954년	일본에서 평소 건강하다 생각되는 사람들이 일정한 검사를 받고 성인병에 대한 조기발견, 예방, 치료지도를 받는 곳을 휴먼도크(human dock)라고 하였다.
1970년경	본격적인 건강검진의 연구와 검사법이 제안되기 시작하였다. 또한 전통적인 치료뿐만 아니라 질병예방에도 관심을 갖고 건강진단에 대한 필요성을 강조하였다.
1979년	캐나다의 특별연구반은 본격적인 연구와 검사 등을 제안하였다.
1980년	우리나라 가톨릭 강남성모병원에 종합건강검진센터가 설립되었다.
1983년	미국의 특별연구반은 정기건강진단의 이론적 원칙을 확립하는데 중추적인 역할을 하였다.

제3장

의료서비스의 이해

01 의료서비스의 개념

서비스는 사람에게 물적인 제품이나 구조물이 아닌 편리를 제공하는 무형의 상품을 판매하는 것이다. 서비스는 소유권이 설정될 수 있는 독립된 실체가 아니고 그 생산과 분리하여 거래될 수 없으며, 소비자에게 제공이 완료되는 시점에서야 생산이 완료된다.

서비스는 주문에 따라 각각 다르게 생산될 수 있는 이질적인 산출물이다. 의료학에서 의료서비스는 기본적으로 인간의 생명을 다루는 특수한 서비스에 환자의 상태가 정상적으로 돌아오기까지 다양한 무형의 서비스를 제공하는 의료서비스이다.

1. 의료서비스의 정의 및 유형

일반적으로 무형의 서비스에는 어떤 구성요소가 있으며 서비스의 정의 및 유형을 살펴본다.

(1) 서비스의 유형

서비스의 유형은 소비재 조건, 육체적 조건, 정신저 조건, 경제적 소건에 따라 분류할 수 있나. 서비스의 유형은 〈표 3-1〉과 같다.

〈표 3-1〉 서비스의 유형

분 류	내 용
소비재 조건	상품의 수송, 변형, 청소 등
육체적 조건	숙박, 의료, 운송, 미용 등
정신적 조건	상담, 교육, 정보, 오락서비스 등
경제적 조건	금융중개, 보험, 보증 등

① 맥도프(Magdoff, H.)와 바인트라우프(Weintraub, D.)는 서비스를 5가지로 〈표 3-2〉와 같이 분류한다.

〈표 3-2〉 맥도프와 바인트라우프의 서비스 분류

① 통신, 도매업, 운수 등 이미 생산된 제품을 취급하는 산업
② 제1차 산업, 제2차 산업에서 관리 및 사무를 담당하는 직원층
③ 관공서 등의 공무업
④ 가사노동, 자유업 등 개인적인 서비스만을 제공하는 산업
⑤ 보험, 금융업 등 재산을 취급하는 산업

② 피셔(Fischer, A. G. B.)는 소비자의 욕구를 직접 충족시키는 서비스와 물적 생산 과정에 밀접한 관련이 있는 종속적 혹은 보조적인 형태의 서비스로 나누었다.

(2) 서비스의 특성

Bruhn과 Georgi(2006년)는 서비스를 과정(process)으로 정의하고 서비스의 특성을 6가지로 제시했다.

① **서비스는 무형이다**(무형성) : 서비스는 추상적이며 만질 수 없고 서비스를 제공받기 전에는 직접 느낄 수 없기 때문에 서비스에 대한 인식, 가치, 평가가 어렵다.

② **서비스는 저장할 수 없고 사라지는 것**(소멸성) : 서비스는 재고로 보존할 수 없기 때문에 즉시 사용되지 않으면 사라진다.

③ **서비스의 무형적인 특성 때문에 다른 곳으로 옮겨질 수 없다**(무형성) : 서비스는 형태가 없으며 소멸되고 이질적인 특성으로 인하여 다른 곳으로 옮길 수 없다.

④ **서비스는 소비와 생산이 동시에 일어난다**(동시성) : 서비스는 서비스 제공자의 생산과 고객의 소비가 동시에 일어나게 된다.

⑤ **서비스는 이질적 속성을 가지고 있으므로 고객마다 서비스는 다를 수 있다**(이질성) : 서비스는 비표준적이며 매우 가변적이다. 서비스 생산과 분배의 과정에 사람이 개입하게 되므로 유형 제품처럼 표준화하기가 어렵다.

⑥ **서비스에서는 소비자가 생산과정에 참여한다**(비분리성) : 서비스는 생산과 소비가 동시에 일어나며 소비자가 서비스 생산과정에 참여하게 된다. 서비스는 누리거나 즐길 뿐 소유할 수는 없다.

⑦ 6가지 특징 외 서비스의 특징 : 6가지 분류 외에도 서비스는 특유의 많은 특징을 가지고 있다. 서비스의 특징은 〈표 3-3〉과 같다.

〈표 3-3〉 서비스의 특징

① 기술이나 기능을 고객에게 직접 제공하고 인력에 의존하는 경우가 많다.
② 서비스 제공에 있어서 개인의 판단이 개입하게 된다.
③ 서비스의 좋고 나쁨을 느끼는 것은 주관적인 판단에 의하여 이루어진다.
④ 분산된 시설물이 고객 주위에 배치되고 생산계획이 불확실하다.
⑤ 품질통제는 서비스 수행과정을 제외하고는 대부분 제한된다.
⑥ 정보 및 커뮤니케이션 기술에 민감하고 서비스의 품질평가는 즉시 이루어진다.
⑦ 시간, 장소, 수요조절에 많은 영향을 받는다.
⑧ 유통경로가 존재하더라도 매우 짧은 경향을 보인다.

2. 의료서비스의 특성

과거의 의료서비스는 좁은 의미로 의료행위를 의미하였다. 현대에서는 의료서비스를 넓은 의미로 의료기관에서 제공하는 모든 물적, 인적, 제도적 행위로 보고 있다. 의료서비스는 진단, 진료, 처방, 투약, 수술 등의 의료 본연의 행위와 의료행위를 통하여 의료 외적인 부가적으로 생성되는 행위들을 의미한다.

즉 의료행위는 물론이고 건강유지 및 증진, 의료기관에서 제공하는 모든 행위들을 의미한다. 의료업에 종사하는 모든 사람이 서비스의 공급자라고 할 수 있으며, 서비스의 효율을 위하여 공적 혹은 사적조직, 국가나 지방의 행정기관이 관여하거나 주도하기도 한다.

(1) 의료서비스

인간의 건강, 생명을 다루기 때문에 높은 질적 수준의 서비스가 제공되어야 한다. 이를 위해서 의료종사자는 고도의 지식, 전문적 능력, 기술, 봉사정신을 가지고 있어야 한다. 그리고 질적 수준뿐만 아니라 인적, 물리적 자원 등 물적 자원도 충분해야 한다. 의료서비스는 일관성과 포괄성을 가져야 하며 조직 전체의 체계화와 조직화가 이루어져 있어야 한다. 또한 공급자와 소비자 간의 높은 신뢰관계가 형성되어야 한다.

(2) 의료서비스의 분류

의료서비스는 의료행위와 의료외적인 행위로 분류된다.

1) 의료행위서비스

진단, 진료, 처방, 투약, 수술 등을 의미하며 고도의 전문성을 지니고 있기 때문에 의료의 질에 대한 객관적인 평가가 어렵다. 또한 고객은 전문적 지식이 결여되어 있어서 제공받는 서비스에 대한 가치를 평가하기 어렵다. 수요가 공급자로부터 기인하는 이유로 과잉진료 등의 문제가 발생할 수 있다.

2) 의료외적인 서비스

의료인이나 직원들의 태도, 진료절차, 시설, 진료환경 등 병원에서 제공하는 의료행위 외의 각종 서비스를 의미한다. 고객들이 직접 체험하여 서비스에 대한 만족, 불만족 등이 쉽게 평가할 수 있어 고객만족도에 많은 영향을 미친다.

(3) 의료서비스의 단계

의료서비스는 마케팅 과정과 제공되는 시점에 따라 마케팅 단계, 제공시점에 따른 단계에 따라 각각 3단계로 분류된다.

1) 의료서비스 마케팅 단계

의료서비스는 마케팅관점에서 가치선택의 단계, 가치제공의 단계, 가치전달의 단계로 이루어진다.

① 가치선택의 단계 : 고객의 욕구를 파악하고 고객의 가치를 분석하여 의료기관이 고객을 만족시킬 수 있는 서비스를 개발하는 것이다.

② 가치제공의 단계 : 개발된 서비스를 고객이 용이하게 이용할 수 있도록 고객 가까이 분배하는 단계이다.

③ 가치전달의 단계 : 의료기관의 서비스를 고객에게 전달하는 단계로 서비스를 알리고 이용하게 한다.

2) 제공시점에 따른 단계

제공시점에 따른 단계에서 사전 서비스 단계, 제공시점 서비스 단계, 사후 서비스 단계로 이루어진다.

① 사전 서비스 단계 : 고객이 의료기관에 방문하기 이전에 실시하는 서비스로 병원에 대한 사전광고, 안내 등을 의미한다.

② 제공시점 서비스 단계 : 고객이 의료행위 혹은 의료외적행위를 경험하게 되는 시점이다.

③ 사후 서비스 단계 : 서비스 제공 이후에 서비스를 제공받은 고객의 서비스 만족도를 조사하고 불만사항이 있으면 이를 검토, 수정, 해결한다. 또한 서비스에 대한 안내인 해피콜이나 불만사항에 대한 조치결과를 알려주는 것도 이에 해당한다.

(4) 의료서비스의 특성

의료서비스는 서비스의 특성과 같이 무형의 특징이 있으며 생명을 다루는 서비스이기에 매우 복합적이고 여러 특성을 지닌다.

1) 고객기대와 성과의 불일치

환자 혹은 보호자가 기대하는 성과와 실제 성과가 불일치하는 경향이 많다. 투약, 치료, 수술 등에 있어 환자의 육체적, 정신적 상태에 따라 의료서비스 제공자는 치료방법을 결정하게 된다. 일부 환자들은 의사의 직접적인 시술보다 대화를 더 선호하기도 한다. 따라서 의료서비스의 제공자는 환자의 상태와 욕구를 파악해야 하며 의료서비스의 제공 또한 환자에 맞게 이루어져야 한다.

2) 의료서비스에 대한 비용을 환자가 모두 부담하지 않는다

진료비지불제도나 보험 등으로 인하여 의료서비스에 대한 비용을 환자가 모두 부담하지 않는다. 다만 선택적 외과진료, 실험적 진료, 보험여부에 따른 상호지불형태 등은 제외된다. 환자들은 가격탄력성을 가질 수 없고 판매시점에서 화폐에 대한 가치보증은 고려되지 않는다.

3) 수요예측이 불가능하다

일반 서비스 또한 수요예측이 어려우나 의료서비스는 일반 서비스보다 더 수요예측이 어렵다. 수요예측이 어렵거나 불가능할 경우 유휴자원을 최소화하기 어렵고 의료서비스의 특성상 갑작스런 상황으로 인하여 수요가 급상승할 수도 있으므로 적절한 탄력성과 그 질과 양을 유지하기가 어렵다.

4) 동시성

의료서비스는 생산과 동시에 소비된다. 의료인 혹은 직원과 고객이 같은 시간, 같은 장소에 있어야만 서비스가 제공되므로 의료서비스는 고객의 참여하게 이루어진다.

5) 소멸성

의료서비스는 사용 후 혹은 사용하지 않고 보관이나 저장을 할 수 없기 때문에 시간, 장소, 환자가 일치하지 않으면 소멸된다.

6) 이질성

의료서비스는 거의 인적 요소에 의존하기 때문에 품질이 일정하게 유지하는 것이 어렵다. 또한 같은 서비스를 제공하더라도 서비스 제공자와 시간, 장소, 상황에 따라 결과가 달라질 수 있다. 이러한 이질성 때문에 표준화나 체계화가 어려울 수 있고 서비스 제공자의 숙련도와 전문성에 따라 서비스의 질에 차이가 난다.

7) 무형성

의료서비스는 무형의 상품이다. 따라서 서비스를 제공받기 이전에 경험하는 것은 물론이고 제공받은 후에도 서비스에 대한 평가가 어렵다.

① 의료서비스의 무형적인 특성과 고도의 전문성으로 인하여 고객이 가치를 판단하기 어렵기 때문이다. 그래서 고객들은 보통 어떠한 선택을 함에 있어 조심스러울 수밖에 없으며 타인의 경험담이나 과거의 경험, 규모나 시설 및 장비, 광고, 자격증, 의료인의 학력, 인터넷으로 정보를 얻고 평가하게 된다.

② 고객이 의료서비스의 가치를 객관적이고 정확하게 판단하는 것은 어렵고 고객만족에 영향을 미치게 된다.

③ 마케터는 고객에게 정보를 제공, 심리적 안정의 유도, 신뢰감 형성 등의 행위를 통하여 고객의 만족도를 높여야 한다.

④ 고객의 만족도 상승은 고객을 마케터가 되게 하여 다른 잠재고객들에게 구전함으로써 더 많은 고객을 모을 수 있게 한다.

8) 다수의 의사결정

일반적으로 의사와 병원에 대한 선택권은 환자나 보호자에게 있지만 선택 이후에 제공되는 의료서비스의 내용에 관해서는 의료서비스 제공자에 의하여 결정되거나 큰 영향을 받는다. 즉 환자나 보호자는 의료서비스 제공자를 선택하고 의료서비스 제공자는 제공할 의료서비스를 결정한다.

3. 국가별 문화와 의료

국가별 문화의 이해는 의료활동에서 의료서비스 만족에 영향을 주는 중요한 요소이다. 문화는 지역 및 지형, 국가 등 다양한 환경에 의하여 각기 다르게 발전한다. 이러한 문화적 차이를 인정하고 의료서비스에 적극적으로 반영하여 의료서비스의 질을 높이는 노력을 해야 한다. 점점 세계화 되고 있는 의료관광 분야에서 우위를 선점하기 위해 국가별 문화의 이해는 필수적이다.

(1) 문화의 정의

어느 관점에서 어떻게 보느냐에 따라 매우 다양한 의미를 가지는 다담론적인 개념이다. 문화(culture)라는 용어는 경작이나 재배를 의미하는 라틴어(colore)에서 유래하였다.

이 유래의 의미를 파악해보면 문화는 자연상태의 사물이 인간의 작용에 의하여 새롭게 창조하거나 변화되는 것을 의미한다. 즉 자연적 사물은 문화라고 할 수 없지만 인위적인 사물이나 상태라면 문화라고 할 수 있다.

㉠ 야생동물 문화라는 말은 없지만 목축문화라는 말은 있는 것과 같다고 할 수 있다.

자연과 문화는 반대의 의미로 볼 수 있으며 문화는 인류가 이루어내고 살아가는 모든 역사와 현재를 의미한다. 복장, 언어, 외모부터 정치, 경제, 종교 등에 이르기까지 인간의 모든 것을 의미한다. 문화는 넓은 의미로 보았을 때 인류의 삶과 역사 전체를 아우르는 매우 광범위한 의미라고 할 수 있지만 일반적으로 이렇게 넓은 의미로 쓰이지는 않는다. 문화를 어떻게 보느냐에 따라 수많은 방식으로 정의될 수 있지만 크게 4가지로 나눈다.

1) 교양으로서의 문화

19세기 매슈 아놀드(Mathew Arnold)는 문화는 인간사고와 표현의 뛰어난 정수라고 정의하였다. 이것은 문학, 미술, 음악 등에 대한 지식과 정신적 완성의 추구를 의미한다.

㉠ 문화인이라는 단어는 학문, 예술 분야에 종사하는 사람 혹은 교양이 있는 사람을 의미하는데 그것이 교양으로서 문화의 개념과 같다.

2) 진보로서의 문화

문화는 한 사회의 물질적, 정신적 발전의 상태를 의미하기도 한다. 이러한 이유로 문명이라는 개념과 같이 쓰이기도 한다. 이는 문화를 사회진화론적 관점에서 바라본 것으로 서구 제국주의의 문화관이 이에 해당한다.

㉠ 콜럼버스가 아메리카 대륙에 도착하기 이전부터 원주민들이 살면서 독자적인 문화를 가지고 살고 있었다. 하지만 신대륙을 발견하였다고 표현하고 원주민 문화를 부정하거나, 문화가 없는 야만적인 존재로 여겼다.

3) 예술 및 정신적 산물로서의 문화

문화는 정신적이거나 지적, 예술적인 산물을 의미하기도 한다.

㉠ 문학, 예술, 종교, 방송, 영화, 패션, 교육, 학문 등이 있다.

4) 생활양식으로서의 문화

사회학이나 인류학에서는 일반적으로 문화를 인간의 생활양식이라 정의한다. 인간은 자신과 관련된 환경에 적응하고 따르면서 살게 된다. 이는 사회의 질서나 규범, 의사소통, 상호작용 등 한 사회의 생활양식을 따르게 된다는 것이다.

㉠ 우리나라의 경우 나이나 지위 등에 따라 말을 높이기도, 낮추기도 한다. 이러한 규범은 우리나라의 유교적 관습, 가부장적 위계질서 등을 따르게 되는 것이다.

5) 다른 관점에서 바라보는 문화

Schein(1985년)은 문화를 "사회의 구성원들에게 너무나 당연시 여겨지고 무의식적으로 공유되어 있는 기본적 믿음과 가정"이라고 정의하였다.

① Strathern과 Keesing(1998년)은 문화는 "인간 삶의 방식대로 표현되고 저변에 흐르는, 즉 공유된 생각, 개념, 규범과 의미의 체계"라고 정의하였다.

② 일반적으로 대중들이 생각하는 문화의 의미는 지역, 성별, 나이, 시대 등에 따라서 타집단에서는 볼 수 없거나 차이를 보이고 집단 내에서는 동일한 특성이다.

(2) 문화의 특성

문화의 특성은 공유성, 학습성, 전체성, 축적성, 변동성, 상대성, 다양성으로 요약할 수 있다.

1) 공유성

사회의 구성원들에게 공통적으로 나타나는 행동 및 사고방식으로 같은 문화를 공유하는 습성을 의미한다. ㉠ 우리나라의 금줄은 우리나라 사람들이 공통적으로 공유하고 있는 문화 중 하나이다.

2) 학습성

문화는 생물학적 특성인 유전처럼 선천적인 것이 아니라 후천적인 학습에 의하여 얻어지는 것이다. 외국에서 태어나 우리나라에서 자라게 되면 우리나라의 문화를 학습하게 되고 우리나라에서 태어나 외국에서 자라면 외국의 문화를 학습하게 되는 것과 같다.

3) 전체성

문화의 각 부분은 상호 밀접한 관련이 있어 체계적, 종합적인 조화를 이루고 연쇄적인 변화를 일으킨다. ㉠ 조선시대 복장은 기후, 유교적 사고방식, 신분 등에 영향을 받았다는 것을 알 수 있다.

4) 축적성

문화는 다음 세대로 전달되는 것으로 시대의 흐름에 따라 문화의 내용은 환경의 변화에 맞추어 같이 변하게 되거나 새로운 내용이 첨가되어 축적되기도 한다.

5) 변동성

문화는 어떤 규칙성이 존재하기는 하지만 영원불변하는 것은 아니다. 환경의 변화에 따라 문화 또한 변하게 된다.

6) 상대성

각 사회의 문화적 특성은 상대적인 것으로 자신의 문화와 비교하여 옳고, 그르거나, 좋고, 나쁘다고 비교할 수 없다.

7) 다양성

문화는 한 사회의 자연환경, 역사, 사회적 상황에 따라 다양하게 나타난다.

(3) 문화의 구성요소

문화를 구성하는 요소는 매우 다양하고 광범위하며 6가지로 요약할 수 있다.

1) 상 징

본래의 특징 이외에 다른 뜻을 의미하거나 대표하는 것이다. 인간에게만 부여되는 고도의 정신작용으로 문화를 구성하고 매개하는 역할을 한다.

㉾ 자연세계에서 까마귀는 새 중에 하나이지만 인간은 까마귀를 길조로 보기도 하고 흉조로 보기도 한다.

2) 언 어

생각이나 느낌을 나타내고 전달하기 위해서 사용하는 음성이나 문자로 몸짓 등도 포함한다. 인류를 다른 동물과 구별하는 특징으로 문화를 기록하거나 후세에 전달하는 역할을 한다.

3) 기 술

무엇인가를 새로 만들어 내거나 발전시키고 성취하는 것으로 인간의 생활에 있어 유용한 형태로 변화시키고 창조하는 능력이나 수단이다.

4) 가 치

인간의 생활에 있어 중요하다고 느끼게 되어 사회구성원들의 행동을 지배하는 생각이나 감정이다.

5) 규 범

사회의 구성원들이 수용하고 공유되어 인간생활의 질서를 지키기 위한 것으로 도덕, 질서, 제도, 법률 등이다.

6) 예 술

인간은 예술적 창조활동을 통하여 문화에 이바지한다.

(4) 건강관리에서 고려되는 문화적 요소

건강관리를 위해서는 문화적 요소를 고려해야 한다. 환자의 신체적, 심리적, 생활환경 등을 고려해야 정확하고 효율적인 건강관리를 할 수 있다.

1) 생리학적 다양성

인간은 자신이 생활하고 있는 지역의 기후, 음식, 경제 등에 의하여 신체구조, 피부, 신체활력 징후 등이 다르다. 국가나 인종 등에 따라 많이 발병하는 질환이 다른 이유도 이 때문이다. 따라서 의료제공자는 문화별 생리학적의 다양성을 이해하고 고객의 생리학적 특성을 파악할 수 있어야 한다.

2) 심리학적 다양성

같은 것을 보거나 느끼고 겪더라도 문화에 따라 다르게 해석할 수 있다. 일반적으로 인간은 타 문화 인간의 행동을 자신의 문화로 해석하는 경향이 있다. 의료제공자가 당연하거나 효율적이라고 생각하며 하는 행동을 타문화의 고객은 이해하지 못하거나 위험하다고 느끼고 의료제공자를 불신할 수도 있다.

3) 성 별

문화에 따라 성별마다 따르는 관습이 존재하기도 한다.

㉠ 사우디아라비아 여성은 남성에게 피부를 보이는 것을 문화적으로 금기시 하고 있으며 이러한 문제를 해결하지 않을 경우 치료가 불가능할 수 있다.

의료제공자는 이러한 성별에 따른 관습 등을 이해하고 가능한 지켜주기 위하여 노력하고 사전에 양해를 구해야 한다.

4) 신체접촉에 대한 반응

문화마다 남성이 여성과 신체접촉을 금하기도 하고 어린이와 신체접촉에 대하여 엄격한 규율을 적용하기도 한다. 반드시 신체접촉이 필요할 경우 고객의 문화적 성향을 이해하고 상대방에게 신체접촉 이유를 설명하며 양해를 구해야 한다.

5) 공 간

공간은 고객과 의료제공자의 거리를 의미한다. 문화에 따라서 타인과 같은 공간에 있으면 불쾌해하는 경우가 있다. 따라서 고객의 이러한 문화를 이해하고 사적인 공간에 대한 배려를 할 수 있어야 한다.

6) 시 간

서양문화에서는 정해진 약속을 정확하게 지키는 것을 예의로 보지만 어느 문화에서는 시간을 너무 잘 지키는 것이 무례하게 받아들여질 수 있다. 문화에 따라 현재, 과거, 미래에 대한 이해가 다르기 때문에 고객을 대함에 있어서 시간에 관한 문화를 파악하는 것이 필요하다.

7) 음 식

국가나 문화마다 음식에 차이가 있다. 문화에 따라서 특정 음식을 기피하는 경우가 있다.

㉮ 힌두교에서는 소고기를, 이슬람에서는 돼지고기를 먹지 않는다.

의료제공자는 고객의 음식문화를 이해하고 가능한 배려해야 한다. 어느 영양소를 반드시 섭취해야 하는 경우에는 고객이 기피하는 음식을 피하고 다른 음식을 통하여 영양소를 섭취할 수 있도록 조치를 취해야 한다.

8) 통증에 대한 반응

문화마다 통증에 대한 반응이 다를 수 있다. 아프지만 되도록 참으며 표현하지 않는 것을 미덕으로 삼는 문화와 그 반대로 통증을 적극적으로 표현하는 문화가 있다. 통증은 건강에 어떠한 문제가 생겼다는 일종의 경고인데 통증을 표현하지 않는 경우 질환이나 수술, 치료 후에 생긴 어떠한 문제에 대한 파악이 어려울 수 있다.

9) 사회문화적 가치

의학적인 판단에 의하면 아프면 병원에서 치료를 받아야 하는 것이 당연한 것이다. 그러나 실제로 아픈 사람이 모두 병원에 가지는 않는다. 그리고 의학적 판단보다 자신이 속한 사회의 관습이나 문화에 의하여 습득된 경험을 통하여 자신의 신체적 변화를 감지하고, 판단하는 결정을 내리게 되는 경향이 있는데 이를 사회문화적 모형이라고 한다. Zboroswski는 유태인, 이탈리아인, 미국인을 대상으로 동일 증상에 대한 반응을 연구하였다. Zboroswski의 동일질환에 대한 문화별 반응연구는 〈표 3-4〉와 같다.

〈표 3-4〉 Zboroswski의 동일질환에 대한 문화별 반응연구

유태인	고통은 징조적인 의미로 보기 때문에 투약 시에 부작용을 걱정함으로써 이미 검증된 약의 효과를 반감시켰으며 회의적이고 의료진의 능력에 대하여 비판적이었다.
이탈리아인	고통을 제거하는 것에 주로 관심을 보였고, 진통제의 사용을 원하고 환영했다. 진통제 사용으로 고통은 줄어들고 심리적으로도 낳는다고 느껴 치료에 긍정적인 영향을 미쳤다.
미국인	고통을 공개적으로 표현하는 것은 의료인이나 어느 누구에게도 도움이 되지 않는다고 생각하고 있었고, 과학적 근거나 높은 기술력에 의한 치료를 원하고 환영했다.

(5) 타 문화의 이해

타 문화를 이해하기 위해서는 타 문화 사람이 되어 그들의 생각을 이해하는 것이 중요하고 무엇보다 타 문화를 존중하는 마음가짐이 중요하다. 타 문화를 이해하는데 관점과 태도를 중심으로 설명한다.

1) 문화 이해의 관점

문화를 이해하는데 있어 어느 관점으로 보느냐에 따라 상대론적 관점, 총체론적 관점, 비교론적 관점으로 나누어진다.

① **상대론적 관점** : 문화는 있는 그대로 이해해야 하는 관점으로 문화는 그것이 발생한 사회 속에서 의미와 가치를 지니고 있으며, 자연이나 사회적, 역사적 환경을 고려하여 이해하는 것을 의미한다. 문화의 다양성을 인정하고 문화의 우열을 가리지 않는다. 모든 문화에 대하여 문화형성배경, 자연환경, 사회적 상황을 객관적으로 검토한다. 이러한 관점은 문화의 차이를 이해하고 다름을 인정하기 때문에 국제사회의 협조를 돕는다. 그러나 각 문화의 특수성을 지나치게 강조하여 모든 문화현상을 상대론적 관점에서만 보면 인류의 보편적 가치가 무시될 경향이 있다.

② **총체론적 관점** : 문화현상을 부분적으로 이해하지 않고 전체적인 맥락 속에서 타문화요소들과의 상호 관련성을 파악하고 이해하고자 하는 것이다.

③ **비교론적 관점** : 한 사회의 문화가 지닌 보편성과 특수성을 다른 사회의 문화와 비

교하여 그 차이를 이해하고자 하는 것이다. 이러한 비교를 통하여 자기문화 혹은 타 문화의 보편성과 특수성을 잘 이해할 수 있다. 또한 자기 문화에 대하여 객관적이고 비판적으로 이해 가능하다.

2) 문화 이해의 태도

자 문화와 타 문화 중에 어느 것을 더 선호하거나 또는 동일시 여기는지에 따라서 문화 상대주의, 문화 사대주의, 자 문화 중심주의로 분류된다.

① **문화 상대주의** : 한 문화를 있는 그대로 이해하고자 하는 것으로 문화를 그 사회의 맥락 속에서 이해하고 평가하고자 하는 태도이다. 그리고 그 문화의 형성배경, 자연환경에 대하여 이해하고자 한다. 문화 간에 우열을 가리지 않으며 각 사회의 문화가 지니는 가치를 인정한다. 극단적일 경우 인류 공통의 가치가 무시될 수 있다.

② **문화 사대주의** : 타 문화를 너무 높이 평가하고 맹목적으로 따르면서 자 문화는 낮게 평가하고 따르지 않는 것이다. 선전 문화를 적극적으로 수용하여 자국의 문화 발전에 기여할 수도 있지만 이것이 지나칠 경우 문화적 주체성을 상실하여 외래 문화에 종속될 수 있다.

③ **자문화 중심주의** : 자신이 속한 문화를 가장 우수한 것으로 보며 자 문화를 기준으로 하어 티 문화를 바라보고 평가한다. 이러한 문화는 자기문화에 대한 자긍심과 주체성을 높이고 자 문화권의 사회통합이 이바지할 수 있지만 국제적인 고립이나 국수주의, 문화제국주의로 변할 수 있고 자기문화의 발전을 위한 비판적인 안목을 키우기 어렵다.

(6) 타 문화 환자에 대한 의료서비스 제공방법

각 고유한 문화를 파악하고 이해하며 의료서비스를 제공해야 고객의 만족도가 상승하며 치료관계가 성립될 수 있다. 그렇지 않을 경우 고객의 만족도는 떨어지고 치료를 거부하거나 의사소통 문제 등으로 인한 오해가 생기고 치료에도 문제가 생길 수 있다. 따라서 고객의 문화를 이해하고 그에 맞추어 의료서비스를 제공해야 한다.

1) 본인의 행동이나 태도

타 문화에 대한 이해를 하기에 앞서 의료서비스 제공자 본인의 행동이나 태도를 생각해본다. 본인 스스로 또는 가까운 사람의 평가를 통하여 자신이 타인에게 부정적인 영향을 미칠 수 있는 행동이나 태도, 생각, 편견 등을 파악하고 고친다.

2) 고객의 문화적 특성

고객과의 관계에 영향을 줄 수 있는 문화적 특성을 파악한다. 의료서비스 제공을 위한 문화적 특성의 이해는 〈표 3-5〉와 같다.

〈표 3-5〉 의료서비스 제공을 위한 문화적 특성의 이해

① 고객과 의료서비스 제공자 간의 건강과 질병에 대한 생각의 차이를 파악한다. ② 환자가 이해 가능한 의사소통 방법을 이용한다. ③ 건강, 질병, 치료에 대한 고객의 문화에 대하여 말할 수 있도록 유도한다. ④ 환자의 특이성을 주의하고, 환자의 문화적 관습이나 신념 등을 파악한다. ⑤ 환자 앞에서 피해야 할 행동이나 태도를 파악한다. ⑥ 의료서비스를 제공하기에 앞서 의료서비스의 제공하는 이유를 알려주고 필요할 경우 의료서비스 내용을 변경한다.

3) 고객의 문화적 요구를 위하여 의사소통기법

고객의 언어적, 비언어적 의사소통 문화를 파악하고 이를 활용하여 환자의 불안이나 걱정, 혼란에 대하여 주의깊게 관찰한다. 또한 고객과의 의사소통을 문화에 맞추어 고객을 대한다. 고객의 동의 없이 타인과 환자의 문제를 상의하거나 알려주면 불쾌해하는 문화권의 고객일 경우 미리 환자에게 알리고 양해를 구하도록 한다.

4) 고객의 문화적 요구의 충족은 치료관계를 형성

고객의 문화적 요구를 파악하고 이에 맞게 친절하고 존중하는 자세로 예의를 갖춘다. 그리고 가능한 융통성을 발휘하여 문화적 차이로 인하여 생길 수 있는 문제를 최소화한다.

5) 언어소통이 어려울 시 다른 접근법

고객과 언어의 차이로 인하여 의사소통에 어려울 시에는 다른 방법으로 접근하여 고객의 이해를 돕는다. 언어소통이 어려운 경우의 접근법은 〈표 3-6〉과 같다.

〈표 3-6〉 언어소통이 어려운 경우의 접근법

① 환자의 이해를 돕기 위하여 몸짓, 사진, 그림 등을 이용한다. ② 할말은 요점만 간단히 하고 반복하여, 상대방이 이해했는지 여러 번 확인한다. ③ 언어가 통하지 않더라도 말투나 표정으로 짐작하거나 오해할 소지가 있기 때문에 상냥한 표정과 목소리를 이야기한다. ④ 환자가 이해하기 어려운 약어나 전문용어는 될 수 있는 한 자제하고 꼭 말해줄 필요가 있을 경우 쉽게 풀어 이야기한다. ⑤ 천천히 또박또박 말하고 너무 큰소리로 말하지 않는다. ⑥ 사전이나 번역기 등 의사소통에 도움을 줄 수 있는 것을 적극적으로 활용한다.

6) 통역사를 활용

원활한 의사소통을 위해서 통역사를 활용할 수 있는데, 이 경우 원활한 의사소통은 물론이고 고객은 통역사에게 의지하면서 심리적 안정감을 가질 수 있다. 이를 위하여 통역사는 고객에 대한 문화를 이해하고 있어야 한다.

(7) 국가별 의료제도와 특성

국가별 문화에 따른 의료제도는 어떤 것들이 있으며 특성은 어떤지 살펴보고 해외환자에게 의료서비스를 제공하는데 충분히 반영하는 노력이 필요하다.

1) 미 국

미국의 공공보건관리체계는 선진국들 사이에서도 유일하며 자금, 구매, 의료전달체계 등 양적, 질적면에서 매우 신뢰할 수 있는 체계를 갖추고 있다. 비영리조직 병원이 70[%]를 차지하고 병상당 의료지원 인력은 타국에 비하여 많으며 의료인의 질도 높다.

① 공공보건 지출은 연방정부와 지자체를 통하여 이루어지고 그 중 45[%]정도가 Medicaid, Medicare라는 연방정부의 보건관리서비스 체계를 통하여 장애인, 빈민층, 고령자 등을 위하여 쓰이고 있다.

㉠ 국민의 80[%]는 그들의 고용주나 개인보험이 가입되어 있지만 20[%]는 정부나 보험의 혜택을 받지 못하고 있어 불합리한 의료제도라는 불만이 많다.

㉡ 의료수가를 우리나라와 비교시 전체적으로 10배에서 많게는 100배 이상으로 높다. 우리나라에서는 맹장수술비가 30만원 정도하는데 미국에서는 900만원이고 슬관절치환술 같은 경우 우리나라에서는 50만원인데 비해 미국에서는 6600만원(2009년 기준)이다.

㉢ 불합리한 의료제도라는 불만을 해결하기 위하여 [그림 3-1]과 같이 '오바마 케어'가 시행되었다. 이 제도는 의료보험에 가입하지 않으면 벌금을 내는 제도이다. 강제성이라는 부정적인 관점과 통제수단이 아닌지에 대한 의견이 분분하다.

㉣ 긍정적인 측면으로는 이전에는 보험에 들고 싶어도 보험사에서 거절당하던 사람들을 거부할 수 없게 됨에 따라 누구나 보험혜택을 받을 수 있다.

㉤ 이전에 저소득층은 국가의 지원을 받고 고소득층은 자신에게 맞는 의료보험을 택하면 되지만, 중산층은 의료보험비는 비싸게 내고 정작 치료를 받고자 할 때는 비싼 추가 비용 때문에 제대로 치료를 받지 못하는 경우가 있었는데 이러한 중산층에게도 합리적인 의료서비스를 제공할 수 있다.

② 미국인의 주요 사망원인이 되는 질환은 허혈성 심질환(21[%]), 호흡기 질환(12[%]), 뇌혈관 질환(7[%])이다.

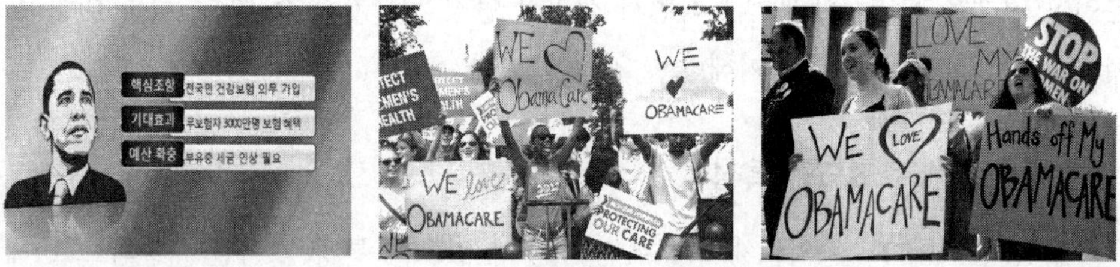
핵심조항
전국민 건강보험 의무 가입
기대효과
무보험자 3000만명 보험 혜택
예산 확충
부유층 세금 인상 필요
WE ObamaCare
WE love OBAMACARE
WE OBAMACARE
PROTECTING OUR CARE
LOVE MY OBAMACARE
STOP THE WAR ON WOMEN
WE LOVE OBAMACARE
Hands off My OBAMACARE

(a) 오바마케어 내용 (b) 오바마케어

[그림 3-1] 미국 의료제도

2) 러시아

구 소련시대에는 의료비를 전부 국가에서 부담하였었지만 1993년 고용자가 부담하는 건강보험제도가 도입되었다.

① 소련의 붕괴 이후 구코메콘 제국과의 분업체계가 무너지고, 외화부족 등의 이유로 의료기구, 의약품의 조달이 어려워졌다. 실제 의료활동을 하는 인력은 대부분 여성들이며 남성들은 국가기관이나 병원의 유지 및 보수활동에 집중되어 있다. 〈표 3-7〉과 같이 주요 의료기관은 도시에 집중되어 있어 도시권이 아니면 최소한의 의료서비스만 받을 수 있어 비합법적인 의료활동이나 의료인이 존재하고 민간요법이나 전통의학에 의존하는 경우가 많다.

㉠ 사망자 중 18[%] 정도가 암에 의하여 사망한다.

㉡ 강력범죄 등의 상해, 자살, 알콜중독으로 인한 사망이 10[%] 정도이고 가임여성 1명당 3~5번은 높은 낙태율을 기록한다.

〈표 3-7〉 러시아 의료제도

구 분	러시아 연방별 종합병원 수			러시아 연방별 외래진료소 수		
	2000	2005	2006	2000	2005	2006
러시아 연방 총합계	10,704	9,479	7,478	21,254	21,783	18,792
중앙 러시아 연방관구	2,337	2,076	1,821	5,375	5,745	5,370
서북부 러시아 연방관구	962	821	677	1,864	1,922	1,688
남부 러시아 연방관구	1,384	1,297	1,010	3,140	2,867	2,451
북부 러시아 연방관구	2,470	2,071	1,585	4,166	4,332	3,461
우랄 러시아 연방관구	781	678	613	1,544	1,589	1,473
시베리아 러시아 연방관구	1,847	1,696	1,251	3,644	3,641	3,097
극동 러시아 연방관구	923	830	521	1,521	1,687	1,252

㉢ 남자의 평균수명은 미국이나 유럽보다 10세 이상으로 낮으며 러시아 여성에 비하여 15세 가량 낮다.

㉣ 국민의 낮은 생활수준으로 후진국형 전염병인 결핵이나 콜레라 등이 전국적으로 발생하고 있다.

㉤ 결핵의 경우에는 영아 사망률의 50[%]를 차지하고 있다.

② 고위험 직업군에서 종사하는 사람과 만성질환에 대한 적절한 예방과 보호대책이 부족하다.

3) 중 국

중국의 국가 보건복지 평균예산은 전체 예산의 2[%]에 불과하며 선진국 평균인 17[%]보다 매우 낮다. 도시에 사는 사람은 전체 인구의 30[%]에 불과한데 비해 80[%] 이상 의료자원이 도시에 집중되어 있어 의료혜택의 불균형이 매우 심하다.

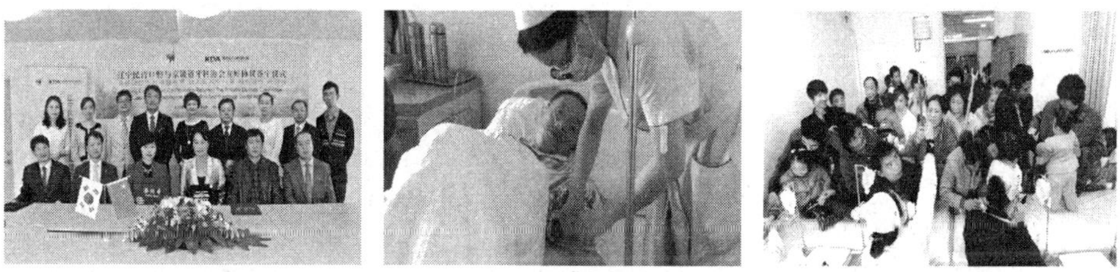

(a) 중국의 병원상황

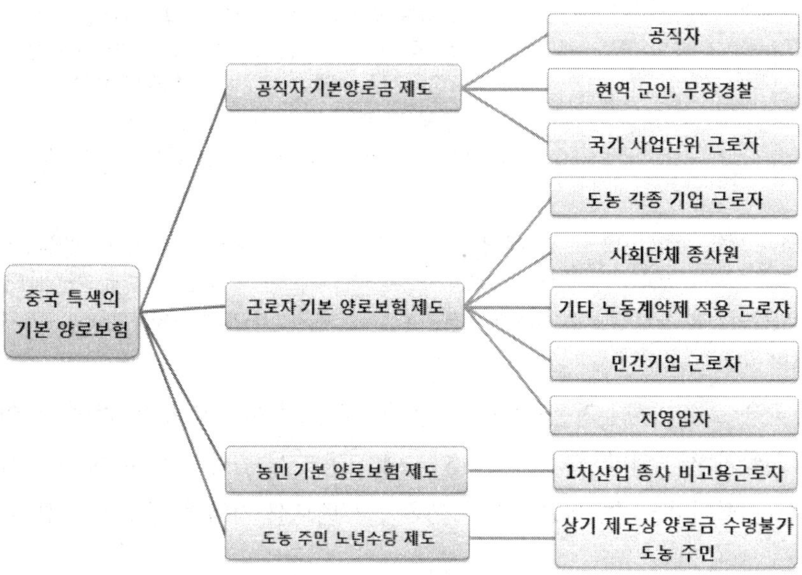

(b) 양로보험제도체재

[그림 3-2] 중국의 의료제도

〈표 3-8〉

특 징	도 시		농 촌
	도시근로자 기본의료보험	도시주민 기본의료보험	신형 합작의료보험
행 정	시(municipal level)	시(municipal level)	2,176개 군(county)
책임기관	인력자원 및 사회보장부	인력자원 및 사회보장부	보건부, 주 건강국
지방정부권한	자격, 재원조달, 급여 (지역별로 큰 편차)	자격, 재원조달, 급여 (지역별로 큰 편차)	보험자면책 본인부담금, 상한 진료비보상률, MSA
개시년도	1995년 시범사업 1998년 시행	2007년 79개 시 시범 2010년 전도시 예정	2003년
가 입	개인별로 가입강제	세대단위 임의	세대단위 임의
목 표	67[%](2008년 말)	60.4[%](2008년 말)	94.2[%](2009)
적응률	70[%]	50[%]	30[%]
보장률	16.54[%]	9.57[%]	63.72[%]
수입 (10억위안)	270.9(398억 달러)	15.4(23억 달러)	94.435(139억 달러)
지출 (10억위안)	201.6(296억 달러)	6.7(9.8억 달러)	92.292(136억 달러)
수입원	• 근로자 보수의 8[%](사업주 6[%]), 근로자 2[%]) • MSA가 외래진료비와 약제비를 커버(사업주 기여금+근로자 기여금의 30[%])	• 지역에 따라 다름 –성인은 245위안, 소수인종은 113위안 –2008년, 정부 기여금은 1인당 80위안 –서부지역과 중앙지역 정부 기여금은 40위안 –극빈자와 장애인은 연간 60위안을 추가로 보조받음(50[%])는 중앙정부 부담)	• 지역에 따라 다름 –성인은 245위안, 소수인종은 113위안 –2008년, 정부 기여금은 1인당 80위안 –서부지역과 중앙지역 정부 기여금은 40위안 –극빈자와 장애인은 연간 60위안을 추가로 보조받음(50[%]는 중앙정부 부담)
국가보조금	없음	낙후지역 국가 (중앙 및 지방정부) 보조	낙후지역 국가 (중앙 및 지방정부) 보조

㉮ 북경의 대표적인 종합병원인 동인병원에 방문하는 사람의 60[%]가 지방에서 온 환자이고 병원에서 진찰권을 2천원에 팔고 있지만, 정상적으로 구하는 경우는 거의 없으며 20배 이상의 높은 가격으로 암암리에 판매되고 있다. 의료비용 또한 과도하게 상승하고 있는데 이러한 배경에는 공급의 불균형과 의약품 판매의 의존, 감시체계의 부실 등이 있다.

① 중국은 오래전부터 전통의학이 발달하여 왔으며 여기에 서양의학이 도입되면서 전통의학과 서양의학의 혼합으로 인하여 오용도가 높다. 인구수에 비하여 현대적인 의료시설이나 기술, 의료인력이 부족하고 비도심 지역의 경우 이러한 문제가 더욱 심각하다.

㉠ 평균수명이나 건강상태에 대한 통계자료상으로는 양호한 편이지만 도심과 비도

심, 서양의학과 전통의학간의 수준차로 인하여 의료상태를 정확하게 가늠하기 어렵다.

㉡ 비도심 지역의 경우는 전염성 질환이나 영양실조 등의 문제가 심각한 편이다.

㉢ 개도국에 비해서도 전염성 질환이나 만성질병의 증가율이 높다.

② 중국의 주요 질환으로는 뇌혈관질환(18[%]), 만성폐질환(14[%]), 허혈성 심질환(7.7[%])이다.

4) 홍 콩

홍콩의 국가보건복지 평균예산은 전체 예산의 5.6[%]로 선진국 평균에 비해 낮다. 하지만 조세로 의료서비스를 제공하기 때문에 다른 아시아 국가에 비하여 비용의 효율성이 높고 유럽의 수준에 비해 손색이 없다(표 3-9).

공공에 의하여 제공되는 의료서비스는 입원치료(90[%]), 외래 통원치료(15[%]), 거의 모든 예방과 재활서비스가 포함되며 모든 국민은 무료 혹은 상당한 보조를 받아 의료서비스를 이용하게 된다.

① 홍콩의 보건관리체계는 접근성과 활용성, 자금, 자원의 분배 측면에서 비교적으로 합리적인 시스템을 가지고 있다. 1차 서비스, 민간과 공공의 효율적인 역할분담, 예방과 치료의 서비스 분배가 잘 이루어져 있고 의료서비스가 단계적으로 잘 배분되어 있다.

〈표 3-9〉 홍콩의 의료제도

(a) 홍콩 의료 비용

서비스	홍콩 의료비용(HK$)
응급실	매번 진료 $100
입원치료(응급치료)	입원비 $50 매일 $100
입원치료(회복 요양 및 정신과 치료)	매일 $68
전문과 진료	처음 진료 $100, 다음 매번 진료 $60, 매 종류약물 $10
보통과 진료	$45
약물외용 및 주사	$17
노인과 정신과 및 회복과 주간병원	$55

(b) 선진국 의료 비용

서비스	선진국 의료비용(HK$)
응급실	매번 진료 $570
입원치료(응급치료)	매일 $3,300
입원치료(회복 요양 및 정신과 치료)	매일 $1,200
특별 강화치료부	매일 $18,100
강화치료부	매일 $13,900
중환자실	매일 $9,800
육아실	매일 $640
전문과 진료	매번 진료 $700
보통과 진료	$215
약물외용 및 주사	$70
노인과, 정신과 및 회복과 주간병원	$1,400
정신과 주간병원	$880

② 의료지표를 보면 선진국과 동등하거나 우수한 것으로 나타나고 있다. 영아사망률은 1천명당 1.7명 수준으로 선진국 수준이며 평균수명은 남자 80세, 여자 86세이다.

③ 노인인구 비율이 급상승하고 있어 조세로 인한 의료비는 줄어드는 반면 퇴행성 만성질환은 급증하고 있다.

5) 일 본

일본의 의료제도는 매우 효율적이고 모든 국민은 건강보험에 의무적으로 가입되어 있고 건강보험증만 있으며 어느 의료기관에서도 보험진료를 받을 수 있다(표 3-10). 또한 저가의 종합의료 관리 시스템을 모든 국민에게 필수적으로 제공하고 있다.

〈표 3-10〉 일본의 의료제도

(a) 일본의 의료보험

보험구분	피보험자	보험자	보험료	급여수준
건강보험	직장가입자	정부관장 건강보험	사용자 : 피용자 50 : 50부담	본인부담 : 20[%] 피부양자 : 입원 20[%] 외래 30[%]
		조합관장 건강보험		
국민건강 보험	지역가입자	국민건강 보험조합	보험료(국민건강보험제), 국고보조	본인부담 : 30[%]
공제조합	국가공무원	국가공무원 공제조합	사용자 : 피용자 50 : 50 부담	단기 : 건강보험 장기 : 연금제도 • 건강보험보다 급여범위 상회 • 재해급여, 휴업수당, 임금급여 포함
	지방공무원	지방공무원 공제조합		
	사립학교 교직원	사립학교 교직원 공제조합		

(b) 보험료 지원

보험자	시정촌, 특별구 (중앙정부, 도도부편, 의료보험자, 연금보험자는 재정 및 사무 공동지원)	
피보험자	제1호 피보험자	65세 이상 노인
	제2호 피보험자	40세 이상 64세 이하의 의료보험 가입자
보험료	제1호 피보험자	시정촌별 소득된 계약정액
	제2호 피보험자	정액(전국동일, 사업주 또는 국비 50[%] 부담)
자격인정	개호연정심사회 심사결과에 따라 요개호, 요지원 자격인정	
급여범위	요개호	재택서비스, 시설서비스
	요지원	재택서비스
본인부담	10[%] 정불 (요개호도에 따른 보험급여 상한액 설정, 초과금은 전액본인부담)	
재원	피보험자 50[%]	제1호 피보험자 17[%], 제2호 피보험자 33[%]
	공적부담 50[%]	중앙정부 25[%], 도도부편 12.5[%], 시정촌 12.5[%]

비영리를 전제로 하는 의료체계이기 때문에 영리목적의 병원이나 진료소를 운영할 수는 없으나 병원과 연관된 제약회사나 조제약국, 의약품시장 등은 영리목적으로 운영되고 있다.

① 일본의 병원은 크게 6종류로 구별된다. 그 6가지 종류에는 요양소와 같은 수용형 병원, 지역보건법의 제한으로 인해 성장이 어려운 미분화 병원, 특정 질환에 특화된 전문병원, 지역 내에서 중심적으로 의료서비스를 제공하는 지역 중핵병원, 지역 밀착형 병원인 외래형 소병원이다.

② 일본은 전반적으로 건강상태가 좋고 수명이 가장 높은 나라(2013년 통계기준)다. 건강지표 통계자료에서도 평균수명(여성평균 87세, 남성평균 79세)이나 5세 이하의 영아 사망률이 지속적으로 줄어들고 있다. 그러나 복잡한 사회환경의 영향으로 스트레스 수준과 자살률이 증가하고 있다.

㉠ 사망원인 비율은 암(28.5[%]), 뇌출혈(15.9[%]), 심장질환(15.1[%]), 폐렴(8.6[%]) 순이었다.

㉡ 노인인구는 2020년에 25[%]를 넘길 것으로 예상되며 이에 따라 퇴행성 만성질환의 발병률도 상승하고 있다.

6) 인 도

인도는 아시아의 다른 저개발국가들에 비하여 의료서비스에 대한 정부의 지원율이 낮은 편이다. 20[%]정도가 공공자금으로 조달되며 나머지 80[%]는 환자가 직접 부담하게 된다.

① 건강관리 시스템은 국가나 지자체를 통하여 운영되지만, 그 산하의 의료시설들은 대부분 의료자원이나 시설, 관리의 부족 등의 이유로 의료의 질이 낮다. [그림 3-3]과 같은 의료시설과 의료자원의 부족, 금전적인 문제 등으로 민간요법이나 전통의학에 의존하는 경향이 매우 높다.

㉠ 국가는 이에 대한 적절한 대책을 세우지 못하고 있는 실정이며 비도심지역이나 빈민가는 무허가 의사가 공공연히 진료를 하고 있다.

㉡ 고급 사설의료기관은 도심에 밀집되어 있고 소수의 상위 계층을 위한 역할을 수행하고 있다. 그렇기 때문에 중하위 계층은 실질적으로 소위 Nursing Home이라 하는 비의료 전문기관에서 진료를 받는다.

② 인도 전지역을 통틀어 다양하고 방대한 전염성 질환이 만연하며 전체 질병부담의 40[%]가량을 차지하고 있다. 산모나 어린이의 건강(2013년 기준 5세 미만 영 · 유

아 사망률 세계최고) 문제가 매우 심각하며 전체 인구의 22[%]를 차지하는 10대 청소년들도 70[%] 가량이 빈혈증에 시달리고 있다.

③ 인도인의 주요 사망원인으로는 전염성질환과 산모의 건강악화 및 영양결핍(36[%]), 심혈관질환(29[%]), 만성질환(15[%]), 암(7[%]) 순이고 자살률 또한 우리나라와 1, 2위를 다투고 있으며 통계상 1시간에 15명 정도가 자살하고 있다고 한다.

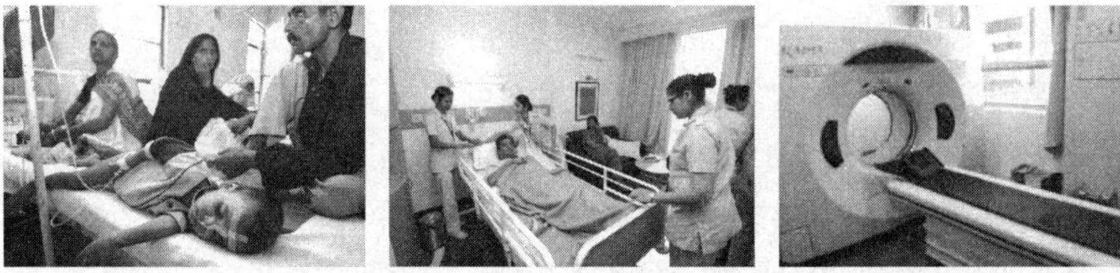

(a) 인도 의료시스템 (b) 의료시설 (c) 병원 내 CT 촬영실

[그림 3-3] 인도의 의료제도

7) 말레이시아

말레이시아 의료체계의 주 제공자와 자금은 국가에 의하여 조달된다. 기본 의료관리 체계가 발달되어 있어 국민의 90[%] 이상이 혜택을 누리고 있다(그림 3-4).

① 우리나라와 달리 국가에서 제공하는 의료보험제도는 없고 민간보험이 있는데 지정된 병원에서만 보험혜택을 받을 수 있다.

㉠ 사설 의료기관은 공공 의료기관에 비하여 높은 성장을 보이는데 그로 인하여 의료기관이 도심에 집중되는 형상을 보인다.

㉡ 비도심 지역이나 저소득층은 발달된 의료기관에의 접근이 어렵다. 이러한 도심 집중현상으로 공공 의료기관은 인력부족에 시달리고 있다. 말레이시아 전통의료와 중국이나 인도 등의 민간요법이 다양하게 행해지고 있다.

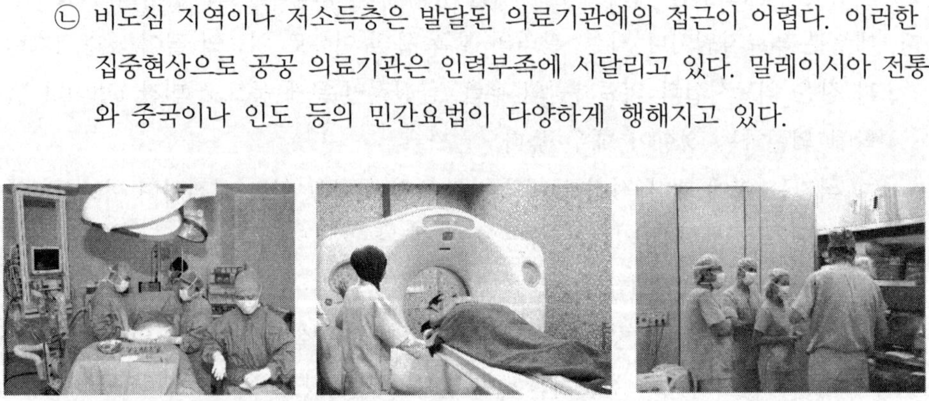

(a) 의료시설 (b) 의료장비 (c) 재활센터

[그림 3-4] 말레이시아의 의료제도

② 말레이시아의 평균수명은 74세 이상이고 의료체계와 관리능력의 발달로 전반적으로 높은 수준의 건강을 유지하고 있다.
③ 말레이시아의 대표적인 질환으로는 허혈성 심질환, 교통사고, 뇌혈관질환, 패혈증 등이 있다.

4. 의료관광의 정의 및 배경

의료관광은 환자가 진료와 휴양, 관광을 병행하는 것으로 의료비용이 비교적 저렴하면서 동시에 선진국 수준의 의료서비스와 자연경관이 수려한 인도나 아시아 지역의 개발도상국의 관광지에서 활발하게 이루어지고 있다. 의료관광 프로세스는 관광객 위치를 위한 홍보부터 시작되고, 효율적인 의료관광을 위해서는 의료와 관광이 연계되어 인프라를 구축하고 국가나 사회와도 인프라가 구축되어 있어야 한다.

(1) 의료관광의 정의

의료관광은 의료에 관광이 더해진 것으로 의료목적으로 개인이 자신의 거주지를 벗어나 외국으로 이동하여 현지의 의료기관, 요양기관, 휴양기관을 통하여 본인의 질병을 치료하거나 건강을 유지, 회복, 증진하고자 하는 것이다.

1) 의료관광

서비스 산업이며 서비스 산업의 특성상 수요의 소득탄력성이 높으며 노동집약적인 특징을 지니고 있다.

① 의료산업은 고도의 기술과 의학적 속성이 강하고 진입장벽이 높은데 비하여 관광산업은 진입장벽이 높지 않은 편이다.
② 관광산업이 수요의 가격탄력성이 높은데 반하여 의료산업의 수요는 정확하고 합리적인 의사결정에 의하여 이루어진다.
③ 관광의 수요는 자신의 거주지를 벗어나 새로운 환경에 대한 상상에 의하여 이루어진다.
④ 의료와 관광은 서로 다른 특징을 가지고 있으므로 이러한 특징을 조화롭게 조합하는 것이 의료관광산업의 성공의 열쇠라고 할 수 있다.
⑤ 의료관광은 의료를 목적으로 관광을 접목시킨 것으로 환자의 치료뿐만 아니라 휴양, 관광을 위한 것이기도 하기 때문에 뛰어난 의료기술, 가격경쟁력, 문화에 대한 이해, 관광에 대한 지식 등을 충분히 갖추어야 한다.

1) 우리나라의 의료관광에 대한 정의

보건산업진흥원에서 정의한 의료관광은 "보건분야에서 관광자원으로 활용 가능한 부분을 발굴, 개발하고 관광을 상품화하여 서비스 또는 제품을 제공하는 사업으로 우수한 보건 서비스와 관광이 결합된 보건광고나 프로그램을 개발하여 재외 한국인을 포함하여 외국인에게 제공함으로써 관련 산업분야의 발전을 꾀하고 아울러 외국인 유치를 통한 외화획득 등 국가경제에 이바지 하고자 하는 사업"이다.

① 한국관광공사에서 정의한 의료관광은 의료서비스와 휴양 콘텐츠, 레저, 문화활동 등 관광활동이 결합된 새로운 관광형태이다.

② 의료관광은 국경을 넘어 이루어지는 건강관리, 치료, 회복 등의 건강과 관련된 모든 수단과 대상을 포괄하고 다양한 의료관광 상품개발을 염두에 두는 것이다.

2) 의료관광의 역사와 학자들의 정의

의료관광에 대한 용어가 대중화 된 것은 얼마되지 않았지만 의료관광은 아주 오래전부터 존재하였고 학자들의 정의가 다양하게 언급되어 왔다. 고대 그리스에서 환자와 장애자들은 그리스 신화에 의신(醫神)으로 등장하는 아스클레피오스의 성역으로 여행을 떠났는데 이러한 성역은 대개 공기와 물이 깨끗하고 멋진 풍경을 가진 장소이었다. 이러한 장소에서 환자는 치료를 받으면서 휴식이나 기분전환을 할 수 있었다. 그 당시에는 의료관광을 하나의 산업으로 인식하지 않았지만 의료와 관광에 대한 욕구를 충족시키고자 여행지를 선택하여 자연경관을 감상하고 느끼는 동시에 의료서비스를 받는 의료관광의 형태가 존재하였다.

① 1973년 세계관광협의회 : 의료관광을 "한 국가 내의 자연자원을 이용한 건강시설을 제공하는 관광", "건강관리 서비스 및 시설과 일반적인 관광시설이 결합된 것을 홍보함으로써 관광지를 관광시설과 목적지로 유치하기 위한 의도적 시도", "특별한 흥미가 있는 관광 중의 하나로 주요 동기가 건강과 관련 있는 관광"이라고 정의하였다.

② 1987년 Goodrich : 의료관광을 공급자 시점에서 바라보고 "건강과 관련된 시설을 관광객에게 유인하는 관광서비스 시설이나 목적지"라고 정의하였다.

③ 1989년 Kaspar : 의료관광과 유사한 개념인 웰니스 관광은 "건강증진을 위해 거주지와 직장의 영구적인 장소가 아닌 전문시설에 체재하며 정기적으로 건강관리 서비스를 받아 신체적, 정신적, 사회적 웰빙을 회복하는 것"이라고 하였다.

④ 1992년 Hall : 의료관광을 "특별한 흥미가 있는 관광 중의 하나로서 주요 동기가 건강과 관련 있는 관광"이라고 하였다.

⑤ 1996년 로한 : 의료관광을 "자신의 건강상태를 개선시킬 목적으로 집을 떠나는 레저 활동"이라고 정의하였다.

⑥ 1996년 Medlik : 의료관광은 "질병치료에서부터 건강과 휴양프로그램을 포함하는 폭넓은 의미의 건강치료를 위해 다른 장소를 방문하고 여행하는 것"이라고 정의하였다.

⑦ 2004년 Bennett와 Milner : 의료관광은 "스트레스 제거와 같은 어떠한 즐거움을 지향하는 관광으로 즐겁고 편안한 활동"이라고 비교적 좁은 의미로 정의하였다.

⑧ 2004년 굽타 : 의료관광을 "건강수술과 기타 전문적인 치료를 원하는 환자들에게 관광산업과 결합하여 저렴한 비용으로 효과적인 의료서비스를 제공하는 것"이라고 정의하였다.

⑨ Pollock, Williams : Bennett와 Milner의 정의보다 좀 더 넓은 의미로 레저, 레크리에이션과 교육적 활동, 육체적 혹은 정신적, 사회적 웰빙에 초점을 맞추어 정의하였다. 의료관광은 "건강과 행복을 개선하고 유지할 수 있게 하는 관광 상품과 서비스를 사용하기 위하여 직장과 가정의 혼란으로부터 벗어나는 여가적이고, 휴양적이며 교육적인 행동"이라고 정의하였다.

(2) 의료관광의 배경

환자들이 자신의 거주지를 떠나 의료관광을 하게 되는 이유는 외국에서 관광 및 휴식과 연계된 의료서비스를 제공받기 위해, 타국의 질적으로 우수한 의료서비스를 받기 위해, 교육이나 사업과 관련되어 해외에 주둔 중에 치료서비스를 받기 위해, 자국의 고가의 의료부담 때문에 의료관광을 이용하게 된다.

1) 의료관광의 대중화와 진화과정

접근성과 비용, 질적 측면의 배경을 지니고 있다. 이 3가지 측면은 보건의료제도를 평가하는 주요 구성요소이다. 국가는 국민의 건강유지 및 증진을 위해서 적은 비용으로 높은 질의 의료서비스를 누구나 쉽게 받을 수 있도록 노력하고 있으나, 아직 이러한 완벽한 의료서비스가 마련되지 못한 실정이다. 그렇기 때문에 많은 사람들이 자국의 부족한 요소로 인하여 타국으로 자신의 질병치료를 위해 이동하고 있다.

2) 접근성 측면

항공산업과 교통의 발달, 소득 증대로 인한 해외여행 기회의 증가, 국제화 등의 이유로 외국으로 여행을 가는 일이 많아졌다.

① 정보기술의 발달은 누구나 외국에 대한 정보와 문화를 쉽게 얻을 수 있게 되어 예전보다 쉽게 해외여행을 가능하게 되었다.

② 국제보험, 국가 간의 의료기관 네트워크 구축은 외국인에게 의료서비스를 제공하거나 외국에서 의료서비스를 제공받는데 영향을 미쳤다.

3) 비용 측면

의료기술의 발달과 생활수준의 향상은 노령인구의 상승을 가져왔으며 이러한 변화는 의료비용의 상승을 가져왔다. 그리고 국가마다 개인이 부담하는 의료비용이 다르기 때문에 보다 저렴한 의료서비스를 이용하기 위해 의료관광을 택한다.

4) 질적 측면

의료의 질은 국가마다 다르며 더 높은 의료서비스의 질을 가진 국가에서 의료서비스를 이용하고자 의료관광을 택하게 된다.

① 의료기술과 이를 뒷받침하는 경제력, 정보기술이 각국마다 다르고 국가마다 많이 발병하는 질환에 차이가 있기 때문에 국가마다 특정 질환에 특화되어 있는 경우가 있다.

② 의료서비스의 질적 평가지표로 JCI(Joint Commission International)가 있다. JCI는 세계보건기구(WHO)에서 인증한 국제의료인증기관으로 세계의료기관을 대상으로 국제표준의료서비스에 대한 국제의료기관평가위원회의 심사를 통하여 의료기관에 발급하는 글로벌 인증제도이다.

(3) 의료관광의 현황

의료관광의 국내외 현황을 살펴보면 다음과 같다.

1) 우리나라의 의료관광 현황

우리나라 의료법 제58조에 의하면 보건복지부장관은 의료의 질과 환자 안전의 수준을 높이기 위하여 병원급 의료기관에 대한 인증을 하거나 위탁할 수 있다. 인증기준으로는 환자의 권리와 안전, 의료기관의 의료서비스 질향상 활동, 의료서비스의 제공과정 및 성과, 의료기관의 조직 및 인력관리 운영, 환자 만족도이다. 인증의 유효기간은 4년으로 조건부 인증의 경우에는 유효기간이 1년이다.

① 의료기관 평가인증은 의료서비스의 제공과정에 대한 일관된 규정을 제시하고 감독하고, 국제화에 발맞추어 기준을 제시하고 의료수준의 향상을 위한 목적에서 실시

되고 있다. 이러한 인증제도는 지금까지 공급자 중심의 의료서비스 문화에서 소비자 중심의 의료서비스로 전환시키고, 의료서비스에 대한 국민의 관심이 증가함에 따라 의료서비스의 질을 일정 수준 이상으로 유지하고 높은 질의 의료서비스를 제공하기 위하여 시행되었다.

이를 통하여 의료시스템을 체계화함으로써 국제적으로 경쟁력을 갖춘 의료기관을 확충할 수 있다. 다만 아직 국제적인 기준을 제시하거나 외국인에게 유용한 정보를 제공하는 것은 이르다고 판단된다. 이를 극복하기 위하여 국제적인 인정 및 인증기준을 획득하고 적극적인 마케팅을 통하여 활용할 필요가 있다.

② 해외환자를 유치하기 위해서는 실질적으로 가장 중요한 것은 의료기술의 수준과 의료서비스 내용이 타국에 비하여 얼마나 우위에 있으며 신뢰할 수 있는가이다. 그래서 국내 의료서비스 질적 수준, 제공되는 의료서비스 내용, 의료서비스 비용 등 일정한 평가를 통하여 소비자가 타국과 비교하여 합리적인 선택을 할 수 있는 기준이 필요하다.

③ 최근 우리나라는 JCI(Joint Commission International)와 같은 국제의료기관평가와 인증제도에 적극 참여하고 있다. 2007년 세브란스 병원에서 국내 최초로 JCI 인증을 받았고, 2010년 길병원 뇌건강센터는 세계최초로 뇌질환분야에서 JCI 인증을 받았고 많은 병원이 JCI 인증을 통과하였다.

④ 전 정부는 고부가가치 창출산업인 Global Healthcare 산업을 차세대 신성장동력산업으로 선정하였고 2009년부터 의료관광사업을 적극적으로 지원하였다. 현 정부에 들어와서도 의료관광사업은 고부가가치를 창출하여 국가경제의 발전에 이바지 하고, Global Healthcare 산업을 통한 고용창출에 대한 기대효과 등 주요 산업으로 평가되고 있다. 의료관광의 수요는 급증하고 있으며 우리나라는 〈표 3-11〉과 같다.

〈표 3-11〉 의료관광수요

세계 의료관광객 수		세계 의료관광 시장규모		우리나라의 외국인환자 유치실적	
연 도	인 원	연 도	금 액	연 도	인 원
2005년	1,900만 명	2007년	600억 달러	2009년	60,201명
2010년	4,000만 명	2012년	1000억 달러	2010년	81,789명
				2011년	122,297명
				2012년	155,672명

⑤ 우리나라에서 진료를 받는 외국인환자를 진료과목별로 보면 내과가 가장 많았고 특히 성형외과를 찾는 외국인환자가 급증하고 있다. 우리나라에서 진료를 받는 외국인환자는 주로 수도권에 집중돼 있다. 진료과목별과 지역별 현황은 〈표 3-12〉와 같다.

〈표 3-12〉 진료과목별과 지역별 현황

진료과목별 현황		지역별 현황	
진료과목	현황[%]	지역별	현황[%]
내과	14.9[%]	서울	62.1[%]
검진센터	11.6[%]	경기	12.3[%]
피부과	7.9[%]	부산	5.6[%]
성형외과	7.6[%]	대구	4.6[%]
가정의학과	7.5[%]	인천	4.1[%]
산부인과	5.3[%]		
정형외과	4.7[%]		
한의과	4.6[%]		
안과	3.8[%]		

⑥ 외국인환자를 유치하는 의료기관은 종별로 상급종합병원이 가장 많았고 그 다음 의원, 종합병원 순서이며 외국인환자 현황은 〈표 3-13〉과 같다.

〈표 3-13〉 의료기관 종별 외국인환자 현황

구 분	2011년		2012년	
	인 원	비중[%]	인 원	비중[%]
상급종합병원	47,000	38.4[%]	62,395	40.1[%]
종합병원	26,495	21.7[%]	31,355	20.1[%]
병원	11,016	9.0[%]	15,436	9.9[%]
치과병원	2,219	1.8[%]	3,270	2.1[%]
치과의원	1,299	1.1[%]	1,638	1.1[%]
한방병원	4,822	3.9[%]	5,597	3.6[%]
한의원	5,067	4.1[%]	3,865	2.5[%]
의원	24,370	19.9[%]	32,034	20.6[%]
기타(요양병원)	9	0.0[%]	82	0.1[%]
합 계	122297	100[%]	155672	100[%]

2) 외국의 의료관광 현황

해외의 의료관광 현황은 나라별로 전문화 정도가 달라 각기 어떤 특징이 있는지 일본, 인도, 태국, 싱가포르를 중심으로 살펴본다.

① 일 본

일본은 자치단체가 지역개발의 일환으로 의료관광을 추진하고 있다(그림 3-5).

㉠ 의료서비스의 질이나 구성면에서 아시아 국가 중 가장 높은 평가를 받고 있다. 세계에서 몇 대 없는 중성자치료기를 보유하고 있고 암치료에서 경쟁력이 있으며 세계적인 의료기기업체도 보유하고 있다.

ⓛ 의료관광서비스와 지역진흥을 위해 Medical Tourism 또는 Health Tourism의 이름으로 시민병원을 재건축하고 명의를 초빙하기도 한다.

ⓐ 동남아시아의 여러 국가가 고부가가치 창출과 국가 이미지 제고를 위하여 의료관광을 신성장동력으로 삼고 있는데 이러한 흐름을 타고 일본도 정부를 중심으로 하여 외국인환자 유치를 위한 준비를 하고 있다.

ⓑ 2010년 6월 일본 후생노동성은 '신성장 전략'에 의료분야 핵심정책으로 의료비자 신설을 하였다. 또한 의료관광객 유치확대를 위해 정부, 병원, 여행사 등이 공동으로 투자하는 의료관광 지원사를 신설할 방침이라고 발표도 있었다. 이 의료관광 지원사는 우리나라와 인도를 찾은 해외 부유층을 대상으로 하여 연간 5만 명의 외국인환자를 유치하고 1조엔대의 시장창출을 목표로 하였다.

ⓒ 의료관광 지원사는 2012년부터 중국과 러시아, 중동 등지의 의료기관들과 제휴를 통하여 일본의 의료기술과 시장을 홍보하는 역할을 하였다.

ⓓ 2011년 의료관광객이 최대 6개월까지 머물 수 있는 의료비자 발급을 실시하였다. 단, 체제기간이 90일 이내인 경우에만 복수비자 발급이 가능하며 90일 이상의 체제는 입원치료만 해당한다.

ⓒ 동반인의 인정범위로는 환자의 보호자, 가족, 친인척뿐만 아니라 필요할 경우 동반 입국자도 동반인으로 인정한다.

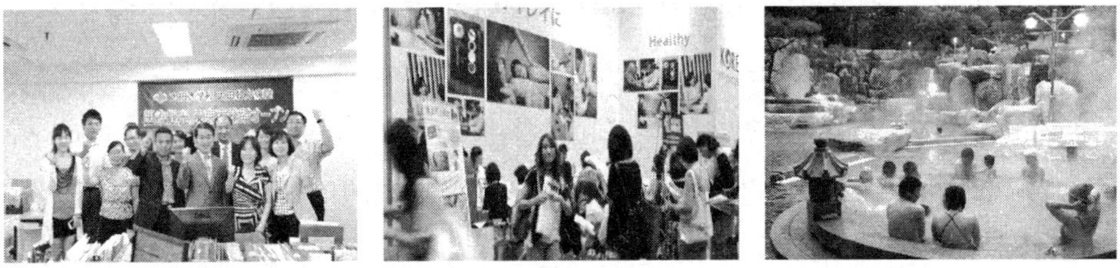

(a) 일본의료관광센터 (b) 일본의료관광 (c) 온천건강치료

[그림 3-5] 일본의료관광

② 인 도

역사가 깊고 독특한 문화를 가지고 있으며 "세계를 보고 싶은데 여건이 안 된다면 인도에 가라"라는 말이 있을 정도로 많은 관광객이 방문한다(그림 3-6).

㉠ 인도는 IT 강국이며 저렴한 진료비, 짧은 대기시간, 선진 의료기술 그리고 인도의 문화, 인도 영화산업(발리우드)의 영향으로 인하여 많은 사람들이 의료관광을 위하여 인도를 찾게 된다. 수술비용은 선진국에 비하여 1/8 정도이면서도 비교적 높은 선진 의료기술을 확보하고 있다.

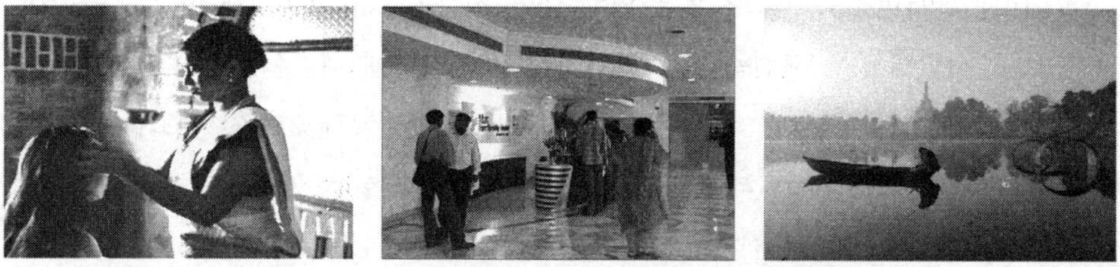

(a) 아유르베딕 마사지 (b) 인도 의료관광

[그림 3-6] 인도 의료관광

㉡ 인도는 영어를 구사할 줄 아는 사람이 많기 때문에 의사소통이 자유로워 영어권의 환자들이 선호하는 장점이 있다.

ⓐ 요가, 명상, 전통의학 등 인도 특유의 문화와 의료서비스가 결합된 의료관광이 존재하여 인도문화에 관심을 갖고 있는 환자들이 많이 찾게 된다. 인도는 세계적 수준의 의료인을 보유하고 있다.

ⓑ 미국에 있는 의사의 5[%]는 인도인이고 의대생의 10～20[%]가 인도혈통을 지니고 있다.

ⓒ 많은 의사가 선진국에서 의료활동, 개업을 했었던 의사로 이들은 대부분 인도와 외국에서 교육을 받았으며 고국으로 돌아와 의료수준 향상에 기여하고 있다.

㉢ 인도는 의료관광의 활성화를 위해서 의료관광 특별팀을 구성하여 의료관광 전문회사를 통하여 의료기관, 여행사, 전문 컨설턴트 등의 네트워크와 입국에서 출국까지 원스톱 서비스 시스템을 구축하였다.

㉣ 치료목적을 가진 외국인에게 의료비자를 발급하고 있으며 그 기간에 따라 3～6개월 비자, 6～1년 비자가 있다. 그러나 대부분의 인도 의료관광객은 의료비자가 아닌 일반 관광비자로 입국한다.

㉤ 인도에 의료목적으로 방문하는 사람의 국적은 유럽, 미국, 중동, 아프리카 순이었으며 인도를 찾는 사람들의 수가 급상승하고 있다.

㉥ 인도의 외국인환자 유치수는 〈표 3-14〉와 같다.

〈표 3-14〉 인도의 외국인환자 유치수

연 도	외국인환자 유치수	연 도	외국인환자 유치수
2004	15만 명	2010	73만 1천명
2005	20만 명	2013	130만 명(예상)
2007	27만명		

③ 태 국

태국은 민간병원 의사의 임금이 공공병원 의사의 임금의 10배에 달하여 공공병원 의사들의 근무기피와 낮은 수익구조, 낮은 운영비용 등으로 의료수준이 낮은 편이며 의료관광객 유치에 참여하지 않고 있으며 의료관광을 위한 제도나 법은 없다.

㉠ 태국은 5단계의 의료공급체계는 〈표 3-15〉와 같다.

〈표 3-15〉 태국의 의료공급체계

단 계	의료기관
1	500병상 이상의 지역거점 병원
2	10~30병상 규모, 1~3명의 의사가 진료하는 지역병원
3	간호사가 진료하는 1차 진료센터
4	종합병원
5	자원봉사자로 운영되는 보건소

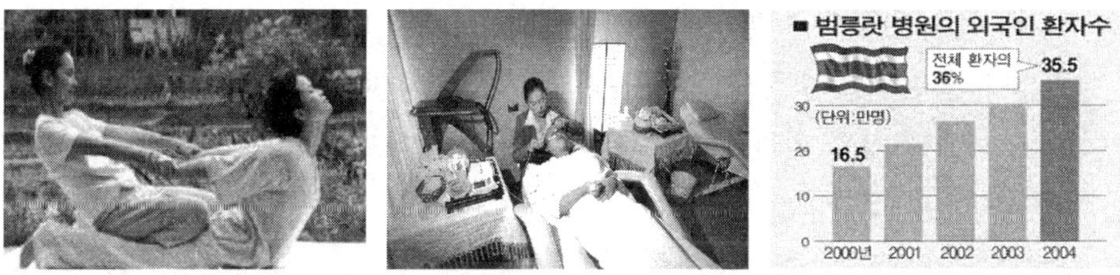

(a) 태국 마사지 (b) 피부관리 서비스 (c) 국제수준의 전문인력

[그림 3-7] 태국 의료관광

㉡ 의료비자는 존재하지 않으며 비자면제 대상국 이외의 환자의 경우도 공항에서 비자발급을 받을 수 있다. 또한 출입국 관리소에서 일주일에 한 번씩 주요 병원으로 출장을 나가 현장에서 비자연장에 대한 업무를 처리하고 있다.

㉢ 공공병원의 낮은 의료수준과 의료관광객 유치 불참에 비하여 민간병원은 의료관광객 유치에 적극 참여하여 외화획득의 주요한 산업으로 성장하고 있다.

㉣ 의료관광산업을 주도하고 있는 민간병원으로는 범룽랏병원, 사미티벳병원, 방콕병원이 있으며 이 세 병원의 주도하에 약 30여 개의 민간병원이 의료관광객을 유치하고 있다. 유치한 해외환자의 수는 2005년 128만 명이었고, 그 이후로 공식통계를 집계하지 않고 있으나 200만명 이상이 의료를 목적으로 태국에 방문한다(그림 3-7).

④ 싱가포르

다민족 국가이며 지리적 배경과 역사적 배경 때문에 여러 종교와 독특한 문화를 가지고 있다. 의료수준이 높고 영어와 중국어를 공용어로 사용하며 서구적인 문화 및 사회적 규범, 다수의 병원이 JCI 인증을 통과하는 등의 이유로 인하여 태국이나 인도보다 우수하다고 평가받고 있다(그림 3-8).

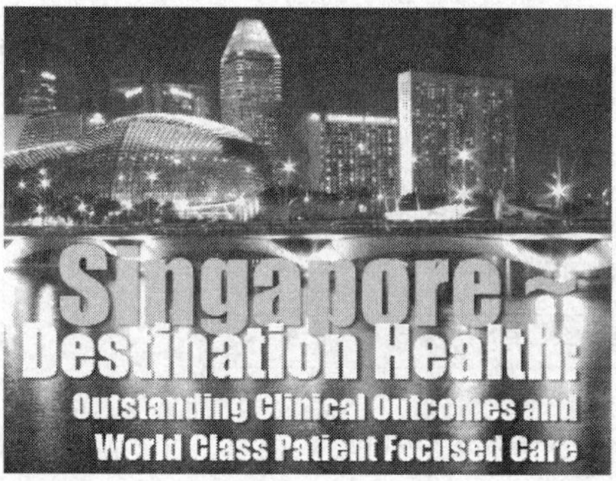
Singapore
Destination Health:
Outstanding Clinical Outcomes and
World Class Patient Focused Care

(a) 싱가포르 의료관광 포스터

연 도	1996년	2000년	2002년	2007년	2012년
외국인 환자수(천명)	89	147	200	500	1,000
관련 수익 (US$)		4억3천만		15억	30억
시장점유율 (아시아지역)		1[%]		2[%]	3[%]
부가가치 (US$)		3억7천만		13억	26억
GDP기여도		0.25[%]		0.65[%]	1.10[%]

(b) 싱가포르 의료관광정책

[그림 3-8] 싱가포르 의료관광

㉠ 싱가포르 주변국가인 말레이시아, 인도네시아에서 의료관광을 위해 많이 방문하고 있으며, 높은 의료수준으로 국가 브랜드 이미지 제고에 성공하여 미국이나 유럽, 중국 등에서 많은 환자들이 방문하고 있다. 싱가포르의 외국인환자 유치 현황은 〈표 3-16〉과 같다.

〈표 3-16〉 싱가포르의 외국인환자 유치 현황

연 도	방문자 수	의료관광수입	연 도	방문자 수	의료관광수입
1996	8,900		2007	500,000	17억
2000	147,000	4억 3천만	2010	720,000	
2002	200,000		2012	1,000,000	26억

㉡ 의료목적으로 싱가포르를 찾는 환자에 대한 전문적인 의료비자는 존재하지 않으며 입국 시에 사증허가서를 전달하면 도착비자를 발급받을 수 있다.

㉢ 비자는 병원에서 신청대행 서비스를 제공하여 쉽게 복수비자의 신청이 가능하고 신청시에 여권사본과 수수료만 있으면 간편하게 신청가능하다.

ⓐ 단기비자의 경우는 온라인으로도 신청할 수 있다.

ⓑ 2001년 의료관광 국가 브랜드로 Singapore Medicine을 개발하고 2000년부터 본격적인 지원하에 운영하고 있다. Singapore Medicine은 3개 정부기관의 협의체로 부처간의 불필요한 경쟁을 방지하고자 협력과 경쟁의 조화를 강조하고 있다.

㉣ 싱가포르 정부는 민간부문과 공공부문의 확실한 구분으로 기초의료의 보장과 차등

서비스를 제공하는 것을 원칙으로 한다.

ⓜ 공공과 민간에 다양한 보험이 존재하며 자국민이 의료서비스에서 소외되지 않도록 노력하고 있다.

ⓑ 의료비 지불방식으로는 기본적으로 개인이 책임지고 정부에서 보조해주는 방식으로 이루어진다.

ⓐ 입원치료의 대부분은 공공병원에서 담당하고 외래치료는 대부분 민간병원에서 담당한다.

ⓑ 민간병원은 금융기관이나 투자자가 소유지분에 참여 가능한 영리를 추구하는 병원이다. Parkway병원, Raffles병원 등 6개의 의료지주회사가 주식 상장되어 있다.

ⓒ 민간병원에서는 환자는 물론이고 가족을 위한 각종 편의를 도모하고 최고급 서비스를 제공하고자 하며, 유럽이나 중동 등의 대부호와 왕족에게 귀족 마케팅을 실시하고 있다.

ⓢ 국가의료보험체계로는 메디실드, 메디세이브, 메디펀드, 엘더실드가 있다. 싱가포르의 국가의료보험체계는 〈표 3-17〉과 같다.

〈표 3-17〉 싱가포르의 국가의료보험체계

종 류	내 용
메디실드	암 등의 중증질환 치료를 위한 선택형 의료보험
메디세이브	일상생활 중의 의료기관 이용을 위한 보험
메디펀드	메디실드와 메디세이브 등의 보험으로도 의료비 충당이 안되는 환자를 돕기 위한 보험
엘더실드	저소득층과 노인층을 위한 선택형 의료보험

ⓞ 경제개발원에서는 전반적인 정책수립과 제도개선을 담당하고, 관광청에서는 의료관광에 대한 실무정책을 담당하고 있다.

ⓙ 관광청은 각종 마케팅과 홍보를 하고 있으며 주요 병원 및 건강검진 패키지 등의 상품 안내사이트를 운영하고 있다. 또한 의료관광 상품개발, 병원간의 협력조정, 비자발급절차, 의료광고규제, 고객만족도 제고 등의 업무를 하고 있다.

ⓒ 의료광고규제에 관한 사항으로 싱가포르 내 의료행위와 관련된 광고는 신문, 의료매거진, 전화번호부에 국한되어 있고, 타 매체로 광고하기 위해서는 Medical Services Director로부터 사전승인을 얻어야 한다.

ⓚ 싱가포르 의료산업 자문단은 의료관광 활성화와 경쟁력 강화를 위한 방안으로 가격투명성의 확보, 가격경쟁력 강화, 의사인력확보, 해외환자 입구절차 간소화, 적극적인 해외 마케팅을 제안하였다.

3) 의료관광의 문제점

의료관광에 있어서 생길 수 있는 문제점을 정부, 의료기관, 의료관광객 관점에서 다음과 같다.

① 정부 관점

의료관광을 통하여 자국민의 이동이 많아지면 공보험체계나 공공보험제도 등에 문제가 안 좋은 영향을 미쳐 의료수준이 낮아질 수 있고, 의료수준이 낮아지면 더 많은 자국민이 외국으로 의료관광을 떠나게 되는 이러한 악순환이 반복될 수 있다. 풍토병이나 전염병환자가 타국으로 가거나 타국에서 자국으로 들어오면서 전염병을 세계적으로 확산시킬 수 있다. 또한 의료의 윤리적 문제를 일으킬 수 있다.

㉮ 우리나라에서는 임신기간이 24주 이내이면서 모자보건법 제14조에 의한 허용사유를 제외하고는 낙태를 금하고 있는데 러시아, 미국, 프랑스 등 많은 국가에서는 낙태를 우리나라보다 적은 조건하에 허락하고 있어 외국에 낙태시술을 받으러 가는 등 윤리적 문제가 발생할 수 있다.

② 의료기관 관점

외국인을 위한 통역 인력, 식단, 시스템을 확보하는 데 있어서 많은 준비가 필요하고 의료분쟁이나 사고발생 시 해결이 쉽지 않고 재정적으로 많은 부담을 하게 된다.

③ 의료관광객 관점

커뮤니케이션 문제로 인하여 의사전달에 오류가 생길 수 있으며 의료사고나 분쟁이 발생하면 해결까지 오랜 시간이 걸릴 수 있다.

㉠ 장거리 여행을 하게 되는 경우 환자의 상태가 악화될 수 있다.

㉡ 의료기관의 위생환경이나 청결의 문제로 2차 감염이 발생하거나 본인의 주거지를 떠나 기후나 식품 등 환경이 완전히 다를 수도 있는 외국에 머무르게 되므로 면역력이 낮아질 수 있다.

㉢ 해당 지역에 만연한 질환에 대하여 유전이나 예방접종 등의 이유로 현지인 보다 면역이 떨어지므로 치료하러 가서 오히려 병이 걸릴 수 있다.

(4) 의료관광산업의 특징

의료관광산업의 특징은 경쟁성, 대응성, 개방성, 상호의존성, 다양성, 마찰과 부조화 등 6가지로 나눌 수 있다.

1) 경쟁성

진입장벽이 낮아 새로운 경쟁자가 얼마든지 생길 수 있기 때문에 경쟁이 심하다.

2) 대응성

변화하는 의료환경에 적절한 대응을 할 수 있어야 한다. 또한 피드백을 통하여 지속적으로 개선해 나갈 수 있어야 한다.

3) 개방성

의료관광산업은 다른 산업에 비하여 개방적인 산업으로 환경이 끊임없이 변하기 때문에 의료관광산업의 혁신과 변화가 끊임없이 요구된다.

4) 상호의존성

의료관광산업의 환자의 치료와 관광을 위하여 의료기관, 보험사, 관광업체 등이 서로 의존적이며 관련이 있다.

5) 다양성

의료관광산업은 매우 다양한 형태의 관련 업계가 존재하고 제공하는 서비스의 내용도 매우 다양하다.

6) 마찰과 부조화

의료관광산업은 의료기관, 환자, 보험사, 관광업체 등이 연관되어 있어서 상호 이해관계에 따라 마찰을 빚을 수 있다.

(5) 의료관광의 이해관계자

의료관광 서비스의 구성은 의료서비스를 받는 의료관광객을 시작으로 의료관광 에이전시, 의료관광코디네이터, 의료기관, 의료인이 있다.

1) 의료관광객

의료관광을 제공받는 자로 자국을 떠나 타국에서 의료서비스와 관광을 제공받는 사람을 의미한다.

2) 의료관광 에이전시

의료관광객에게 전문적으로 의료서비스를 제공하는 대리인을 의미한다. 의료관광객의 출발지에 설립되어 의료서비스를 알선하기도 하고, 목적지에 설립되어 외국 의료관광객에게 의료서비스를 알선하기도 한다.

3) 의료관광코디네이터

의료관광객에게 우수한 의료진을 연결시키고 환자의 가족에게 관광, 통역을 제공하는 사람을 의미한다. 의료관광코디네이터는 의학지식, 문화의 차이, 외국어 능력, 관광에 대한 지식을 지니고 있어야 한다.

4) 의료기관

의료서비스나 조산업무를 수행하는 곳으로 의료관광객 유치를 위한 인증 및 홍보 등의 시스템을 갖출 필요가 있다.

5) 의료인

의료서비스를 제공하는 사람으로 환자의 인종, 국가에 대한 발병질환에 대하여 이해하고 있어야 한다.

(6) 의료관광의 효과

의료관광은 고부가가치 산업으로 경제적 효과, 사회적 효과, 정치적 효과, 관광적 효과를 창출한다.

1) 경제적 효과

의료관광산업을 통하여 국내 의료산업의 경쟁력이 향상되고 국내의 일자리 창출에 기여하게 된다. 또한 의료수입과 의료관광객의 숙식과 관광 및 쇼핑 등으로 인하여 국가경제에 기여하게 된다.

2) 사회적 효과

국제적인 친선을 도모하며 각국의 의료기술, 문화, 관광에 대한 이해를 높이게 된다. 질높은 의료서비스 제공으로 인한 국가브랜드 향상에 기여하게 된다.

3) 정치적 효과

국제적인 보건, 관광정책을 상호 구현하여 국제협력, 정치적 교류의 틀을 마련할 수 있으므로 국제평화에 기여하게 된다.

4) 관광적 효과

관광산업을 발전시키고, 관광전문가를 양성하여 외국인이 쉽게 관광 올 수 있도록 기여한다. 의료관광산업과 관련된 숙박업, 항공업, 관광업, 통역업 등의 산업이 같이 성장하게 된다.

(7) 의료관광의 유형

의료관광의 유형은 목적이나 지역, 계층마다 다르게 분류한다.

1) 목적에 따른 분류

목적에 따른 분류에는 순수치료, 선택적 진료, 예방관리, 대체의학 체험, 비즈니스 목적, 간호목적 등으로 나눌 수 있다.

① **순수치료** : 순수하게 질병치료만을 목적으로 하는 유형으로 관광을 배제하고 의료서비스만을 제공받기를 원한다. 이러한 환자들은 주로 자국에서의 치료가 용이하지 않거나 수준 높은 치료를 원하여 유명한 특정 병원이나 명성 높은 의사를 찾아간다.

② **선택적 진료** : 질병치료가 아닌 선택진료를 목적으로 하는 유형으로 성형수술이나 개인의 심리적 만족을 위하여 의료서비스를 받는 것을 의미한다. 현지 여행을 겸하여 성형수술, 안과 및 치과진료 등을 받고 현지문화를 즐긴다.

③ **질병예방관리** : 질병예방을 목적으로 하는 유형으로 현지의 문화체험을 우선하고 건강검진이나 체질감별, 식이요법 등의 예방의학 차원의 의료관광이다.

④ **대체의학 체험** : 관광을 목적으로 하여 현지 고유의 대체의학, 정신수련 등의 서비스를 받고자 하는 형태이다.

⑤ **비즈니스 목적** : 출장이나 사업차 해당 국을 방문하여 체류기간 중에 의료서비스를 받는 경우다.

⑥ **간호목적** : 환자의 가족이나 친구 등이 간병을 목적으로 입국하는 경우로 직접적인 의료서비스는 받지 않지만 현지관광을 겸한다.

2) 계층에 따른 분류

싱가포르 관광청은 의료관광을 목적과 서비스 유형에 따라서 계층에 따른 분류는 〈표 3-18〉과 같다.

〈표 3-18〉 계층에 따른 분류

Rest Seeker	휴양과 의료서비스를 원하는 계층
Essential Seeker	필수적인 의료서비스를 원하는 계층
Affordable Healthcare Seeker	자국에서도 의료서비스를 받을 수 있지만 높은 비용 때문에 타국에서 의료서비스를 받고자 하는 계층
Quality Healthcare Seeker	자국의 의료서비스의 질이 낮아서 높은 질을 가지고 있는 타국의 병원이나 의사에게 가는 계층
Premium Healthcare Seeker	매우 고급적인 의료서비스를 원하여 해외로 가는 부유 계층

3) 지역에 따른 분류

의료관광의 주체가 지역적으로 움직임에 따라 다음 3가지로 분류할 수 있다.

① **인 바운드**(in-bound) : 밖에서 안으로 들어오는 것으로 외국인이 의료관광을 위해 자국을 방문하는 것이다.

② **아웃 바운드**(out-bound) : 안에서 밖으로 나간다는 것으로 의료관광을 위하여 자국을 떠나 다른 나라를 방문하는 것이다.

③ **인트라 바운드**(intra-bound) : 의료관광을 위해 자국 내에서 다른 지역으로 이동하는 것이다.

4) 워싱턴 포스트지의 분류

워싱턴 포스트지에 의하면 의료관광은 치료여행과 의료관광으로 나누어 설명하고 있다.

① **치료여행**(medical travel) : 경제적 이유로 인하여 자국에 비하여 상대적으로 치료비가 저렴한 국가를 찾아 여행하는 것이다.

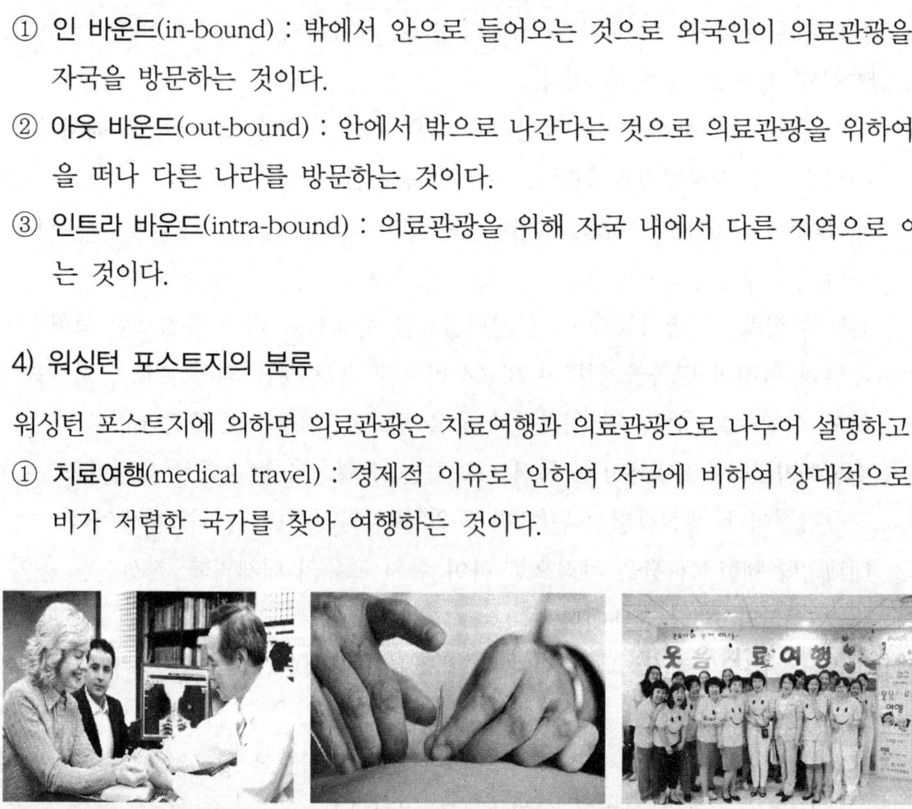

(a) 국내에서 진료받는 외국인 (b) 한방 (c) 웃음치료

[그림 3-9] 치료여행

② **의료관광**(medical tourism) : 상당기간의 관광을 겸하는 것으로 [그림 3-10]과 같은 피부 미용, 성형수술 등의 목적으로 타국을 방문하는 것을 의미한다.

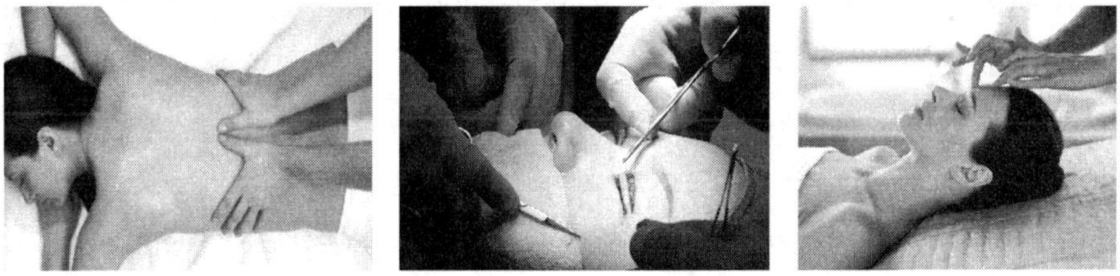

(a) 등관리 (b) 성형수술 (c) 피부관리

[그림 3-10] 의료관광

5) Henderson의 분류

Henderson은 의료관광을 성형수술, 온천 및 대체요법과 대조된다고 하였으며 소비자의 요구에 따라 의료관광을 Medical Tourism, Cosmetic Surgery, Spa and Alternative Therapies로 구분하였다.

① Medical Tourism : 생명과 직결되는 것으로 암치료, 심장수술, 장기이식 등과 같은 의료서비스 유형이라고 하였다.

② Cosmetic Surgery : 미용목적의 수술로 지방흡입술, 가슴확대술 등을 행하는 의료서비스 유형이라고 하였다.

③ Spa and Alternative Therapies : 온천 및 대체요법, 전통의학, 피부관리, 명상, 마사지, 요가 등으로 건강증진을 위한 의료서비스 유형이라고 하였다.

6) Smith와 Puczko의 분류

Smith와 Puczko는 의료관광의 유형을 신체적 치료, 미용치료, 휴식, 레저, 일의 균형, 심리적 치료, 정신적 치료로 구분하고 그 종류는 〈표 3-19〉와 같다.

〈표 3-19〉 계층에 따른 분류

구 분	종 류
신체적 치료	의료스파, 목욕, 수술관광, 재활센터
미용치료	성형수술 관광, 호텔, 테이-스파
휴식	팸퍼링 스파, 목욕, 웰니스 호텔, 해수욕장
레저	스파 리조트, 스포츠 휴가
일의 균형	전신센터, 직업 웰니스 워크숍
심리적 치료	전신센터, 워크숍
정신적 치료	명상센터, 요가센터, 성지순례

7) 기타 분류

Mckinsey & Company에 의한 분류로는 4가지가 있다.

① Western Value-seekers : 자국의 높은 의료비용 부담과 긴 대기시간으로 인하여 심혈관질환이나 정형외과 질환치료를 위하여 어느 정도 의료의 질이 보장되는 곳으로 의료관광을 떠나는 유형이다.

② Asian Quality-seekers : 자국의 열악한 의료서비스 대신에 타국의 높은 수준의 의료서비스를 제공받고자 심혈관계 질환이나 중증질환의 치료를 위하여 의료관광을 떠나는 유형이다.

③ Cosmetic : 성형외과나 피부과 등 미용적 측면의 의료서비스를 받기 위해서 의료의 질과 비용을 따져 의료관광을 떠나는 유형이다.

④ Leisure : 건강검진과 휴양을 겸하는 것으로 가격과 편의성, 경치 등을 비교하여 의료관광을 떠나는 유형이다.

(8) 의료관광과 국제협정

우리나라는 의료관광 활성화를 위하여 국제보험사와 우리나라 의료기관과의 진료비 직접 청구에 대한 계약 및 협정을 체결하기 위하여 노력하고 있다. 우리나라 의료기관과 계약을 한 국제보험사로는 시그나 보험, UHI 보험, 평안보험, Daman 보험 등이 있으며, 이들 국제보험사에 가입된 외국인환자에 대한 치료와 진료비용은 국제보험사에 직접 청구한다. 그 밖에 국제협력을 통하여 의료관광을 활성화 하고자 노력하고 있다. 의료관광 활성화를 위한 국가 간의 협력은 〈표 3-20〉과 같다.

〈표 3-20〉 의료관광 활성화를 위한 국가 간의 협력

협력, 제휴관계의 기관		내 용
인도의 워크하르트병원, 두바이의 헬스케어시티	하버드 메디컬 인터내셔널	제휴
인도의 아폴로병원, 파나마의 푼다 파시피카 병원	미국의 존스 홉킨스 인터내셔널	협력
피츠버그 대학	팔레르보, 키프로스, 카타르, 더블린	협력
코넬 의과대학	카타르	의학교육 협력
대한민국 보건복지부	UAE 보건부, 두바이 보건청	환자유치 협약
대한민국	러시아	비자면제 협정

(9) 국제인증의 필요성과 기대효과

인간의 생명을 다루는 의료서비스는 무엇보다도 안전을 기하여야 하며, 격변하는 의료시장의 규모 속에서 국제적 의료관광 서비스의 인증은 그 어느 때보다도 필요하게 되었다. 의료서비스의 수요자는 각 나라별 의료서비스의 질을 비교하려 할 것이고 더 좋은 서비스를 찾고자 할 것이다. 이런 의미에서 국제인증의 필요성은 당연하다.

1) 국제인증의 필요성

항공산업의 발달과 낮은 비용, 양질의 서비스를 받고자 하는 등의 환자들의 욕구는 의료관광객을 증가시켜 타국에서 치료받는 경우가 늘어나고 있다. 자국을 떠나 타국에서 치료를 받는 환자를 위해서 객관적인 국제적 기준에 의한 평가가 있어야 환자가 올바른 선택을 할 수 있다. 이러한 국제적인 기준에 의한 평가에는 안전성, 의료수준, 객관성, 평가기준의 타당성과 신뢰성, 누구에 의하여 평가되는지 등의 내용이 포함되어야 한다.

2) 국제인증의 기대효과

국제인증을 받게 되면 내국인, 외국인환자를 유치함에 있어 좋은 이미지를 심어주어 광고효과를 얻게 될 수 있는 등의 장점이 있다. 국제인증의 기대효과는 〈표 3-21〉과 같다.

〈표 3-21〉 국제인증의 기대효과

① 국제인증을 받은 의료기관이라는 광고효과, 병원에 대한 신뢰도, 인지도 상승한다. ② 인증을 위한 준비과정을 통한 수준향상, 의무기록 및 관리 향상된다. ③ 부서간 상호 협력하는 분위기를 조성, 양질의 병원환경 조성에 동기부여가 된다. ④ 신규 고객유치, 기존 고객유지 등 병원수익의 증대가 일어난다. ⑤ 의료관광객 유치를 위하여 보험사나 유치업체와 협상 시에 유리하다.

(10) 의료관광코디네이터의 역할

의료관광코디네이터는 국내 의료기관에서 진료와 치료를 받고자 하는 외국인환자에게 의료기관이나 의료인을 연결시켜 주는 다리 역할을 한다. 또한 외국인환자 혹은 가족이 체류하는 동안 일정이나 관광 등을 도와주는 일을 한다. 의료관광코디네이터는 환자에게 일어날 수 있는 모든 일에 대한 지식과 기술, 적절한 태도를 가지고 있어야 한다. 의료관광코디네이터의 역할은 〈표 3-22〉와 같다.

〈표 3-22〉 의료관광코디네이터의 역할

과 업	지 식	기 술	태 도
외국어 능력	환자가 사용하는 언어를 능숙하게 사용할 수 있어야 한다.	듣기, 말하기, 읽기, 쓰기	자세하지만 어렵지 않게 쉽게 이해하도록 설명하는 태도
비자발급지원	비자발급과 비자연장에 대한 지식이 있어야 한다.	비자발급, 비자연장, 비자유형 변경	신속한 해결을 위한 적극적인 태도
항공예약	항공산업에 대하여 이해하고 있어야 한다.	예약, 예약확인, 예약변경	신속한 해결을 위한 적극적인 태도
숙박예약	국내 숙박시설에 대하여 숙지하고 있어야 한다.	예약, 예약확인, 예약변경	신속한 해결을 위한 적극적인 태도
여행업에 대한 이해	국내 관광지의 지식과 여행에 대한 지식이 있어야 한다.	관광지에 대한 이해 및 안내	자세하지만 쉽게 이해할 수 있도록 설명하는 태도
고객서비스 유지 및 관리	고객관계관리에 대한 지식이 있어야 한다.	기존고객에 대한 지속적인 관리	신속한 해결을 위한 적극적인 태도
문화별 서비스 제공	각국의 문화의 차이를 알고 조정할 수 있어야 한다.	환자의 문화에 대한 이해, 조정능력	문화에 대한 환자의 요구에 적극적이고 이해하는 태도
관광안내	관광산업에 대하여 충분히 숙지하고 있어야 한다.	관광일정 관리, 안내, 관광상품기획	친절하고 적극적인 태도
의료관광 상품상담	의료관광상품에 대한 이해와 설명, 기획할 수 있어야 한다.	상품기획, 상품개발, 상품상담	의료관광상품에 개발에 대한 적극적이고 창의적인 태도
일정관리	진료와 관광에 대한 일정을 관리할 수 있어야 한다.	일정에 대한 계획, 파악, 조정	환자에게 부담이 가지 않도록 하는 합리적인 태도
의료제도 및 보험안내	우리나라의 의료제도와 보험에 관한 지식이 있어야 한다.	의료제도의 차이 분석, 의료관광에 적용되는지의 여부 확인	신속한 해결을 위한 적극적인 태도
의학적 지식	의학용어, 질환에 대한 지식을 지니고 있어야 한다.	의학용어 구사능력, 질환에 대한 지식	자세하지만 쉽게 이해할 수 있도록 설명하는 태도
고객 편의제공	교통, 음식 등 고객의 편의를 제공할 수 있어야 한다.	고객의 불편함 및 요구파악	불편함을 느끼기 전에 사전에 해결하고자 하는 적극적인 태도
진료 및 치료에 대한 번역	의료행위에 있어 해당 상황을 환자에게 설명할 수 있어야 한다.	의학용어, 질환에 대한 지식, 통역능력	자세하지만 쉽게 이해할 수 있도록 설명하는 태도
병원생활 안내	병원시설을 이용할 수 있도록 설명 및 안내를 할 수 있어야 한다.	병원에 대한 이해	자세하지만 쉽게 이해할 수 있도록 설명하는 태도
병원행정 업무처리	병원행정과 병원업무에 대한 지식이 있어야 한다.	병원 서식처리, 병원 안내	자세하지만 쉽게 이해할 수 있도록 설명하는 태도
분쟁조정	과실에 대한 문제, 의료법, 의료분쟁에 대한 문제해결능력이 있어야 한다.	의료과실 파악, 분쟁조정능력, 분쟁해결능력	신속히 문제를 파악하고 합리적으로 해결하고자 하는 태도
리스크 상담	리스크에 대한 지식을 지니고 정보를 제공할 수 있어야 한다.	리스크 분석, 리스크 대처 방법, 리스크 제거를 위한 노력	과학적이고 분석적인 태도
서비스 마인드	환자의 심리, 질환에 대한 지식을 지니고 있어야 한다.	환자의 불만, 요구파악, 심리적 안정유도	환자를 우선하여 봉사하는 태도

02 의료서비스의 과정

최근 많은 국가들이 의료서비스 및 건강증진활동을 관광사업과 연계하여 고부가가치 산업으로 발전시키고 있다. 특히 선진국과 비교하여 비용이 저렴하면서 선진국 수준의 의료서비스와 휴양시설을 갖춘 아시아 국가들에서 의료관광산업이 활발히 추진 중이다.

우리나라 역시 2009년 의료법 개정으로 외국인환자 유치행위가 허용된 이래 메디컬비자 도입, 유치기관 등록제, 의료기관의 숙박업 및 부대사업인정 등 의료관광 활성화를 위한 다양한 지원정책을 시행하고 있으며 이에 힘입어 아시아 주요 의료관광국가로 부상하고 있다.

1. 의료관광 프로세스

프로세스의 사전적인 의미는 어떠한 일을 함에 있어 그 일과 상호관계를 순서에 따라 파악하여 효율적이고 합리적으로 할 수 있는 체계를 의미한다. 즉 의료관광 프로세스는 관광객 유치를 위한 홍보부터 시작하여 의료관광서비스의 제공을 지나 추후 관리까지 모두 포함하는 순서나 흐름, 체계를 의미한다. 의료관광 제공자와 의료관광객 각각의 입장에서 처음부터 끝까지 일어나는 의료관광순서는 〈표 3-23〉과 같다.

〈표 3-23〉 의료관광순서

순 서	의료관광 제공자	의료관광객
정보수집 및 상담	광고, 정보제공, 상담 등	의료기관 및 관광에 대한 정보수집 및 예약 등
출국준비 및 출국	여권 및 비자상담, 항공권 및 숙소예약, 일정 안내 등	출국준비, 입국, 숙소이동, 관광 및 쇼핑 등
의료서비스	병원예약 및 상담, 통역 등	병원이동, 의료진 진료 및 시술, 입원 등
요양 및 관광	관광안내, 숙소예약, 교통편 제공 등	온천, 쇼핑, 시티투어, 체험 투어 등 각종 요양 및 관광
귀국	항공권 예약 등	귀국
사후관리	사고나 의료분쟁에 대한 법률지원, 건강에 대한 지속적인 관심과 관리	사후 건강관리, 추가진료

(1) 의료관광 유치 등록과정

외국인을 대상으로 의료관광 서비스를 제공하기 위해서는 우선 해당 의료기관의 외국인환자 유치에 대한 등록을 해야 한다.

1) 외국인환자 유치사업 등록요건

「의료법」 제27조2에 의하면 외국인환자를 유치하고자 하는 자는 보건복지부령으로 정하는 규모 이상의 자본금을 보유할 것, 보증보험에 가입하였을 것, 기타 외국인환자 유치를 위하여 보건복지부령으로 정하는 사항의 요건을 지녀야 한다. 외국인환자 유치사업 등록요건은 〈표 3-24〉와 같다.

〈표 3-24〉 외국인환자 유치사업 등록요건

구분	내용
외국인환자 유치 의료기관의 등록요건(「의료법 시행규칙」 제19조의3)	외국인환자를 유치하려는 의료기관은 외국인환자를 유치하려는 진료과목별로 전문의 1명 이상을 두어야 한다. 다만, 진료과목이 「전문의의 수련 및 자격인정 등에 관한 규정」 제3조에 따른 전문과목이 아닌 경우에는 그러하지 아니하다.
외국인환자 유치업자의 등록요건(「의료법 시행규칙」 제19조의3)	① 「의료법」 제27조의2제2항제1호에서 '보건복지부령으로 정하는 보증보험에 가입하였을 것'이란 다음 각 호를 모두 충족하는 보증보험에 가입한 경우이다. 다만, 그 보증보험에 가입한 후 외국인환자에게 입힌 손해를 배상하여 보험계약이 해지된 경우에는 1개월 이내에 다시 가입하여야 한다. ㉠ 외국인환자를 유치하는 과정에서 고의 또는 과실로 외국인환자에게 입힌 손해에 대한 배상책임을 보장하는 보증보험일 것 ㉡ 해당 보험회사가 「보험업법」 제4조제1항제2호라목의 보증보험에 대하여 금융위원회의 허가를 받은 보험회사일 것 ㉢ 보험금액이 1억원 이상이고, 보험기간을 1년 이상으로 하는 보증보험일 것 ② 「의료법」 제27조의2제2항제2호에서 '보건복지부령으로 정하는 규모'란 1억원(다만, 「관광진흥법」 제4조 및 같은 법 시행령 제2조제1항제1호가목에 따라 일반여행업 등록을 한 경우에는 0원)을 이다. ③ 「의료법」 제27조의2제2항제3호에서 '보건복지부령으로 정하는 사항'이란 국내에 설치한 사무소를 의미한다.

2) 외국인환자 유치사업 등록대상 및 접수

「의료법」 제27조2에 따르면 [그림 3-11]과 같이 외국인환자 유치사업 등록대상은 외국인을 유치하고자 하는 의료기관으로 일정한 요건을 갖추어 보건복지부장관에게 등록하여야 한다.

외국인환자 유치사업 등록업무와 사업실적 보고는 한국보건산업진흥원이 위탁받아 수행한다. 외국인환자 유치사업 등록접수는 접수일로부터 20일 이내에 등록적합 여부를 검토하여 적합하면 등록증을 교부한다.

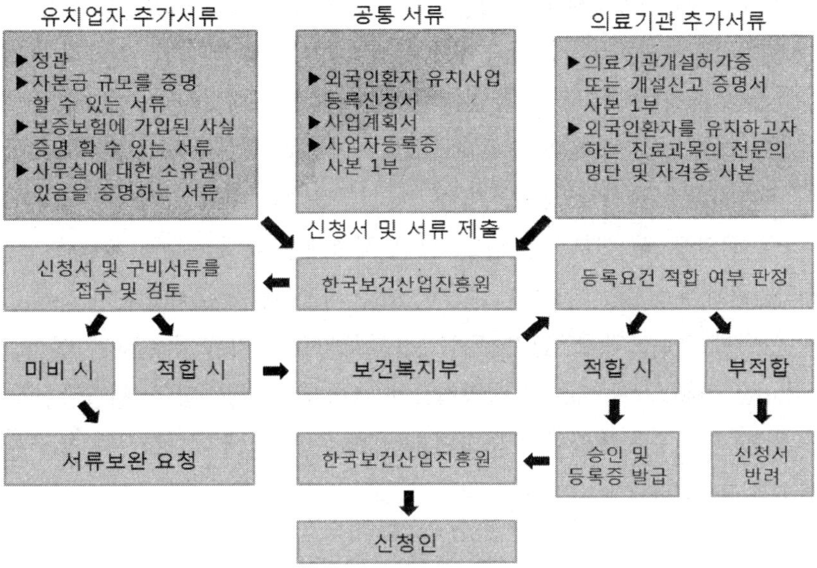

[그림 3-11] 외국인환자 접수서류 및 등록절차

3) 외국인환자 유치사업의 변경, 휴업 및 폐업, 취소

외국인환자 유치사업을 등록한 의료기관 및 유치업자가 휴업 또는 폐업을 하면 다음과 같이 서류를 한국보건산업진흥원에 신청을 해야 한다.

① **외국인환자 유치사업 변경 및 등록증 재발급** : 외국인환자 유치사업을 변경하기 위해서는 변경신청서를 한국보건산업진흥원에 제출 및 등록증을 재발급받아야 한다.

㉠ 외국인환자 유치사업 변경 : 의료기관명, 소재지, 대표자 등이 변경된 경우 변경내용을 작성하여 한국보건산업진흥원에 제출해야 한다.

㉡ 등록증 재발급 : 「의료법 시행규칙」 제19조의7에 의하면 외국인환자 유치 의료기관이나 업자는 발급받은 등록증을 잃어버렸거나 헐어서 못쓰게 된 경우에 등록증 재교부신청서와 등록증(헐어서 못쓰게 된 경우만 해당한다)을 첨부하여 한국보건산업진흥원에 제출하여야 한다. 한국보건산업진흥원은 신청내용을 보건복지부장관에 알려야 한다.

② **외국인환자 유치사업의 휴업 및 폐업** : 외국인환자 유치사업에 등록한 의료기관 및 유치업자 중 휴업이나 폐업, 영업을 재개하려는 자는 해당 서류를 구비하여 한국보건산업진흥원에 신청한다.

〈표 3-25〉 휴업, 폐업, 영업 재개신청 시에 필요한 서류

휴 업	폐 업	영업재개
① 휴업신고서 / ② 등록증	① 폐업신고서 / ② 등록증	① 재개업신고서

㉠ 휴업, 폐업, 영업재개 신청 시 필요한 서류는 〈표 3-25〉와 같다.

㉡ 외국인환자 유치사업을 등록 후에 영업을 시작하지 아니하는 경우도 휴업으로 본다.

㉢ 외국인환자 유치기관이나 업자가 폐업, 휴업을 할 경우 현재 계약체결자 등 유치 또는 소개 중에 있는 환자가 없다면 본인확인서를 제출하도록 한다.

㉣ 외국인환자 유치사업의 변경, 휴업, 폐업을 대리인이 수행하는 경우에는 대표자의 위임장 및 신분증 사본을 같이 제출해야 한다.

③ **외국인환자 유치사업 취소** : 의료기관 또는 외국인환자 유치업자가 등록요건을 갖추지 아니한 경우, 외국인환자 유치허용 대상 외의 자를 유치하는 행위를 한 경우, 「의료법」 제63조에 따른 시정명령을 이행하지 아니한 경우, 상급종합병원이 병상수의 100분의 5를 초과하여 외국인환자를 유치한 경우에 보건복지부장관은 등록을 취소할 수 있다.

4) 외국인환자 유치사업 실적보고

「의료법」 제27조2에 의하면 외국인환자 유치업자 및 의료기관은 보건복지부령으로 정하는 바에 따라 매년 3월 말까지 전년도 사업실적을 보건복지부장관에게 보고하여야 한다. 외국인환자 유치사업 실적보고 내용은 〈표 3-26〉과 같다.

〈표 3-26〉 외국인환자 유치사업 실적보고 내용(「의료법 시행규칙」 제19조의9)

구분	내용
외국인환자 유치 의료기관의 경우	① 외국인환자의 국적, 성별 및 출생년도
외국인환자 유치 사업자의 경우	① 외국인환자의 국적, 성별 및 출생년도 ② 외국인환자의 방문 의료기관, 진료과목, 입원기간 및 외래 방문일수 ③ 외국인환자의 입국일 및 출국일

2. 입국단계

의료관광객은 해당 국가의 의료서비스를 받기 위해 입국절차를 밟게 된다. 비자의 종류, 발급, 입국목적 사실확인서, 신원보증서, 체류기간 연장 시 절차 등 편리를 도모하도록 자세히 이해하고 안내해야 한다.

(1) 비자발급

의료관광 비자발급을 위해서는 현지의사의 진단서, 지불능력확인서, 의료관광을 제공할 의료기관의 진료예약확인서가 있다. 외국인 진료예약확인서는 〈표 3-26〉과 같다.

〈표 3-27〉 외국인 진료예약확인서

예약번호 Reservation Number		환자성명 Patient's Name	
국적 Nationality		생년월일 Year, Month and Date of Birth	
여권번호 Passport Number		여권 만료일 Passport Expiration Date	
보호자 성명 Name of the Accompanying Person		환자와의 관계 Relation to the Patient	
여권번호 Passport Number		여권 만료일 Passport Expiration Date	
주소 Home Address			
전화번호 Home Telephone Number		핸드폰 번호 Mobile Phone Number	
진료과목 1 Medical Department 1		진료과목 2 Medical Department 2	
선택의사 1 Physician in Charge 1		선택의사 2 Physician in Charge 2	
진단명 Diagnosis			

* 성명은 여권에 나오는 대로 영문으로 작성하여야 한다.

* Names should be written with Latin letters according to the spelling given in passport.

위와 같이 대한민국 ○○○학교 ○○○병원에 진료예약이 완료되었음을 확인함.

* 진료예약확인서는 대한민국에서 의료관광활성화를 위해 치료목적의 환자와 동반 배우자, 자녀 또는 직계가족에게 방문편의를 제공하고자 발급되는 확인서이다.
This document confirms that 000 UNIVERSITY 000 HOSPITAL has received a reservation for treatment details of which are described above.

* In accordance with Korean medical tourism development program this confirmation is issued to facilitate the entry in the Republic of Korea of the patient and accompanying person.

201 년 월 일

○○○대학교 ○○○병원 병원장

○○○ UNIVERSITY ○○○ HOSPITAL

※ 참고사항

1. 환자 또는 그 보호자는 사전에 제출한 진단내용과 틀리거나 추가 진료가 필요하다는 담당의사의 소견이 있을 경우 진료과목의 변경이나 추가 비용이 발생할 수도 있다.
2. 환자 또는 그 보호자가 요청 시 진료과목과 의사는 변경할 수 있다.
3. 만일 진료과실에 의한 의료사고발생 시 엄정한 한국의료법에 준하여 보상 처리한다.

※ Additional Information

1. If in the process of medical treatment physicians in charge find an incorrectness in the preliminary diagnosis provided to the hospital by the patient, or come to a conclusion about the necessity of additional treatment, the program of treatment may be altered. This in turn may lead to additional expenses on the part of the patient.
2. Patient and his/her guardian have a right to request an alteration the treatment program and/or change of the physician in charge.
3. According to the Law on Medicine of the Republic of Korea, in cases when a mistake on the part of medical personnel of the hospital proves to be harmful to the patient's health, the hospital provides a patient with damage compensation.

(2) 입국비자 종류

의료관광을 위하여 받을 수 있는 입국비자로는 사증면제(B-1), 관광통과(B-2), 단기종합(C-3), 기타 장기체류 비자(G-1), 메디컬 비자가 있다. 입국비자의 종류와 특징은 〈표 3-28〉과 같다.

〈표 3-28〉 입국비자 종류와 특징

구 분	단 기 체 류				장기체류
	사증이 필요하지 아니하는 국가		사증이 필요한 국가		
체류자격	B-1	B-2	C-3	C-3-M	G-1-M
주된 목적	의료, 관광	의료, 관광	관광〉의료	관광〈의료	치료
체류기간	90일	30일, 90일	30일, 90일	30일, 90일	6개월, 1년
발급기관	입국심사관	입국심사관	재외공관	출입국사무소, 재외공관	출입국사무소, 재외공관
심사기준	일반관광객과 동일	일반관광객과 동일	일반관광객과 동일	의료목적 중점 심사	의료목적 중점 심사
심사기간	-	-	없음	7일 내	7일 이내
신청자	외국인	외국인	외국인	지정업체, 외국인	지정업체, 외국인
사증발급 수수료	무	무	유	유	유
외국인등록	불요	불요	불요	불요	필요
건강보험	불가	불가	불가	불가	불가
간병인 동반	-	-	불가	제한적 가능	가능
기간 연장 - 단기	가능	가능	가능	가능	–
기간 연장 - 장기	G-1-M으로 변경	G-1-M으로 변경	G-1-M으로 변경	G-1-M으로 변경	체류기간 연장
신청 등 대리	불가	불가	불가	출입국 민원대리인	출입국 민원대리인
유치업자 알선	가능	가능	가능	가능	가능

1) 비영리 단기종합 비자(C-3)

관광, 통과, 요양, 친지방문, 친선경기, 각종 행사나 회의참가 또는 참관, 문화예술, 일반연수, 강습, 종교의식참석, 학술자료수집, 기타 이와 유사한 비영리적 목적으로 [그림 3-12]와 같이 단기간 체류하는 자에게 발급되며 체류기간은 30일에서 90일까지로 영사의 판단에 의한다.

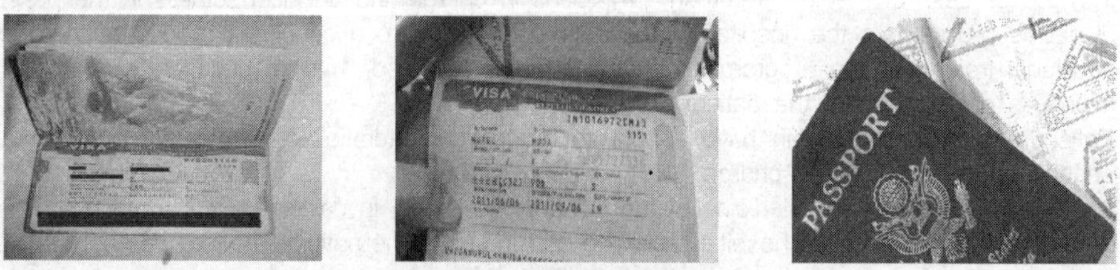

[그림 3-12] C-3(비영리 단기종합 비자)

2) 기타 장기체류 비자(G-1)

치료, 소송을 목적으로 하는 자, 제주특별법에 따라 휴양시설을 소유하고 조건을 갖춘 외국인, 외국인환자 유치 의료기관 혹은 유치업자로 등록된 자의 초청에 의하여 국내 의료기관에서 진료 또는 요양을 할 목적으로 입국하고자 하는 자에게 발급된다. 체류기간은 91일 이상이고, 치료 및 여행기간이 90일 이하인 경우에는 C-3(단기종합) 사증발급인정서가 발급된다(그림 3-13).

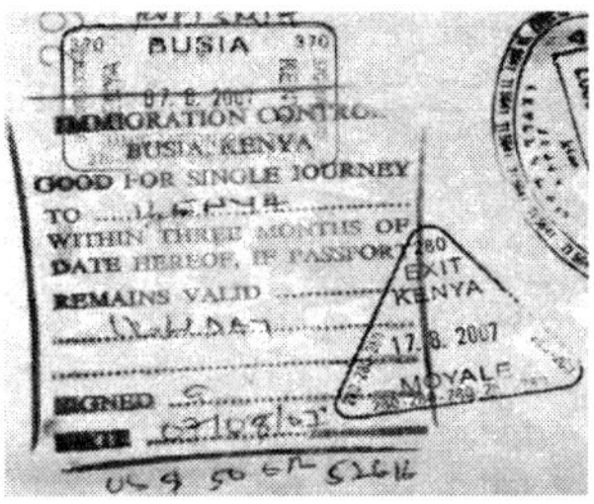

(a) 장기체류 비자

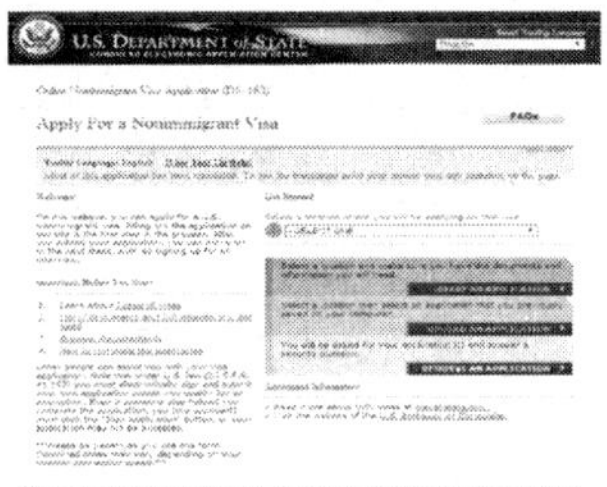

(b) 미국 온라인 비자신청

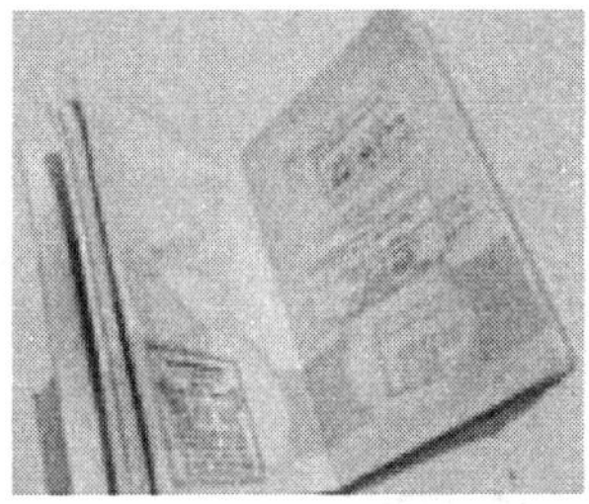

(c) 6개월 장기체류 비자

[그림 3-13] G-1(기타 장기체류 비자)

3) 메디컬 비자(C-3-M, G-1-M)

2009년 5월부터 메디컬비자를 발급하기 시작하였다. 기존의 단기종합(C-3)와 기타 장기체류(G-1)에 치료목적을 의미하는 M(Medical)을 표기한다. 기존보다 좀 더 완화된 심사로 발급받을 수 있다.

발급대상은 외국인환자 유치기관의 초청에 의해 국내 의료기관에서 진료 또는 요양할 목적으로 입국하는 외국인환자는 물론이고, 외국인환자의 간병 등을 위해 동반 입국이 필요한 배우자 및 동반가족도 발급받을 수 있다(그림 3-14).

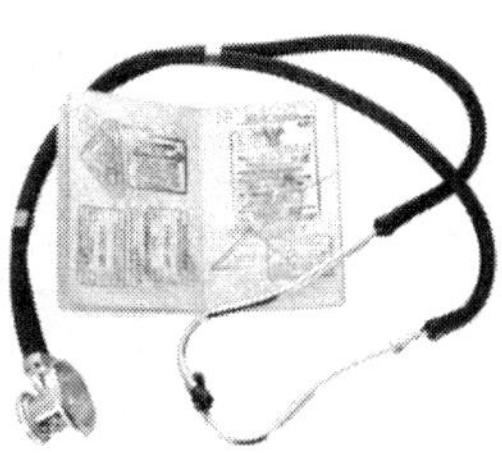

(a) 의료용 비자

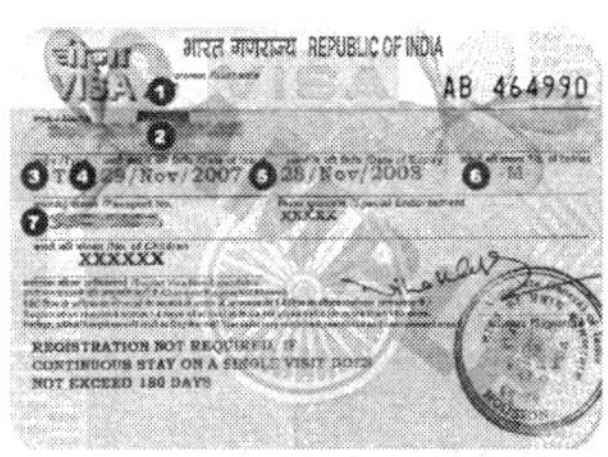

(b) 인도네시아 메디컬 비자

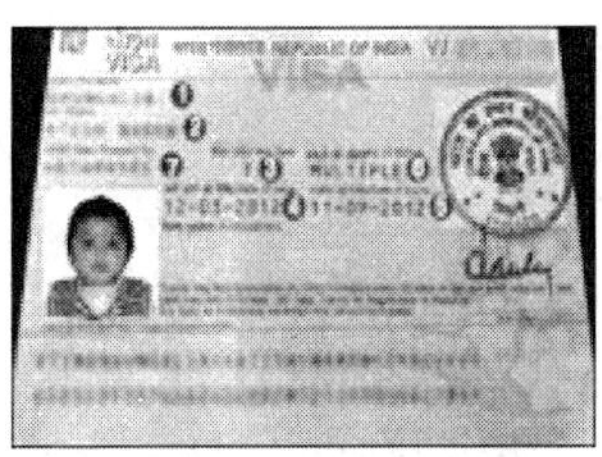

(c) 인도 비자

[그림 3-14] C-3-M, G-1-M(메디컬 비자)

(3) 입국목적 사실확인서

비자발급 후 입국목적 사실확인서를 고객에게 보내도록 한다. 입국목적 사실확인서는 국내 입국 시에 의료관광목적의 입국임을 증명하여 입국심사 때 원활한 통과를 위해서 제출하는 확인서이다. 입국목적 사실확인서는 〈표 3-29〉와 같다.

〈표 3-29〉 입국목적 사실확인서

신 원 보 증 서

국적 Nationality		환자성명 Name in Full	
여권번호 Passport No.		생년월일 Date of Birth	
보호자 / 동행인 Name of Guardian			

상기인은 한국의 우수한 의료관광을 목적으로 방문하신 분으로 신체적, 정신적으로 또는 언어소통에 어려움이 있을 수 있는 분이다. 따라서 원활한 입국심사 및 통과절차를 위해 세심한 배려와 협조를 당부 드리며 입국목적에 대해 다음과 같이 확인한다.

\- 다음 -

가. 입국예정일(Expected Date of Entry) :

나. 예약병원 : 홍길동 병원(서울특별시 동대구 회기동)

다. 담당자 연락처 : 02) ○○○-○○○○, 010-○○○-○○○○(홍길동)

* 위 확인서는 환자 및 보호자의 입국심사 편의를 위한 것으로 비자취득과는 무관하다.

* This certificate is only to help for entry, so this is not concerned with visa

병원명 (직인)

(4) 신원보증서

신원보증서는 신원보증을 해준 외국인이 국내에 입국하여 발생하는 모든 법적인 책임을 보증함을 증명하는 서류이다. 해당 외국인이 책임을 회피할 시 모든 책임은 보증인에게 묻게 된다. 신원보증서 양식은 〈표 3-30〉과 같다.

〈표 3-30〉 신원보증서

신 원 보 증 서

1. 피보증 외국인

성(last name)		漢子	성별	남
이름(first name)				여

생년월일		국적		여권번호	
대한민국내 주소				전화번호	
체류목적					

2. 신원보증인

가. 인적사항

성명		漢子	성별	남
				여

여권번호 또는 주민등록번호		국적	
		전화번호	
주소			
근무처		직위	
피보증인과의 관계		비고	

나. 보증기간

2016년 08월 28일부터 2020년 03월 28일까지

※ 보증기간의 최장기간은 4년으로 한다.

다. 보증내용

체류 중 제반법규를 준수하도록 한다.

(1) 체류 중 제반법규를 준수하도로 한다.

(2) 출국여비 및 이와 관련된 비용에 대한 지불책임을 부담한다.

(3) 체류 또는 보호 중 발생되는 비용에 대한 지불책임을 부담한다.

위 신원보증인은 피보증 외국인이 대한민국에 체류함에 있어서 그 신원에 이상이 없음을 확인하고 위 사항을 보증한다.

2016년 08월 28일

신원보증인 ______________ (서명 또는 인)

(5) 체류기간연장 시 행정절차

의료관광을 목적으로 체류 중인 외국인환자가 치료의 목적으로 체류기간을 연장하고자 할 때 체류기간연장허가를 받아야 한다.

1) 단기체류자 체류기간연장허가

사증면제(B-1), 관광통과(B-2), 단기종합(C-3) 등의 비자를 발급받아 90일 미만의 체류기간을 부여받고 90일 이내에서 체류기간을 연장하고자 하는 외국인에 해당한다. 단기체류자 체류기간연장허가는 〈표 3-31〉과 같다.

〈표 3-31〉 단기체류자 체류기간연장허가

구비서류	방문처리 시 : 여권
수수료	3만원(정상적으로 접수 처리된 민원의 수수료는 반환되지 않음)
처리과정	• 전자민원 ① 신청 → ② 수수료결재 → ③ 접수 → ④ 처리 • 방문예약 ① 방문예약 → ② 예약일에 관할 출입국관리사무소 또는 출장소 방문 → ③ 신청 → ④ 접수 → ⑤ 처리 ※ 단, 당일 처리되지 않은 민원처리결과는 민원신청현황에서 확인 가능
접수시간	• 접수시간 전자민원 : 평일 07 : 00부터 18 : 00(토, 일, 공휴일 제외) 방문예약 : 연중무휴 • 처리시간 전자민원 : 3일 이내(72시간) 방문처리시 : 즉시
처리기관	관할 출입국관리사무소 또는 출장소
소관 부처	법무부 출입국 외국인 정책본부 체류정책팀
관련법 / 제도	• 출입국관리법 제25조 • 출입국관리법 시행령 제31조
전화번호	02-2650-6399
기타	전자민원은 토, 일, 공휴일을 포함하지 않은 체류기간 만료 3일 이전까지 신청가능하며, 방문예약은 체류기간 만료일 1일 전까지 신청가능

2) 기타 장기체류(G-1) 체류기간연장허가

외국인환자 유치 의료기관 또는 유치업자로 등록한 자의 초청에 의해 국내 의료기관에서 진료 또는 요양을 할 목적으로 입국한 자로 기타 장기체류(G-1)비자를 발급받아 외국인등록이 되어 있는 환자에 해당한다.

① 체류기간연장을 위해서는 여권, 외국인등록증, 체류기간 연장허가신청서, 의료기관의 소견서, 진단서, 여행일정표 등 장기체류의 필요성을 입증할 수 있는 서류, 장기체류를 위한 비용을 조달할 수 있는 능력을 입증하는 서류, 수수료(3만원)를 제출해야 한다.

② 연장의 허가를 위한 심사기준은 사유의 진실성을 중점으로 본다. 치료가 완치된 이유로 연장사유가 소멸되는 경우에는 체류기간의 연장을 제한한다.

(6) 공항 픽업

공항에 도착한 외국인환자를 마중 나가는 편의서비스로 보통 고객이 원하는 경우나 VIP 고객에 한하여 제공된다. 외국인환자가 우리나라에 도착하여 우리나라와 해당 의료기관에 대한 첫인상을 갖는 단계이기 때문에 약속시간을 철저하게 지키고 격식을 갖춘 서비스를 제공해야 한다. 공항에서 환자를 마중함에 있어서 여러 고려사항과 돌발사항 대처방법 등을 숙지하여 환자가 불편함을 겪지 않도록 해야 할 것이다.

1) 공항마중 시 고려사항

공항마중 시 지켜야 할 고려사항은 다음과 같다.

① **약속시간보다 일찍 가서 기다린다** : 공항까지 가는 길의 교통체증이나 환자의 항공기가 예정시간보다 일찍 도착하는 경우가 있기 때문에 약속시간 보다 일찍 가서 기다려야 한다. 첫 만남부터 환자를 기다리게 하면 환자는 불편하다. 첫인상이 나쁘면 차후 서비스 제공에 대해서도 불신을 갖거나 사소한 잘못도 눈덩이처럼 커져 보이기 마련이다.

② **미팅 포인트 지정** : 인천공항의 경우 A부터 F까지 6개의 도착장이 있다. 마중나간 사람은 환자의 입국장 앞 도착안내 대형 전광판을 통해 항공기의 도착시각 및 지정출구를 확인하도록 한다. 환자가 지정출구가 아닌 다른 출구를 통하여 1층 환영홀로 입장하면 마중나간 사람과 바로 만나지 못하기 때문에 사전에 만날 곳을 지정해야 한다. 인천공항의 경우 입국장의 A, C출구 앞에 의료관광 안내지원센터가 있으므로 이를 활용하도록 한다.

③ **환자를 위하여 세심하게 배려하도록 한다** : 환자는 고국을 떠나 타국의 낯선 환경에 오게 되므로 불안을 느낄 수 있다. 따라서 해당 언어에 능통한 사람이 마중하는 것은 물론이고 밝은 표정, 목소리, 진심으로 환영하는 자세로 환자를 맞이하도록 한다. 겨울에 더운 지방에서 오는 외국인을 마중나간다면 외투를 한 벌 준비해간다.

④ **손팻말(placard)을 준비한다** : 환자가 바로 확인하여 만남에 지장이 없도록 하는 것이다. Placard에 환자의 이름, 의료기관명 혹은 초청자명을 기재해야 하고 가능한 환자가 사용하는 언어를 쓰도록 한다. 글씨 크기나 손팻말의 크기는 너무 크지도 작지도 않게 알아보기 쉽게 만든다. 사전에 준비하지 못하였을 경우 종합안내데스크에서 무료로 피켓을 대여하고 있으니 이를 이용한다.
우리나라에서 흔히 잘못 사용하고 있는 피켓(picket)은 본래 시위 때 사용하는 말이기 때문에 플래카드(placard)라고 하거나 우리말로 손팻말이라고 해야 한다. 참고로 우리나라에 걸려있는 커다란 현수막을 플래카드라고 하는데 본래 배너(banner)이다.

2) 돌발상황 시 대처법

공항마중 시 돌발상황이 발생하였을 때에는 당황하지 말고 침착하게 대처해야 한다.

① **환자가 출국장에 나오지 않을 경우** : 환자가 미팅 포인트에 나타나지 않는다면 항공기에 탑승하지 않았거나 입국심사에서 문제가 생길 수 있다.

㉠ 입국심사에 문제가 있는 경우 : 항공기 도착시간 이후로 1~2시간이 지나도 환자가 보이지 않을 경우 입국심사에서 문제가 발생했을 수 있다. 이 경우 바로 출입관리사무소 물어보면 바로 확인 가능하다. 김포공항, 인천공항 출입국관리사무소는 〈표 3-32〉와 같다.

〈표 3-32〉 김포공항 · 인천공항 출입국관리사무소

기관명	관할 구역	주 소	전화 / 팩스	
인천공항 출입국관리사무소	• 인천국제공항 • 출입국심사전담	인천광역시 중구 공항로 272	전화	032-740-7015~7,9
			팩스	032-740-7010
김포공항 출입국관리사무소	• 김포공항 출입국 • 출입국심사전담	서울시 강서구 하늘길 38	전화	02-2664-6202
			팩스	02-2666-0533
인천공항 출입국관리사무소 도심공항출장소	• 출입국심사전담	서울시 강남구 아셈길 53	전화	02-551-8432
			팩스	02-551-6934

㉡ 항공기에 탑승하지 않았을 경우 : 환자가 항공기에 탑승하였는지에 대한 여부는 사실상 알기 어렵다. 항공사 마다 약간의 차이는 있으나 개인정보누출을 방지하거나 시스템상에서 확인할 수 없는 이유로 알려주지 않는다. 따라서 환자가 보이지 않고 연락도 없을 경우 출입국관리사무소나 환자에게 연락하도록 한다.

② **마중이 늦었을 경우** : 마중을 나감에 있어서 항상 약속시간보다 일찍 가 있어야 하지

만 피치 못할 사정으로 마중에 늦는 경우가 생길 수 있다. 이를 대비하여 입국목적 사실확인서, 초청장, 진료예약 확인서 등에 담당자의 연락처를 기재하도록 한다.

㉠ 환자가 인천공항으로 입국 시 의료관광 원스톱 서비스센터를 만나는 장소로 정하는 것도 좋은 방법이다. 의료관광 원스톱 서비스센터에는 간호사 등 6명의 전문 인력이 있으며, 이들은 입국하는 외국인에게 관광지 정보, 국내의료기관 혹은 유치업체에 대한 정보를 안내하며 잠재고객을 대상으로 상담을 하기도 한다.

㉡ 휴게공간이 있어 공항에서 무작정 기다리게 하는 것보다 환자의 불만을 줄일 수 있다.

㉢ 의료관광 안내지원센터는 인천국제공항의 출국장 A와 C에 위치하여 있다.

3. 초기 접촉과정

초기 접촉단계는 고객이 의료서비스를 받고자 여러 가지 정보를 수집하고 의료기관에서는 필요한 정보를 제공하는 단계이다.

(1) 최초 연락

최초 연락을 위한 준비와 최초 연락 시 대응으로 나눌 수 있다. 최초 연락과정의 정보 수집과 제공은 〈표 3-33〉과 같다.

〈표 3-33〉 최초 연락과정의 정보수집과 제공

	정보수집	정보제공
고객	의료관광에 대한 정보수집	본인의 개인정보, 건강상태, 진료기록, 진료비 지불방식 등
의료관광 제공자	고객의 개인정보, 건강상태, 진료기록, 진료비 지불방식 등	의료관광에 대한 정보제공

1) 최초 연락을 위한 준비

고객의 수요를 이끌어 내기 위해서는 의료체계, 보험 등의 환경을 고려하여 경쟁력 있는 의료관광상품을 개발해야 한다. 그 후에 온라인 및 오프라인 광고 등을 통하여 의료관광을 고려하고 있거나 추후에 의료관광을 이용하게 될지도 모르는 모든 잠재고객에게 정보를 제공해야 한다.

① 최초 연락에 있어서 문의자는 환자, 보호자, 의사, 보험사, 여행사, 의료관광에이전시 등 매우 다양하다. 환자나 보호자가 직접 알아보는 경우도 있지만, 여행사나 의

료관광 에이전시 등 중개업체를 이용하기도 하기 때문이다.

② 신뢰할 수 있는 에이전시를 확보하고 국제진료협약이나 해외의료기관과의 네트워크를 구축, 해외의료 사업지원 등을 통하여 의료관광수요를 촉진해야 한다. 최초연락을 위한 준비에서는 정보의 제공, 수집 그리고 해당 국가나 의료기관이 고객의 수요를 촉진하기 위한 인프라의 구축이 중요하다(그림 3-15).

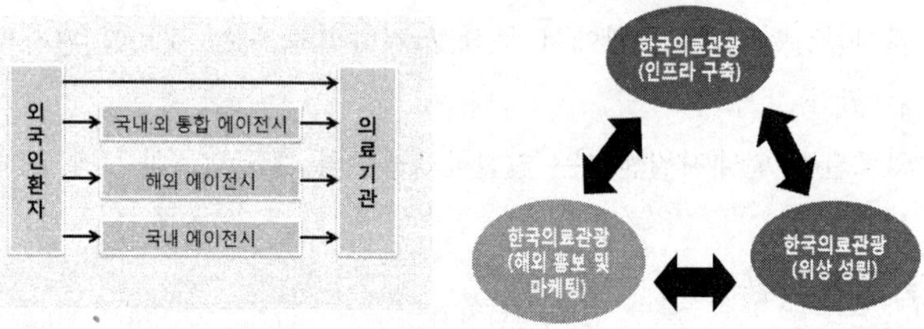

[그림 3-15] 최초 연락 유형

2) 최초 연락 시 대응

고객이 해당 의료기관을 처음으로 접하여 첫 인상을 갖게 되는 단계이다.

① 최초 연락방법으로는 전화, 팩스, 메일 등이 있으며 이를 위하여 웹사이트를 언어별로 구축하고 언어별 코디네이터를 배치한다. 고객이 문의하면 신속하고 정확하게 답변하도록 하고 항상 친절한 태도를 취하도록 한다.

② 문의가 접수되면 바로 문의가 정상 접수되었다는 사항을 알리고 예상소요시간이나 진행상황을 알려야 한다. 또한 고객의 연락처를 파악하고 문의자와 환자의 관계를 파악한다. 신속하고 정확한 커뮤니케이션을 위하여 팩스, 전화(유선, 무선), 이메일 등 문의자가 쉽게 확인할 수 있는 방법을 이용한다.

③ 미국의료관광협회에서 발간하는 Medical Tourism Magazine에서는 사람들이 의료관광에 관한 정보를 어디서 얻는지 조사를 하였다. 조사결과 절반에 가까운 인원이 인터넷을 통하여 정보를 얻는다고 대답하였고, 국가나 병원에 대한 정보를 어디서 얻느냐는 질문에는 70[%] 이상의 인원이 인터넷을 통하여 정보를 얻는다고 하였다.

④ 의료관광에 관한 정보는 인터넷을 통하여 얻는 비중이 가장 높다. 따라서 인터넷을 통하여 정보제공을 위한 웹사이트 구축이 필요하다. 의료기관 웹사이트 구축시 고려사항은 〈표 3-34〉와 같다.

〈표 3-34〉 의료기관 웹사이트 구축 시 고려사항

① 각 국가별 언어로 제작된 웹사이트를 구축한다. ② 의료기관에서 직접 구축하거나 의료기관에 대하여 잘 알고 있는 사람이 구축한다. ③ 어려운 의학용어가 아닌 쉽게 이해 가능한 용어를 사용한다. ④ 병원의 시설이나 장비 등에 대한 현황을 기재한다. ⑤ 의료인에 대한 상세한 프로필을 기재한다. ⑥ 병원에 대한 소식, 관련 기사, 보도자료 등을 기재한다. ⑦ 인터넷 상담을 운영하고, 전화문의를 위한 연락처를 기재한다. ⑧ 이전 환자의 체험수기를 포함하고, 병원의 사회적 활동, 성과에 대한 내용을 기재한다. ⑨ 병원의 위치, 주변환경에 대한 정보를 기재한다.

(2) 병원접수

해외에서 환자가 국내 의료기관에 접근하는 경로는 메일, 홈페이지, 전화 등이 있고 본인이나 가족이 직접하거나 중개업체, 개인 혹은 단체 등 복잡해질 수 있기 때문에 항목별로 정리하고 체크하여 체계적으로 관리해야 한다. 접수 시 항목별 체크리스트는 〈표 3-35〉와 같다.

〈표 3-35〉 접수 시 항목별 체크리스트

항목내용		상	중	하	비 고
인터넷 예약	고객의 데이터가 잘 관리되고 있는가?				정확하고 알아듣기 쉬운 번역
	접수된 예약내용을 확인하고 해당 부서에 지체하지 아니하고 전달하였는가?				
	전화통화를 위하여 정보를 요청하였는가?				
	고객이 필요로 하는 정보가 충분히 전달되었는가?				
전화 예약	친절하고 알아듣기 쉽게 대화하였는가?				자동녹음기 작동 확인
	전화내용이 녹취되고 있다는 것을 알렸는가?				
	고객의 예약사항을 재확인하였는가?				
	기본적인 예약정보와 예약현황을 제공하였는가?				
	고객이 필요로 하는 정보를 모두 전달하였는가?				
팩스 예약	발신 후 수신여부를 확인하였는가?				발신 및 수신서류 관리
	예약확인서, 감사인사, 정보를 전달하였는가?				
	고객이 선택한 상품에 대한 설계가 되어 있는가?				
	해당 담당자와 수신여부를 확인하였는가?				
단체 예약	전체적인 예약사항을 재확인하였는가?				대표자 인적 사항 확인
	친절하고 신뢰를 줄 수 있는 태도로 응대하는가?				
	단체 접수된 예약내용을 확인하고 해당 부서에 지체하지 아니하고 전달하였는가?				
	예약현황을 확인하였는가?				

	항목내용	상	중	하	비 고
예약 변경	기존의 예약사항을 확인하였는가?				변경내용을 상호 확인함
	변경할 내용을 확인하고 해당하는 정보를 제공하였는가?				
	변경된 내용을 해당 부서에 지체 없이 전달하였는가?				
	변경사항과 병실이용 가능여부를 고객에게 알리는가?				
병실 현황 관리	현재 예약률이 적정한가?				병실현황 항시 확인
	병실관리 인원과 항상 연락이 가능한가?				
	병실 현황을 항시 확인하고 있는가?				
	예약변경이나 취소사항을 해당 부서에 전달하는가?				
예약 취소	예약정보를 확인하는가?				취소내용 확인 및 사후관리
	예약을 취소하는 이유를 파악하였는가?				
	예약취소 여부를 재확인 및 통보하였는가?				
	예약파일 삭제, 예약현황 등의 조치를 취하였는가?				

(3) 상담 및 견적서 작성

고객유치 초기단계에서는 진료비 및 치료계획과 코디네이터의 능력이 고객유치 성과에 큰 영향을 미친다. 진료에 필요한 환자의 정보를 파악하고 이를 토대로 치료계획을 수립하며 예상비용을 산출하여 환자에게 제공한다. 이러한 단계 중 하나라도 환자의 마음에 들지 않으면 고객유치가 어렵게 된다. 따라서 신속하며 정확하게 처리하는 것은 물론이고 친절하고 신뢰감을 줄 수 있어야 한다.

1) 정보수집

정보수집 단계는 환자의 정보를 정확히 파악하여 그 정보로 치료계획을 세우는데 활용한다. 환자에 대한 정보는 의료진의 정확한 판단을 도우며 정보부족으로 인하여 생길 수 있는 문제를 최소화하는데 기여한다. 수집하는 정보의 종류로는 환자의 개인정보, 환자의 상태, 진료기록, 진료비 지불방식 등이다. 수집하는 정보의 종류는 〈표 3-36〉과 같다.

〈표 3-36〉 수집하는 정보의 종류

환자의 개인정보	이름, 성별, 생년월일, 국적, 사용언어, 경제적 정보, 문화적 정보 등
환자의 건강상태	증상 또는 진단명, 해외여행 가능 여부, 여행 시 필요 기기나 약품 등
진료기록	과거질병내력, 타 병원의 기록, 검사결과, 의사소견서 등
진료비 지불방식	진료비 청구 대상자 및 지불주체, 보험소지 여부

2) 정보수집 혹은 제공하는 방법

정보수집 혹은 제공하는 방법으로는 온라인과 오프라인으로 나눌 수 있다.

① **온라인 방법** : 병원 홈페이지, e-mail, 메신저, 웹하드 또는 병원자체에서 시스템을 구축하는 방법 등이 있다. 온라인을 이용하면 신속하다는 점과 장소에 크게 구애받지 않는다는 장점이 있다. 하지만 개인정보가 누출될 수 있다는 점과 시스템을 구축할 때 비용이 많이 들어가는 단점이 있다.
온라인 데이터 전달을 위해서는 각 언어의 통역 및 번역에 능통한 코디네이터가 배정되어 있어야 한다. 웹사이트의 경우 각 언어별로 구성되어 있어야 하고 원격의료상담 페이지가 구축되어 있어야 한다.

② **오프라인 방법** : 빠른우편, 일반우편 등이 있는데 온라인 방법보다 많이 사용된다. 그 이유로는 국가마다 인터넷 환경이 다르고 데이터의 호환성 문제, 고령층 혹은 저개발국가의 낮은 인터넷 보급과 이해도 때문이다.
단점으로는 온라인 방법에 비하여 느리다는 점과 온라인의 경우 해석상의 문제나 애매모호한 설명이 있으면 바로 질문하거나 실시간 대화(메신저 등)로 물어보는 것이 가능하지만 오프라인의 경우 질문전달과 답변이 오기까지 시간이 걸린다. 오프라인으로 데이터 전달을 위해서는 주소를 정확하게 전달하고 해당 언어나 업무에 능통한 코디네이터를 배정한다.

③ **고객의 자료를 수집** : 고객의 자료를 수집하고 치료법이나 비용을 상담하는 순서(그림 3-16)는 환자 또는 에이전시에서 문의처에 문의하면 환자에 대한 자료를 수집하

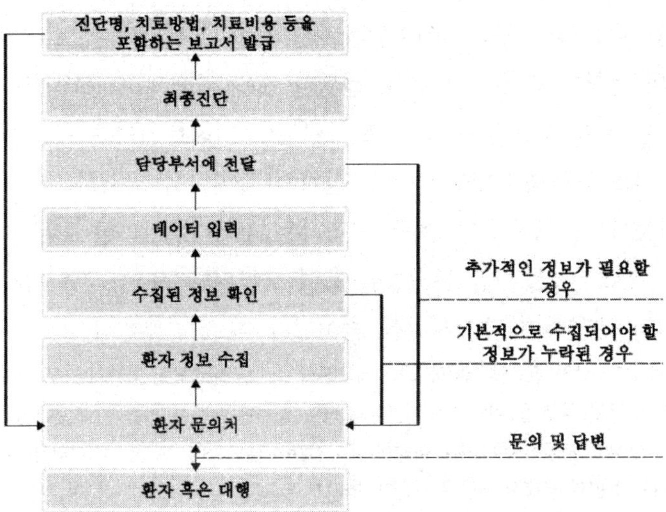

[그림 3-16] 고객자료 수집과 상담순서

고 수집된 자료를 확인 및 입력을 하여 담당부서로 전달되게 된다. 담당부서에서는 진단과 치료방법 및 치료비용을 파악하여 환자문의처에 전달하고 환자 문의처에서는 환자혹은 에이전시에 해당 내용을 알려준다.

3) 치료계획 수립

환자로부터 수집한 정보를 바탕으로 진료를 담당할 진료과 및 진료의사를 정하고 의료진에게 치료가능 여부, 치료계획, 진료일정, 사전준비사항 등의 자문을 구한다. 자문을 구할 때 환자는 해외에서 국내로 오는 특수한 상황이라는 것을 의료진에게 강조하여 가능한 환자의 편의를 도모하는 치료계획을 세우도록 한다. 의료진과의 토의로 치료계획이 확정되면 이를 바탕으로 예상진료비, 체류일정 및 재원일수, 제공 가능한 서비스 등의 진료 프로세스를 설계하여 견적서를 작성하고 송부한다.

① 내원 일정 수립

환자가 병원에 내원하여 치료를 받을 시기를 정하고 그에 대한 일정을 준비하는 단계로 최대한 환자의 입장을 고려하여 시기와 일정을 정하도록 한다. 치료를 받을 시기가 정해지면 의료진 및 관련 부서는 환자의 내원 시 일정이 신속하고 원활하게 진행되도록 지원한다. 외국계 보험을 소지한 환자의 경우 해당 보험사에 고객의 등록여부, 상품의 종류를 확인하여 지불보증을 받는다.

㉠ 사전 준비사항 : 외국인 환자의 내원에 앞서 준비해야 될 사항으로는 외국인환자에 대한 부서간의 네트워크 구축, 원무 시스템 구축, 다국적 보험회사들과의 네트워크 구축, 청구업무에 대한 이해 등이 있다.

ⓐ 부서간 네트워크 구축 : 외국인환자에 대한 부서간의 네트워크 구축은 외국인 환자의 문화에 대하여 이해 및 원활한 내원 일정의 수립과 시행을 위하여 의료진과 관련 부서 모두 협조하고 지원하도록 네트워크를 구축한다.

ⓑ 원무 시스템 구축 : 내원 예정인 환자의 불편함을 최소화하고 신속한 업무처리가 가능하도록 원무 시스템을 구축하는 것이다. 이러한 원무 시스템에는 예약, 변경, 취소, 수납, 각종 문서발급 등이 포함된다. 또한 각종 검사를 실시함에 있어 미리 예약하여 대기시간을 줄이거나 바로 진행한다.

㉮ MRI 촬영자료가 필요할 경우에 최근 내국에서 MRI 촬영(외국인 환자의 경우 전달된 자료는 최초 진단용이며, 최종 확진을 위해서는 병원에서 따로 검사를 실시한다.)을 한 적이 없다면 MRI 촬영을 해야 하는데 MRI 촬영을 위해서는 상당한 대기시간이 필요하며, 이러한 대기시간이 길어지면 길어질수록 환자의 불편과 경제적 부담은 커진다. 따라서 필요할 경우 미리 예약하여 환자가 대기하지 않고 바로 검사받을 수 있도록 한다.

ⓒ 다국적 보험회사들과의 네트워크 구축과 청구업무에 대한 이해 : 고객에게 보다 나은 의료서비스를 제공하며 그에 대한 대가를 받기 위하여 다국적 보험회사들과 청구대행 서비스 업무와 관련된 계약을 맺고 네트워크를 구축하는 것으로 지불보증을 위한 절차는 [그림 3-17]과 같다. 외래고객과 입원고객은 지불보증을 위한 절차에 차이가 있다.

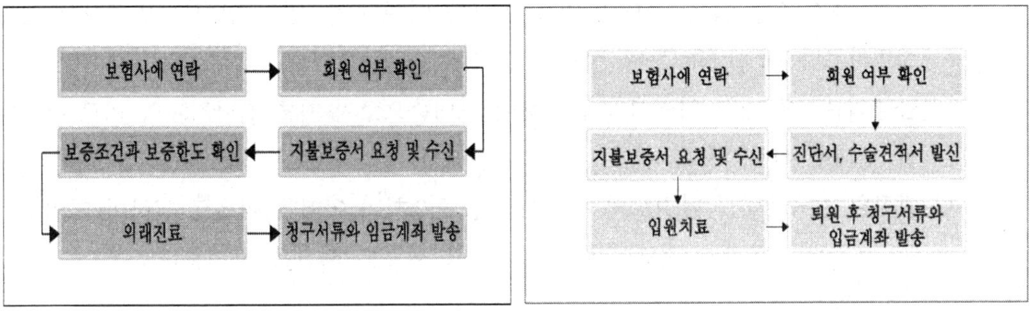

(a) 외래고객의 지불보증을 위한 절차 (b) 입원고객의 지불보증을 위한 절차

[그림 3-17] 지불보증을 위한 절차

ⓛ 회원확인 절차나 청구절차는 보험회사마다 차이가 있으므로 반드시 확인 후에 진행하도록 한다. 또한 내국인환자와 외국인환자의 진료절자는 차이를 보인나.

㉮ 외국인환자의 경우 방사선 검사(CT, X-ray 등)를 마치고 나서 외래진료가 진행된다. 이렇듯 외국인진료를 위한 절차 수립, 방사선과 검사예약, 진료 혹은 수술예약, 입원실예약, 예상비용 등이 내국인과 차이를 보일 수 있기 때문에 이러한 점을 이해하고 있어야 한다.

ⓒ 방사선 검사예약은 환자의 일정을 최대한으로 고려하여 외래진료 전에 실시한다. 진료와 수술예약 또한 환자의 일정을 최대한으로 고려하며 담당의의 일정도 고려하도록 한다. 입원예약 시에는 고객의 일정과 선호하는 방을 고려하도록 한다.

② 진단 및 치료법 상담

환자로부터 전달받은 자료를 바탕으로 의료진이 진단과 치료법을 결정하는 단계를 의미한다.

㉠ 환자의 증상 혹은 질환명, 문의해온 치료법 등을 고려하여 해당 의료진에게 문의한다. 환자가 보내온 자료를 다른 자료와 혼동되지 않도록 ID를 부여하여 저장한다. 생성된 ID와 자료는 해당 의료진에게 전달되고 해당 의료진은 가능한 한 빠른 시간에 답변한다.

㉡ 고객의 인적사항을 원내 전산 시스템에 입력하고 환자가 보내온 자료는 영상의학

과에 전달하고 영상의학과에서는 의료진이 검토할 수 있도록 준비하여 의료진에게 전달한다. 이를 위해서는 우선 ID 생성체계와 데이터 입력 그리고 이를 지원하는 전산 시스템이 필요하다. 담당의료진을 선정하는데 있어서 우선적으로 임상경험이 가장 풍부하거나 유능한 의료진에게 1차적으로 문의를 하고 진단이 어렵거나 타 부서의 의학적 소견이 필요하다면 다른 의료진과 토의하여 진행한다.

㉢ 최초 진단결과와 치료방법이 나오면 담당 코디네이터에게 전달되고 담당 코디네이터는 최초 진단결과와 치료방법을 환자가 이해할 수 있는 언어로 번역하고 각종 설명자료나 예상비용 등의 정보를 환자에게 제공한다.

㉣ 담당의료진에 대한 이력서를 동봉하여 보내줌으로써 최초 진단결과와 의료진에 대한 신뢰를 확보하도록 한다.

㉤ 환자와 약속했던 상담결과의 통보시간을 준수하며 어떠한 이유로 인하여 지연되었을 경우에는 사과와 지연이유를 설명하고 새로운 시간을 알려준다.

③ 예상진료비용 산출

이미 전달된 예상치료비용에 대한 상세한 설명과 추가 서비스에 대한 조율을 하는 단계이다. 의료비용의 청구대상자와 지불주체를 재확인하며 지불주체가 어떠한 방법으로 지불할지 확인한다.

㉠ 예상비용의 변동가능성에 대해 알려주며 서비스 비용에 대하여 차등을 두어 환자가 원하는 수준 또는 비용에 따라 서비스 받을 수 있도록 운영한다. 차등적인 서비스 비용은 〈표 3-37〉과 같다.

〈표 3-37〉 차등적인 서비스 비용

패키지	의료 비용					서비스 비용									
						식사비		병실료			기 타				
	진찰비용	검사비용	수술비용	약품비용	재료비용	고급식	일반식	특실	일반실	다인실	간병인	통역비	수수료	공항교통비	기타비용
1	○	○	○	○	○	○		○			○	○	○	○	○
2	○	○	○	○	○		○		○			○		○	○
3	○	○	○	○	○		○			○					○

㉡ 진료비용은 진료수준과 더불어 환자가 의료관광을 선택하는데 가장 큰 영향을 미친다고 할 수 있다. 정확하고 합리적인 예상진료비용을 산출하여 의료분쟁을 미연에 방지하고 환자유치에 기여하도록 해야 한다. 진료비산출 시 고려사항은 〈표 3-38〉과 같다.

〈표 3-38〉 진료비 산출 시 고려사항

① 최소에서 최대까지의 예상진료비용을 사전에 통보하여 고객이 여유있게 진료비용을 준비하게 한다.
② 주요 타깃 국가와 경쟁 국가의 진료비를 조사하여 경쟁력있는 가격을 제시하도록 한다.
③ 진료비용에 대하여 항목별로 상세하게 작성하여 진료비용이 합리적이라는 인상을 주도록 하며, 식사나 병실비 등의 서비스에 대한 비용에 대해서도 정확한 정보를 제공한다.
④ 병원의 서비스 옵션 리스트를 송부하여 환자가 서비스 비용에 대한 산출과 이해를 할 수 있도록 돕는다.
⑤ 동급 병원끼리도 가격차이가 날 수 있으므로 사전조사를 통하여 적절한 진료비용을 산출하도록 한다.
⑥ 치료비용은 환자의 질환상태의 변화와 의사의 소견에 따라서 변화가 있을 수 있음을 사전에 알린다.
⑦ 보험과, 원무과 등 긴밀한 업무협조를 통하여 누락되거나 추가해야 할 항목을 미리 점검한다.

(4) 초기 접촉단계에서 고려할 사항

환자를 처음 만나는 단계는 무엇보다 중요하다. 환자의 의료관광 서비스에 대한 궁금증 및 관심분야에 대해서 사전에 충분히 자료를 준비하여 환자에게 알려줌으로써 신뢰를 얻어야 한다. 초기 접촉단계에서 고려할 사항은 다음 6가지가 있다.

1) 환자의 질문이나 요구정보에 정확하고 신속하게 답변한다

환자가 질문, 정보요구, 의뢰 등을 하면 정확하고 신속하게 답변하도록 한다. 어떠한 사정에 의하여 신속한 답변이 어려울 경우에는 해당 사정을 환자에게 알리고 가능한 빠른 시간에 답변하도록 하며 예상 응답시간을 알려주고 그 시간을 지킨다.

2) 담당의료진에 대한 정보를 제공한다

의료진의 사진, 자격, 전문분야, 업적 등의 의료진에 대한 정보를 제공하여 환자에게 높은 수준의 의료진에게 진료 및 치료를 받을 수 있다는 것을 알리고 신뢰를 얻는다.

3) 의료기관에 대한 정보를 제공한다

의료진, 의료시설 및 설비, 서비스 내용, 주변환경, 병원 내 편의시설 등의 기본적인 의료기관에 대한 정보와 외국인환자의 만족을 위하여 어떠한 시설과 일들을 하고 있는지에 대한 정보를 제공한다.

4) 고객의 신뢰를 얻기 위한 노력을 한다

외국인환자를 대하는데 있어서 환자의 입장에서 생각하여 해당 문화에 맞는 친절한 태도와 행동을 하며, 각종 정보제공과 신속하고 정확하게 대응하도록 한다. 이러한 행동들을 통하여 환자가 대우받고 있다는 것을 느끼게 하여 환자의 신뢰를 얻도록 하며 환자의 신뢰는 환자유치로 이어진다.

5) 환자가 구비해야 할 서류에 대하여 알려준다

외국인환자가 국내에서 의료관광 서비스를 받기 위해서 필요한 서류에 대하여 알려주고 필요한 이유나 발급방법에 대하여 정보를 제공하도록 한다. 외국인환자가 구비해야 할 것은 〈표 3-39〉와 같다.

〈표 3-39〉 외국인환자가 구비해야 할 것

① 여권 및 의료관광비자, 환자의 본국 담당의사의 소견서, 진료의뢰서
② 보호자, 친족 등의 동반여부 확인(수술 시에는 보호자가 동반하다는 것을 알린다.)
③ 신용카드, 한국 돈 등 한국체류 시에 필요한 경비에 대한 지불수단
④ 진료 관련 기록 : 각종 검사기록 및 영상자료, 수술기록, 처방전 등 환자에 대한 진료기록 (단, 이전의 기록이나 검사는 최초의 참고자료일 뿐이고 다시 검사를 해야 함을 사전에 알린다)

6) 환자가 의료관광을 계획하는데 도움을 준다

대부분의 환자가 의료관광에 대한 정보를 인터넷에 얻는 만큼 의료관광에 대한 믿을 수 있는 자세한 정보나 계획방법이 부족할 수 있다. 또한 타지를 떠나 외국에서 의료서비스를 받는 것에 대하여 불안을 느낄 수 있다. 따라서 환자에게 객관적이며 정확한 자료를 제공하고 의료관광을 계획하는데 도움을 주도록 하여 환자의 신뢰를 얻도록 한다.

4. 확인과정

환자가 해당 의료기관에서 진료 혹은 치료를 받기로 결정하면 코디네이터는 상담자료를 참고하여 예약, 등록, 진료일정 등을 확인하고 환자와 조정, 재확인을 통하여 확정짓게 된다. 그리고 기타 외국인환자 진료를 위한 제반업무를 진행하게 된다. 환자가 이메일을 통하여 문의하고 답변받고자 하는 경우 이메일은 실시간으로 바로 확인하여 대답하기 어려우므로 정보를 빠른 시간 내에 구체화하여 답하고 되묻는 일이 없도록 해야 한다.

우선 환자에게 문의 이메일이 오면 우선 이메일의 수신여부를 알리고 감사의 인사를 담은 이메일을 보내도록 한다. 그리고 환자의 증상이나 질환에 대한 질문을 하도록 한다. 현지에서 받은 진단서나 검사기록이 있다면 첨부하여 보내게 한다. 환자에게 답변할 때는 가능한 빠른 시간에 답변하도록 하며 시간이 좀 걸릴 것이라고 예상되면 답변 예상 시간을 알린다.

(1) 예약일시 확정

외국인환자가 원하는 일시를 가능한 존중하며 이를 토대로 일시를 정하도록 한다. 환자의 내원목적에 맞는 진료부서와 담당의사를 정하고 담당의사와 토의하여 예약일시를 확정하도록 한다. 입원진료가 필요하다고 예상되면 사전에 환자가 원하는 병실을 파악하고 대비해 둔다. 즉 환자의 체류기간 내에 진료 및 치료가 이루어질 수 있는 가능한 일정을 정한다.

(2) 환자등록

환자가 내원을 결정하면 수집한 환자의 정보를 이용하여 환자를 등록한다. 환자의 개인정보를 의료기관 시스템에 입력하고 ID 및 등록번호를 부여한다. 재진환자의 경우에는 환자의 개인정보 중 변경사항이 있는지 확인한다.

(3) 예약사항 안내

예약일시, 진료 및 치료에 대한 예약내용과 사전에 준비해야 될 사항에 대하여 안내하고 환자가 이해했는지 확인하도록 한다. 예약변경과 취소는 환자와 해당 부서의 요청에 의하여 가능하며, 해당부서의 요청에 의하여 변경 또는 취소가 될 경우 환자에게 변경 또는 취소사유에 대한 설명과 예약일자의 재조정 등이 필요하다.

(4) 예약증 작성

환자의 해당 의료기관에 방문사실 및 서비스 이용에 대한 상세내역을 나타내는 것으로 의료기관을 이용하기 위해서 필요한 서류 중 하나이다. 단 본래 목적과 달리 활용되어질 우려가 있기 때문에 확인절차에 따라 확인된 접수건이거나, 의료기관과 업무협약을 맺은 에이전시의 요청에 대해서만 발급한다.

(5) 초청장 작성

초청장은 예약증과 마찬가지로 해당 의료기관에서 의료서비스를 받는다는 사실을 입증하는 서류이다. 환자가 입국비자를 발급받기 위해서 초청장 또는 예약증을 요구하게 되는데 본래 목적과 다르게 활용될 우려가 있기 때문에 철저하게 확인하며 발급에 신중을 기한다.

(6) 진료비 지불방식에 따른 안내

환자가 의료기관에 방문하여 진료 및 치료를 받고자 한다면 환자의 보험소지여부를 확인하도록 한다. 개인이 부담하는 금액과 보험사에서 보증하는 지불범위를 확인하며 진료비청구에 필요한 서류를 확인하고 환자에게 설명한다. 환자에게 설명하면서 차후 발생 가능한 문제를 사전에 차단하기 위하여 설명에 대하여 환자가 이해했다는 서명을 받도록 한다. 보험 미소지자의 경우에는 진료비용, 수납절차를 설명하고 어떠한 방식으로 지불할 것인지 확인한다.

〈표 3-40〉 서비스 옵션 체크리스트

항 목		고객 체크란			사진	위치	금액	비 고
입원실	특 실				·	병원내	·	보호자 침실제공
	1인실				·		·	보호자 침실제공
	2인실				·		·	
	4인실				·		·	
	6인실 이상				·		·	
	K 호텔				·	서울	·	1룸 2인실
	P 빌리지				·	강릉	·	1룸 2인실
	H 리조트				·	가평	·	2룸 4인실
식사		조	중	석	·	병원내	·	
	한식 특별식				·		·	
	한식 일반식				·		·	
	환자식				·		·	
	서양식				·		·	
	중국식				·		·	
	기타 국가별 맞춤 특식				·		·	상담 후 비용결정
기타 서비스	입원 시 필요 물품 세트(비누, 샴푸, 칫솔, 치약, 실내화)				·		·	원내 매점에서 따로 구매 가능
	항공권 예약 서비스				·	인천 국제공항	·	대한항공
	픽업서비스				·	공항과 병원	·	편도
	1. 병원차량	1			·		·	4인승
	2. 병원승합차	2			·		·	11인승
	3. 리무진	3			·		·	4인승
	4. 시보레익스프레스	4			·		·	9인승
	간병 서비스				·	병원내	·	간병 시간 협의
	마시지 서비스				·	병원근처	·	전신 1시간
	통역 서비스				·	병원내	·	
	인터넷 서비스				·		·	특실 무료 제공
	환전 서비스				·		·	소정의 수수료
	노트북 렌탈				·		·	특실 무료 제공
	우편, 팩스 서비스				·		·	국가별 가격 적용
	한강 유람선				·	서울	·	
	코엑스 아쿠아리움				·	서울	·	
	전통체험 서비스				·	북촌 한옥마을	·	전통한옥 숙박 시 추가 비용
	쇼핑 안내 서비스					명동		쇼핑비용은 개인부담
	그밖에 원하는 서비스가 있다면 적는다. (서비스 제공 여부는 상담 후 합의한다) ㉮ 저는 채식주의자이다. 육류, 생선, 해물은 먹지 않으며 달걀과 유제품은 먹는다. 저의 식단에 고려해 주기 바람.							

(7) 의료비용견적서 확인

치료에 대한 구체적인 설계가 완료되면 그 다음으로 서비스 옵션에 선택에 따른 구체적인 비용이 산출되어야 한다. 서비스의 수준에 따라 비용이 천차만별이기 때문에 고객이 원하는 서비스를 골라 제공받게 해야 한다.

① 서비스에는 병실, 식사, 편의 서비스, 관광 등이 있다. 이러한 서비스를 제공하는데 있어서 고객이 원하지 않는 옵션이 포함되어 있거나 원하지 않는 수준의 서비스를 받게 되는 경우 차후에 병원비 정산 시에 논쟁이 될 우려가 있기 때문에 환자가 직접 원하는 옵션을 선택하게 한다.

② 환자가 쉽고 비교 가능한 체크리스트를 만들어 제공해야 할 것이다. 서비스 옵션 체크리스트는 〈표 3-40〉과 같다.

③ 체크리스트를 만들 때 고려할 사항으로는 〈표 3-40〉과 같이 체크리스트를 환자가 이해할 수 있는 언어로 번역하여 제공하거나 환자가 옵션 선택 시에 옆에서 번역과 설명을 한다.

④ 옵션 체크리스트에는 존재하지 않지만 환자가 원하는 것이 있을 경우 이에 대한 정보나 서비스를 제공하는 등의 유연성을 발휘한다.

5. 서비스 단계

환자가 병원에 도착하여 실제적으로 의료서비스를 제공받는 단계이다. 장시간 여행으로 인하여 지쳐있을 수 있는 환자를 고려하여 접수에서 치료까지 불편함이 없도록 서비스를 제공한다.

(1) 도착 및 대기

환자가 의료기관에 도착하면 장시간 비행으로 인한 여독, 시차적응, 낯선 환경 등으로 인하여 불안감이나 피곤함을 느낄 수 있다. 따라서 환자에게 최대한 배려하며 편의를 제공할 수 있어야 한다.

1) 인사법

환자의 문화권을 이해하고 해당 문화의 인사로 맞이하면 환자는 친근감을 느끼고 자신이 대우받고 있다는 것을 느끼게 한다.

① 환자와 접촉하는 모든 부서가 해당 언어를 능숙하게 사용하는 것은 무리가 있지만

간략한 인사는 사전에 교육을 통하여 누구나 쉽게 할 수 있으며 국가별 인사는 〈표 3-41〉과 같다.

② 많은 인사법이 존재한다. 키스, 포옹, 코비비기, 침뱉기 등이 있으며 같은 행위라도 국가마다 다른 행동이 있기 때문에 이러한 문화에 대한 이해가 필요하다.

③ 우리나라 인사법인 허리와 고개를 숙여 인사하는 것도 괜찮다. 다만 환자에게 허리와 고개를 숙이는 것이 우리나라의 전통인사법이며 상대를 최대한으로 존중하는 자세라는 것을 알려야 한다.

④ 의료관광객은 우리나라 문화체험도 원하는 경우가 많기 때문에 이러한 우리나라 인사법을 좋아하기도 한다. 그렇기 때문에 환자의 반응을 고려하여 인사법을 정하도록 한다.

〈표 3-41〉 국가별 인사법

인사말(안녕하세요?)		자세	바디랭귀지
영어 일본어 중국어 프랑스어 스페인어 독일어 베트남어 러시아어 이탈리아어 태국어 인도네시아어 아랍어 몽골어	헬로우 곤니찌와 닌 하오 봉주흐 올라! 구 - 텐 - 탁 씬 짜오 즈드랏스부이쩨 부온 죠르노 싸왓디 - 크랍 아빠 까바르? 마르하반 새-응 배-노	악수	악수는 오른손으로 하며 상대와 시선을 마주치고 미소를 짓는다. 미국 : 손을 힘있게 잡고 3번 정도 흔든다. 독일 : 짧고 강하게 흔든다. 프랑스 : 손에 힘을 많이 주지 않는다.
		고개숙여 인사	아시아의 유교 영향권 나라에서 주로 한다.
		합장	두 손을 손바닥이 닿도록 모으는 것으로 인도, 태국, 스리랑카, 미얀마 등 불교 국가에서 많이 한다.

2) 대기장소

환자를 영접 혹은 대기하는 장소는 환자가 편안함을 느낄 수 있도록 배려한다.

① 환자가 사용하는 언어로 된 환영 메시지를 벽이나 입구에 걸어두며 해당 국가의 신문, 컴퓨터와 인터넷, 관광자료, 의료기관 홍보자료 등을 배치하도록 한다.

② 홍차, 커피 등의 환자 문화권의 음료와 한과, 전통음료 등을 구비해 놓도록 한다. 다만 환자의 질환이나 검사를 위해 금식하는 경우에는 제외한다.

③ 환자가 비행 스케줄 등의 이유로 병원업무시간 이후에 도착하거나 여독, 시차적응으로 인하여 휴식이 필요할 수가 있기 때문에 사전준비를 통하여 바로 입원할 수 있도록 하거나 고객이 원할 경우 호텔로 안내한다.

(2) 병원접수

환자가 입원실로 이동하기 전, 접수와 수납(선납)을 하게 되는데 반드시 예약확인서, 현지의사진단서의 확인이 필요하며 환자 패스포트를 확인해야 한다.

1) 병원접수 담당자

환자가 예약했던 환자가 맞는지 진료예약서, 초청장, 여권 등으로 입국날짜, 비자종류, 보험가입여부, 체류기간 등을 확인하고 진료일정 안내 및 일정표를 제공한다.

2) 환자 혹은 보호자에 제공되는 정보

환자 혹은 보호자가 이해할 수 있는 언어와 방법으로 제공하도록 한다. 통역사나 유치업체 직원이 함께 동행할 경우 차후 개인정보보호 관련 문제가 생기는 것을 방지하기 위하여 의료정보공개 동의서를 받는다.

① 병원이용에 관한 설명과 각종 서약서를 받는다.
② 환자의 지불방식을 확인하고 선불 혹은 보증금납부 및 영수증을 발급한다.
③ 이전 병원의 진료기록의 유무를 확인하고 영상자료와 함께 해당 부서에 맡겨 진료하는데 참고한다.
④ 진료는 가능한 한 이동동선을 짧게 하면 대기시간을 줄이도록 하며 예약된 시간보다 진료가 지연되는 경우에는 사정을 설명하며 양해를 구한다.
⑤ 기타 병원 이용안내와 귀중품 보관요령, 기타 사전 약속된 보증금 납부 및 영수증 발급에 대하여 안내한다.

(3) 진 료

외국인환자의 진료, 검사, 입원 등 일반적인 내국인환자와의 병원동선과 같은 프로세스로 진행되지만 기본절차에서는 차이를 보인다. 내국인환자는 보통 진료를 받고 해당 검사를 받는 게 보통이지만, 외국인환자의 경우에는 우선 기본검사를 받고 이 검사 결과를 토대로 진료를 하고 입원결정 및 정밀검사를 한 후에 치료하게 된다.

1) 고려사항

진료를 함에 있어 사전검사도 충분히 필요하지만, 검사 이전에도 병력에 관한 사전 조사가 이루어져 최고의 의료서비스를 제공할 수 있는지 확인이 필요하다.

① **환자에 대한 정보확인과 진료일정** : 최상의 서비스를 위한 의료진과 환자의 병력을

다음과 같이 확인한다.

㉠ 환자에 대한 정보확인 : 본인확인절차를 걸쳐 환자 본인임을 확인한다. 환자의 과거병력, 환자의 주거지의 주요 질환, 인종에 따른 발병질환 등을 고려하고 특정식품이나 약품, 수술도구에 대한 알레르기가 있는지 확인하도록 하며 이전의 진단서 등을 참고하여 진단 및 치료계획을 세운다.

㉡ 진료일정 확인 및 통보 : 환자의 기본정보와 질환상태를 토대로 적절한 담당의나 부서에 배치되었는지 확인하고 담당의가 진료일정을 확인하였는지 진료를 받기까지 어느 정도의 시간이 걸리는지 파악해야 한다. 진료대기시간이 길거나 어떠한 문제로 인하여 진료일정에 차질이 생기면 환자는 코디네이터의 능력을 의심하고 불신하게 된다.

② **사생활 보호** : 환자의 개인정보가 유출되거나 침해되면 차후 문제가 발생하여 의료기관에 악영향을 미칠 수 있고 환자의 만족도는 떨어지고 불만이 높아질 것이다. 따라서 환자의 사생활을 보호하기 위한 조치와 환자의 문화를 이해하고 배려하는 태도를 가진다.

㉠ 개인정보보호 : 진료실이나 진료대기실 등에 환자의 이름, 진단명 같은 개인정보를 게시하지 않고 환자를 호출할 때 크게 이름을 부르거나 환자의 진단명, 처치명 등을 다른 사람이 있는 곳에서 말하는 행위를 삼가한다. 이를 위해서 진료실, 대기실, 접수창구를 각각 구분하여 진료나 상담내용이 타인에게 유출되지 않도록 한다. 환자와 관련된 내용은 허가된 사람만 접근할 수 있도록 하며, 전산자료는 패스워드를 설정하도록 하며 환자에 대한 내용을 열람하고 방치하지 않도록 한다.

㉡ 신체노출 : 진료에 있어 신체노출은 최소화하도록 한다. 커튼 또는 스크린을 이용하여 관계자 외에는 볼 수 없게 하여 불안과 수치심을 최대한 줄이도록 노력해야 한다. 환자와 성별에 맞는 담당의가 진료하는 것이 좋으며, 불가피하게 환자와 성이 다른 담당의가 진료를 해야 할 경우에는 환자의 보호자 대동 또는 환자와 성이 같은 직원이 참석하도록 한다. 특히 아랍권의 환자들은 문화상 노출을 금하고 있어서 사전에 진료를 위해서 필요하다는 설명과 환자와 보호자의 동의를 얻는다.

③ **각종 정보제공과 환자의 동의** : 진료일정, 치료계획 등에 대한 정보제공함에 있어서 해당 언어도 번역 혹은 통역하여 제공하도록 한다. 또한 진료나 치료를 위해 필요한 동의서 등도 해당 언어로 번역하거나 통역하여 설명한다.

㉠ 정보제공 : 진료, 검사, 수술 및 병원생활에 대한 정보를 제공하도록 한다. 이

또한 환자가 이해할 수 있는 언어로 번역, 통역하도록 한다. 이 뿐만 아니라 안전사고에 대한 주의사항, 치료행위상에 생길 수 있는 부작용에 대한 설명이 필요하다. 이러한 정보제공은 단순히 통보하는 것이 아니어야 하며, 효율적인 의사소통을 위하여 환자와 보호자가 제대로 이해했는지 확인하는 과정이 필요하다.

㉡ 환자의 동의 : 사전에 예고되지 않은 고가의 비용이 발생할 경우 환자에게 이를 설명하고 동의를 받아야 한다. 병원비는 일정간격으로 중간수납을 하는 것이 효율적이기 때문에 이를 설명하고 동의를 받아낸다. 검사, 수술 및 시술에 대한 주의사항이나 부작용 가능성을 설명하고 검사, 수술 및 시술동의서를 받도록 한다.

2) 응급실 진료의뢰

진료 중 의사가 환자의 상태가 위급하여 응급실 진료가 필요하다고 판단하면 안전하고 신속하게 응급실로 이송하도록 한다.

① 의사는 환자와 보호자에게 응급실 진료가 필요한 이유에 대하여 설명하며 가능한 질문사항에 대하여 답하면서 동의를 구한다.

② 환자 혹은 보호자에게 응급실 진료절차를 설명하고 응급실의 진료 및 치료과정을 확인하면서 환자에게 진료나 치료의 진행상황을 알려준다.

③ 환자가 보험사나 어떠한 기관에 소속되어 지불보증계약이 되어 있나면 해당 보험사나 기관에 연락하여 보험적용 여부를 확인하며 확인된 내용을 환자와 보호자에게 알린다.

3) 재진예약

재진이 필요할 경우 추후 진료일정에 따라 예약하고 안내한다. 환자의 귀국일정을 고려하도록 하며, 체류기간 연장을 위한 서류의 필요성 여부를 확인하고 본국에 갔다가 다시 재입국해야 하는 경우에는 비자발급을 위한 서류의 필요성 여부를 확인한다.

4) 진료내역 확인 및 설명

진료가 끝나면 담당자는 환자와 보호자에게 진료결과에 대하여 알려주고 진료를 통하여 수립된 치료계획에 따라 추후 진료일정과 투약, 검사, 수술 등을 안내한다.

① 일정이 차질 없이 진행되도록 예약한다. 진료비나 치료계획에 따른 예상진료비에 대하여 환자나 보호자에게 알리도록 한다.

② 환자의 질환이나 주의사항, 치료에 관하여 설명하고 환자나 보호자가 제대로 알고 있는지 확인한다.

5) 입 원

병실에 입원 시 필요한 행동요령 및 주의사항 등을 안내한다.

① **입원준비** : 진료를 통하여 입원이 필요하다고 판단되면 입원결정서를 발급하고 입원희망일을 확인하며 입원절차 등에 대한 정보를 제공한다(표 3-42).

〈표 3-42〉 입원약정서

등록번호	
성 명	

공정거래위원회
표준약관 제10003호
(2009. 12. 18. 개정)

입 원 약 정 서

환 자 성 명 :　　　　　　　　　　남 녀 :
주민등록번호 :　　　　　　　　　　전 화 :
주　　　소 :

1. 귀 병원에서 제시한 제반 규칙을 준수함은 물론, 의사 및 간호사(또는 직원)의 정당한 지시에 순응하겠음.
2. 입원료 기타 제 요금이 정당한 이유없이 체납될 때에는 입원 보증금으로 대체하거나 채권확보를 위한 법적 조치에 이의가 없음.
3. 비품 또는 기물을 고의 또는 과실로 망실, 훼손한 때에는 이의없이 변상하겠음.
4. 진료상 발생하는 모든 문제와 수술 또는 수술후에 일어나는 모든 문제에 대하여 병원측의 진료과실이 있는 경우를 제외하고는 병원측에 민·형사상 책임을 묻지 않음은 물론, 만일 분쟁이 생겼을 때에는 의료법 제54조의 2에 의한 의료심사조정위원회에 그 조정을 신청할 수 있음.
5. 입원기간 중 환자, 가족, 보호자 및 방문객이 소지 중인 현금, 유가증권 기타 귀중품 등은 귀원에 보관을 의뢰하며, 이를 이행치 않고 분실, 훼손되었을 때에는 귀 병원에 그 배상책임이 없음을 확인함.

20　　년　　월　　일

위 약정인 :
환자 또는 대리인(환자의　　) :　　　　　　　　인

연대보증인(환자의　　　) :　　　　　　　　인
주민등록번호 :　　　　　　　　전 화 :
주　　　소 :

○ ○ ○ 병 원 장 귀하

㉠ 당일 입원할 필요가 있으면 병실의 현황을 확인하고 병실을 배정한다.

㉡ 진료받기 이전부터 입원이 필요하다고 생각하여 병실을 미리 예약해두었다면 예약병실을 이용한다.

㉢ 입원기간은 치료계획에 따라 체류기간을 산출하여 정하도록 하고 예상진료비를 알려주고 보험사에 가입되어 있다면 보험사에 연락하여 지불보증을 받는다.

㉣ 환자에게 입원약정서를 받도록 한다. 입원약정서는 〈표 3-42〉와 같다.

② 병실제공 : 사전 예약한 입원환자의 경우 환자가 선택한 병실이나 옵션이 모두 준비되어 있는지 병실에서 환자와 보호자에게 확인시키도록 한다. 당일 입원 등의 이유로 환자가 원하는 병실이 없을 경우 우선 환자가 원하는 병실과 가장 가까운 형태의 병실을 제공하고 환자가 원하던 병실이 생기면 바로 이동한다.

㉠ 병실 내에는 병원에 대한 정보와 보도자료를 준비해 두고 병원의 안내지도, 건강이나 의학에 관련된 서적, 관광안내 자료, 호텔에 대한 자료 등을 구비해 둔다.

㉡ VIP 고객의 경우 좀 더 특별한 병실을 준비할 필요가 있다. PC 혹은 노트북, 인터넷 연결, 환자 본국의 신문이나 매거진, 금고, 공기청정기, 보호자를 위한 침대, 환자의 문화에 맞고 원하는 음식을 제공(단, 질환이나 건강을 이유로 제한할 수 있다.), 다양한 사이즈의 환자복, 고급 침구와 세면도구 등을 준비한다.

㉢ 환자 본국의 시간과 우리나라 시간을 같이 나타내는 시계를 준비하도록 한다. 그밖에 환자가 원하는 것이 있을 경우 환자의 건강이나 타인에게 피해를 주지 않으면 들어준다.

③ **입원생활 시 주의사항 안내** : 기본적인 입원생활 안내서는 병원마다 존재하지만 한글로 쓰여 있는 경우가 많기 때문에 외국인환자나 보호자가 이해하기 어렵다.

㉠ 통역사가 안내서를 보고 알려줄 수도 있지만 매번 확인할 때마다 물어보기 번거로우므로 환자나 보호자가 이해 가능한 언어로 번역하여 제공한다.

㉡ 하루에 적어도 두 번 이상 정규 방문을 통하여 환자의 요구사항을 파악하고 환자 혹은 보호자와 의료진 간의 중재 역할을 한다. 입원안내 예시는 〈표 3-43〉과 같다.

〈표 3-43〉 입원안내서의 예시

① 본 병원은 입원 환자의 안전과 보안상의 문제로 밤 12시 이후로는 무인경비 시스템이 작동되고 있으며, 무인경비 시스템이 작동되는 시간에 병원출입을 원하실 경우 지하의 출입문을 이용하세요. ② 병원건물 내에서는 흡연하실 수 없으며, 환자의 건강과 쾌적한 환경을 위하여 반드시 지켜주시기 바라며, 지정된 흡연장소는 매점 옆에 있습니다.

③ 병실 문을 안에서 잠그거나 병실에 들어오지 못하게 막는 행동을 금합니다.
④ 무단으로 외출하거나 병실을 비우는 것은 환자의 안전과 진찰, 투약에 지장을 줄 수 있으므로 자제해 주세요.
⑤ 주무시는 동안에는 낙상을 방지하기 위하여 침대 옆 보조난간을 올리고 주무세요.
⑥ 개인사물함에는 귀중품이나 현금을 두지 마세요(귀중품이나 현금은 병원에 맡겨 주시고, 개인이 보관하다 분실한 귀중품이나 현금에 대한 책임은 병원에서 지지 않습니다).
⑦ 침대의 위치는 임의로 변경하실 수 없으며 꼭 필요하시다면 간호사에게 말씀해 주세요.
⑧ 화장실이나 샤워실에서 세탁은 금하고, 바닥이 미끄러울 수 있으니 주의해 주세요.
⑨ 환자의 안정에 저해되는(음주, 취사, 고성방가, 취침방해 등) 행동은 금지해 주세요.
⑩ 통역사, 코디네이터가 퇴근 후에 통역이 필요하시다면 전화로 연결해 드립니다.
⑪ 화재방지를 위하여 전열기구와 취사기구 사용을 금지해 주세요.
⑫ 병원 내 청결과 감염예방을 위하여 분리수거에 협조해주시고, 사용한 시트와 옷은 오물처리실에 있는 세탁물통에 일반세탁물과 오염세탁물(혈액, 대소변 등)로 구분하여 넣고 사용한 패드나 기저귀 등 오염된 쓰레기는 오물처리실에 따로 마련된 쓰레기통에 버리세요.
⑬ 이불은 한 장씩 제공되며 더 필요하시거나 교환을 원하시는 경우 담당간호사에게 이야기해 주세요.
⑭ 응급상황 발생 시 비상벨 버튼을 눌러 주세요. ㉠ 비상벨 위치 : 침대 옆 보조테이블 위, 화장실 변기 옆 ㉡ 응급상황이 아닌 경우에는 자제해 주세요.

④ **식사시간 및 복약안내** : 식사시간과 복약에 대한 안내를 하도록 한다. 식사 및 복약 안내 예시문은 〈표 3-44〉와 같다.

〈표 3-44〉 식사 및 복약안내 예시

① 식사시간은 조식 07 : 00~08 : 00, 중식 12 : 00~13 : 00, 석식 18 : 00~19 : 00입니다.
② 식사 후 식판은 배선 카에 넣어 주시길 바랍니다(특실이나 움직임에 제약이 있는 분들의 경우 직접 수거해 갑니다).
③ 메뉴에 대한 변경이나 요구사항이 있으시면 간호스테이션에 말해주시기 바랍니다.
④ 복약시간은 간호사의 지시를 따르도록 하십시오(식전, 식후, 식후 30분 등).

⑤ **병원 내 편의 시설안내** : 환자와 보호자가 입원생활을 하면서 불편함을 느끼지 않고 지루함을 해소할 수 있는 시설을 구비하도록 하며 안내하도록 한다. 병원 내 편의 시설 안내는 〈표 3-45〉와 같다.

〈표 3-45〉 병원 내 편의시설 안내 예시

① 본관 2층에는 매점이 있으며 병원생활에 필요한 물품과 식료품을 판매하고 있습니다.
② 본관 지하 1층에는 종교실이 구비되어 있습니다(기독교, 천주교, 불교, 이슬람).
③ 본관 1층에 병원은행이 있으며 업무시간은 09 : 30~16 : 30까지이며 현금인출기는 24시간 이용 가능합니다.
④ 우편, 소포발송은 본관 2층 행정사무실에 문의하시기 바랍니다.
⑤ 본관 지하 3층 영화실에서는 매주 화요일, 목요일, 토요일에 영화상영을 합니다(상영영화와 상영시간은 게시판을 참고해 주시기. 바랍니다).
⑥ 본관 지하 2층에서 매주 일요일 14 : 00시에 음악회를 열고 있습니다.
⑦ 관광안내 및 렌터카에 대한 문의는 본관 1층 인포메이션에 문의하시기 바랍니다.

⑧ 배선실은 3층 402호에 위치해 있습니다. 배선실 내에는 공용 냉장고, 전자레인지가 있으며 공동으로 사용하는 것이기 때문에 깨끗이 사용해 주시기 바랍니다. 냉장고에 음식을 보관하실 경우 뚜껑이 있는 용기를 사용하시고 너무 많은 공간을 차지하지 마시기 바랍니다. 전자레인지는 음식을 데우는 용도로만 사용해 주시기 바랍니다.
⑨ 본관 지하 2층에는 PC실이 구비되어 있습니다.

⑥ **외국의 환자를 위한 배려사항** : 외국인 환자의 문화를 이해하고 이를 최대한 배려하도록 한다. 이러한 문화적 차이에는 종교, 생활습관, 사회적 관념 등이 있을 수 있다.

㉠ 이슬람교의 경우 하루에 5번의 기도를 의무로 하고 있기 때문에 기도시간에는 병실출입을 삼가고 기도에 방해되는 행위 또는 이상한 눈으로 쳐다보거나 수근거리는 행동을 하지 않도록 한다.

㉡ 스페인, 이탈리아, 그리스 등 지중해 연안의 국가에서 온 외국인환자의 경우 시에스타(낮잠시간)가 있는데 이러한 시간에는 병실출입을 삼가고 낮잠에 방해되는 행위를 자제하도록 한다.

㉢ 의료목적상 꼭 필요하다면 코디네이터는 환자와 의료진 사이에서 적절히 중재하도록 한다. 외국의 특정 사회적 관념에 대한 이해도 필요하다.

㉮ 남녀 간의 신체적 접촉을 금하거나 한방에 남녀 둘만 있는 것을 금하는 문화권의 환자가 있을 수 있다. 이럴 경우 가능한 한 환자와 동성인 의료진이 하며, 불가피할 경우 환자와 동성의 직원을 대동하고 환자와 보호자의 동의를 얻어야 한다.

(4) 검 사

외국인 환자의 경우 이전 환자의 본국에서 한 검사결과는 초기 진료계획을 세우기 위한 참고사항이고 병원에서 다시 검사를 받아야 한다. 이러한 점을 환자에게 잘 설명하지 않으면 하지 않아도 될 검사를 한다고 환자가 느끼거나 병원의 이익을 위해서 자신을 속이는 것이라고 생각할 수 있다.

검사는 기본검사와 정밀검사로 나눌 수 있으며, 외국인환자의 경우 기본검사는 진료이전에 받는 것이 보통이고 기본검사를 토대로 진료를 하며 필요할 경우 정밀검사를 하게 된다.

1) 기본검사

환자가 내원하기 전인 초기 접촉과정에서 제공되었던 진단명, 치료법, 비용에 대한 정보는 확정된 것이 아니고, 내원하여 받은 검사의 결과로 인하여 달라질 수 있고, 그에 따라 비용이나 치료계획이 달라질 수 있음을 환자와 보호자에게 설명하도록 한다.

① **기본검사** : MRI, CT, X-ray 등이 포함될 수 있는데 MRI 같이 대기시간이 몇 주 또

는 몇 달이 되는 것도 있기 때문에 사전에 예약하여 대기시간을 줄이도록 한다. 기존에 검사한 내용이 있다고 하더라도 정확한 진단을 위하여, 병변의 변화의 관찰 목적으로, 고객의 데이터 보관목적으로, 수술 시 법적요건 등을 위하여 새로 검사해야 될 필요를 환자와 보호자에게 알리고 이해를 구한다. 이러한 양해를 구하는 행동은 환자의 불만을 줄이고, 환자의 안정과 이해를 가져온다는 점에서 단순히 통보가 아니어야 하고 환자의 마음을 이해하고 환자와 소통하는 자세가 중요하다.

② 검사과정 : 환자와 의사소통을 원활하게 하기 위하여 환자와 접촉하게 되는 직원들이 해당 언어를 구사할 수 있는지, 해당 문화에 대하여 이해하고 있는지 확인하도록 한다. 의료진이 해당 언어를 구사하지 못하는 경우 해당 언어가 가능한 코디네이터 혹은 직원이 통역하도록 한다. 통역, 전달과정에서 의미가 왜곡되지 않도록 주의해야 하며, 전문용어나 애매모호한 표현은 의료진에게 되물어 쉽게 풀어서 환자에게 전하도록 한다. 해당 내용을 모두 전하고 나면 환자가 이해했는지 확인하도록 하고, 미흡하거나 환자가 궁금해 하는 내용을 의료진에게 물어보도록 한다.

2) 정밀검사

진단 후 좀 더 자세히 병변을 관찰하기 위하여 실시되며 이때 정밀검사의 필요성에 대하여 환자와 보호자에게 설명하도록 한다. 대부분의 환자들은 정밀검사를 해야 한다고 하면 심각하게 받아들이는 경향이 크기 때문에 환자의 불안을 해소하기 위해 노력해야 할 것이다.

① 외국인환자의 경우 문화의 차이와 같은 낯선 환경과 외로움 등으로 인하여 불안을 느낄 요소가 항상 존재하며 이러한 불안과 질환에 대한 불안까지 더해져 심리적으로 큰 문제를 일으킬 수 있는 것은 물론이고 환자의 질환에도 악영향을 미칠 수 있다. 그리고 여기에 추가비용 문제까지 더해진다면 환자의 불안은 더욱 가중되고 심할 경우 의료관광을 포기하고 귀국할 수도 있다.

② 코디네이터 및 담당자는 정밀검사의 필요성에 대하여 상세히 설명하고 심각하게 말해서는 안 된다. 그리고 코디네이터 및 담당자는 가능한 환자의 곁에 머무르면서 환자의 가족, 고향, 치료가 끝나면 가고 싶거나 먹고 싶은 것, 하고 싶은 것 등을 물어보고 경청하면서 환자가 스스로 긍정적인 생각을 이끌어낼 수 있도록 유도한다.

3) 검사를 위한 준비

검사를 위한 대기시간을 줄이고 지장이 생기지 않도록 사전에 예약확인서, 현지 의사의 진단서, 패스포드, 입국날짜, 비자종류, 체류기간 등을 꼼꼼하게 확인하도록 한다. 그리고 보험의 가입여부와 종류를 확인하고 병원이용에 대한 서약서를 준비하여 서약을 받도록 한다.

① 검사진행 시 환자의 불편의 최소화와 효율적인 의사소통을 위하여 해당 언어를 통역할 수 있는 직원을 해당 부서마다 배치하거나 통역이 가능한 직원에게 해당 환자에 대한 통역을 전담하게 한다.

② 환자가 검사를 받는데 있어 접촉하게 되는 직원들에게는 사전에 환자의 문화에 대한 교육을 시키도록 한다. 환자의 문화에 따라 해선 안 될 행동을 숙지시키는 것은 물론이고 간략한 의사소통을 교육시키도록 한다.

③ 통역 가능한 코디네이터가 곁에 있다고 하더라도 검사를 실시하는 것은 결국 의료진 및 직원이기 때문에 검사를 실시하는 사람도 환자의 신뢰를 얻어야 할 것이다.

㉮ 의료진이나 직원이 환자가 자신의 언어를 알아듣지 못한다고 해서 통역하는 사람만 바라보고 이야기하거나 환자가 없는 곳에서 따로 이야기하는 행동, 의료진과 통역하는 사람이 사담을 하는 행동 등은 자제하는 것이 좋다.

④ 의료진이나 직원이 해당 언어를 구사하지 못하여 다른 사람이 통역하는 경우에 의료진이나 직원과 환자가 직접적인 언어소통이 되지 않기 때문에 환자는 의료진이나 직원의 행동이나 태도를 보며 그 사람에 대한 느낌과 평가를 갖게 된다. 따라서 의료진이나 직원은 자신의 말을 환자가 직접 알아듣지 못하여도 환자를 바라보며 이야기하며 경우에 따라 밝은 표정 및 미소, 진지한 표정을 짓도록 한다.

⑤ 환자 문화권의 인사를 건네는 것은 간단하면서도 신뢰를 얻기 좋은 방법이다. 이러한 작은 인사 하나에도 환자는 자신을 신경써주고 있다는 느낌을 받을 수 있다.

(5) 치 료

치료의 과정에는 생각지 못한 일 등으로 문제가 발생할 수 있다. 특히 수술이나 시술 등 부담이 큰 의료서비스의 경우 반드시 의료서비스에 대한 사전 안내와 동의서를 얻는 것이 중요하다. 다음은 동의서 및 작성방법에 대하여 알아보고 약처방 및 조제 그리고 환자가 사망했을 경우에 처리방법에 대하여 설명한다.

1) 수술동의서

환자의 신체에 위해를 유발할 수 있는 모든 처치에 대하여 사전에 동의서를 받아야 한다. 환자의 신체에 위해를 유발할 수 있는 처치로는 수술, 시술, 검사, 마취, 의식하진정, 조영제 투여, 항암제 투여, 임상연구, 혈액제제 사용 등이 있다.

① 의료진은 수술법과 주의사항 유발가능한 부작용을 상세히 설명하고 동의서를 받아

야 한다. 이를 위해서는 수술에 필요한 각종 동의서를 언어별로 작성해야 한다. 또한 수술 전후의 주의사항에 대한 정보를 전달해야 하고 환자와 원활한 소통을 위한 시스템이 구축되어 있어야 한다.

② 의료진들은 환자의 상태를 미리 파악하고 설명하거나 이해시킬 필요가 있는 사항들을 미리 준비해 놓는다. 이러한 각종 동의서는 차후 발생할 수 있는 의료분쟁 문제나 환자가 주의사항에 대한 이해부족으로 생길 수 있는 문제를 줄일 수 있다.

③ 의료진이 해당 언어를 구사하지 못할 경우 코디네이터들은 항상 동석하여 통역하고 보충설명을 덧붙인다. 또한 고객이 충분히 이해하고 있는지 확인하여 원활한 의사소통이 이루어져야 한다.

④ 수술 시 수술실과 의사소통 연락망이 구축되어 있어야 하고 예정되었던 수술시작 시간에 따라 진행될 수 있도록 준비하며 수술 시 주의사항에 대한 교육을 문서로 제공한다.

⑤ 수술일정이 지연될 경우에는 정확한 이유를 파악하여 환자와 보호자에게 설명하여 양해를 구하고 대처방안을 모색하도록 한다. 그리고 새로운 수술시간을 가능한 한 빨리 정하고 다시 정해진 시간을 확인하고 환자와 보호자에게 바로 통보하여 수술일정 지연에 따른 환자와 보호자의 불만을 줄여야 한다.

⑥ 환자를 부분마취 할 경우에 원활한 환자와 의료진의 의사소통을 코디네이터가 수술실에 같이 들어갈 수 있다. 이럴 때는 사전에 의료진으로부터 수술실에서의 주의사항에 대하여 교육받도록 한다.

⑦ 동의서 작성법 : 동의서는 동의가 필요한 의료행위 시마다 행위 전에 받는 것을 원칙으로 한다. 동의서의 작성은 환자가 사용하는 언어로 의사소통이 가능한 직원에 의하여 수행된다. 동의서의 서명은 환자 본인이 하는 것을 원칙으로 하나 환자가

〈표 3-46〉 수술(시술, 검사, 마취 의식하진정)동의서 표준약관

□ 수술
□ 시술
□ 검사
□ 마취
□ 의식하진정

동 의 서

등록번호	
성 명	

공정거래위원회

표준약관 제10003호
(2009. 12. 18. 개정)

의사결정을 내리기 어려운 상태, 미성년자인 경우에는 법정대리인이 동의하여 서명하게 된다. 법정대리인이 서명하게 되는 경우 그 사유를 동의서에 표시해야 한다. 수술(시술, 검사, 마취 의식하진정)동의서 표준약관은 〈표 3-46〉과 같다.

1. 환자의 현재 상태(검사결과 및 환자의 고지에 따라 유/무/미상으로 나누어 기재)

진단명			
수술, 시술, 검사명			
주치의			
시행예정일			
기왕력(질병·상해 전력)		알레르기	
특이체질		당뇨병	
고·저혈압		마약사고	
복용약물		기도이상 유무	
흡연여부		출혈소인	
심장질환(심근경색증 등)		호흡기질환(기침·가래 등)	
신장질환(부종 등)		기타	

2. 설명사항

* 각 항목의 구체적인 내용은 수술·시술·검사의 특성에 따라 개별적으로 기재할 수 있다.

* 개별적 기재내용 중 중요한 사항에 대하여는 굵은 글씨로 표시하거나 밑줄을 그어 강조하는 것이 바람직하다.

가. 수술(시술·검사)의 경우 설명사항

① 수술(시술·검사)의 목적 및 효과

② 수술과정 및 방법, 수술(시술·검사)부위 및 추정 소요시간

③ 발현 가능한 합병증(후유증)의 내용, 정도 및 대처방법

④ 수술(시술·검사) 관련 주의사항(수술 후 건강관리에 필요한 사항)

⑤ 수술(시술·검사)방법 변경 및 수술범위 추가 가능성

수술(시술·검사)과정에서 환자의 상태에 따라 부득이하게 수술(시술·검사)방법이 변경되거나 수술범위가 추가될 수 있다. 다만, 이에 따라 환자 또는 대리인에게 추가로 설명하여야 하는 사항이 있는 경우 수술(시술·검사)을 시행하기 전에 이에 대하여 설명하고 동의를 얻는다.

⑥ 기타 사항

등록번호	
성　명	

나. 의식하진정의 경우 설명사항

① 의식하진정의 목적 및 효과

진정제를 투여하여 환자를 어느 정도 진정상태에 도달하게 한 후 검사(시술)를 함으로써 검사(시술)에 따르는 불편함을 경감시켜주는 효과가 있다. 그러나 환자를 마취한 상태로 하는 검사(시술)는 아니며 환자의 협조가 가능한 진정상태에서 검사(시술)를 한다.

② 발현가능한 합병증(후유증)의 내용, 정도 및 대처방법

환자의 상태에 따라서는 적정량의 약제를 사용하였음에도 불구하고 수면이나 적정한 정도의 진정상태에 도달하지 못하거나 오히려 환자의 협조도가 낮아져 검사(시술) 자체가 어려워지는 수도 있다.

부작용은 호흡곤란 및 저산소증과 같은 호흡기계 합병증, 맥박이 빨라지는 등의 심혈관계 합병증, 낙상 등이 발생할 수 있으나 대개는 특별한 조치 없이 좋아진다. 그러나 **드물지만 호흡과 심장이 정지되어 생명이 위협받는 경우가 발생하기도 하며 과민반응에 의한 응급조치가 필요한 경우도 있다. 따라서 호흡기 질환으로 폐기능에 장애가 있거나, 신장이나 심장질환이 있는 경우에는 주의를 요한다.**

③ 의식하진정시 주의사항

의식하진정 후에는 완전한 회복을 위하여 안정이 필요하며 검사 당일에는 운전을 하지 말아야 하고 중요한 약속이나 업무는 피해야 한다.

다. 마취의 경우 설명사항

① 현 환자상태에 적합한 마취방법

□ 전신마취　□ 척추마취　□ 국소마취(마취부위 : DDDOO))　□ 기타

② 발현가능한 부작용(후유증)의 내용, 정도 및 대처방법

③ 마취방법의 변경 가능성

수술준비 중 환자의 상태에 따라 부득이하게 마취방법이 변경될 수 있다. 다만, 이에 따라 환자 또는 대리인에게 추가로 설명하여야 하는 사항이 있는 경우 수술을 시행하기 전에 이에 대하여 설명하고 동의를 얻는다.

④ 기타 사항(예시 : 환자가 특별히 원하는 마취방법의 위험성)

설 명 의 사 : ____________(서명 또는 날인)

설 명 의 사 : ____________(서명 또는 날인)

*** 마취통증의학과 의사가 마취에 관한 사항을 별도로 설명하는 등 설명의사가 여럿일 경우 설명한 부분을 특정하여 각자 서명 또는 기명 · 날인할 수 있다.**

등록번호	
성　명	

본인은 본인(또는 환자)에 대한 수술(시술, 검사, 마취, 의식하진정)의 목적 및 효과, 과정, 예상되는 합병증, 후유증 등에 대한 설명(필요시 별지 포함)을 의사로부터 들었으며, 본 수술(시술, 검사, 마취, 의식하진정)로서 **불가항력적으로 야기될 수 있는 합병증 또는 환자의 특이체질로 예상치 못한 사고가 일어날 수도 있다는 것을 사전 설명으로 충분히 이해하며** 수술(시술, 검사, 마취, 의식하진정)에 협력할 것을 서약하고, **본 동의서 제1조의 '환자의 현재상태'에 대해 성실히 고지하며** 이에 따른 의학적 처리를 주치의 판단에 위임하여 수술(시술, 검사, 마취, 의식하진정)을 하는데 동의한다.

20　년　월　일　시　분

환자명 :　　　　　　　　　　　　(서명 또는 날인)
주민등록번호 :　　　　　　　　전화 :
주　　소 :

대리인(환자의　　　　) :　　　　　　(서명 또는 날인)
주민등록번호 :　　　　　　　　전화 :
주　　소 :

* 대리인이 서명하게 된 사유
  - □ 환자의 신체 · 정신적 장애로 인하여 약정 내용에 대하여 이해하지 못함
  - □ 미성년자로서 약정 내용에 대하여 이해하지 못함
  - □ 설명하는 것이 환자의 심신에 중대한 나쁜 영향을 미칠 것이 명백함
  - □ 환자 본인이 승낙에 관한 권한을 특정인에게 위임함
    (이 경우 별도의 위임계약서를 본 동의서에 첨부하여야 한다)
  - □ 기타________________

* 의사의 상세한 설명은 이면지 또는 별지를 사용할 수 있으며(본 동의서에 첨부) 환자(또는 대리인)가 본 동의서 사본을 원하는 경우 이를 교부한다.

* 수술(검사, 시술) 후 보다 정확한 진단을 위하여 추가로 특수 검사를 시행할 수 있으며, 이 경우 추가 비용을 지불할 수 있다.

__________________________병원(의원)장 귀하

2) 약처방과 조제

원내 혹은 원외에서 처방한 약물은 의사 또는 간호사가 환자와 보호자에게 약물의 효능, 부작용, 복용시간과 방법, 반납불가에 대한 사항을 설명한다.

① 의사 또는 간호사가 환자와 언어소통이 불가능할 경우 환자와 언어소통이 가능한 코디네이터, 직원이 통역하도록 한다. 다만 조심해야 할 것이 있는데 그것은 말을 전하는 과정에서 말이 바뀌거나 애매모호한 통역으로 잘못된 의사전달이 되지 않도록 한다.

② 의사 또는 간호사가 코디네이터나 직원에게 설명하고 정확히 이해했는지 확인하도록 한다. 이해한 내용을 코디네이터나 직원은 환자와 보호자에게 설명하고 환자와 보호자도 이해했는지 확인하는 과정이 필요하다.

3) 사망처리

외국인환자가 사망한 경우 국가별 행정처리 절차에 따르도록 한다.

① **외국인환자** : 체류기간 동안에 사망하면 사망장소와 사망원인을 확인하고 유족과 경찰에 알린다.

㉠ 유족이 타국에 있을 때는 유족이 입국하거나 유족이 위임하는 경우가 있다.

㉡ 유족이 입국하고자 할 경우 비자발급에 필요한 서류를 제공하도록 한다. 그리고 사망진단서 등의 서류를 구비하여 제출하도록 한다.

㉢ 시신은 유족이 원하는 방법(화장, 방부제처리, 본국이송, 국내 안치)을 존중하도록 한다.

㉣ 환자가 사망하게 되면 유족, 대사관, 화장시설, 국제방부처리 업체, 외무부 등에 연락하게 되고 각종 서류를 구비해야 한다.

② **일본 환자의 경우** : 사망진단서를 진료 담당의가 작성하게 된다. 사망한 환자의 보호자나 유족의 결정에 따라 화장, 방부제 처리하게 되는데 보통 화장을 하는 경우가 많다.

㉠ 화장을 할 경우 일본대사관에 유족과 대동하여 화장동의서 발급신청서를 작성한다. 이때 사망진단서, 사망한 환자의 여권 유족본인의 여권을 지참하도록 한다. 화장동의서를 받으면 담당자가 장례식업자에게 연락을 하고 화장할 날짜를 정한다.

㉡ 화장의 경우 사후 24시간이 지난 후에 가능하다. 방부제처리를 할 경우 국제장례사에게 연락을 하고 국제장례사가 필요한 서류, 검사, 공항수송 처리를 돕

도록 한다. 그 다음 일본대사관에서 방부증명서를 발급받고 24시간이 지난 후에 서울 적십자 병원으로 이송하여 유체를 검사하고 공항까지 수송하게 된다(그림 3-18).

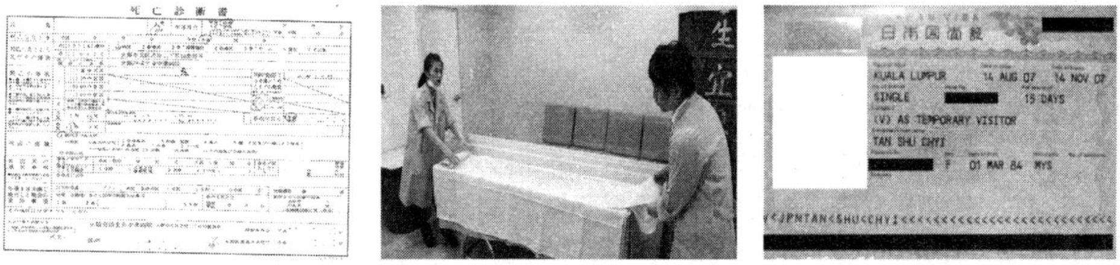

(a) 일본의 사망진단서 (b) 국제장례사 (c) 일본 비자

[그림 3-18] 일본환자의 사망인 경우

③ **러시아 환자의 경우** : 러시아 대사관에 환자의 사망을 신고하고, 사망진단서 진료과장이 작성, 번역, 공증한다. 그리고 외무부에 아포스티유(협약에 따라 관인이나 서명을 대조하여 확인하고 발급하는 것)를 신청하여 발급받으며 러시아 대사관에 제출한다.

㉠ 사망한 환자의 유족은 시신을 화장할 것인지, 방부제처리를 할 것인지 결정한다. 유족이 화장을 원한다면 러시아 대사관에서 화장동의서 빌급신칭시를 작성하게 한다. 사망진단서와 사망한 환자의 여권과 유족의 여권을 지참하도록 한다(그림 3-19).

㉡ 러시아 영사의 심사가 끝나면 감염여부확인서와 시신확인서 서류를 발급받게 되고 러시아로 이송된다.

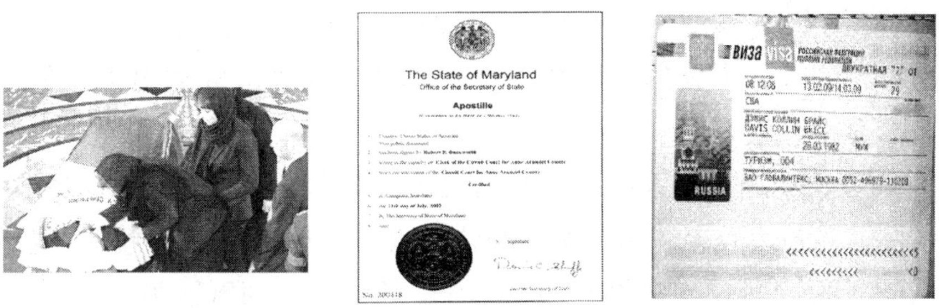

(a) 러시아 장례식 (b) 아포스티유 (c) 러시아 여권

[그림 3-19] 러시아 환자의 사망인 경우

(6) 수술 후

수술이 끝나면 수술이 성공리에 끝났는지 발병했던 질환은 제거 혹은 완화되었는지 검진하는 과정을 거치는데 환자의 상태나 질환의 상태에 따라 그 기간은 상이하다. 수술이 끝나면 환자가 회복단계를 거치는데, 회복단계에서는 환자의 심신이 매우 예민하므로 각별한 주의가 필요하다. 회복단계를 거치고 나면 퇴원하게 되는데 이를 위한 서류와 고객이 원하는 서류와 자료 등을 파악하여 제공하도록 한다(그림 3-20). 퇴원하게 되면 관광을 즐기거나 귀국하게 되고 그 후에도 지속적인 사후관리를 통하여 고객과의 관계를 유지한다.

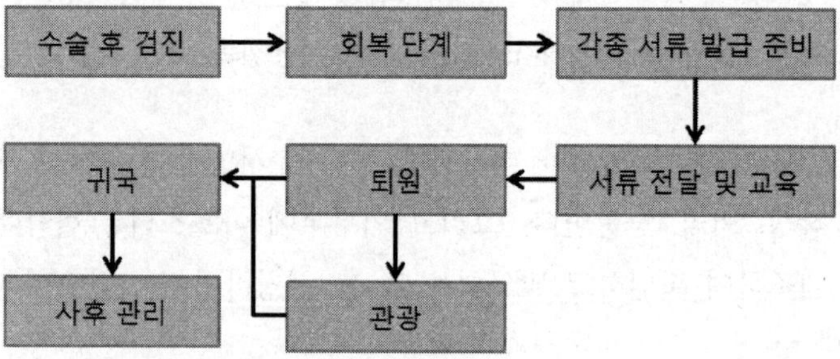

[그림 3-20] 수술 후 단계 프로세스

1) 회복단계

환자가 수술을 받고 안정을 취하는 단계로, 코디네이터는 담당의로부터 수술결과와 주의사항을 정확하게 확인하여 환자와 보호자에게 환자의 상태를 상세히 이야기한다.

① 환자의 회복상태에 따라 사후관리에 변동이 생길 가능성이 있음을 설명하도록 한다. 수술결과나 주의사항이 일관되지 않는다면 환자는 혼란스러워하기 때문에 담당의의 의견을 중심으로 하여 이야기한다.

② 담당의의 소견이 환자와 접촉하는 모든 부서에 통일감 있게 전달될 수 있는 채널을 구축하도록 한다.

③ 수술 후 통증을 느끼거나 움직이는데 불편하거나 음식 등을 가려먹어야 하는 등의 이유로 환자는 수술 후에 매우 예민할 수 있다. 그렇기 때문에 매우 각별한 관리가 필요하다. 이를 위하여 야간 및 주말 당직근무자가 지원을 해야 할 필요가 있다.

2) 수술 후 주의사항

부작용이나 긴급사항을 대비하고 불편함을 해소하기 위하여 간호병동에서 환자와 의사소통이 가능한 당직근무자를 지정하여 배치한다.

① 고객의 빠른 쾌유와 안전을 이유로 병동생활을 권장하지만 수술 후 각별한 주의를 요하지 않고 환자가 회복을 겸한 휴양을 원한다면 휴양시설과 연계하여 리조트, 재활원, 장기요양시설, 호텔 등과 네트워크를 구축한다.
② 환자에게 발생할 수 있는 문제점이나 주의사항에 대하여 휴양시설에 알려 협조를 요청하며 수시로 환자와 보호자에게 연락 혹은 만남을 통하여 주의사항을 잘 지키고 있는지 환자의 상태는 어떠한지 파악한다.

(7) 각종 서류, 자료준비 또는 발급

수술이 끝나고 회복이 완료될 시점에는 병원에서 제공한 의료서비스 행위에 대한 증빙자료를 환자에게 제공해야 하며 진료비 및 약제비 수납안내를 미리하여 퇴원일정을 미리 준비할 수 있도록 해야 한다.

1) 의무기록사본, 영상자료제공

환자가 귀가하기 전에 의무기록사본과 영상자료 복사신청 여부를 확인하도록 한다. 의무기록사본발급은 의무기록 종류에 따라 절차가 다르며 상세한 내용은 해당 병원의 의무기록사본발급 지침을 따르고 구비서류를 준비하도록 한다. 의무기록사본 발급을 위한 구비서류는 〈표 3-47〉과 같다.

〈표 3-47〉 의무기록사본 발급을 위한 구비서류

신청자	구비서류
환자 본인	환자의 신분증
친족(배우자, 직계존속 등의 친족관계)	신청자의 신분증, 환자의 신분증사본, 환자의 자필동의서, 가족관계증명서 혹은 증명 가능한 서류
대리인(친족 이외의 지정대리인)	신청자의 신분증, 환자의 신분증사본, 환자의 자필동의서, 환자의 자필위임장

2) 증명서 발급

증명서에는 입·퇴원 확인서, 상해진단서, 사망진단서, 사체검안서, 정신감정서, 장애진단서, 의사소견서, 향후치료비추정서 등이 있으며 발급 시 각각 수수료를 납부한다. 수수료는 의료기관마다 차이가 있다. 증명서 발급은 환자의 사용용도에 맞게 증명서 발급절차에 따라 발급한다.

3) 진료비청구 서류준비

환자와 보험사에 진료비를 청구하기 위한 서류를 준비한다. 진료비계산서, 진료비지

급보증서 등의 필요 서류를 구비하고 진료비 및 약제비 청구서를 준비하도록 한다. 진료비청구 작성요령은 〈표 3-48〉과 같다.

〈표 3-48〉 진료비 청구서 작성요령

① 환자의 등록번호와 성명을 기재하고, 진료, 치료기간을 기재한다.
② 의료기관의 이름과 주소, 연락처를 기재한다.
③ 진료비 청구서의 청구날짜와 기한을 기재한다.
④ 진료형태별 비용과 청구건수를 기재한다.
⑤ 총 진료비와 청구액, 환자부담 비용을 기재한다.
⑥ 입원이나 외래 등 진료형태별로 나타낸다.
⑦ 청구인, 작성자, 대표자, 담당자의 성명과 연락처를 기재한다.
⑧ 사용약제, 소모품 등을 항목별로 비용과 건수를 기재한다.
⑨ 납부계좌나 방식에 대한 설명을 기재하고, 기타 주의사항에 대하여 기재한다.
⑩ 납부 시 필요한 서류에 대한 설명을 기재한다.
⑪ 진료비 청구서의 내용은 환자와 보호자가 이해할 수 있는 언어, 용어를 사용한다.

(8) 퇴 원

환자가 모든 치료를 받고 충분한 안정을 취한 뒤에 퇴원을 준비하는 단계이다. 퇴원 시에 준비할 사항으로는 입원진단서, 의무기록, 각종 검사자료, 예약확인서 등이 있으며 약은 환자의 상황에 따른 담당의의 판단에 따라 필요량을 제공하도록 한다. 퇴원에 대한 계획은 입원시점부터 수립하여 퇴원과정이 원활하게 진행될 수 있도록 한다. 환자에게 필요한 교육은 입원해 있는 동안 수시로 제공하여 환자의 이해를 돕도록 한다. 퇴원 후 환자가 바로 귀국할 예정이라면 의료진은 환자가 이용할 항공기의 소요시간을 고려하여 퇴원시기를 정하도록 한다.

1) 퇴원관리

퇴원 시 의료진과 코디네이터는 환자의 몸상태를 파악하고 있어야 하고, 환자가 퇴원할 시 필요한 교육과 정보, 주의사항에 대하여 알려주며 환자가 필요로 하는 서류를 제공하도록 한다. 환자가 의료기관을 떠날 때 적절한 차량을 준비하여 환자가 원하는 지점까지 배웅하도록 한다. 또한 사전에 항공사에 연락하여 환자의 상태를 알리고 협조를 요청하고, 휠체어가 필요할 경우 미리 신청해 놓도록 한다.

① **퇴원교육** : 퇴원하는 환자와 보호자에게 사전에 개별적인 퇴원교육과 관련 정보를 제공하도록 한다. 사전에 교육과 정보를 제공하여 퇴원 시에 혼란이 생기지 않도록 한다. 환자의 이해를 돕기 위하여 구두, 서면, 영상 등을 통하여 교육하도록 하

고 환자의 퇴원 요구에 대해서도 파악한다.

② **퇴원 후 주의사항** : 퇴원 후 부작용, 약물과 관련된 정보, 약복용 시와 같이 복용하면 안되는 약이나 음식에 대한 정보, 응급상황 시 대처법, 담당의에게 보고할 증상과 연락처, 운동법, 식이요법, 운전이나 목욕 등과 같은 일상생활에 대한 정보 등 각종 주의사항과 추후 관리에 대한 정보를 환자와 보호자에게 제공하고 이해 여부를 확인한다.

③ **귀국 시 필요한 서류제공** : 귀국 시 필요한 서류는 매우 다양할 수 있으며 환자의 요구에 따라 추가될 수 있다. 의사진단서는 환자가 귀국 후에 보험처리 등과 관련하여 도움이 될 수 있도록 하기 때문에 무료로 제공한다. 환자가 인공물을 신체에 삽입한 수술을 받은 경우에는 공항에서 검사대 통과를 원활하게 하기 위하여 인공물 삽입부위의 사진이 포함된 수술확인증을 만들어 고객에게 제공한다.

2) 퇴원절차

퇴원일자 전에 준비하고 사전에 환자와 보호자에게 알려 퇴원이 원활하게 이루어질 수 있도록 한다. 퇴원절차를 나타낸 것은 〈표 3-49〉와 같다.

〈표 3-49〉 퇴원절차

① 담당의가 퇴원을 결정한다. ② 환자와 보호자에게 퇴원일과 퇴실 예정시간을 알리고 퇴원가능 여부를 확인하도록 한다. 환자와 보호자가 원할 경우 시간을 조정할 수 있다. ③ 의료진과 코디네이터는 퇴원계획서를 같이 작성하여 환자에게 제공하도록 한다. ④ 간호사실에서는 환자의 의무기록 및 퇴원결정서를 관련 부서로 보낸다. ⑤ 환자와 보호자에게 퇴원금액을 통보하고 수납하도록 안내한다. ⑥ 약을 제공 혹은 처방한다. 환자가 귀국하여 본국에서 구매가 가능한 약인지 확인하도록 한다. 또한 약의 효능, 복용법, 주의사항에 대한 설명과 해당 언어로 번역하여 서면으로 제공하도록 한다. ⑦ 보험심사팀에서 퇴원심사가 완료되면 원무팀에서 환자의 병실로 연락을 하고, 환자는 본인이 직접 혹은 대행으로 코디네이터가 원무팀에 방문한다. ⑧ 퇴원수속이 완료되면 환자의 소지품을 챙기는 것을 돕고 교통수단을 확인하도록 한다.

3) 수 납

모든 진료와 검사일정 전후로 지불방식을 확인하고 수납하도록 돕는다. 외국인환자의 경우 진료비수납의 편의를 위하여 다양한 지불방식(여행자수표, 자기앞수표, 신용카드, 현금 등)을 허용한다. 해당 병원과 사전에 지불보증이 약속된 환자의 경우, 진료비 보증한도에 따라 환자가 부담해야 될 금액이 달라지므로 수납이전에 보험담당자와 확인하도록 한다. 수납이 완료되면 영수증을 발행하는데 영문이나 해당 언어로 제공한다. 필요시 진료비 상세내역을 제공한다.

4) 배 웅

가능한 환자와 보호자를 배웅할 때는 그 동안 담당했던 의료진이나 코디네이터가 동행하도록 한다. 거동이 불편하여 병원차를 준비해야 할 경우 사전에 미리 준비하여 배웅이 차질 없이 이루어지도록 하고, 또한 휠체어가 필요한 경우에도 미리 준비하며 공항에도 연락하여 휠체어를 신청해 놓도록 한다. 배웅하면서 이메일, 연락처, 주소 등을 물어보고, 연락하겠다고 이야기하는 등의 행위를 통하여 업무상 사후관리는 물론이고, 개인적으로도 지속적인 관계를 유지할 것임을 환자와 보호자에게 알린다. 이러한 행위는 의료기관과 환자는 물론이고, 개인적으로도 친밀관계를 쌓게 되며, 차후에 환자와 보호자 또는 환자나 보호자에게 추천을 받은 다른 환자를 유치하는데 도움이 된다.

(9) 관 광

병원에서 치료를 마치고 남은 체류기간 안에서 환자와 보호자 등이 관광을 하는 단계이다. 환자가 관광을 원하는 경우 각종 여행 및 관광정보를 제공하고, 환자와 보호자의 요청 시 관련 업체와 연결해 주도록 한다.

① 관광은 의료관광의 활성화와 수익창출을 위해 매우 중요한 단계라고 할 수 있다. 의료기관에서 치료를 받고 각별한 주의가 요망되거나 수술 후 바로 귀국하는 환자는 관광에 제약이 따르지만 의료관광은 단순한 진료나 작은 수술, 미용환자, 성형수술, 치과환자 등 간단한 시술이 포함되는 경우가 많기 때문에 관광업체와 네트워크 구축이 중요하다.

② 네트워크를 구축하는데 있어서 관광업체는 많으면 많을수록 환자에게 제공할 정보가 많아지며 각종 패키지를 개발할 수 있다. 관광업체를 안내함에 있어 관광업체에 환자와 의사소통이 가능한 사람이 있는지 확인해야 한다.

③ 환자에 대한 주의사항을 관광업체 담당자에게 알리도록 하고 관광 시에 생길 수 있는 모든 불상사에 대하여 책임관계를 분명히 하도록 한다.

(10) 추후관리

환자가 의료기관을 떠난 후 지속적인 연락을 통하여 문제가 없는지 확인하거나, 주의사항을 잘 지키고 있는지 확인 등을 하는 단계로 전화, 메일, 소식지, 자료 등을 제공한다.

① 추후관리는 치료계획에 따라 정해지고 환자와 보호자에게 목적 및 필요성을 설명하도록 한다. 정보나 교육을 제공하는 것은 물론이고 환자가 궁금한 것이 있을 경우 연락할 방법(이메일, 주소, 팩스, 전화 등)을 제공하도록 한다.
② 추후관리는 단순히 환자의 질환에 대한 정보제공에서 한 차원 넘어서 생각할 필요가 있다. 정보제공은 물론이고 한번 고객은 영원한 고객이라는 생각으로 지속적인 관리가 필요하다.

6. 매뉴얼 작성법 및 실례

의료관광에서 매뉴얼의 필요성을 이해하고 실제 매뉴얼을 사용하는 곳의 예를 보고 어떻게 활용되고 있는지 살펴본다.

(1) 매뉴얼의 개념

매뉴얼은 2인 이상이 동일한 목표를 달성하기 위하여 활동기준이나 업무수속들을 명확하고 표준화한 업무수행 지침서를 의미한다. 외국인환자를 효율적으로 관리하기 위해서는 업무를 단계별로 체계화하고 문서화 하여 정보의 공유를 가능하게 해야 할 것이다. 이러한 매뉴얼은 작성하는데 있어서 외국인환자의 유치부터 진료, 퇴원까지 각 단계가 포함되어야 할 것이다. 즉 시작부터 끝까지 모든 과정을 최적화 하고 표준화하여 일관된 서비스의 질을 제공하기 위한 것이다.

(2) 매뉴얼 작성의 중요성 및 효과

종합적인 의료관광 매뉴얼은 환자에게 의료서비스 만족도를 향상시키는 방법 중에 하나이다. 다양한 환경에서 오는 시행착오를 통해 수정 보완하고 더 좋은 효과를 내도록 모든 조직들이 유기적으로 움직일 수 있어야 한다.

1) 매뉴얼 작성의 중요성

항공산업의 발달, 국가별 의료수준의 차이 등의 이유로 의료관광이 대두되고 있으며 의료관광을 위하여 원활한 의사소통과 환자 중심의 시스템이 필요하게 되었다. 현재 전체 병원 중 일부의 병원에서 국제진료센터 등을 운영하고 있고 운영주체 또한 외국인 의사를 통하여 이루어지고 있다.

① 외국인환자를 유치하고 의료서비스를 제공하기 위한 설계를 위하여 매뉴얼을 작성할 필요가 있다.

② 매뉴얼은 일회성 교육이나 방침이 아닌 지속적인 교육과 정보의 공유를 위한 것으로 의료관광을 위하여 의료진과 직원 그리고 그와 연관된 모든 부서의 교육과 협조가 요망된다.

2) 매뉴얼 작성의 효과

적절한 매뉴얼을 작성하고 직원을 교육시키고 활용하면 정보의 사용과 공유의 극대화로 인하여 업무의 질이 향상되고 보다 큰 가치창출이 가능하다.

① 일관성 있는 서비스를 제공하여 고객의 혼란을 줄이고 고객의 신뢰를 얻을 수 있다. 매뉴얼을 한번 작성하고 나면 그대로 계속 유지하는 것이 아니고 상황에 따라 지속적으로 개선하기 때문에 업무 또한 같이 개선될 수 있다.

② 체계화된 매뉴얼의 활용은 의료분쟁을 예방하는 역할도 한다.

(3) 매뉴얼 작성방법

매뉴얼을 누가 보더라도 쉽게 이해할 수 있으며 실무에 도움이 되도록 짜임새 있게 구성되어야 한다. 업무적인 흐름이나 어떤 문제가 발생하였을 때 빠르게 업무에 도움이 될 수 있어야 한다. 따라서 매뉴얼의 구성조건을 이해하고 의료기간의 업무절차를 반영해야 한다.

1) 매뉴얼 구성조건

매뉴얼의 구성조건은 업무의 흐름, 업무의 목적, 설명, 문제점 해결방안, 예외사항 등이 있다.

① **업무의 흐름** : 업무의 흐름이 원활하지 않을 때 혼란을 방지한다.

② **업무의 목적** : 매뉴얼에 따라 업무를 수행하는 이유로써 직원의 동기부여와 협조를 돕는 역할을 한다.

③ **매뉴얼** : 간결하지만 필요한 사항이 누락되어 있어서는 안된다. 그리고 업무수행 시 생길 수 있는 문제점과 이를 해결한 방안 등을 제시함으로써 문제발생 시 혼란을 최소화한다.

2) 매뉴얼 작성절차

매뉴얼은 해당 의료기관의 상황에 맞는 실질적으로 실현가능한 내용이어야 한다. 아무리 좋은 매뉴얼이라고 하더라도 의료기관의 상황에 맞지 않으면 필요 없게 된다.

① 의료기관의 상황을 잘 알고 있으면서 해당 업무를 수행하는 각 담당자들이 매뉴얼을 만든다.

② 매뉴얼의 내용은 현재 의료기관에서 수행하는 방식대로 하는 것이 실제 적용할 시에 혼란과 문제발생을 줄일 수 있으나 업무가 개선될 수 있는 경우에는 예외로 한다.

③ 매뉴얼을 만들기 위해서는 [그림 3-21]과 같이 우선 무엇을 만들 것인지 정해야 한다. 진료매뉴얼, 서비스매뉴얼 등 어떠한 것을 만들지 결정해야 그 이후의 작성이 가능해진다. 무엇을 만들지 결정되면 현재 의료기관의 업무를 각각 나누어보고 다시 구체적인 업무를 나열한다.

④ 외국인환자의 진료과정이나 특이사항 등을 파악하여 현재 의료기관에서 실시하고 있는 업무체계에 적용하여 문제점이 있는지 파악하도록 한다. 가능한 현재의 업무방식을 따르는 것이 좋지만, 현재의 업무체계에서 새로운 업무체계로 전환 시에 잃는 것보다 얻는 것이 더 많다고 전망된다면 업무체계를 정비 혹은 조정을 한다.

⑤ 개발된 매뉴얼은 바로 적용하기 보다는 시범적으로 실시해보고 그 결과가 나쁘지 않다면 전체에 적용하도록 한다. 또한 실시결과를 파악하여 수정 및 보완을 한다.

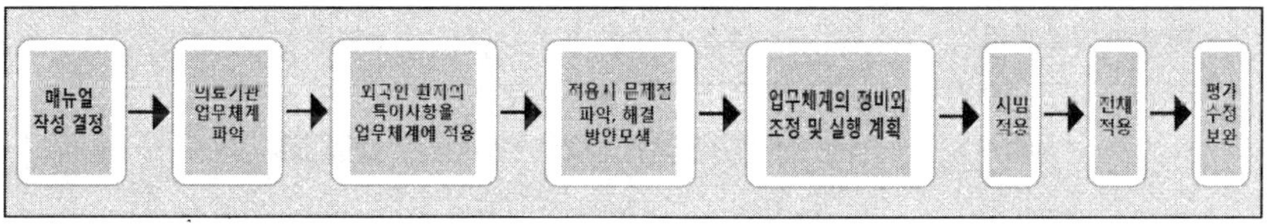
매뉴얼 작성 결정
의료기관 업무체계 파악
외국인 환자의 특이사항을 업무체계에 적용
적용시 문제점 파악, 해결 방안모색
업무체계의 정비와 조정 및 실행 계획
시범 적용
전체 적용
평가 수정 보완

[그림 3-21] 매뉴얼 개발, 적용절차

3) 매뉴얼의 7가지 항목 및 특징

매뉴얼은 7가지 항목으로 짜며 〈표 3-50〉과 같은 특징을 지닌다.

〈표 3-50〉 잘 만든 매뉴얼의 특징

명확성	매뉴얼은 명확하고 자세히 작성한다.
적합성	사용목적과 사용자의 관점에 초점을 맞추도록 한다.
평이성	전문지식이 없는 사람도 쉽게 이해할 수 있어야 한다.
접근성	쉽게 접근하며 원하는 내용을 어디서나 쉽게 찾아볼 수 있어야 한다.
일관성	형식이나 내용을 일관된 흐름에 따라 작성한다.
해결성	실제 수행과정에서 생길 수 있는 문제에 대한 해결방안을 제시한다.
간결성	내용이 지나치게 길거나 복잡해서는 안된다.

(4) 의료관광 매뉴얼의 실례

의료관광 매뉴얼인 부산의료관광, 강남 메디컬 투어, 대구 의료관광 매뉴얼은 다음과 같다.

1) 부산의료관광 매뉴얼

① 부산의료관광 사이트(www.bsmeditour.go.kr)는 [그림 3-22]와 같이 구성되어 있다.

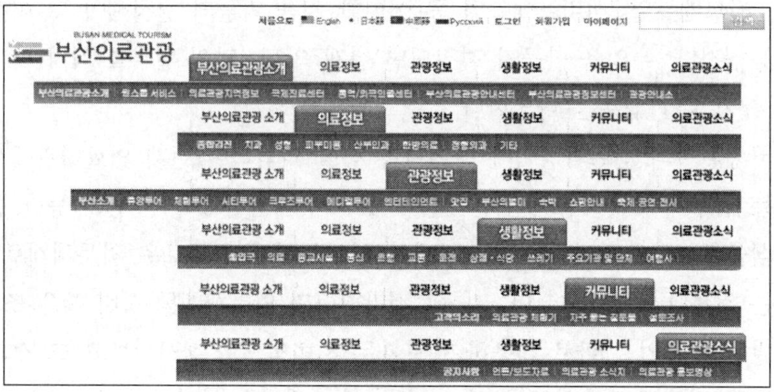

[그림 3-22] 부산의료관광 사이트 구성

② 부산의료관광의 원스톱 서비스는 [그림 3-23]처럼 구성되어 있다.

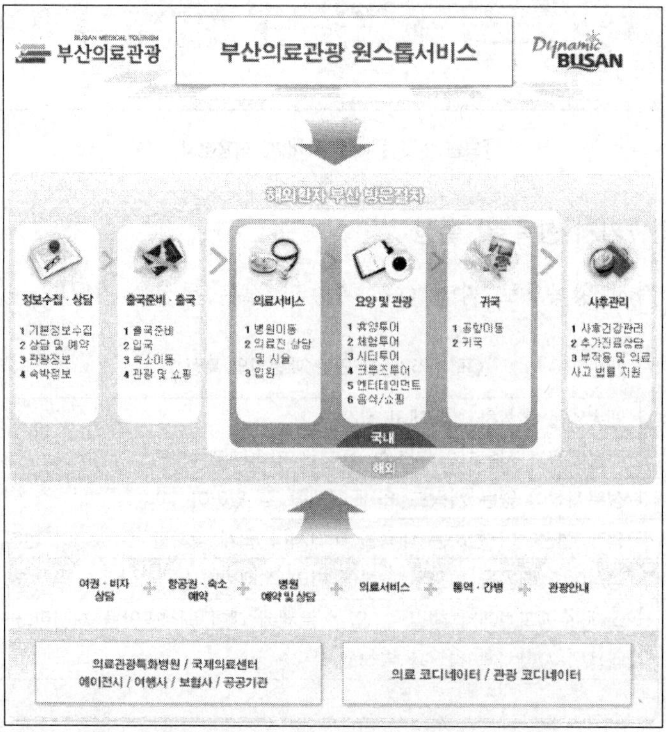

[그림 3-23] 부산의료관광의 원스톱 서비스

③ 부산의료관광의 각 항목별 내용은 〈표 3-51〉과 같다.

〈표 3-51〉 부산의료관광 항목별 내용

항 목			내 용
부산 의료 관광 소개	부산의료관광 소개		부산의료관광에 대한 개략적인 소개를 하고 있다.
	원스톱서비스		한 장소에서 관련한 업무를 일괄처리하는 방식을 의미하며 의료관광의 처음부터 끝까지 관리한다.
	의료관광 지역정보		의료정보, 관광정보, 에이전시를 소개하고 있으며 관련 기관 / 회사명, 주소, 대표전화, 홈페이지를 제공하고 있다.
	국제진료센터		각 병원의 국제진료센터에 대한 소개가 있다.
	통역 / 외국인 콜센터		콜센터와 통역서비스를 소개하고 있다(전화번호, 지원 가능한 언어, 이용시간, 지원사항, 홈페이지 등).
	부산의료관광 안내센터		부산의료관광센터를 소개하고 있다(위치, 업무, 지원언어, 연락처, 운영시간 등).
	부산의료관광 정보센터		부산의료관광 정보센터를 소개하고 있다(일반현황, 업무, 주소, 연락처, 홈페이지, 시설).
	관광안내소		12곳의 관광안내소 소개를 하고 있다(위치, 운영시간, 쉬는날, 운영기관, 연락처, 지원언어).
의료 정보	종합검진		종합검진기관을 병원 분류별로 소개하고 있다(기관 / 회사명, 주소, 대표전화, 홈페이지).
	치과		치과에 대한 소개를 하고 있다(기관 / 회사명, 주소, 대표전하, 홈페이지)
	성형		성형외과에 대한 소개를 하고 있다(기관 / 회사명, 주소, 대표전화, 홈페이지).
	피부미용		피부과에 대한 소개를 하고 있다(기관 / 회사명, 주소, 대표전화, 홈페이지).
	산부인과		산부인과에 대한 소개를 하고 있다(기관 / 회사명, 주소, 대표전화, 홈페이지).
	한방의료		한방에 대한 소개를 하고 있다(기관 / 회사명, 주소, 대표전화, 홈페이지).
	정형외과		정형외과에 대한 소개를 하고 있다(기관 / 회사명, 주소, 대표전화, 홈페이지).
	기타		안과, 흉부외과, 남성전문, 신장내과, 건강검진, 대장전문, 정형외과, 비만클리닉에 대한 소개를 하고 있다(기관 / 회사명, 주소, 대표전화, 홈페이지).
관광 정보	부산시청 사이트 연결	맛집	각종 맛집에 대한 소개를 하고 있다(주소, 연락처, 교통정보, 주변정보, 평가/후기, 음식 사진).
		부산의 별미	돼지국밥, 복어요리, 생선회 등 부산의 별미와 업소에 대한 소개를 하고 있다(구군, 업소명, 메뉴, 주소, 연락처).
		숙박	숙박시설을 특급호텔, 관광호텔, 콘도 / 유스호스텔, 중저가 숙박, 비즈니스호텔, 중저가 모범숙박, 청정숙박업소, 녹색등급숙박업소, 굿스테이로 나누어 소개하고 있다(위치, 연락처, 교통정보, 주변정보, 평가 / 후기, 동영상, 사진).
		쇼핑안내	테마쇼핑거리, 재래시장, 백화점, 대형 쇼핑몰, 대형서점, 기념품점, 사후면세점, 부산관광기념품으로 나누어 소개하고 있다. (위치, 연락처, 교통정보, 주변정보, 평가 / 후기, 동영상, 사진)
		축제, 공연, 전시	부산에서 열리는 축제, 공연, 전시회에 대한 소개를 하고 있다.

항 목		내 용
관광 정보	부산소개	부산의 위치, 역사, 기후, 현황에 대한 소개를 하고 있다.
	휴양투어	해수욕장과 주변 휴양시설에 대한 소개를 하고 있다.
	체험투어	우리나라 고유 문화체험 시설에 대한 소개를 하고 있다.
	시티투어	시티투어 운행코스, 시간, 비용, 승차권구입소, 승차안내에 대한 소개를 하고 있다.
	크루즈투어	각 크루즈투어의 코스, 대표전화, 시간, 요금, 주소, 홈페이지에 대한 소개를 하고 있다.
	메디컬투어	Anti-Aging Package, Oriental Package, Business Package, Wellness Package, Relaxation Package로 나누어 제공되는 서비스와 시설에 대한 소개를 하고 있다.(기관/회사명, 주소, 대표전화, 홈페이지)
	엔터테인먼트	아쿠아리움에 대한 소개를 하고 있다(대표전화, 시간, 요금, 주소, 홈페이지).
생활 정보	출입국	사증의 종류와 발급절차, 의료관광 사증에 대하여 설명하고 있다.
	의료	병원예약방법, 의료비부담 등 의료체계에 대한 설명을 하고 있다.
	종교시설	종교시설에 대한 소개를 하고 있다(종교, 단체명, 주소, 연락처, 홈페이지, 예배 / 미사 언어와 시간).
	통신	초고속 인터넷 업체와 인터넷 카페에 대한 소개를 하고 있다(홈페이지, 연락처).
	은행	계좌개설, 현금카드, 인터넷뱅킹에 대하여 설명하고 있다(구비서류, 업무시간, 세금과 이자, 예금의 종류).
	교통	김해국제공항에 대한 소개와 자가용, 대중교통, 도시철도, 철도에 대하여 안내하고 있다.
	운전	운전면허의 종류에 대한 설명과 국제운전면허증, 외국면허증 국내면허갱신에 대하여 안내하고 있다.
	상점, 식당	아시아마트, 외국음식 전문점에 대한 안내를 하고 있다(주소, 상점명, 연락처).
	쓰레기	일반쓰레기, 음식쓰레기, 재활용쓰레기, 대형 생활폐기물을 구분과 처리방법에 대하여 안내하고 있다.
	주요 기관 및 단체	각 국가의 대사관에 대한 안내를 하고 있다(소재지, 전화번호, 팩스 번호).
	여행사	여행사에 대한 안내를 하고 있다(기관 / 회사명, 주소, 대표전화, 홈페이지).
커뮤니티	고객의소리	부산의료관광에 대하여 궁금한 점, 불편사항, 개선사항에 대한 글을 올릴 수 있다.
	의료관광 체험기	의료관광을 체험한 외국인환자가 글을 올릴 수 있는 곳이다.
	자주 묻는 질문들	부산의료관광에 대하여 자주 묻는 질문들에 대한 답변이 있다.
	설문조사	부산의료관광에 대한 설문조사를 실시한다.
의료 관광 소식	공지사항	부산의료관광에 대한 공지사항이 있다.
	언론 / 보도자료	언론 / 보도자료와 행사에 대한 정보가 있다.
	의료관광 소식지	의료관광에 대한 소식지를 제공한다.
	의료관광 홍보영상	의료관광에 대한 홍보영상을 제공한다.

2) 강남메디컬 투어

① 강남지역의 성형외과와 피부과는 서울시 전체의 70[%]이상을 차지하고 있으며, 의료관광 활성화를 위하여 강남지역 의료관광협의회가 발족되고 [그림 3-24]와 같은 강남메디컬 투어 사이트가 만들어졌다.

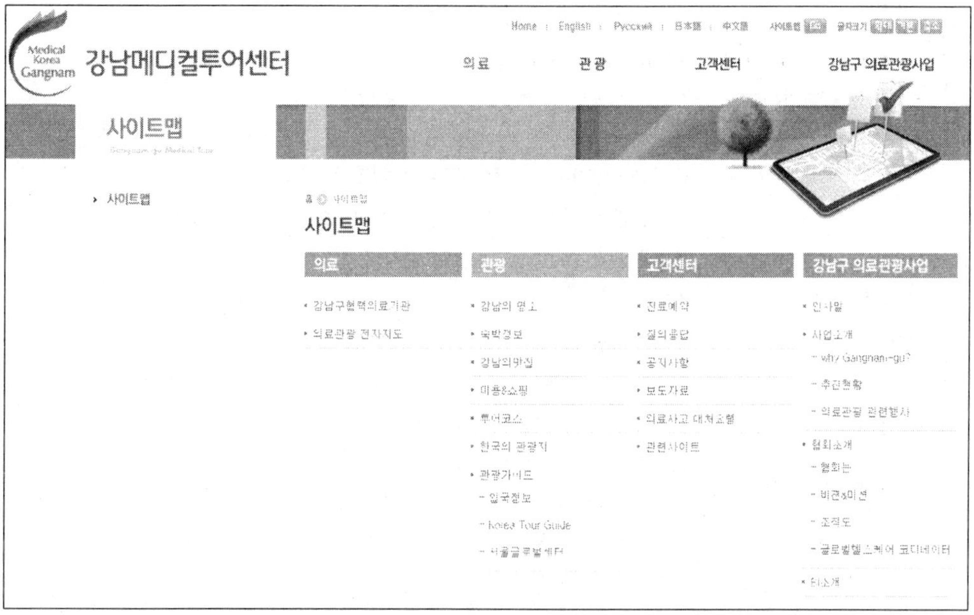

[그림 3-24] 강남메디컬 투어 사이트(http : //medicaltour.gangnam.go.kr) 구성

② 강남메디컬 투어의 각 항목별 내용은 〈표 3-52〉와 같다.

〈표 3-52〉 강남메디컬 투어 항목별 내용

항 목		내 용
의료	강남구 협력 의료기관	강남지역 지도와 협력 의료기관의 위치에 대한 안내를 하고 있다. 병원종류별로 나누어 원하는 병원을 쉽게 찾을 수 있게 구성되어 있다(위치 및 주소, 진료 분야, 연락처, 홈페이지, 지원언어).
	의료관광 전자지도	강남구 협력 의료기관 항목과 동일하다.
관광	강남의 명소	강남지역의 명소에 대한 테마거리 및 공원, 공연, 전시로 나누어 안내를 하고 있다(유형, 연락처, 위치 및 주소, 홈페이지).
	숙박정보	강남지역의 숙박시설을 특급호텔, 일반호텔, 레지던스로 나누어 안내하고 있다. (숙박시설 등급, 연락처, 위치 및 주소, 홈페이지)
	강남의 맛집	강남지역의 맛집을 한국, 이탈리아, 프랑스, 타이, 인도 등으로 나누어 안내하고 있다(유형, 연락처, 위치 및 주소, 홈페이지).
	미용 및 쇼핑	미용, 쇼핑, 스튜디오로 나누어 안내하고 있다(유형, 연락처, 위치 및 주소, 홈페이지).

항 목			내 용
관광	투어코스		메디컬투어와 씨티투어로 나누어 안내하고 있다. 의료기관과 숙박시설, 관광지 선택에 따라 구분하여 안내하고 있다(이동거리, 코스, 비용, 이동시간, 여행사).
	한국의 관광지		주변국과의 항공기로 이동시간, 설악산, 판문점, 롯데월드, 제주도, 명동, 인사동에 대한 소개를 하고 있다(연락처, 홈페이지. 위치 및 주소, 관광지에 대한 설명).
	관광 가이드	입국정보	메디컬비자에 대한 설명을 하고 있다(시행일, 대상, 신청장소, 구비서류, 대행업무, 메디컬 비자 유형별 설명).
		Korea Tour Guide	한국관광공사 홈페이지로 이동한다.
		서울 글로벌센터	서울 글로벌센터 홈페이지로 이동한다.
고객센터	진료예약		진료예약신청 서비스를 제공한다. 개인정보와 진단명이나 증상, 희망예약일, 사진 등을 입력하고 의료기관을 선택할 수 있다.
	질의응답		의료관광에 대한 궁금한 사항을 물어보고 답하는 공간이다.
	공지사항		의료관광에 관한 공지사항이 올라와 있다.
	보도자료		강남지역 보도자료와 소식이 올라와 있다.
	의료사고 대처요령		의료분쟁을 예방하는 방법과 의료분쟁 해결순서도가 안내되어 있다.
	관련 사이트		의학, 여행, 교통, 정부기관, 대사관의 사이트 안내되어 있다.
강남구 의료관광사업	인사말		강남구 의료관광에 대한 소개와 인사말이 있다.
	사업소개	Why Gangnam-gu	강남구의 유명병원 및 첨단의료장비, 성형 및 피부전문병원, 관광, 교통, 휴양시설의 장점에 대하여 소개하고 있다.
		추진현황	사업목적, 사업개요, 추진성과, 제도, 향후 계획 등이 안내되어 있다.
		의료관광 관련 행사	의료관광 관련 행사의 일시, 장소, 참석자, 행사내용, 사진이 소개되어 있다.
	협회소개	협회는	강남구 의료관광협회에 대한 소개와 연혁이 있다.
		비전 및 미션	협회의 비전과 미션에 대한 소개가 있다.
		조직도	협회의 조직구성과 임원진에 대한 소개가 있다.
		글로벌 헬스케어 코디네이터	글로벌 헬스케어 코디네이터 프로그램에 대한 소개와 현황에 대한 소개가 있다.
	BI 소개		브랜드 아이덴티티(Brand Identity), 심벌마크의 의미에 대하여 소개하고 있다.

3) 대구 의료관광 매뉴얼

대구는 2012년에 우리나라에서 유치한 외국인환자 수에서 서울과 수도권 다음으로 3위를 차지했다. 2012년에 대구를 방문한 의료관광객 수는 7117명으로 2011년에 비해 30[%]에 가까운 성장률을 보인다. 피부, 성형 특히 모발분야에서 세계적으로 기술력을 인정받고 있다. 또한 수도권에 비하여 진료비가 저렴한 장점을 지니고 있다.

① 대구 의료관광정보 시스템 사이트는 [그림 3-25]와 같다.

〈표 3-53〉 대구 의료관광정보시스템 사이트(www.meditour.go.kr/) 구성

대구의료관광소개

- 대구의 의료 경쟁력
- 주요사업
- 대구의료관광 발전 협의회

의료

- 선도 의료기관
- 종합검진
  - 특징
  - 종합검진종류
  - 의료기관안내
  - 종합검진후기
  - 온라인상담 및 예약
  - 자주하는질문
- 피부미용
  - 특징
  - 피부미용종류
  - 의료기관안내
  - 피부미용후기
  - 온라인상담 및 예약
  - 자주하는질문
- 모발이식
  - 특징
  - 모발이식종류
  - 의료기관안내
  - 모발이식후기
  - 온라인상담 및 예약
  - 자주하는질문
- 산부인과
  - 특징
  - 산부인과종류
  - 의료기관안내
  - 산부인과후기
  - 온라인상담 및 예약
  - 자주하는질문
- 치과
  - 특징
  - 치과종류
  - 의료기관안내
  - 치과후기
  - 온라인상담 및 예약
  - 자주하는질문
- 한방의료
  - 특징
  - 한방의료종류
  - 의료기관안내
  - 한방의료후기
  - 온라인상담 및 예약
  - 자주하는질문
- 성형
  - 특징
  - 성형종류
  - 의료기관안내
  - 성형후기
  - 온라인상담 및 예약
  - 자주하는질문
- 기타
  - 특징
  - 종류
  - 의료기관안내
  - 후기
  - 온사인상담 및 예약
  - 자주하는질문

관광

- 패키지투어
  - 2박3일코스
  - 3박4일코스
- 체험관광
  - 전통체험
  - 학습체험
  - 이색체험
- 테마관광
  - 쇼핑/패션
  - 환경/생태
  - 건강/한방
  - 전통/문화
- 시티투어
- 축제/공연
- 사이버투어
  - 대구사계
  - 명소체험
  - 영상여행

의료관광종합안내선

- 소개
- 의료관광 코디네이터
- 통역사
- 교통정보
  - 항공
  - 기차
  - 택시
  - 지하철
  - 시내버스
- 숙박정보
  - 호텔
  - 휴양림
- 음식정보
  - 음식의거리
  - 향토음식
  - 한/중/일/양식
- 관광안내소
- 여행사

커뮤니티

- 공지사항
- 자유게시판
- 언론/보도자료
- 멀티미디어존
- 뉴스레터
- 전자책
- 의료관광이란
- 사이트맵
- 개인정보처리방침
- RSS(Rich Site Summary)
- 뷰어다운로드
- 배너모음

③ 대구 의료관광정보시스템의 항목별 내용은 〈표 3-54〉와 같다.

〈표 3-54〉 대구 의료관광정보시스템 항목별 내용

항 목			내 용
대구 의료관광 개요	대구의 의료경쟁력		대구의 의료수준, 낮은 진료비, 특화분야와 의료기관을 소개하고 있다.
	주요 사업		연도별 추진 사업에 대하여 소개하고 있다.
	대구 의료관광 발전협의회		대구 의료관광 발전협의회의 설립목적, 연혁, 이사회회원에 대하여 소개하고 있다.
의료	선도 의료기관		대구시가 정책적으로 지원하기 위하여 지정한 의료기관을 소개하고 있다.
	종합검진	특징	첨단장비와 저렴한 비용, 외국어가 능통한 의료진 등 장점을 소개하고 있다.
		종합검진 종류	기본종합검진, 심장정밀검사, 우울증정밀검사, 뇌정밀검사, 성별 정밀검사, 기억력치매검사, 선택검사로 나누어 설명하고 있다.
		의료기관 안내	종합검진을 실시하는 의료기관을 소개하고 있다(위치 및 주소, 연락처, 홈페이지, 온라인 상담 및 예약지원).
		종합검진 후기	외국인환자가 종합검진을 받고나서 후기를 올릴 수 있다.
		온라인 상담 및 예약	온라인 상담 및 예약을 지원한다.
		자주하는 질문	종합검진을 받고자 하는 환자가 자주하는 질문에 대한 답변이 있다.
	모발이식	특징	경북대학교병원을 중심으로 한 세계적인 수준의 모발이식기술과 낮은 비용을 소개하고 있다.
		모발이식 종류	모발이식, 남성모발, 여성모발, 기타 모발시술(흉터, 속눈썹, 눈썹, 무모증)에 대한 설명과 수술과정에 대하여 안내하고 있다.
		의료기관 안내	모발이식을 실시하는 의료기관을 소개하고 있다(위치 및 주소, 연락처, 홈페이지, 온라인 상담 및 예약지원).
		모발이식 후기	대구에서 모발이식을 한 외국인환자가 후기를 올릴 수 있다.
		온라인 상담 및 예약	온라인 상담 및 예약을 지원한다.
		자주하는 질문	모발이식을 받고자 하는 환자가 자주하는 질문에 대한 답변이 있다.
대구 의료관광 소개	치과	특징	높은 수준의 의료서비스를 소개하고 있으며, 특히 마이크로 임플란트의 장점을 소개하고 있다.
		치과종류	임플란트, 치아미백, 치아교정, 통증경감, 턱관절, 세렉, 보철치료, 치주치료, 사랑니발치에 대한 설명과 치료방법에 대하여 안내하고 있다.
		의료기관 안내	대구 내의 치과를 소개하고 있다(위치 및 주소, 연락처, 홈페이지, 온라인 상담 및 예약지원).
		치과후기	대구에서 치과진료를 받은 외국인환자가 후기를 올릴 수 있다.
		온라인 상담 및 예약	온라인 상담 및 예약을 지원한다.
		자주하는 질문	치과진료를 받고자 하는 환자가 자주하는 질문에 대한 답변이 있다.
	성형	특징	세계적 수준의 우수한 시술력과 20~30[%] 저렴한 비용을 소개하고 있다.
		성형종류	안면윤곽, 지방이식, 지방흡입, 쁘띠시술, 눈, 가슴수술, 코, 고주파+보톡스의 설명과 성형 방법에 대하여 안내하고 있다.

항 목			내 용
대구 의료관광 소개	피부미용	의료기관 안내	대구 내의 성형외과를 소개하고 있다(위치 및 주소, 연락처, 홈페이지, 온라인 상담 및 예약지원).
		성형후기	대구에서 성형시술을 받은 외국인환자가 후기를 올릴 수 있다.
		온라인 상담 및 예약	온라인 상담 및 예약을 지원한다.
		자주하는 질문	성형시술을 받고자 하는 환자가 자주하는 질문에 대한 답변이 있다.
		특징	쾌적한 환경, 우수한 의료진, 저렴한 비용에 대하여 소개하고 있다.
		피부미용 종류	여드름, 모공, 홍조, 체모, 색소, 흉터, 액취증, 다한증, 다크써클, 피어싱, 백반증의 증상과 치료법에 대하여 안내하고 있다.
		의료기관 안내	대구 내의 피부과를 소개하고 있다(위치 및 주소, 연락처, 홈페이지, 온라인 상담 및 예약지원).
		피부미용 후기	대구에서 피부미용 시술을 받은 외국인환자가 후기를 올릴 수 있다.
		온라인 상담 및 예약	온라인 상담 및 예약을 지원한다.
	산부인과	자주하는 질문	피부미용 시술을 받고자 하는 환자가 자주하는 질문에 대한 답변이 있다.
		특징	외국어가 가능한 전문 코디네이터와 의료진이 24시간 대기하고 우수한 시설을 갖추고 있다고 소개하고 있다.
		산부인과 종류	폐경기, 분만, 불임시술, 골다공증, 심혈관질환, 호르몬 대체요법에 대한 증상과 치료법에 대하여 안내하고 있다.
		의료기관 안내	대구 내의 산부인과를 소개하고 있다(위치 및 주소, 연락처, 홈페이지, 온라인 상담 및 예약지원).
		산부인과 후기	대구에서 산부인과 진료를 받은 외국인환자가 후기를 올릴 수 있다.
		온라인 상담 및 예약	온라인 상담 및 예약을 지원한다.
		자주하는 질문	산부인과 진료를 받고자 하는 환자가 자주하는 질문에 대한 답변이 있다.
	한방의료	특징	서양의학과 한방 통합진료가 가능하고 각종 질환에 대한 치료와 예방이 가능하다고 소개하고 있다.
		한방의료 종료	성장, 다이어트, 한방내과, 한방소아과, 한방부인과, 침과 뜸, 신경정신과, 한방이비인후과에서 진료하는 질환의 증상과 치료법에 대하여 소개하고 있다.
		의료기관 안내	대구 내의 한방병원을 소개하고 있다(위치 및 주소, 연락처, 홈페이지, 온라인 상담 및 예약 지원).
		한방의료 후기	대구에서 한방의료 진료를 받은 외국인환자가 후기를 올릴 수 있다.
		온라인 상담 및 예약	온라인 상담 및 예약을 지원한다.
		자주하는 질문	한방의학 진료를 받고자 하는 환자가 자주하는 질문에 대한 답변이 있다.
	기타	특징	암, 관절, 소화기 질환 등 분야별 특화된 의료기술을 보유하고 있다고 소개하고 있다.
		종류	암, 척추, 관절, 위 및 대장 등 소화기질환, 안과에서 실시하는 시술에 대하여 안내하고 있다.
		온라인 상담 및 예약	온라인 상담 및 예약을 지원한다.

항목			내용
대구 의료관광 소개	기타	자주하는 질문	환자가 자주하는 질문에 대한 답변이 있다.
	패키지 투어	2박 3일	성형부문, 피부진료, 산부인과, 모발이식 각각 5개의 장소 중에 3가지를 선택할 수 있으며 특별 선택 가능 코스로 포항, 경주, 청도, 합천, 안동, 영천이 있다.
관광	체험관광	전통	김치담그기, 한방다이어트, 사찰체험, 병영훈련체험이 있다(체험기간, 연락처, 진행기관, 참여인원, 코스, 옵션상품, 체험내용 등).
		학습	한방체험, 섬유산업사찰, 스키투어, 전통한방체험이 있다(체험기간, 연락처, 진행기관, 참여인원, 코스, 옵션상품, 체험내용 등).
		이색	패션모델체험, 미용기술연수, 팜스테이가 있다(체험기간, 연락처, 진행기관, 참여인원, 코스, 옵션상품, 체험내용 등).
	테마 관광	쇼핑 / 패션	백화점, 패션센터, 섬유개발연구원, 디자이너클럽 이 소개되어 있다.
		환경 / 생태	수목원, 가로수길, 측백수림, 정수장이 소개되어 있다.
		건강 / 한방	김치, 한방요리, 한방사우나, 온천이 소개되어 있다.
		전통 / 문화	대구약령시, 동화사, 대구향교, 도동서원, 녹동서원, 인흥마을, 옻골마을, 육신사가 소개되어 있다.
	시티투어		대구 시티투어는 기본 14개의 코스로 이루어져 있다(요금, 승차권구매방법, 통역안내 서비스, 운영주체, 운영주기 등정보 제공).
	축제 / 공연		축제와 공연에 대한 정보가 있다.
	사이버 투어	대구사계	봄, 여름, 가을, 겨울별로 나누어 각 계절마다 멋진 절경과 명소를 소개하고 있다(사진과 동영상 제공)
		명소체험	도심권, 팔공산권, 앞산권, 비슬산권으로 나누어 주변에 유명한 명소를 소개하고 있다.
		영상여행	대구에서 열린 국제적인 축제, 박람회를 소개하는 영상이 있다.
의료관광 종합안내 센터	소개		교통, 음식, 숙박, 관광, 통역, 여행사, 의료관광코디네이터에 대하여 소개 및 정보를 제공하고 있다.
	의료관광코디네이터		의료관광코디네이터에 대한 정보를 제공하고 있다.
	통역사		의료관광통역사에 대한 소개와 신청방법, 활동과정을 안내하고 있다.
	교통 정보	항공	대구공항의 시설현황과 위치, 타 공항과의 연계에 대하여 안내하고 있다.
		기차	대구역과 동대구역에 대한 설명과 운행정보를 안내하고 있다.
		택시	대구택시에 대한 안내와 업소명에 대한 소개가 있다.
		지하철	지하철1호선과 2호선에 대한 정보가 있다(배차간격, 운행거리 및 시간 등).
		시내 버스	시내버스와 지하철요금안내, 어린이 / 청소년 교통 카드안내, 기타 요금 안내에 대한 정보가 있다.
	숙박 정보	호텔	특1급호텔, 특2급호텔, 1급호텔, 2급호텔로 나누어 호텔을 안내하고 있다(위치 및 주소, 연락처, 홈페이지, 소개, 사진, 부대시설).
		휴양림	비슬산자연휴양림을 소개하고 있다(위치 및 주소, 연락처, 메일, 홈페이지, 사진, 소개).
	음식 정보	음식의 거리	음식으로 유명한 거리를 각각 소개하고 있다.
		향토음식	전통 및 향토 음식점에 대한 소개가 있다.
		한 / 중 / 일 양식	한식, 중식, 일식, 양식으로 구분하여 안내하고 있다(음식점명, 위치 및 주소, 연락처, 주요 메뉴, 사진, 수용인원).

항 목		내 용
의료관광 종합안내 센터	관광안내소	관광안내소에 대한 정보를 제공하고 있다(위치 및 주소, 연락처, 운영시간, 홈페이지, 주변 교통정보).
	여행사	여행사와 투어기관으로 나누어 안내하고 있다(여행사명, 홈페이지, 연락처).
커뮤니티	의료관광	의료관광에 대한 정의가 있다.
	사이트맵	사이트맵이 안내되어 있다.
	개인정보 처리방침	대구 의료관광정보 시스템의 개인정보처리방침에 대한 안내가 있다.
	RSS	Really Simple Syndication(혹은 Rich Site Summary)의 약자로 최신 정보를 쉽게 제공하는 서비스이다.
	뷰어다운로드	국가마다 사용하는 프로그램의 차이가 있을 수 있어 국내에서 사용하는 프로그램의 뷰어를 제공한다.
	배너모음	대구시 관련 사이트, 행사, 행정기관, 관련 기관 및 단체의 사이트를 제공한다.
	공지사항	대구의 의료관광에 대한 공지사항이 올라와 있다.
	자유게시판	자유롭게 글을 올릴 수 있는 공간이다.
	언론 / 보도자료	대구의 의료관광에 대한 언론 / 보도자료가 올라와 있다.
	멀티미디어존	각종 홍보와 협약체결의 사진과 영상이 올라와 있다.
	뉴스레터	대구 의료관광 뉴스레터가 올라와 있다.
	전자책	대구 의료관광이나 의료기관 가이드북이 전자책으로 올라와 있다.

제4장

의료 커뮤니케이션

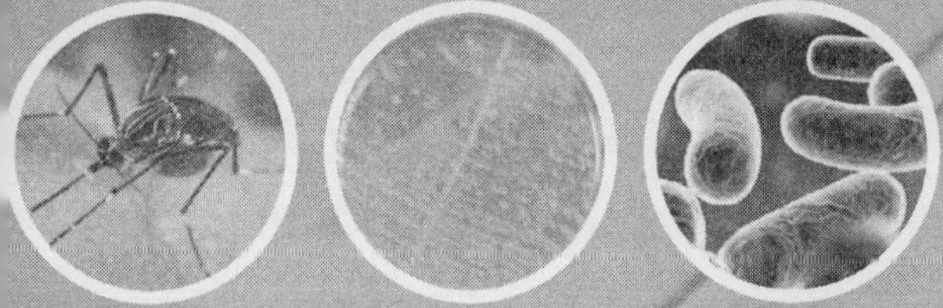

01 의료 커뮤니케이션의 개념

커뮤니케이션(Communication)의 어원은 라틴어 Communis에서 유래하였다. Communis는 '공통되는(Common)', 또는 '공유한다(Share)'라는 뜻으로 문자를 해석하면 생물체들이 서로 지식, 감정, 사상, 의견 등을 공통화 혹은 공유화하는 행동이나 과정을 의미한다. 또한 여기서 파생된 단어 중에 공동체를 의미하는 Community가 있는데 이러한 어원에서 커뮤니케이션은 대체로 복수 상황에서 일어난다.

1. 의료 커뮤니케이션의 정의

의료 커뮤니케이션에 대하여 설명하기 이전에 먼저 커뮤니케이션과 헬스커뮤니케이션에 대한 개념을 이해하고 의료서비스에 어떻게 적용되는지 설명하도록 하겠다.

(1) 커뮤니케이션의 개념

찰스 쿨리는 커뮤니케이션을 인간관계가 존재하고 발전하게 되는 메커니즘이라고 정의하였다. 인간은 관계를 형성하기 위하여 커뮤니케이션을 행하고 이는 곧 역사와 문화로 이어진다. 이러한 의미에서 커뮤니케이션은 우리가 관련을 맺고 있는 사람 또는 세상을 통하여 의미를 전달하고 받으며 해석하는 과정이다. 현대에 와서는 커뮤니케이션의 의미가 매우 다양화되고 여러 가지 의미로 사용되고 있다.

1) 커뮤니케이션의 의미 3가지 유형

매스 커뮤니케이션, 대인 커뮤니케이션, 집단 커뮤니케이션 등이다.

① **매스 커뮤니케이션** : 사용 매체의 종류에 따라 다시 인쇄매체(신문, 잡지, 서적)와 전파매체(라디오, 텔레비전, 통신, 영화)로 나누어지고 광고나 PR같은 선전은 설득 커뮤니케이션이라고 한다.

② **집단 커뮤니케이션** : 소집단 커뮤니케이션과 조직 커뮤니케이션으로 나누어진다. 커뮤니케이션은 인류 사회에서 빼놓을 수 없는 중요한 역할을 하고 있으며, 그 주요 역할로는 환경감시기능, 사회적 유산의 전수기능, 오락기능, 인지적 욕구의 충족기능, 감정의 자극과 이완기능, 개인적 정체성(personal identity)의 정립과 사회적 유대감의 충족기능, 현실도피적 욕구의 충족기능 등이 있다.

2) 커뮤니케이션은 의사소통

커뮤니케이션은 의사소통이라고 표현한다. 의사소통은 마음먹은 바를 서로에게 원활하게 소통하는 것이다. 인간은 사회적 동물이며 다른 동물에 비하여 월등하게 뛰어난 커뮤니케이션 능력을 지니고 있으며 커뮤니케이션을 더 많이, 더 잘하고자 하는 욕구를 지니고 있다. 사회적 생활을 위해서 의사소통은 필수불가결한 것이며 가장 중요한 것이다.

3) 커뮤니케이션의 핵심은 인간

커뮤니케이션의 핵심은 인간이며 어떠한 형태의 커뮤니케이션이든 그것이 시작되고 끝나는 시점이나 장소는 인간이다. 커뮤니케이션을 한다는 것은 인간 간의 관계를 맺고 있으며, 사람과 사람, 그 사이의 과정이 중요하다. 정지되어 있는 단순한 행위가 아니라 시간의 흐름에 따라 진행되고 사람과 사람이 상호 연결되는 행위이다. 커뮤니케이션은 시간의 경과와 같이 진행되기 때문에 되돌리기 어려운 속성을 지닌다.

4) 커뮤니케이션의 종류와 과정을 이해

커뮤니케이션은 정지되어 있는 것이 아닌 시간에 따라 진행되며 상호 연결되어 있는 행위이기 때문에 과정은 매우 중요하다. 최소 2인 이상이 있어야 송신자와 수신자가 따로 정해져 있어 받는 사람은 받고 주는 사람은 주기만 하는 것이 아니라 주거니 받거니 하면서 이루어진다.

㉄ 탁구나 테니스와 비슷하다. 탁구나 테니스를 칠 때 상대가 친 공이 어느 위치로 날아올지, 언제 어떻게 날아올지 파악해야 하고 다시 공을 어떻게, 어느 위치로 넘길지 생각하여 상대에게 공을 넘기게 된다.

5) 커뮤니케이션도 상대가 전달하는 의미

커뮤니케이션도 상대가 전달하는 의미를 파악하고, 자신의 의미를 어떻게 전달할지 생각해야 한다. 커뮤니케이션은 서로가 상대의 꼬리에 꼬리를 연결하기 때문에 진행형이며 커뮤니케이션이 끝나서야 서로가 전달하고 받은 의미의 총체적인 내용파악이 가능하다.

㉄ 탁구나 테니스에서 공을 제때 받지 못하거나 아웃, 네트에 걸리는 경우처럼 커뮤니케이션도 제때 하지 못하면 다시 되돌릴 수 없으며 상대의 범위를 넘어서거나 흐름을 끊으면 효율적인 커뮤니케이션을 저해한다.

6) 커뮤니케이션이 존재하지 않는 사회와 공동체는 불가능

커뮤니케이션이 존재하지 않는 사회와 공동체는 불가능하며, 인간으로 하여금 사회적 존재로 살아가는 중요한 요소로, 언어, 문자, 도형, 행동 등을 매개로 하여 사람과 사람

사이에 의지, 정보, 감정을 전달하는 것이다. 그리고 정보와 생각, 감정을 말과 글은 물론 신체언어나 심지어 자신만의 버릇, 스타일 등을 통해 상대방과 나누는 것이다.

7) 커뮤니케이션은 사회생활의 유지, 구성

커뮤니케이션은 사회생활의 유지, 구성하는 중요한 부분으로, 사회생활에 있어서 가장 중요하다고 할 수 있는 인간관계는 결코 혼자하는 것이 아닌, 누군가와 전달하거나 공유하는 것이다. 커뮤니케이션이 없는 공동체나 사회는 공동체나 사회라 하기 어렵고, 인간이 사회적 생활을 영위하는데 있어서 꼭 필요한 요소이며, 사회생활에 있어서 없어서는 안 될 요소이지만 역기능도 존재한다. 특히 매스커뮤니케이션은 많은 역기능을 한다.

(2) 커뮤니케이션의 요소

커뮤니케이션의 요소로는 송신 · 수신자, 메시지, 채널, 피드백, 잡음, 세팅이 있다.

1) 송신 · 수신자

커뮤니케이션은 혼자서 하는 것이 아닌 적어도 2인 이상의 사람들 사이에서 일어나는 것이다.

① 내가 전하고자 하는 의미를 상대방이 이해할 때 혹은 상대방이 전하고자 하는 의미를 내가 이해할 때 커뮤니케이션이 성립하고, 주체는 본인이지만 상대방이 없다면 커뮤니케이션이 성립되지 않으므로, 송신자와 수신자가 따로 구분되지 않고 누구나 송신과 수신을 할 수 있으며 대부분 쌍방향적으로 일어난다.

② 사람들이 서로의 정보와 생각, 감정을 공유하는데 있어서 누군가 얘기를 하면 자신도 이어서 얘기하고 싶고(캔터베리 효과), 자신의 생각, 감정을 전달하고 싶어하기 때문이다. 원활한 커뮤니케이션은 상호작용에 의하여 이루어진다.

2) 메시지

사람들이 커뮤니케이션을 통하여 서로 주고받고자 하는 생각, 감정 등을 메시지(messages)라고 한다. 이는 상대방을 이해시키거나 상대방이 나를 이해시키려는 의도에서 만들어 내는 일종의 신호라고 한다.

① 메시지의 종류는 매우 다양하며 반드시 대화를 통하여 일어나는 것이 아니다. 물론 언어를 이용한 대화가 가장 손쉽고 효과적이며, 많이 사용되는 커뮤니케이션이기는 하지만 손짓 같은 바디랭귀지, 표정 등의 비언어로도 메시지를 만들어 자신

이 표현하고자 하는 바를 전달할 수 있다.

② 인간은 자신의 의사를 표현하기 위하여 자신의 언어를 이용하거나 몸을 이용하여 메시지를 만들어 내고 전달하는 능력이 있다. 물론 인간을 제외한 동물들도 동물별로 언어와 몸으로 대화를 하기는 하지만 인간의 의사소통 능력에는 현저히 떨어진다. 또한 인간만이 사용하는 문자, 그림, 상징 등도 커뮤니케이션의 수단으로 사용된다.

3) 채 널

메시지가 전달되는 과정, 즉 송신자에서 수신자에게 메시지가 도달하는 방법이라고 할 수 있다. 서로 얼굴을 맞대고(face-to-face) 하는 커뮤니케이션은 대부분 음성과 시각이 주요 채널(channels)이 된다. 매스 커뮤니케이션은 라디오, TV, 잡지, 신문 같은 매스 미디어가 채널이 된다. 매스 미디어는 오늘날 우리에게 쉴 틈 없이 언제, 어느 곳이나 쉴 틈 없이 메시지를 전달하는 채널이다.

4) 피드백

메시지를 수신한 사람이 송신한 사람에게 반응하고 다시 이러한 과정이 반복되는 것이다. 만약 누가 슬픈 이야기를 한다면 눈물을 흘리거나 위로를 하는 것과 같은 것이다.

① 피드백은 커뮤니케이션의 활력소로 상대방이 자신의 전하고자 하는 의미나 감정을 공유하고 이해하고 있다는 느낌을 갖게 한다.

② 피드백이 없다면 상대방이 자신의 전하고자 하는 의미에 무관심하거나 불만이 있다고 생각할 수 있어 의미전달의 중도 포기나 생략을 할 수 있기 때문에 효과적인 커뮤니케이션의 저해요인으로 작용할 수 있다.

5) 잡 음

메시지를 전달하고 이해하는데 방해가 되는 요소로 메시지를 정확하게 인지하기 어렵게 한다. 이러한 잡음(noise)의 종류에는 물리적 잡음, 생리적 잡음, 심리적 잡음, 의미적 잡음이 있다.

① **물리적 잡음** : 주변 환경에서 물리적으로 발생하는 잡음을 의미한다.

㉠ 자동차의 소음, 기계 동작음, 제 3자의 얘기소리 등에 의하여 송신·수신자 간의 의미전달을 방해한다.

② **생리적 잡음** : 시각이나 청각적 장애와 같이 생리적인 문제로 인하여 발생하는 잡음을 의미한다. 또한 졸음, 배고픔 등의 이유로 집중하지 못한다.

③ **심리적 잡음** : 송신·수신자의 심리에 따라 일어나는 잡념을 의미한다. 심리적 잡음에는 상대방을 좋아하거나 싫어하는 등의 감정에 의해 본래 송신자가 전하고자 하는 의미를 왜곡해서 받아들이는 경우, 상대방에 대한 고정관념, 편견 등이 있다.

④ **의미적 잡음** : 생소하거나 어려운 표현, 외국어 등으로 인하여 전달되는 메시지의 의미를 이해할 수 없어서 생기는 커뮤니케이션을 의미한다.

6) 세팅(setting)

커뮤니케이션이 이루어지는 무대를 의미한다. 커뮤니케이션이 이루어지는 장소는 커뮤니케이션에 영향을 미친다. 커뮤니케이션 하고자 하는 인원의 수에 알맞은 공간을 정하고 해당 장소나 주변환경을 정리하여 커뮤니케이션을 저해하는 요소를 최소화할 필요가 있다.

㉮ 사람의 왕래가 잦거나 소음이 들리는 장소는 집중을 저해하여 송신·수신자 간의 의미전달에 악영향을 미치게 된다. 또한 공간이 너무 협소하거나 너무 넓을 경우 불편함을 느끼거나 의미전달이 어렵다.

(3) 커뮤니케이션 원칙과 해석

커뮤니케이션은 정확한 의미가 적절한 시기에 전달되어야 한다. 이를 위한 원칙으로 레드필드(Charles E. Redfield)는 명료성, 일관성, 적정성, 적시성, 분포성, 적응성 및 통일성, 관심 및 수용성을 제시하였다.

1) 명료성

명확하고 분명한 성질을 의미한다. 송신자는 의미를 수신자에게 의미를 전달하기 위하여 간결하며 명확한 표현을 해야 한다. 의미를 전달하기 위하여 너무 복잡하거나 애매모호한 표현을 하게 된다면 이를 잘못 받아들이거나 되묻는 행위로 인하여 시간이 소요된다. 정확하고 간결한 의미전달을 위해서는 자신의 생각보다 상대를 생각하여 상대방이 쉽고 정확하게 받아들일 수 있는지 파악하는 것이 중요하다.

2) 일관성

처음부터 끝까지 한결같은 것을 의미한다. 의미전달에 있어서 앞에서 전달한 의미와 뒤에서 전달한 의미가 다르다면 수신자는 당황하고 어느 것이 진정으로 송신자가 전하고자 하는 의미인지 이해하기 어렵다. 따라서 의미전달은 일관성을 지니고 있어야 하며 어떠한 사정으로 인하여 기존과 다른 의미를 전달해야 한다면 송신자가 혼란을 느끼지 않도록 사정에 대한 설명과 함께 어떠한 의미를 전달하는지 확실히 해야 한다.

3) 적정성

커뮤니케이션에 있어서 그 의미의 전달 양이 적절한 양이어야 한다. 양이 너무 적다면 충분한 의사전달이 어렵게 되고, 양이 너무 많으면 그 내용을 받아들이는데 시간적으로 낭비를 초래한다.

4) 적시성

시기적으로 적절한 때를 의미한다. 커뮤니케이션에 있어서도 이러한 적시성이 중요하다. 의미전달에 있어서 전달되어야 할 시기를 놓치면 그 후에 전달하더라도 아무 의미가 없다.

㉠ 일기예보나 오늘의 운세 등은 해당 시기가 지난 뒤에는 아무 의미가 없게 된다.

5) 분포성

송신자가 전하는 내용을 해당하는 수신자에게 정확하게 전달되어야 한다. 그리고 전달내용과 관련된 모든 사람에게 전달한다. 다만 비밀사항의 경우 당사자나 해당권자에게만 전달한다.

6) 적응성 및 통일성

적응성은 커뮤니케이션에 있어서 융통성과 신축성이 있어야 한다. 너무 경직되어 있거나 공식적 경로에만 의존 또는 의사소통 경로가 하나밖에 없다면 어떠한 문제발생이나 급격한 변화에 적응하기 어려워 대응이 늦어진다. 통일성은 각 커뮤니케이션이 전체로써 일관된 정책이나 목표의 표현이 된다.

7) 관심 및 수용성

커뮤니케이션은 과정이 어떠하든지 결국 수신자의 관심이 있어야 전달된다. 수신자가 관심을 갖지 않고 그냥 넘겨버리면 커뮤니케이션은 아무 의미가 없게 된다. 수신자의 관심을 이끌어내고 이러한 관심이 다시 수용을 이끌어내어야 커뮤니케이션이 이루어진다.

8) 커뮤니케이션 원칙에 부합되지 않았을 때

커뮤니케이션의 방법은 매우 다양하지만 그 중 가장 많이 사용하는 대화에 대하여 커뮤니케이션의 원칙이 부합되지 않는다면 어떠한 일이 생길 수 있는지는 〈표 4-1〉과 같다.

〈표 4-1〉 커뮤니케이션의 원칙에 부합되지 않았을 때

커뮤니케이션의 원칙	전달내용(송신자)	이해내용, 반응, 상황(수신자)
명료성	"내가 좋아하는 너의 동생 성춘향"	날 좋아한다는 거야?, 내 동생 성춘향이를 좋아한다는 거야?
일관성	"이 일은 매우 중요하니까 열심히 할께. 하기 싫으면 안 해도 상관없지만"	하라는 거야? 말라는 거야?
적정성	"자기소개를 할께. 저는 성춘향 이야. 이상 끝."	뭐야 자기소개 할 것이 성춘향밖에 없어?
적시성	"아 맞다 엄마! 아빠가 피자 사온다고 저녁 먹지 말라고 그랬어"	저녁 먹기 전에 이야기하지
분포성	"오늘은 여성의 겨울 옷차림 코디법에 대한 교육을 할께."	여기 군대 내무반이거든요
적응성 및 통일성	"나에게 할 말은 회사 보고체계를 따르도록 할께."	저녁 뭐 먹을지 직접 이야기도 못해?
관심 및 수용성	"○○○식품에서 나온 신제품이야. 이것으로 이야기 하자면."	전혀 관심 없어

9) 커뮤니케이션 해석

진정한 소통상황은 [그림 4-1]과 같이 송신자가 전달하고자 한 의미가 변하지 않고 그대로 수신자에게 전달되어 의미의 공유가 일어나는 경우이다.

㉵ 송신자가 전달하고자 한 의미가 '수저 좀 주세요.'인데 수신자가 '숟가락 좀 주세요.'로 이해한다면 '수저' 중 '숟가락'에 대해서만 의미의 공유가 일어난 것이다. 즉 젓가락에 대한 의미가 전달되지 않아 완전한 의미의 공유가 이루어지지 않는다.

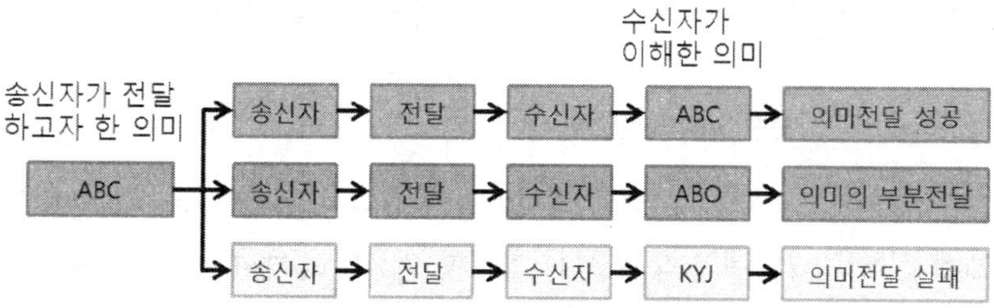

[그림 4-1] 송신자와 수신자의 의미전달

커뮤니케이션 과정에서 공유는 매우 중요하며, 공유를 위해서 우선 해석이 필요하다. 커뮤니케이션 과정에서 본래의 의미가 왜곡, 누락 등 변경될 수 있으며, 의미전달 과정에서 서로가 최선을 다한다고 하여도 의미가 왜곡되거나 누락되어 혼란이 발생할 소지가 있다.

(4) 커뮤니케이션 장애

커뮤니케이션의 가장 중요한 점은 "정확하고 적시에 전달하고자 하는 내용이 전달되는가"이다. 그러나 커뮤니케이션은 개인 혹은 집단 그리고 다른 사람을 거쳐서 이루어지기도 하므로 정보가 전달되는 과정에서 여러 가지의 장애요인이 생길 수 있다. 커뮤니케이션을 저해하는 요인에는 언어상의 장애, 전달하고자 하는 의미의 변질, 전달경로의 거리와 복잡성, 지각의 착오, 준거기준의 차이, 지위상의 차이, 정보의 의식적 제한, 정보의 고의적 독점 등이 있다.

1) 언어상의 장애

언어는 커뮤니케이션에 있어서 가장 기본적이며 중요한 수단이다. 이러한 언어의 표현이 잘못되거나 잘못 이해한다면 의사전달을 저해하게 된다. 언어를 표현하는 것은 사람마다 다르며 또한 같은 언어라도 어떻게 받아들이는지가 다르기 때문에 이에 대하여 충분히 고려할 필요가 있다.

① 언어는 국가별로 차이를 보이고 심지어 같은 국가라도 지방에 따라 차이를 보인다.

㉴ 제주도에 가서 제주도방언을 들어보면 무슨 이야기를 하고자 하는지 이해하기 어려운 경우가 많다.

② 상대가 이해할 수 있는 언어를 사용하는 것이 언어상의 장애를 극복할 수 있다. 애매모호하거나 어려운 용어의 사용은 커뮤니케이션의 저해요인이 된다.

㉴ 의사가 환자에게 환자의 질환이나 치료방법에 대하여 알려줄 경우 전문용어만 이야기한다면 환자는 의사가 전달하고자 하는 내용을 이해하기 어렵다.

③ 가급적 쉽게 이해할 수 있는 용어를 사용하도록 한다.

2) 전달하고자 하는 의미의 변질

전달하고자 하는 의미가 본래의 의미에서 변질되는 것으로 주로 전달받은 의미를 다른 사람에게 전하는 과정에서 생겨난다. 이러한 변질의 형태에는 크게 생략과 왜곡이 있다.

① **생략** : 전달해야 될 내용을 빠뜨리는 경우이다. 전달내용에 관심이 없거나, 이해하지 못하거나, 내용이 길어서 전부 기억하지 못하는 등의 이유로 문제가 생길 수 있다.

② **왜곡** : 전달내용이 본래의 내용과 다르게 해석되어 전달되는 것을 의미한다. 옛말에 "발 없는 말이 천리를 간다."라는 말이 있다. 비록 발 없는 말이 천리를 가더라도 본래의 내용은 왜곡되는 경우가 많다. 사람을 거쳐 가면서 본래의 내용과 달라지는 것을 나타낸 대화는 〈표 4-2〉와 같다.

〈표 4-2〉 본래 내용의 왜곡

A B	"요즘 춘향이랑 길동이가 자주 붙어 다니는 것 같지 않니?" "그러게 왠지 수상해. 둘이 사귀는 것 아닐까?"
B C	"길동이랑 춘향이랑 사귀는 것 같아" "둘이 사귀나 보네"
C D	"길동이랑 춘향이랑 사귄다고 하더라" "길동이랑 춘향이랑 알고 지낸지 꽤 오래됐는데 그럴 만도 하지"
D E	"길동이랑 춘향이랑 사귄다는데 둘이 알고 지낸지 한 4년 됐나?" "아 그렇게나 오래됐어?"
E f ⋮ z	"길동이하고 춘향이랑 사귄지 4년 됐다고 하더라" "사귄지 4년이나 됐으면 결혼하겠는데" ⋮ "길동이하고 춘향이랑 사귄지 4년 됐고 결혼할거래 숨겨둔 자식도 있다더라"

3) 전달경로의 거리와 복잡성

오늘날 통신수단이 발달로 인하여 먼 거리에서는 의사전달이 가능하지만 서로 마주보며 하는 의사전달에 비하여 정확성이 떨어진다. 또한 서로 마주보며 의사전달을 한다고 하더라도 의사전달의 경로가 여러 단계를 거치거나 복잡하다면 중개상의 문제로 인하여 전달되어야 할 내용이 누락되거나 왜곡될 수 있다. 전달되는 단계로 인한 본래 의미의 누락 및 왜곡은 〈표 4-3〉과 같다.

〈표 4-3〉 전달되는 단계로 인한 본래 의미의 누락 및 왜곡

전달주체	내 용	전달의미
아버지	"형민아 목이 마르니 물을 떠오거라"	마실 물
아들	"경배야 아버지에게 물을 떠다 드리거라"	물
손자	경배는 세숫대야에 물을 받아 아버지에게 갖다 주었다.	씻을 물

4) 지각의 착오

지각은 어떠한 것을 인식하거나 분별하는 능력으로 사람마다 차이가 있다. 개인별로 사물을 보는 습성이나 그에 대한 고정관념이 존재하기 때문에 커뮤니케이션에 저해요소로 작용할 수 있다. 더구나 지각과정에서 어떠한 조건이 개입된다면 지각에 문제가 생겨 착각하게 될 수 있다. 이러한 경우를 지각의 착오라고 한다.

5) 준거기준의 차이

사람은 사회적, 문화적 등의 주변 환경이 모두 다르며 성장배경 또한 다르다. 그렇기 때문에 동일한 것에 대해서도 사람마다 그것을 해석하고 판단하는 것이 다르다. 사람들

이 자신의 생각에서 벗어나는 정보를 회피하거나 편견을 가지고 있기 때문이다. 커뮤니케이션에 관련된 사람들이 준거기준이 비슷하다면 커뮤니케이션의 정확성이 높아지지만 서로 다른 경우에는 전달하거나 전달받는 내용을 자신의 주관대로 인식하고 판단하기 때문에 정확성이 결여된다.

6) 지위상의 차이

지위상 고위층과 하위층은 그 계급의 차이가 심할수록 생활문화나 가치관 등 차이를 보인다. 이러한 지위상의 차이는 준거기준을 달리하게 되고 계급간 커뮤니케이션을 저해하게 된다. 하급자는 상급자가 듣기 좋아하는 말만 하려 하고, 상급자는 자신이 불리한 정보를 하급자에게 전달하지 않으려고 한다. 또한 상급자는 보통 하급자보다 의사전달에 있어 자기 중심적으로 전달하는 경우가 많다.

7) 의식적 제한과 고의적 통제

커뮤니케이션의 저해요인으로 의식적 제한과 고의적 통제가 있다. 의식적 제한은 어떠한 단체활동의 효과적인 수행을 위하여 어느 정도의 비밀을 유지하는 것이다. 고의적 통제는 자신에게 불리한 정보의 전달을 통제하거나, 권력유지의 수단 등의 이유로 유용한 정보를 독차지한다.

(5) 커뮤니케이션의 중요성

커뮤니케이션은 사회생활에 있어서 빼놓을 수 없으며 커뮤니케이션이 없는 사회는 사회라고 할 수 없다. 사회가 사람이면 커뮤니케이션은 신경계라고 할 수 있으며, 사회를 움직이게 하는 가장 중요한 요소이다. 현대 경영학의 창시자로 세계적인 지식 경영학자로 평가받는 피터 드러커는 "인간에게 있어서 가장 중요한 능력은 자기표현이며, 현대 경영이나 관리는 커뮤니케이션 능력에 의해 좌우된다"라고 하였다.

어떠한 조직에 있어서 의사결정이 조직의 핵심이라면 합리적인 의사결정은 커뮤니케이션 없이는 불가능하다. 조직이 얻을 수 있는 정보의 질과 양, 그리고 그것을 조직 내 결정권자에게 얼마나 정확하고 효율적으로 전달하여 수용되도록 하는지가 합리적인 의사결정의 가능 여부를 정하게 된다. 그리고 조직 내에서 이루어지는 정서적 소통은 업무적 소통과 창의적 소통의 기반이 된다는 조사결과가 있다. 커뮤니케이션은 사회구성원들로 하여금 자신의 의사나 감정을 서로 교환하게 하여 심리적 안정과, 협조, 사회적 소속감, 욕구충족 등의 역할을 한다.

2. 의료 커뮤니케이션

의료 커뮤니케이션은 환자와 의료진, 그리고 의료행위에 있어서 연관된 모든 사람들의 의사소통이다. 이러한 의사소통은 단순히 언어적 의미만이 아니라 비언어적 의미 또한 포함한다. 의료진, 환자, 관련된 사람의 언어적 상호작용을 통하여 환자의 건강상태를 파악하고 진단이 내려지며 치료계획이 세워지고 그에 따른 치료비용이 정해지게 된다. 이러한 단계 등에서 의료진, 환자, 관련된 사람들의 커뮤니케이션이 필요하다.

연구결과에 따르면 환자와 의료진 사이의 원활한 의사소통은 환자와 의료진의 만족도를 높이고 환자의 신뢰를 높인다. 또한 의료분쟁을 사전에 방지하는 역할도 한다. 의료진 간의 커뮤니케이션 또한 의료사고방지, 환자의 건강회복, 직무만족 등에 영향을 미친다.

(1) 의료 커뮤니케이션의 정의

의료 커뮤니케이션은 단순히 일반적인 커뮤니케이션 보다 복잡하거나 그 영향이 크다. 일반적인 커뮤니케이션은 물론, 질환에 대한정보 제공과 건강유지 및 증진을 위한 교육, 동기부여, 상담 등이 포함된다.

1) 효율적인 의사소통

환자를 대하는 의사는 환자가 치료계획이나 처방, 주의사항에 대하여 잘 지키고 따라오게 유도하며 환자와 보호자가 최선의 결정을 할 수 있도록 돕는 역할을 한다. 환자는 다양한 의료진이나 직원과 관계를 맺게 될 수 있는데, 이러한 관계가 어떠한가에 따라서 환자의 만족, 신뢰, 치료과정 및 결과에 영향을 미치게 된다.

의료진이 환자 증상에 대하여 진단하고 질병의 원인과 치료방법을 일방적으로 이야기하는 것은 환자의 만족도와 순응도를 저하시킨다. 그리고 의료진이 설명하는데 있어서 전문용어 사용이나 대충 이야기하게 되면 환자는 그냥 듣기만 할뿐 실제로 이해를 못하거나 불만을 갖게 된다. 효과적인 의료 커뮤니케이션을 위해서는 환자의 이해력과 수준을 먼저 파악하고 고려하여 설명한다.

2) 의료 커뮤니케이션

의료행위에 있어서 관련된 모든 사람의 의사소통이며, 이러한 의사소통이 효율적이며 정확하게 이루어지기 위해서는 상대의 수준에 맞추어 언어적, 비언어적으로 전달되어야 할 것이다. 또한 상대가 자신이 전달하고자 한 의미를 확실히 이해했는지 확인하는 과정이 필요하다. 이렇게 효율적이고 정확한 의사소통이 이루어지면 의료사고방지, 환자의 만족과 신뢰도 상승, 치료효과 상승 등의 좋은 영향을 창출하게 된다.

(2) 의료 커뮤니케이션의 이론

환자와 의료진의 커뮤니케이션은 의료서비스 제공과 제공받는 관계에서 이루어지며 의료서비스 특성상 일반적인 의사소통과는 양과 질의 영향에 있어서 많이 다르다고 할 수 있다. 의료진은 의료서비스를 통하여 도움을 주고자 하는 입장이며 환자는 의료서비스를 통하여 도움을 받고자 하는 입장이므로, 환자와 의료진 간의 커뮤니케이션에 따라 의료서비스에 좋은 영향을 끼치거나 악영향을 끼칠 수도 있다.

따라서 의료진은 의사와 환자의 관계를 단순히 치료하는 사람과 치료받고 비용을 지불하는 사람으로 보아서는 안된다. 환자의 입장에서 환자를 배려하며 인간적인 태도로 환자를 대해야 한다. 환자의 반응이나 신체적 및 심리적 상태, 이해수준, 의사소통의 효과를 이해하고 환자의 요구를 파악하고 해결하기 위해 노력해야 할 것이다.

1) 의료 커뮤니케이션에 대한 학자별 정의와 연구

의료 커뮤니케이션에 대한 연구는 많은 학자들에 의해 연구되어졌다. 그 연구자들의 내용은 다음과 같다.

① Ratzan, Payne, & Bishop : 대인 커뮤니케이션은 두 세 사람의 면대면 커뮤니케이션을 의미하며 그 사례로 진료과정에서 환자와 의료진의 대화나 상호작용이 있다. 헬스 커뮤니케이션에서 대인 커뮤니케이션 관점은 관계를 중요시하고, 건강전문가와 환자가 관계를 유지하고, 이용하고, 변화시키는 역동성에 주목한다.

② 이자경, 손정우 : 의사와 환자 간 커뮤니케이션은 치료목적 외에도 의료적 결정을 돕고 질병에 관련된 정보를 주며 건강을 유지하거나 개선하기 위한 교육, 동기부여, 상담을 포함하는 의사소통 행위를 포함한다.

③ Parsons : 의사는 기술적 전문성을 발휘하고 감성적 중립성을 유지하여 누구에게나 보편성을 보이고 기능적인 제한성을 갖도록 기대된다. 환자는 질병에 걸렸다는 책임에서 면제되며 잠시 동안 기존의 역할로부터 면제되어 회복에 전념하면서 의사를 접촉하고 협력해야 한다는 사회적 기대역할을 갖는다. 이러한 기대역할은 하나의 사회적 규범으로 인정되어 있기 때문에 이러한 규범에 준하여 서로 상호 교류가 이루어지게 된다.

④ Cassell : 커뮤니케이션의 치료효과에 주목하여 의사와 환자가 소통될 시 질병이나 치료에 관한 불확실성을 줄여주고, 치료행위의 근거를 명확하게 설명하여 환자와

의 관계를 강화한다면 긍정적인 치료효과가 창출될 것이다.

⑤ Pendleton : 의료진과 환자사이의 교류를 연구하는 여섯 가지 방식을 제시하였다. 그 여섯가지 방식은 의학적, 사회적, 문화인류학적, 상호교류적, 사회심리학적, 정신분석학적이다. 여러 행동과학들은 의사와 환자의 역할과 행동의 개별적인 특성들에만 관심을 갖고 있는데, 한걸음 더 나아가 의사와 환자의 담화 분석에 초점을 맞추기도 하며, 정신분석학적인 해석이나 비언어적 행동연구 등의 다양한 초점과 이에 따른 연구를 통하여 환자와 보다 원활한 이해를 가질 수 있게 된다.

⑥ Stephens & Adam : 고객의 요구에 초점을 맞추어 고객을 중심으로 세일즈하는 개념을 제시하였다. 고객의 문제를 파악하고 고객이 필요로 하는 해결책을 최선으로 제공하는 것이다. 이러한 고객의 요구를 고려한 세일즈가 이루어지기 위해서는 고객의 문제와 해결책에 대한 생각을 질문을 통하여 발견해야 한다. 또한 고객에 맞는 해결책이 솔직하고 명확하게 설명되어야 할 것이다.

오늘날 환자는 과거처럼 일방적으로 의료진에게 모든 것을 맡기고 기다리지는 않는다. 환자는 의료기관 선택권이 어느 정도 제한되어 있음에도 의료기관의 선택 및 이동뿐만 아니라 의료서비스 제공과정 전체에서 큰 영향을 끼친다.

따라서 세일즈 요소를 충분히 숙고하여 의료서비스 제공에 적용할 필요가 있다. 세일즈 과정 및 요소는 일반적으로 다음과 같이 여섯 단계로 구분한다.

㉠ 아이스브레이킹(ice breaking) : 본래 얼음깨기, 실마리를 풀기라는 의미로 첫 대면에서 어색한 분위기를 벗어나 청중의 마음의 문을 열고자 하는 대화, 표정, 몸짓 등을 의미한다.

㉡ 신뢰형성 : 진료, 수술, 입원 등 환자에게 필요한 의료행위를 제공하고자 할 때 그 행위가 왜 필요한지와 환자에게 어떻게 도움이 되는지 확신시키고 신뢰를 얻을 수 있도록 해야 한다.

㉢ 열린 질문 : 환자의 경우 긴장하고 있거나, 방어적 태도를 취하는 등의 이유로 의료진에게 자신의 생각을 이야기하지 않는 경우가 있을 수 있다. 따라서 환자의 긴장을 풀어주고 환자가 다양한 생각을 표출할 수 있도록 유도하는 전략적 질문을 해야 할 것이다.

㉣ 해결책 모색 : 고객이 언급한 불편사항이나 요구를 파악하여 최선을 방안을 찾는다. 여러 가지의 대안이 있다면 각 대안의 장단점을 환자와 논의하여 모두가 만족하는 최선을 해결책을 모색해야 한다.

㉤ 설득 : 환자의 건강유지 및 증진을 위한 해결책으로 의료서비스 상품을 제안한다. 이때 중요한 것은 제공하고자 하는 의료서비스가 환자에게 좋은 영향을 미

칠 것이라고 이해시키고 받아들이게 하는 것이다. 또한 환자가 염려하거나, 쉽게 결정하지 못하고 있는 이유를 파악하여 이에 대한 대화를 나누며 해결하도록 한다.

ⓑ 결정 : 환자가 최종 결정을 내리게 되는 과정이다. 이때 환자가 자신의 선택이 옳은지 틀린지 불안해 할 수 있으므로, 환자가 옳은 판단을 했고 좋은 결과가 있을 것이라는 것을 확신시키며 대화가 마무리 되어야 한다.

⑦ Loustaunau & Sobo : 주요 집단의 비언어 커뮤니케이션 방식에 대한 이해를 바탕으로 개방적이고 신뢰가 있는 상호존중의 관계가 성립되면 의학적 처방의 효율성도 높아질 수 있다.

⑧ Parker, et al : 의료진이 환자와 감정이입적 관계의 대화를 가지면 상호 신뢰를 촉진할 뿐 아니라 환자의 근심을 줄여주고 임상시술의 만족도와 효과를 높여 준다.

⑨ 박용천, 김봉조 : 적극적인 의료 커뮤니케이션을 통해 증상의 원인을 찾고, 개입하고, 예방하는 것이 중요하다. 질병으로 인한 스트레스와 이에 대한 반응은 환자들이 처한 상황이나 과거의 경험 등 다양한 요인들이 영향을 주는데 환자의 병을 정확히 진단하고 치료하기 위해서는 환자를 잘 이해하는 것이 필요하다.

⑩ Ulrey & Amason : 문화적 배경이 다른 사람들과 상호작용하는 것은 새로운 상황이며 높은 수준의 불확실성과 근심을 일으키며 의료진에게 스트레스가 될 수 있다.

⑪ Loustaunau & Sobo : 의료 커뮤니케이션을 의과대학 교과목으로 채택하는 등 일찍부터 이 분야에 관심을 가져온 미국의 경우에도 환자 5명 중 한 명은 질문을 안 하고 13[%]는 질문에 대해 원하는 답을 못 얻었다고 하며, 질문시간은 불과 8초이며 의사는 80초 정도 설명한다고 한다. 의사의 80초 설명으로 의사의 권고에 대해 환자가 순응하기는 어려우며 환자는 의사의 설명과 안내를 50[%] 정도만 기억하고 있었다.

⑫ Finney Rutten, Augustson, & Wanke : 환자가 질문을 자주 할 경우 '어려운 환자'로 분류돼 의료진의 부정적 반응을 불러 일으키는 경우가 있다.

⑬ Baker : 접점에서의 서비스에서 중요한 것이 첫인상이라고 하였다. 특히 첫 60초 동안의 인상이 중요한데 밝은 표정, 눈맞춤, 반기는 인사말 등을 통해서 상대방을 편안하게 만들어주어야 한다.

⑭ Beckman, Suchman과 Frankel : 고객불만의 90[%]가 의사의 커뮤니케이션 스타일에 있다고 보고하였다. 의사가 환자를 쳐다보지 않거나 지나치게 전문용어를 쓰는 것은 환자가 무시당한다는 느낌을 가지게 할 수 있다.

⑮ Connellan, Zemke : 접촉순간(Moment of Truth : MOT)을 다음과 같은 5가지 차원, 즉 신뢰성, 반응성, 보증, 공감, 유형자산에서 이해해야 한다. 접촉순간은 환자와의 접점에서 이루어지는 커뮤니케이션으로 이 접촉순간을 어떻게 잘 관리하는지가 의료서비스의 질에 영향을 미친다고 하였다.

㉠ 신뢰성(reliability) : 약속된 것을 정확하게 전달하는 능력을 의미한다.

㉡ 반응성(responsiveness) : 상대방의 요청에 빠르게 응답하려는 자세를 의미한다.

㉢ 보증(assurance) : 신뢰와 믿음을 불러일으키는 능력을 의미한다.

㉣ 공감(empathy) : 상대방의 입장에 관심을 보이는 자세를 의미한다.

㉤ 유형자산(tangilbles) : 외모와 시설 등을 의미한다.

⑯ Elisa J. Sobo : 비언어 커뮤니케이션 방식에 대한 이해를 바탕으로 개방적이고 상호 존중의 관계가 성립되면 의학적 처방의 효율성도 높아질 수 있다.

3. 의료 커뮤니케이션과 문화

유네스코에서는 문화를 "한 사회 또는 사회적 집단에서 나타나는 예술, 문학, 생활양식, 가치관, 신념, 전통 등의 독특한 정신적, 물질적, 지적 특징"이라고 하였다. 인간은 태어나면서부터 문화와 매우 다양하고 복잡한 주변상황에 영향을 받는다. 따라서 어떠한 사람이 어떠한 문화권에서 왔다고 하더라도 100[%] 그 문화와 일치한다고 할 수는 없다.

(1) 문화에 영향을 미치는 요소

나이, 국가, 성별, 종교, 성장환경 등으로 나누어지기는 하지만 이를 다시 세분화 하고 영향을 끼친 모든 변수를 더하면 수를 세기도 어려울 만큼 나눠질 수 있다. 그렇기 때문에 환자를 모두 똑같이 보는게 아니라 환자의 문화를 이해하고 파악하기 위해 노력해야 할 것이다. 문화의 정의는 매우 다양할 수 있지만 여기에서는 환자의 기본적인 문화(가정형편, 직업 등), 외국인환자의 문화로 나누어 각각에 알맞는 커뮤니케이션을 설명한다.

(2) 환자의 기본적인 문화와 커뮤니케이션

외국인환자라면 몰라도 내국인 환자마다 문화가 있다고 한다면 의아해 할지도 모른다. 하지만 같은 나라일지라도 지역적 특색은 있기 마련이고, 가정이나 환자를 둘러싼 환경(학교, 직장, 도시나 시골 등)에 차이가 있다.

㉮ 어느 집은 짜고 매운 자극적인 음식을 자주 먹는가 하면, 어느 집은 기름진 음식을 자주 섭취하기도 하는데 이러한 식습관이 질병에도 영향을 미칠 수 있다.

1) 환자의 개인적 · 문화적 차이

환자의 개인적, 문화적 차이를 파악하고 이해하는 것이 중요하며 자신의 개인적 · 문화적 속성을 파악하여 환자를 대함에 있어서 최대한 고려하고, 가능한 환자의 문화를 이해하고 배려하도록 해야 한다. 환자의 문화적 차이를 파악하여 의사소통, 행동, 문제해결, 해석 등을 할 때 고려해야 할 것이다. 이러한 문화적 요소를 고려하여 환자를 대하면 환자의 편안함을 느끼고 만족도 또한 상승한다. 또한 자신에게 의료진이 많은 신경을 쓰고 있다는 느낌을 받게 되어 의료진을 신뢰하고 순응하는 등 긍정적인 치료효과를 얻게 된다. 의료진은 의료기술과 경험을 이용하여 질병을 진단하고 치료하는 것이 가능하지만, 예방(금연, 금주, 식습관, 운동과 같이 일반적으로 알려진 예방방법을 제외한 환자의 특성에 맞는 예방)이나 근본적인 문제를 찾고자 할 때는 환자와의 커뮤니케이션이 중요하다.

㉖ 어느 특수한 화학약품을 다루는 직업을 갖고 있는 환자가 직업으로 인해 얻은 질병을 치료하기 위해 의료기관을 찾았다.

2) 환자와 의료진 간의 커뮤니케이션이 부족

의료진이 질병의 원인을 찾기 어렵고 치료를 하였다고 하더라도 근본적인 질병의 원인이 환자의 직업에 있다는 것을 알지 못하거나 환자에게 알려주지 못하면 환자는 치료 후 다시 그 직업으로 복귀하여 질병이 더 크게 재발할 수 있는 것이다. 따라서 질병을 파악함은 물론 그 근본적인 원인을 알아가는 과정이 필요하며 이러한 것에는 설명 모델과 질병원형 모델이 있다.

① 설명 모델

환자, 보호자, 의료진이 갖고 있는 질병에 대한 생각을 나타내는 것이다. 보통 의사의 설명 모델은 의학적 지식과 경험을 근거로 하지만, 환자와 보호자 설명 모델은 발병 시에 형성되며 주변 사람들로부터 들은 이야기, 영화나 드라마에서 본 내용이 포함되기도 한다.

㉠ 의사는 환자의 요구나 문화적, 사회적 환경을 파악하고 환자와 협의 및 설득 등을 통하여 환자가 받아들일 수 있는 치료방법을 이끌어내야 한다.

㉡ 설명 모델은 일반적으로 5가지 질문이 포함된다. 이 5가지 질문은 〈표 4-4〉와 같이 원인, 증상의 시작과 경과, 병태생리학, 질병의 정도와 질병의 양상, 치료이다.

〈표 4-4〉 설명 모델의 5가지 질문

① 당신의 질병의 원인이 무엇이라고 생각하십니까?
② 왜 질병이 그때부터 시작되었다고 생각하십니까?
③ 얼마나 아프십니까?

④ 질병에 대하 가장 두려운 것이 무엇입니까?
⑤ 질병을 치료하는데 있어서 가장 중요한 것이 무엇이라고 생각하십니까?

② 질병원형 모델

질병을 이해하는데 있어서 환자의 경험을 토대로 유추할 때와 환자의 경험을 명백한 모델이나 이미지로 파악할 때 사용한다.

㉠ 환자의 경험을 토대로 질병을 파악하기 위해서는 환자가 자신의 경험을 자세히 말할 수 있도록 유도해야 하며 이를 위해 적절한 질문을 한다.

㉡ 질병원형 모델의 주의사항은 〈표 4-5〉와 같다.

〈표 4-5〉 질병원형 모델의 주의사항

① 세상에 똑같은 사람은 없다는 마음가짐으로 각 사람마다의 특성을 파악해야 한다.
② 환자의 생각이 이상하더라도 그것을 존중하는 자세가 필요하다. 환자는 자신의 생활이나 생각에 대하여 쉽게 이야기하지 않으며, 이야기할 때 이상한 눈으로 보거나 반박하면 환자는 입을 다물게 된다. 환자의 생활이나 생각은 진단과 치료에 단서를 제공할 수 있으므로 환자가 이야기할 수 있도록 유도하며 경청한다.
③ 환자에게 질병의 원인이 무엇이라고 생각하는지 질문한다.
④ 특별한 이유가 없는 한 치료계획에 환자의 의견을 포함 한다. 환자마다 자신의 질병의 치유에 도움이 되고자 자신만의 치료법을 이용하기도 한다. 민간요법이나 자신의 경험, 지인으로부터 들은 정보를 활용하게 되는데, 이러한 치료법이 의료진의 치료법에 안 좋은 영향을 미치지 않는다면 존중하는 것이 좋다. 그리고 치료에 있어서 환자가 가장 중요시 하는 것(신체기능, 미용 등)이 무엇인지 파악하고 존중하도록 한다.
⑤ 환자의 보호자 및 가족, 지인을 소홀히 대하지 않는다. 보통 환자는 중요한 결정을 할 때 자신의 보호자, 가족, 지인과 이야기하거나 같이 논의한다. 따라서 치료과정에 환자의 보호자, 가족, 지인의 참여를 적극 권유하고 협조를 얻도록 한다.
⑥ 지역이나 성별, 나이 등 환자의 문화를 이해하도록 한다. 이러한 문화의 이해는 환자의 태도나 행동을 이해하는 데 도움이 된다.
⑦ 환자가 초자연 현상을 믿는다고 하여 이상한 눈으로 보거나 만류해서는 안된다(단, 다른 환자에게 피해가 가거나, 환자건강에 문제가 생기는 경우는 예외로 한다). 환자의 믿음을 쉽게 변하는 것이 아니며, 이러한 믿음을 부정하면 환자는 치료 자체를 거부할 수도 있다.

(3) 외국인환자의 문화와 커뮤니케이션

다른 문화권 환자의 경우에는 더욱더 세심하게 환자와의 커뮤니케이션이 필요하다. 그 전략에는 다음과 같은 것이 있다.

1) 외국인환자와 효과적인 커뮤니케이션을 위한 전략

외국인환자의 경우 내국인 환자에 비하여 커뮤니케이션을 위해 〈표 4-6〉과 같은 특별한 전략을 세울 필요가 있다.

〈표 4-6〉 외국인환자와 커뮤니케이션 전략

① 또박또박 빠르지 않게 이야기 한다. 특히 이름의 경우 같은 글자라도 읽는 것은 다르기 때문에 환자에게 정확한 발음을 물어보도록 한다.
② 해당 문화나 환자에 따라 적절한 존칭을 사용하도록 한다.(Mr, miss, Dr, Professor 등) 환자의 직함을 사용하여 호칭할 경우에는 사전에 상대방에게 허락을 구하도록 한다.
③ 환자의 혼인여부나 선호하는 호칭이 불확실하다면 어떠한 호칭이 좋을지 환자에게 물어보도록 한다.
④ 인종이나 문화에 따라 말과 행동이 편견이나 인종차별을 나타낼 수 있으므로 이러한 점에 주의한다.
⑤ 환자의 이름을 줄여서 부르거나 편하게 부르는 행동을 삼간다.
⑥ 전화통화나 이메일 등 대면상황이 아닌 경우에는 비언어적 언어와 억양을 파악할 수 없으므로 의사소통의 문제가 더 커질 수 있다는 점을 유의한다.

2) 통역사 존재유무에 따른 주의사항

언어적으로 정확한 의미전달을 위해서 통역사가 있고 없음에 따른 주의사항은 다음과 같다.

① 통역사가 있는 경우 : 유의사항은 〈표 4-7〉에서 확인할 수 있다.

〈표 4-7〉 통역사가 있는 경우

① 환자에게 통역서비스가 필요한지 확인하도록 하며, 통역사가 투입되기 전에는 환자와 의료진이 가장 효과적으로 말할 수 있는 언어를 사용하도록 한다.
② 통역사를 선택하는 경우에 환자와 서로 사이가 좋지 않은 국가의 통역사는 피하도록 한다.
③ 일반적으로 통역사는 환자와 같은 성별인 경우가 좋다.
④ 환자가 말하거나 의사가 말한 내용을 그대로 통역할 것을 통역사에게 요구한다.

② 통역사가 없는 경우 : 유의사항은 〈표 4-8〉에서 확인할 수 있다.

〈표 4-8〉 통역사가 없는 경우

① 정중하고 공식적인 국제매너를 갖추도록 하고, 상대의 이름의 전체를 부르면서 인사하도록 하고, 자신을 소개할 때는 자신을 가리키면서 이름을 또박또박 말한다.
② 환자나 보호자가 표현하고자 하는 노력에 주의를 기울이며, 끝날 때 까지 기다리도록 한다.
③ 낮고 부드러운 말투로 말하도록 한다. 상대방이 자신의 말을 잘 알아듣지 못하면 큰소리로 얘기하는 경향이 있는데, 이러면 상대방이 말을 알아듣지 못하여 화가 났다고 생각할 수 있기 때문이다.
④ 환자가 사용하는 언어를 능숙하게 구사하지는 못하더라도, 환자가 사용하는 언어를 대화 중간 중간에 사용하도록 한다. 이러한 행동을 통하여 환자는 의료진이 자신을 존중하려고 노력하고 있다는 것을 느낄 수 있으며, 전문용어나, 속어, 약어의 사용을 자제한다.
⑤ 비언어적 표현(손짓, 몸짓, 표정, 태도)에 유의하도록 한다.
⑥ 말은 너무 길게 하지 않고, 적절하게 끊어서 하며,
⑦ 두 가지 이상의 주제를 동시에 말하지 않는다.
⑧ 반복적으로 천천히 말하며, 시각적 자료와 제스처를 이용한다.
⑨ 환자와 보호자가 이해하였는지 되물어본다.
⑩ 환자의 지인 중에 전화로 통역이 가능한 사람이 있는지 물어본다.
⑪ 관련 서적이나 사이트, 프로그램 등 활용가능한 모든 것을 이용하도록 한다.
⑫ 병원 내 외국어를 구사할 수 있는 직원을 사전에 리스트화하여 필요하면 도움을 요청한다.

4. 헬스 커뮤니케이션의 개념

건강에 대한 관심증대는 질병관리나 예방에 대한 정보의 욕구와 정보추구 행위를 증가시켰다. 이러한 시점에 건강에 대한 정보전달과 공유, 개인과 사회공동체의 건강증진을 위해서 커뮤니케이션은 빠질 수 없는 필수요소가 되었다. 의학적인 진단이나 처방, 치료에서 그치는 것이 아니고, 정보제공과 신뢰를 바탕으로 하는 인간관계를 제공하는 커뮤니케이션이 필요하게 되었다. 개인과 사회의 건강을 유지하고 증진시키기 위해서 건강에 대한 정보를 소통하고 공유, 실행해야 한다.

(1) 헬스 커뮤니케이션의 정의

미국 보건복지부는 헬스 커뮤니케이션을 "개인, 조직, 공중들에게 중요한 건강 이슈에 관한 정보를 제공하고, 영향력을 행사하며, 동기를 부여하는 기술 및 방법"으로 정의한다.

1) 스콧 라찬(Scott Ratzan)

헬스 커뮤니케이션은 "단순한 건강정보 전달뿐 아니라, 건강영역과 정책분야에 적극적으로 관여해 건강증진을 목표로 하는 커뮤니케이션 활동"이라고 정의하였다.

2) 베르나르(Bernhardt)

헬스 커뮤니케이션은 "건강 문제에 대한 인식과 지식을 높이고 태도를 형성하며, 행동을 변화시키는 것을 목표로 하는 커뮤니케이션 활동"이라고 정의하였다. 그 밖에 헬스 커뮤니케이션에 대하여 정의한 학자는 〈표 4-9〉와 같다.

〈표 4-9〉 헬스 커뮤니케이션의 학자별 정의

학 자	정 의
Kreps & Thorto	헬스케어 과정에서의 의사소통
Rogers	건강 관련 콘텐츠로 구성된 인간 커뮤니케이션의 일종
Northouse & Northouse	사람들 사이의 의사소통인 휴먼 커뮤니케이션의 하부 개념으로 건강 관련 이슈나 정보를 개인이 어떻게 처리하는 것을 의미
Porto	건강하고, 안전한 행동을 촉진하고, 건강보호를 위한 진단적인 서비스와 상품에 대한 접근을 늘리기 위해 수행되는 커뮤니케이션 활동
Bernhardt	목표 청중에게 관련성 있고, 정확하고, 접근 가능하며, 이해할 수 있는 건강정보를 개발해 전파하는 과정의 의미

3) 헬스 커뮤니케이션

개인이나 사회를 대상으로 건강유지 및 건강증진을 위해 건강에 좋은 행동을 유지 및 개선하도록 정보를 제공하고 설득하는 것이다. 또한 정보전달과 공유로 인하여 의료서비스 질과 정책수립에도 영향을 미치게 된다.

① 헬스 커뮤니케이션은 의료현장, 개인, 집단, 조직, 캠페인 차원의 커뮤니케이션은 물론이고 매스미디어를 이용하여 건강에 대한 정보와 메시지 전파도 포함된다. 건강한 사회를 위해서 의학적 기술의 발달이 중요하다고 할 수 있지만, 이러한 의학기술을 효과적으로 적시에 사용하기 위해서는 의학기술을 사용하는 모든 관련자와 제공받고자 하는 모든 관련자가 유기적으로 연결되는 커뮤니케이션이 필요하기 때문에 의학기술 못지않게 헬스 커뮤니케이션도 중요하다.

② 헬스 커뮤니케이션은 메시지 전달을 위한 설계와 커뮤니케이션 채널의 선택을 결정하여 건강정보를 전달하고 개인과 사회의 건강증진에 기여한다. 건강에 대한 문제파악과 규정, 분석을 통하여 대상을 정하고 그 대상에게 적절한 매체를 활용하여 메시지를 전달 공유하는 과정이 필요할 것이다.

③ 헬스 커뮤니케이션의 광범위한 사회적 맥락에서 다양한 주제를 다룬다. 질병관리 및 예방, 상해와 폭력예방, 건강에 관련된 위기대처법, 공중보건 등 공중들의 건강과 직접적인 관련이 있는 주제와 함께 건강 관련 정책 및 헬스케어 비즈니스 등 정책과 산업 등을 포함한다. 이러한 주제는 궁극적으로 공중들의 건강유지 및 증진을 위한 실천과 행동변화에 초점을 맞추고 있다.

(2) 헬스 커뮤니케이션의 역할

헬스 커뮤니케이션은 의료상황에서의 의료진, 환자 관련 부서 모두의 상호작용을 증가시킨다. 그리고 건강정보의 전달과 공유, 건강을 위한 행동의 동기부여, 건강정책의 수립과 변화, 의학기술과 의료서비스 발달에 기여, 사회 차원의 변화와 건강증진에 영향을 미친다.

1) 의료상황에서 관련인들의 상호작용의 증가

헬스 커뮤니케이션은 의료상황에서 관련된 사람들의 상호작용을 증가시킨다. 의료진과 의료진, 의료진과 환자 등 의료상황에서 관련된 모든 사람들을 유기적으로 연결하여 잘못된 의사소통으로 인하여 생길 수 있는 문제를 줄일 수 있다. 또한 환자에게 친절, 공감, 경청 등을 제공하여 의료진과 의료기관의 신뢰도를 향상시키고 환자는 신체적, 심리적 안정과 건강증진에 도움이 된다. 또한 환자의 치료에 관한 결정과 의료행위에 대한 만족과 회복에도 영향을 줄 수 있다.

2) 건강정보의 전달과 공유

건강정보는 대인 커뮤니케이션, 그룹 및 조직 커뮤니케이션, 매스미디어나 인터넷, 뉴미디어, 포스터, 팸플릿 등 다양한 커뮤니케이션의 채널을 통하여 건강한 행동(규칙적인 생활, 식습관, 운동, 충분한 수면 등)과 건강을 저해하는 행동(과식, 흡연, 음주, 마약 등)에 대한 정보를 제공한다.

3) 건강을 위한 행동의 동기부여

커뮤니케이션을 통한 건강정보의 전달과 공유는 운동이나 검진, 생활습관의 개선에 영향을 주며 질병발병률과 사망률에도 영향을 준다.

㉕ 우리나라 남성 중 가장 흔하게 발병하는 암이 위암이라는 정보와 함께 위암을 예방하기 위해서 짜고, 매운 음식을 가리고 급하게 먹지 않는 등의 생활습관의 변화가 중요하다고 정보를 제공하면, 이러한 정보가 개인의 생활습관에 변화를 주어 위암의 발병률과 사망률을 줄일 수 있다.

㉕ 우리는 자신의 주변 사람이 어떠한 질병에 걸렸고 그로 인해 얼마나 힘들어 하는지 이야기하는 경우가 많다.

단순한 이야기로 그칠 수도 있지만 자신의 건강은 어떠한가 하는 생각과 건강을 위해 무엇을 해야 하는가와 같이 건강을 위해서 자신의 생활습관을 변화시키는 동기를 부여할 수 있다.

4) 건강정책의 수립과 변화

스콧 라찬(Scott Ratzan)은 헬스 커뮤니케이션은 중재적 또는 개입적 성격을 갖는 것으로 볼 수 있는데, 질병예방 및 건강증진 영역과 건강정책 분야에 적극적으로 관여해 개인과 공동체 차원의 건강증진이라는 실제 변화를 가져오는 역할을 수행한다.

5) 의학기술과 의료서비스의 발달에 기여

커뮤니케이션은 의료인이나 학회, 의학과 관련된 모든 사람이나 단체와 유기적으로 연결될 수 있다. 의뢰나 상담, 토의, 강의, 학술대회 등 혼자가 아닌 여러 사람이 연결되어 의학의 발전에 대한 정보의 전달과 공유 및 연구를 하게 되므로 의학기술과 의료서비스 발달에 기여하게 된다.

6) 헬스 커뮤니케이션의 역할에 대한 정의

헬스 커뮤니케이션의 역할에 대한 학자 및 단체별 정의는 〈표 4-10〉과 같다.

〈표 4-10〉

학자 / 단체	정 의
Clayman, Manganello, Viswanth, Hesse, & Arora	건강정보의 전파는 운동 및 검진을 적절하게 하는 등 건강행동 변화와 참여적인 의료적 결정은 물론 질병발병률과 사망률에도 영향을 준다.
Sun, Zhang, Tsoh, Kim, & Chow	유방암 검진에 관하여 커뮤니케이션의 역할을 조사하였다. 그 결과 커뮤니케이션이 건강에 대한 지식을 높이고, 검진 등 건강한 행동을 채택하는데 영향을 미치는 것으로 나타났다.
미국 국립암센터	헬스 커뮤니케이션은 건강문제의 해결책에 대한 지식을 높이고, 규범을 바꿀 수 있는 인식, 믿음체계, 태도에 영향을 주며, 행동변화의 이점을 보여주고, 건강문제나 정책에 관한 특정 입장을 강화하고, 잘못된 인식을 반박할 수 있다.

(3) 헬스 커뮤니케이션의 발전

20세기 이후 급격한 과학기술의 발달은 의학의 발달을 가져 왔으며 의료의 전문화와 다양한 질환을 규명하고 치료법 또한 다양해졌다. 의학이 고도로 전문화됨에 따라 일반인이 질환이나 치료법에 대하여 이해하기는 더욱 어려워졌다. 그리고 서비스나 인간관계에 대한 욕구가 더욱 커지고 있다. 이러한 영향으로 최근에 들어 헬스 커뮤니케이션의 중요성이 부각되고 있다.

1) 의학과 간호학

진단, 검진, 치료를 위한 커뮤니케이션의 역할이 부가되었고 의료인과 환자 및 보호자의 의사소통은 물론이고 의료진 간의 의사소통, 관련 부서간의 의사소통도 중시하게 되었다.

2) 보건학

사회의 건강을 위하여 사회에 만연한 각종 질환(암, 심혈관질환, 고혈압, 당뇨병 등)이나 시기에 따라 주의할 질환(식중독, 호흡기질환, 성묘시 주의사항, 뇌졸증 등), 빠른 대처가 필요한 질환(신종플루 등), 전염성질환(수두, 볼거리, 이질 등), 건강저해행동(음주, 과식, 과음, 흡연, 불건전한 성생활 등) 등에 대하여 정확한 정보를 효율적으로 전달하여야 한다.

3) 커뮤니케이션 분야

건강에 대한 정보전달과 공유 등 커뮤니케이션의 역할과 효과에 대한 관심이 고조되고 있다. 오늘날은 매스미디어(TV, 신문, 라디오, 잡지, 광고)를 통한 건강 메시지 전달과 수용으로 태도 및 건강을 위한 행동변화에 대한 관심이 높다.

4) 질병예방과 건강유지, 커뮤니케이션의 관계

우리나라 학계에서는 비교적 최근에서야 관심과 연구가 증가하기 시작하였다.

① 2005년에 의료 커뮤니케이션 심포지움이 개최되고, 2006년에 대한의료커뮤니케이션학회(홈페이지 : http : //www.healthcommunication.or.kr/)가 출범하였다.

② 2009년에 한국헬스커뮤니케이션학회(홈페이지 : www.healthcom.or.kr/)가 출범하였다.

③ 두 학회의 출범으로 우리나라에서도 의료현장 및 헬스 캠페인 등 건강증진을 위한 커뮤니케이션에 대한 연구가 시작되었다. 헬스 커뮤니케이션의 발전과정은 〈표 4-11〉과 같다.

〈표 4-11〉 헬스 커뮤니케이션의 발전

연 도	주 체	내 용
1975년	국제 커뮤니케이션학회	헬스 커뮤니케이션 분과를 만들어 건강과 커뮤니케이션의 관련에 대한 연구가 시작되었다.
1985년	미국 전국 커뮤니케이션학회	헬스 커뮤니케이션 분과를 만들어 건강과 커뮤니케이션의 관련에 대한 연구가 시작되었다.
1989년	Health Communication	국제적인 헬스 커뮤니케이션 저널의 발간
1996년	Journal of Health Communication	국제적인 헬스 커뮤니케이션 저널의 발간
1999년	미국 질병통제 및 예방센터	헬스 커뮤니케이션 부서를 신설
1999년	미국 국립 암센터	암 관련 커뮤니케이션에 대한 연구 및 헬스 커뮤니케이션 연구기관에 대한 재정지원
	미국 국립 암센터 커뮤니케이션국	미디어 관계와 대외 협력부를 설치하여 건강에 대한 이슈나 PR 등 커뮤니케이션 차원의 개입을 강화함
2000년	미국 보건부	헬스 커뮤니케이션의 핵심 목표를 건강한 생활의 질과 기간을 늘리고, 건강 격차를 없애는 것이라고 규정

5. 의료 커뮤니케이션의 기술과 절차

의료 커뮤니케이션에서 중요한 것은 다양한 상황에서 환자와 접촉할 때에 그에 맞는 기술을 활용할 수 있는가이다. 의료 커뮤니케이션은 각 개인의 입장이나 생각에 따라 많은 변수가 존재하기 때문에 일정한 기술이 존재하여 모든 사람에게 똑같은 커뮤니케이션을 활용하기는 어렵다. 커뮤니케이션에 능숙한 의사의 경우 의사소통을 통하여 보다 높은 치료효과가 나타난다.

(1) 의료 커뮤니케이션의 기술

의료진의 커뮤니케이션 기술은 환자의 건강회복이나 증진을 위하여 반드시 필요하다. 의료진이 아무리 좋은 처방과 수술을 권하여도 환자가 의료진을 믿지 못하거나 그 중요성을 인지하지 못한다면 아무 의미가 없게 된다. 따라서 의료진은 환자에게 질병에 관한 설명을 통하여 환자가 자신의 질병에 대하여 이해하도록 하게 하며 그 질병의 치유를 위하여 약이나 수술이 필요함을 설명할 필요가 있다.

환자와 의료진이 좋은 관계를 형성하면 그것만으로도 치료효과가 상승한다는 연구결과가 있으며 의료진은 환자를 위하여 질병의 치유뿐만 아니라 생활의 질이나 심리적인 면까지 고려하여 치료계획을 수립하고 수행하게 된다. 이러한 의료진의 행동에 환자는 신뢰를 느끼게 되고 치료계획에 적극적으로 따르게 된다. 연구결과에 의하면 환자가 의료기관을 대상으로 한 소송의 대부분이 의학적으로 불충분하거나 실수에 의한 것보다 대화의 결핍에 근본적인 문제가 있다.

1) 질병으로 의료기관을 찾는 환자

신체적, 심리적으로 매우 불안한 상태일 수 있으며 자신을 도와주기를 기대하여 의존하고 순응하는 경우가 많다. 의료진은 환자를 대함에 있어서 의료서비스를 제공하고 그 비용을 받는 장사의 개념에서 벗어나 봉사하는 마음으로 인간적으로 환자를 대해야 한다. 다만 그것이 너무 지나쳐 본래의 관계를 망각해서는 안된다.

의료진과 환자의 원활한 소통은 의료소송 및 분쟁을 예방하며 환자로 하여금 자신의 상황을 이해하고 받아들이게 한다. 의료진과 환자의 소통이 불충분하다면 환자는 의료진이 자신을 무시하거나 신경쓰고 있지 않다고 생각하여 의료진에 대한 불신, 심할 경우 치료나 투약을 거부하거나, 다른 의료기관으로 이송되는 경우가 있다.

2) 의료 커뮤니케이션의 원칙

원칙 및 기술로는 경청, 환자의 반응유도, 환자가 이해할 수 있는 간결한 설명, 적절한 시간, 피드백 등이 있다.

① **경청** : 환자를 편견이나 고정관념으로 바라보거나 환자가 하는 이야기는 진단이나

치료과정에서 불필요한 것이라 생각하여 환자의 이야기를 듣지 않는 것은 좋은 행동이 아니다.

㉠ 환자의 이야기를 들어주는 것만으로도 환자는 심리적으로 안정을 느끼거나 불만 해소, 의료진과의 심리적 소통이 이루어졌다고 생각하여 의료진을 신뢰한다.

㉡ 경청(傾聽)이라는 단어를 한자로 풀어보면 경(傾)은 기울일 경이고 청(聽)을 풀어보면 耳(이), 王(왕), 十(십), 目(목), 一(일), 心(심)이 된다.

㉢ 경청은 잘 듣기 위해 상대에게 몸을 기울이며 왕의 귀처럼 커다란 귀와 열 개의 눈으로 보고 한 마음이 된다는 의미이다. 이러한 경청을 위한 기술은 〈표 4-12〉와 같다.

〈표 4-12〉 경청의 기술

① 상대의 말을 끊지 않으며, 상대를 고정관념이나 편견으로 바라보고, 미리 결론 내리면 안된다.
② 태도나 표정, 행동 등 비언어적 암시에 유의하고, 주의가 산만하지 않은 장소와 분위기에서 경청한다.
③ 공격적인 말투나 논쟁은 자제하고, 불분명한 부분에 대하여 질문하여 확인하도록 한다.
④ 상대방의 옳고 그름을 따지지 않고, 상대방의 입장에서 생각한다.
⑤ 딴 짓, 시선회피, 어색한 침묵을 자제한다.
⑥ "예, 그렇군요, 그래서요"라고 말하는 것과 같이 이야기를 잘 듣고 있다고 표현한다.

② 반응유도 : 언어적, 비언어적으로 공감하고 환자의 반응을 유도하는 기술이다. 칭찬, 위로, 환자가 한말 반복, 재인용, 재해석, 기다려주기 등을 통하여 환자의 이야기를 공유하고 환자가 더 많은 이야기를 할 수 있도록 유도한다. 반응유도의 기술은 〈표 4-13〉과 같다.

〈표 4-13〉 반응유도의 기술

위로	"많이 힘드시죠", "건강해지실겁니다."	
환자의 말 반복	환자	"제가 3일전부터 배가 아파요."
	의료진	"3일 전부터 배가 아프셨군요."
재인용	환자	"어제부터 등짝이 짜릿한게 움직이지 못하겠어요."
	의료진	"등에 통증을 느끼고 계시는군요."
재해석	환자	"치료를 받은 뒤로 머리카락이 빠져요. 치료 안받을래요"
	의료진	"치료는 지금 해야 하지만 머리는 언제든 기를 수 있잖아요."
기다려주기	환자	"제가 사실..", "아 뭐라고 말하려 했더라"
	의료진	기다려준다 또는 "편히 말하세요"라고 말한다.
칭찬	"약 꼬박꼬박 잘 드시고 계시고, 주의사항도 잘 지키고 계시니 금방 완치될 겁니다.", "수술이 성공적입니다. 잘 견디셨습니다."	

③ **이해할 수 있는 언어** : 많은 수의 환자는 심리적으로 불안한 상태인 경우가 많기 때문에 의료진에게 의존하고자 하는 경향이 크다. 이럴 때 의료진이 환자에게 전문용어나 약자, 어려운 설명을 남발하면 환자는 의료진과 소통이 되지 않는다고 생각하거나 자신을 무시한다고 생각하여 의료진에게 마음의 문을 닫을 수 있다.

㉠ 전문용어와 같이 어려운 용어나 설명을 불가피하게 해야 될 경우 가능한 한 쉽게 풀어서 설명한다.

㉡ 상대가 이해할 수 있는 언어를 사용하도록 한다. 간단하고 쉽게 설명하며 목소리는 너무 크지도 작지도 않으며 발음을 분명히 한다.

㉢ 전문용어보다는 일반인이 사용하는 용어를 사용하도록 한다. 어려운 용어나 설명을 쉽게 풀이하는 〈표 4-14〉와 같다.

〈표 4-14〉 어려운 용어나 설명을 쉽게 풀이하기

	풀이 전	풀이 후
어려운 용어풀이	"우해면양뇌증입니다"	"광우병입니다"
약자 사용 자제	L1	1번 요추
외래어 사용 자제	NICU(Neonatal Intensive Care Unit)	신생아 중환자실

④ **간결한 설명** : 환자의 이해를 돕기 위해서는 일상적인 이야기로 요점만 간결하게 하는 것이 좋다. 설명이 너무 길거나 어려운 이야기를 사용하면 환자의 주의력이 결핍되어 정작 중요한 말을 듣지 못할 수도 있다. 환자가 이해하기 쉽도록 비유나 비교를 하여 설명하는 것이 좋고 복잡하고 추상적인 표현은 자제하도록 한다.

⑤ **명확한 이해** : 환자의 이야기가 불명확하거나 이야기를 도중에 멈출 경우 질문하여 필요한 내용을 알아내도록 한다. 반대로 환자가 의료진이 이야기한 것을 명확하게 이해할 필요가 있다. 설명의 끝에 요점을 다시 말하거나 이해하고 있는지 확인할 필요가 있다.

⑥ **요약 및 확인** : 환자가 이야기한 것을 본인이 정확히 이해했는지 환자가 빠뜨린 내용이 없는지 확인하는 과정이 필요하다. 환자가 이야기한 것을 정리하고 요약하여 환자에게 해당 내용이 맞는지 확인하고 환자가 해당 내용을 수정하거나 부연설명을 하도록 유도하는 것이 좋다.

⑦ **일정한 순서에 의한 설명** : 상대가 쉽게 이해하고 기억할 수 있도록 공간적, 시간적 순서에 따라 이야기하는 것이 좋다.

㉥ 9시→20시→13시→11시→17시→15시와 같이 시간마다 할 일을 불규칙하게 설명하면 이해하기 어렵기 마련이다.

⑧ **피드백** : 환자가 이야기하는 중간중간에 환자가 말하는 내용에 반응하여 관심을 보이고 공감을 표현하도록 한다. '예', '그래서요?', '그렇군요'와 같이 잘 듣고 있고 관심이 있다는 언어적 표현을 하도록 한다. 비언어적 표현인 고개를 끄떡이거나 미소, 눈맞춤, 바른 자세, 딴 짓을 자제할 필요가 있다.

⑨ **설명의 순서** : 중요한 내용은 맨 앞 혹은 맨 뒤에 말한다.

㉠ 초두 효과(primacy effect) : 먼저 제시된 정보가 나중에 들어오는 정보보다 사람의 기억에 더 큰 영향을 미치는 심리적 효과를 의미한다.

㉡ 최신 효과(recency effect) : 나중에 제시된 정보가 이전에 제시된 정보보다 사람의 기억에 더 큰 영향을 미치는 심리적 현상을 의미한다.

(2) 의료 커뮤니케이션의 과정

의료 커뮤니케이션의 과정은 의료행위와 상담 시로 분리하여 생각할 수 있다.

1) 의료행위 시 의료 커뮤니케이션의 과정

의료 커뮤니케이션의 과정은 송신자가 전달하고자 한 의미가 정확하게 수신자에게 전해지는 과정을 의미하며 보통 관념화, 기호화, 전달, 수신, 해석, 이해, 행동단계로 이루어진다.

① **관념화** : 송신자가 수신자에 자신이 전하고자 하는 의미, 정보, 감정 등을 명확하고 조직화하는 단계이다. 이 단계에서 송신자는 전달하고자 하는 내용이나 의미에 대하여 초점을 맞추어 생각한다.

② **기호화** : 송신자가 수신자에게 어떠한 방법으로 전할 것인지 생각하는 단계이다. 전달방법으로는 대화, 몸짓, 그림, 글 등이 있으며 환자가 가장 쉽게 이해할 수 있는 것을 선택하여 간결하면서도 명확한 표현이 가능해야 한다.

③ **전달** : 송신자가 수신자에게 전할 의미, 정보, 감정을 명확히 하고 전달할 방법을 정하였으면 이제 전달이 이루어지게 된다. 전달하는 경로로는 공식적, 비공식적 경로가 있으며 면담, 전화, 메모, 게시판, 대면, 행동 등을 이용한다.

④ **수신** : 송신자가 보낸 의미가 수신자에게 도착하는 단계이다. 송신자가 본래 전하고자 했던 의미가 왜곡이나 누락되어서는 안되고, 다양한 잡음의 개입으로 인하여 잘못된 의미가 전해져서도 안된다. 이러한 잡음은 사전 통제가 어렵기 때문에 수신이 되면 송신자는 본래 전하고자 했던 의미를 이해하였는지 수신자에게 확인하는 과정이 필요하다.

⑤ **해석** : 송신자가 보낸 의미를 수신자가 해석하는 단계이다. 이 단계에서는 수신자의 심리적 상태나 송신자와의 관계나 사이에 의하여 본래의 의미가 달라질 수 있다. 따라서 송신자는 수신자에게 의미전달을 할 때 애매모호하거나 어렵거나 추상적인 말을 자제한다.

⑥ **이해** : 송신자가 전달한 의미를 수신자가 아무 왜곡이나 누락, 변질 없이 정확하게 수신하는 단계이다. 수신자는 송신자가 전하고자 하는 의미를 부정하거나 불신하지 않으며 이해하고 수용하는 태도와 사고가 요구된다.

⑦ **행동** : 송신자가 전달한 의미를 수신자가 이해하고 이를 실천으로 옮기는 단계이다.

2) 상담 시 의료 커뮤니케이션 과정

의료 커뮤니케이션의 절차는 시작단계부터 정보수집단계, 정보제공단계 그리고 마지막 마무리 단계로 이루어진다.

① **시작단계** : 환자와의 첫 만남은 가능한 한 밝고 긍정적인 대화와 태도를 유지하도록 한다. 환자를 첫 대면하게 되면 우선 밝은 표정으로 인사와 악수를 한다. 그리고 자신을 소개하며 가벼운 주제(날씨 등)로 이야기한다. 시작은 가벼운 주제로 이야기하게 되면 환자의 불안이나 경계심이 완화될 수 있다.

㉠ 환자에게 질문을 하면 환자가 대답하도록 충분한 여유를 준다.

㉡ 대화는 항상 환자의 눈을 바라보며 하고 비언어적 소통(고개 끄덕임, 바른 자세, 몸짓 등)도 잊지 않는다.

㉢ 환자와 대화할 때는 발음을 분명히 하고 너무 빠르게 이야기하지 않는다.

㉣ 시작이 반이라는 말도 있고 첫인상이 매우 중요하다는 것은 누구나 인정하고 있다.

㉤ 환자와의 첫 대면은 매우 중요한 것으로 의사의 실수로 인하여 환자에게 불쾌감이나 불만을 생기게 하였다면 이후에 그 환자에 대한 모든 의료활동에 지장을 줄 수 있다.

② **정보수집단계** : 환자의 불안이 어느 정도 해소되고 공감대가 형성되었다고 생각하면 환자의 상태에 대한 질문을 한다.

㉠ 환자에게 상황에 대하여 이야기하도록 하되 처음부터 너무 깊이 물어보기보다는 일반적인 사항에 대하여 이야기하고 점차적으로 깊이 이야기하는 것이 좋다. 대답하기 난감하거나 곤란한 사항의 경우 처음부터 단도직입적으로 물어보면 대답을 회피하는 경우가 생길 수 있다. 환자의 말을 중간에 막거나 끼어들

지 않고 환자의 말이 끝나기를 기다린다.

㉡ 질문할 때는 폐쇄형 질문(예, 아니요 등 특정 범주에 국한된 대답)이 아닌 개방형 질문을 사용하도록 한다. 여기에서 개방형 질문은 환자가 미리 제시된 범주의 대답을 선택하여 답하는 것이 아니라 자유롭게 질문에 답할 수 있게 한다.

㉢ 폐쇄형 질문과 개방형 질문은 〈표 4-15〉와 같다.

〈표 4-15〉 폐쇄형 질문과 개방형 질문

	폐쇄형 질문	개방형 질문
질문의 예	"속이 안 좋으시죠?"	"어디가 아프셔서 오셨습니까"
장점	시간이 절약되어 제한된 시간 내에 환자와의 상담을 통제할 수 있고 어떠한 결정을 내려야 하는 질문을 할 때 좋다.	환자의 생각이나 느낌, 상황 등을 자유롭게 이야기함으로써 의사가 미처 파악하기 어려웠던 정보를 얻을 수 있고, 환자와의 관계가 더욱 가까워질 수 있다.
단점	환자의 다양한 증상을 알기 어렵고, 환자의 능동적 참여를 저해한다.	환자가 장황하게 답변하거나 답변내용이 다른 방향으로 흘러 시간이 많이 걸릴 수 있다.

③ **정보제공단계** : 환자의 질환이나 건강상태에 대하여 설명하고 처방이나 치료계획, 복약방법, 주의사항, 개선할 생활습관(음주, 흡연, 음식 등) 등을 알려주는 단계이다.

㉠ 설명은 환자가 이해하기 쉽고 구체적으로 하며 설명하는 도중 중간중간에 환자에게 질문을 하여 환자가 집중하도록 하며 이해 정도를 확인하고 환자의 생각이나 감정 등을 파악한다.

㉡ 환자의 특성(시간적, 경제적, 문화적, 성별, 나이 등)을 고려하여 가능한 환자의 입장에서 고려하여 정보를 제공하며 협조하도록 유도한다.

④ **마무리 단계** : 상담이 끝나는 단계로 지금까지 상담한 내용 중 중요한 내용을 추려 다시 알려주도록 한다. 그리고 이에 대한 환자의 이해를 파악한다. 또한 더 궁금한 것이 있는지 파악한다.

㉠ 다음 예약이 필요할 경우 이에 대하여 안내한다.

㉡ 상담이 끝날 때에도 시작할 때와 같이 악수 및 인사를 한다.

02 의료 커뮤니케이션의 유형

환자의 개념이 통상적으로 질병에 의한 경우와 사회적 스트레스로 인한 경우가 복합적으로 작용하여 질병의 경중이 다양하게 나타나고 있다. 특히 고객의 의료소비 패턴이 변화되면서 병원 고객들은 치료뿐만 아니라 정신적인 면에서 안위를 많이 기대하게 되어 의료 커뮤니케이션의 중요성이 커지고 있다. 이러한 고객 또는 보호자 등 의료기관 안에서 발생하는 커뮤니케이션의 기대가치를 충족시키기 위해서 병원들의 노력은 계속적으로 발전되고 전문화되고 있다.

1. 환자와의 커뮤니케이션

환자와 접촉하는 모든 부서나 환자와 보호자 간의 커뮤니케이션을 의미한다. 환자는 심리적으로 불안한 경우가 많기 때문에 자신과 접촉하는 의료진에게 의지하거나 소통에 대한 욕구를 지니고 있다. 이러한 환자의 욕구는 심리적, 신체적 영향을 미치게 되므로 신경을 써야 한다.

(1) 환자와의 커뮤니케이션의 개념

의료 커뮤니케이션에 대한 본격적인 연구의 역사는 매우 짧다고 할 수 있으나 환자와의 커뮤니케이션은 오래전부터 존재하였으며 경험에 의한 커뮤니케이션으로 환자와 의사의 관계로 발전하였다.

환자와 의사의 커뮤니케이션의 영향은 해당 환자뿐만 아니라 더욱 많은 사람에게 영향을 미칠 수 있다. 환자와 의사의 커뮤니케이션이 원활하지 않으면 환자는 다른 의사를 찾아 가면서 자신의 경험을 지인에게 알려 다른 환자도 해당 의사를 기피하게 될 수 있다. 환자가 다른 환자에게 '실력이 없는 의사'라고 하는 안 좋은 소문을 내어 환자유치가 어려워지므로 의료기관 경영까지 악영향을 미친다.

1) 환자와의 커뮤니케이션

진단을 위해 질병에 대한 질문을 주고 받는 것에서 그치는 것이 아니다. 이러한 정보교환은 물론이고 환자와의 첫 접촉부터 사후관리까지 모든 과정이 포함된다.

① 정보교환을 위한 인터뷰 과정에서는 환자가 자신에 대한 정보를 공유하는 기회를

충분히 활용하도록 하고 의사는 환자에 대하여 더 자세히 알 수 있는 기회를 활용해야 한다. 이러한 기회를 통하여 의사는 환자가 의료적 문제를 가진 대상임은 물론이고 한 사람으로 대우해야 한다.

② 환자의 기대나 요구가 무엇인지 파악하여 적절한 의료적 결정을 도출해야 할 것이다. 이러한 인터뷰는 의사와 환자 간의 신뢰를 형성해 가는 커뮤니케이션의 핵심이다.

2) 의료 인터뷰

언어적 및 비언어적 의사소통 과정을 통하여 환자로부터 정보를 얻기도 하고 공유하게 되는데, 이러한 과정이 환자의 신뢰를 얻고 치료관계를 굳건히 하는 과정이 된다. 모든 의사와 환자의 관계는 서로의 기대에 의하여 영향을 받는다.

① 의사가 환자에게 공정하지 않은 기대를 바라거나, 요구하고, 공정하지 않은 결정으로 관계를 이끌어 간다면 의사와 환자간의 관계는 좋을 리가 없다. 의사가 환자의 기대치를 충족시키지 못하면 환자는 의사의 행동(진단, 치료, 수술 등)을 불신하거나 거부할 수 있다.

② 일반적으로 환자가 의사에게 기대하는 것은 질병에 대한 전문적인 지식을 모두 활용하여 전문적으로 처리하는 것이다. 하지만 환자의 기대는 여기서 멈추지 않고 의학적 능력 이상의 무엇인가를 기대한다. 그것은 진지함, 겸손함, 친절함, 환자에게의 관심 등이 있으며 깔끔한 옷차림, 표정으로 행동하고 언어적 및 비언어적 의사소통을 기대한다.

3) 환자가 기대하는 의사

능력은 물론이고 깔끔한 용모, 환자를 평등하게 대하고 언어적 및 비언어적 소통으로 환자에 대한 관심을 표현하는 의사이다. 이러한 환자의 기대수준이 충족되면 환자는 더 적극적으로 질병에 대한 표현과 수용을 하게 되고 존경과 신뢰가 생겨난다.

(2) 환자와의 인터뷰의 과정

환자와의 인터뷰 과정은 첫 만남부터 인터뷰가 끝날 때까지의 과정이다. 이러한 인터뷰 과정에는 의사가 의사소통의 과정을 통제하는 지시적인 인터뷰와 환자와 의사소통을 통하여 진행되는 환자 중심의 인터뷰가 있다. Foley와 Shark는 인터뷰 상황에서 의사에게 필요한 기술을 제안하였다.

상담 초기에는 먼저 환자를 편안하게 만들어야 하고 그 다음으로 환자로부터 필요한 정보를 잘 유도해야 한다. 그리고 상담의 진행속도를 조절하고 대화의 내용을 정리하여 그 상황을 잘 관리해야 한다. 또한 눈맞춤이나 고개를 끄덕이는 비언어적 표현에도 신경을 써서 환자에게 관심을 보이고 있다고 표현하여 신뢰가 형성되도록 해야 한다. 그리고 마무리 단계에서는 환자가 더 궁금한 것이 있는지 물어보도록 하며 차후 계획에 대하여 자세히 설명한다.

1) 첫 만남

환자에게 인사, 악수를 하고 이야기할 때는 항상 환자를 바라보고 눈을 맞추도록 하여 유대감을 형성하도록 한다. 본격적인 인터뷰에 앞서 환자의 진료기록 등을 검토하고 환자의 일반 사항(이름, 나이 등)과 가벼운 일상 이야기(날씨 등)로 시작하도록 한다.

① 환자가 자신의 이야기를 할 수 있도록 긴장을 풀어주고 시간적으로 충분한 여유를 주어야 한다.

② 공감대를 형성하는 좋은 방법으로 인터뷰에 앞서 환자가 마음의 준비를 하고 경계심을 풀도록 환자와 관련된 이야기(직업, 가족, 취미) 등 환자의 일상에 관한 이야기를 먼저하는 것이 좋다.

2) 의료 인터뷰 실행법

인사와 일상적 이야기를 통하여 공감대가 형성되면 의사는 환자에 대한 질문과 치료 방안을 전달하는 설명과정을 거친다.

① 개방형 질문의 : 환자에 대한 질문은 환자가 자신의 생각이나 느낌을 자유롭게 표현할 수 있도록 개방형 질문을 하도록 한다.

㉠ '어디가 아프셔서 오셨습니까?'와 같은 질문은 환자가 자신이 오게 된 이유를 자유롭게 표현할 수 있어 환자에 대한 여러 정보를 수집하는데 도움이 된다.

㉠ 환자와의 유대감 형성에 도움이 되어 차후 치료에 있어 좋은 영향을 미치게 된다. 이러한 개방형 질문의 단점은 환자의 이야기가 지나치게 길어져 시간이 낭비되거나 본래의 환자의 정보수집에서 벗어나 불필요한 정보까지 수집된다.

㉡ 의사는 환자의 이야기를 경청하되 환자의 이야기가 본래의 요지에서 벗어난다면 적절한 행동과 말로 본래의 이야기로 돌아갈 수 있도록 유도해야 한다. 그리고 질문을 할 때에는 질문이 너무 길거나 여러 질문을 한 번에 하지 않는 것이 좋다.

㉠ '속이 거북하고 잠이 안 오고 머리가 아프신가요?'라고 질문 한다면 환자는 대답하기 어려울 수 있다.

㉢ 환자의 생각이나 느낌을 자유롭게 표현하여 환자에 대한 정보를 얻는 것이 장려

되지만 실제로는 넉넉하지 못한 시간에 쫓겨 폐쇄형 질문을 하는 경우가 많다.

② **폐쇄형 질문** : 환자가 대답이 미리 몇 가지로 정해져 있는 것으로 질문이 '배가 아프십니까'라고 하면 대답으로 '예, 아니요'와 같은 것이다.

㉠ 폐쇄형 질문은 의사가 필요하다고 싶은 질문을 건네고 환자가 바로 대답하게 되므로 시간이 절약된다. 또한 환자가 어떠한 결정을 내려야 하는 상황에서는 폐쇄형 질문이 효과적이다.

㉡ 폐쇄형 질문은 환자의 생각이나 느낌을 통한 다양한 정보의 수집이 어렵고 환자의 능동적인 참여를 저해하는 단점이 있다.

③ **개방형 질문과 폐쇄형 질문을 혼합** : 의사는 환자와 인터뷰를 함에 있어 개방형 질문과 폐쇄형 질문을 적절히 혼합하여 제한된 시간 내에 환자에 대한 여러 정보를 수집하고 환자와의 공감대 형성을 위하여 노력해야 할 것이다. 질문하거나 설명할 때는 전문용어나 일반인이 생소한 단어의 사용을 자제한다.

㉠ 환자가 이해할 수 없는 용어는 의사소통을 저해하고 환자와 의사의 공감대 형성에 악영향을 미친다. 또한 질문할 때는 환자의 긴장이나 방어적 태도를 해소하기 위하여 표정이나 말투, 행동에 신경을 써야 한다.

㉡ 질문은 가급적 대답하기 쉬운 것부터 하는 것이 좋으며 시작부터 민감한 질문을 하면 환자가 대답을 회피하거나 돌려서 말하는 등의 문제가 생길 수 있다. 이는 마치 계단을 오를 때 밑에서 한발씩 올라가는 것과 같으며 처음에는 대략적인 질문을 통하여 환자의 긴장을 줄이고 말을 하게 하여 그 후에 민감한 질문을 하는 것이 환자의 심리적 부담이 적다.

3) 환자에게 반응하기

의사는 환자의 질문이나 이야기에 적절한 반응으로 환자의 걱정이나 관심사를 확인할 필요가 있다. 의사가 관심이 없어 보이는 행동(하품, 딴청, 다른 곳 쳐다보기 등)을 하면 환자는 이야기를 멈추게 된다. 따라서 환자의 이야기나 질문에 관심을 보이고 공감을 표현해야 한다.

① 환자가 이야기 하면 '그래서 어떻게 됐나요?' 등 적절한 질문을 통하여 환자가 이야기를 좀 더 구체적으로 할 수 있게 하며 환자의 이야기에 관심을 가지고 있다고 표현하도록 한다. 또한 언어적 표현뿐만 아니라 비언어적 표현에도 신경을 써야 한다.

② 환자의 이야기를 잘 듣고 있다는 표시로 고개를 끄덕이거나 몸을 환자 쪽으로 숙여 환자의 이야기에 관심이 있고 잘 듣고자 하는 행동을 보여야 한다. 효율적인 의

사소통을 위해서는 상호간에 주거니 받거나 할 필요가 있다.

③ 환자의 이야기에 무관심하거나 관심이 있더라도 이를 표현하지 않으면 환자는 자신의 이야기를 하려 하지 않을 것이고 공감대 형성에 지장을 줄 수 있다.

④ 환자의 이야기에 공감, 격려, 칭찬 등의 반응을 통하여 환자가 소통할 필요가 있다.

4) 환자와 협조하는 과정

환자로부터 정보를 수집하면 의사는 확진을 위하여 실시한 검사나 치료계획을 환자에게 설명해야 한다. 이러한 설명을 하는데 있어 진행순서에 맞추어 설명하고 한 단계를 끝내면 다음 단계에 대한 설명을 하는 것이 환자의 이해를 돕는다.

① 의사는 환자의 주관적인 정보와 객관적인 정보를 얻게 되는데 이러한 두 정보가 서로 일치하는지 확인할 필요가 있다. 여기에서 주관적인 정보는 환자가 느끼는 증상으로 환자의 이야기를 통하여 의사가 수집하게 된다.

㉮ 환자가 두통이 있다거나 식욕이 없다고 말하는 등의 정보가 이러한 주관적인 정보에 해당한다.

② 객관적인 정보는 환자의 주관적인 정보를 바탕으로 해당하는 검사를 실시하여 나온 결과를 의미한다. 환자에게서 수집한 주관적인 정보와 검사를 바탕으로 한 객관적 정보가 일치해야 한다.

③ 환자의 주관적인 증상은 존재하는데 검사결과에서 특이점이 없다면 의사소통에 문제가 있었을 가능성이 있기 때문이다. 이렇듯 환자의 증상을 토대로 한 검사결과에서 특이점이 발견되지 않으면 재차 상담을 하거나 재검 등 불필요할 수 있는 검사가 추가되어 시간과 비용이 늘어난다.

④ 환자에게 정보를 획득하는 과정에서 환자가 자신의 이야기를 솔직하고 자세히 이야기할 수 있도록 유도해야 한다. 이러한 주관적인 정보가 수집되면 이를 바탕으로 어떠한 검사가 실시될 것이고, 어떻게 이루어질지 설명하여 환자의 이해와 협조를 구해야 한다. 이러한 설명이 부족하면 환자는 자신이 여기저기 끌려다니며 불필요한 검사를 받는다고 생각할 수 있기 때문에 환자의 이해를 돕고 협조를 구하는 과정이 필요하다. 설명을 하고 협조를 구함에 있어서 환자가 이해하기 쉽게 해야 하며 환자의 건강유지와 증진을 위해 꼭 필요한 과정임을 인식시킨다.

5) 인터뷰 끝내기

인터뷰의 마무리 과정으로 어떠한 결론이 내려졌는지 확인하고 이해하며 다음으로 어떤 단계가 진행될 것인지 설명하게 된다.

① 의사는 환자가 한 이야기를 바탕으로 내용을 요약하여 환자에게 재차 물어보고 환자가 하고자 했던 이야기가 맞는지 확인하도록 하고, 환자가 추가로 질문할 것이 있는지 확인하도록 하고 이후에 일어나는 치료계획에 대하여 설명하도록 한다. 환자에게 하는 모든 설명은 이해하기 쉽게 하도록 하며 환자가 이해했는지 확인하는 과정이 필요하다. 또한 환자에게 주의사항을 알려준다.

② 환자가 자신의 질병에 대한 내용을 충분히 이해하고 검사나 치료계획에 대한 필요성과 협조를 구하면 다음 예약이나 검사를 안내하고 인터뷰를 끝낸다.

③ 인터뷰를 끝낼 때도 시작할 때와 마찬가지로 인사와 악수를 건네도록 하며 다음 예약시간이 정해졌을 경우에는 '○○일 ○○시에 다시 뵙도록 하겠습니다.'와 같이 구체적인 시간을 재차 이야기하며 인사를 한다.

(3) 환자와의 커뮤니케이션의 중요성

의료진과 환자의 커뮤니케이션은 의료서비스의 질과 만족면에서 매우 중요한 영향을 미친다. 만일 환자가 자신의 증상에 대하여 의사에게 정확하게 이야기하지 못하면 진료의 첫 단계인 진단부터 문제가 생길 수 있다. 정확한 진단이 이루어졌다고 하더라도 의료진이 환자나 보호자에게 제대로 설명하지 못하면 환자의 이해를 저해하고 환자는 치료계획에 적극적으로 참여하지 않을 수 있다. 그리고 불필요한 오해가 발생하여 환자의 만족도가 떨어질 수 있다. 커뮤니케이션이 안될 경우 의료진을 불신하여 검사나 치료를 거부하고 다른 병원으로 이동할 수 있다.

환자와 의료진의 커뮤니케이션은 임상적 결과는 물론이고 환자 유치에도 직결될 수 있는 매우 중요한 요소이다. 의료진은 환자의 문제에 관심을 가지고 더 많은 이야기를 할 수 있도록 유도하며 공감해야 한다. 이러한 관심과 공감을 통하여 환자는 의료진에게 신뢰를 갖게 된다.

상담 시 환자와 의료진 중 누가 이야기의 주도권을 갖고 있는가에 따라 4가지 커뮤니케이션 관계가 있으며 환자와 의료진 주도권에 따른 커뮤니케이션 관계는 〈표 4-16〉과 같다.

〈표 4-16〉 환자와 의료진 주도권에 따른 커뮤니케이션 관계

구 분	높 음	낮 음
높음	상호 협력적	지시적
낮음	환자 중심적	커뮤니케이션의 부재

① **상호 협력적 관계** : 환자와 의료진의 주도권이 서로 높은 상호 협력적 관계는 진료 목표나 과정을 설계할 때 협의를 통하여 도출한다.

㉠ 상호 협력적 관계는 의료진과 환자의 적극적인 동참으로 질병이나 치료에 대한 정보나 환자의 상황에 대한 적극적인 커뮤니케이션이 이루어지므로 서로가 만족하는 결과를 도출하는데 도움이 되는 장점이 있다.

㉡ 상호간에 이해관계가 상충될 경우 협의가 쉽지 않는 단점이 있다.

② **지시적 관계** : 의료진이 커뮤니케이션의 주도권을 가진 지시적 관계는 가부장적인 특성을 지니고 있다.

㉠ 의료진이 정보를 제공하거나 의료서비스를 제공함에 있어 목표를 정하고 주도하며 환자가 이를 따르도록 하는 유형이다.

㉡ 환자의 주관적인 증상은 단순 참고나 무시하며 객관적인 검사결과나 판단을 우선시 한다.

㉢ 의사의 객관적 판단에 의하여 이루어지기 때문에 치료계획이 빠르고 최선으로 수립될 수 있으며, 의료진의 본래 목적인 환자의 건강유지 및 증진에 있어 도움이 될 수 있다. 하지만 이러한 지시적 관계는 커뮤니케이션이 의사에게 환자로 일방향적으로 이루어지기 쉬우며 환자의 가치나 선호가 무시되는 경향이 있을 수 있다.

㉣ 환자의 가치나 선호의 무시는 환자의 만족도나 적극적 참여를 저해하여 수동적인 행동을 야기할 수 있다.

③ **환자 중심적** : 환자가 커뮤니케이션의 주도권을 가진 환자 중심적 관계는 가부장적인 특성과는 반대로 환자가 목표를 정하고 결정하며 책임을 진다.

㉠ 의료진은 환자의 요청에 따라 환자가 필요한 의료서비스나 기술적 자문을 제공한다.

㉡ 의료진은 환자에게 의학적 자문과 의료서비스를 제공할 뿐 의사결정의 주체는 환자가 하게 된다. 이러한 유형은 환자가 결정하고 책임을 지게 되므로 환자의 만족도 상승과 의료분쟁의 방지 등의 장점이 있다.

㉢ 의료진이 환자의 요구할 때만 반응하는 수동적인 태도로 일관할 수 있는 단점이 존재한다.

④ **커뮤니케이션의 부재** : 환자와 의료진의 주도권이 모두 낮은 유형이 있다. 이 유형은 서로간의 역할이나 기대 선호가 무시되거나 분명하지 않아 파악하기 어려운 경우이다.

㉠ 커뮤니케이션에 있어서 가장 미흡한 유형으로 의료진과 환자가 서로 겉도는 진

전이 없는 관계라고 할 수 있다. 일반적으로 의사와 환자 간의 사이가 나쁘거나 서로 불편해 하기 때문이다.

㉡ 커뮤니케이션의 부재는 상호간의 이해를 저해하고 오해를 부추기기 때문에 서로가 '돌팔이', '민폐 환자', '관심을 가져주지 않는다.', '협조하지 않는다.' 등과 같이 생각하면서 서로 부정적인 관계가 형성된다.

(4) 환자의 관점에 따른 커뮤니케이션

환자는 질병의 대한 치료의 욕구는 모두 동일하고 환자에 따라 질병에 대한 관점이 다르기 때문에 자신의 증상에 대한 설명도 관점에 따라 달라질 수 있다. 이러한 관점의 종류는 사실, 과정, 비전, 관계, 가치가 있다. 사실은 있는 그대로 질병의 원인과 치료방법에 중점을 두는 것이고, 과정은 공간적 및 시간적 과정에 중점을 둔다.

1) 비 전

자신의 건강에 대한 미래에 중점을 두고, 관계는 인간적 및 사회적 관계와 같은 관계에 중점을 둔다.

2) 가 치

자신의 가치를 중점으로 질병을 바라본다. 환자는 자신의 질병을 자신의 관점에서 바라보고 이를 치료하는 것도 자신의 관점에서 판단하기 때문에 의료진은 환자가 중시하는 것이 무엇인지 파악하여 그에 맞게 행동하고 환자의 관심에 따라 의사소통할 필요가 있다.

3) 커뮤니케이션

환자의 관점에 따른 커뮤니케이션은 〈표 4-17〉과 같다.

〈표 4-17〉 환자의 관점에 따른 커뮤니케이션

관 점	주 체	환자의 관점에 따른 이야기
사실 중시	환자	"제 병의 원인은 무엇이고, 치료방법은 무엇입니까?"
	의료진	"환자분의 병의 원인은 ○○○○○, ○○○○이고, 치료방법은 ○○○○이 있습니다."
과정 중시	환자	"제가 일주일전 아침 9시에 출근하려고 나오는데 갑자기 가슴에 통증이 5분간 일어나다가 괜찮아지더니 어제 저녁 8시부터 다시 통증이 일어나 아픕니다"
	의료진	"환자분은 일주일전 아침 9시 가슴에 통증을 느끼시고 괜찮아지셨다가 어제 저녁부터 다시 아프신 것으로 ○○○○과 ○○○○이 의심할 수 있습니다."

관 점	주 체	환자의 관점에 따른 이야기
비전 중시	환자	"제 병이 치료 완쾌될 수 있는 겁니까?"
	의료진	"약물을 꾸준히 복용하시면 완쾌하실 수 있습니다"
관계 중시	환자	"직장에서 매일 야근에 주말에도 일하라고 하여 피곤하고 스트레스를 많이 받습니다."
	의료진	"네 저도 그런 경우가 많아서 환자의 마음 충분히 이해합니다."
가치 중시	환자	"제가 직업이 모델인데 흉터가 남지 않는 방법이 없을까요?"
	의료진	"흉터가 남지 않도록 최선을 다하고, 필요할 경우 흉터 성형에 대하여 상담하겠습니다."

(5) 환자와의 커뮤니케이션 방해요소

환자와 의료진의 커뮤니케이션을 방해하는 요소로는 역할 불확실, 책임소재 갈등, 의사와 환자의 권력 차이, 의사와 환자의 관점의 차이가 있다.

1) 역할 불확실

의료기관에 익숙하지 않은 환자들은 의료환경에서 새롭게 주어지는 환자라는 역할에 대하여 낯선 느낌을 갖게 된다. 또한 환자와 접촉하는 의사, 간호사, 의료기사, 직원 등 다양한 대상들에 대하여 어떻게 행동해야 하는지 혼란을 경험하게 된다. 이러한 역할에 대한 불확실성은 역할에 어울리는 대화방식을 찾기 어렵게 하며 상호교류와 효과적인 대화를 저해한다.

2) 책임소재 갈등

의료서비스 특성상 환자와 의료진의 역할과 그 역할에 따른 책임은 명확하게 구분되어 있지 않다. 상황에 따라 책임소재가 달라질 수 있기 때문에 의료진과 환자의 대화나 조정, 갈등의 예측이 쉽지 않아 분쟁을 일으키거나 상호교류에 악영향을 미친다.

3) 의사와 환자의 권력 차이

의사와 환자는 의학적 지식과 경험에서 많은 차이를 보이며 이러한 차이가 의사와 환자의 권력에 영향을 미친다. 이러한 권력의 차이는 자유로운 의사소통을 저해하게 되므로 환자의 입장에서 이해하기 쉽게 설명하고 균등한 관계를 유지하고자 노력한다.

4) 의사와 환자의 관점 차이

의학적 지식과 경험을 가진 의사와 전문지식이 없고 당장의 고통에 민감한 환자의 관점에서 오는 차이는 커뮤니케이션을 저해하는 요소 중 하나이다.

① 의사의 입장에서는 환자가 앓고 있는 질병에 대하여 잘 알고 있고 흔하게 접해보아서 큰 질병이 아니면 별거 아닌 듯 행동할 수 있지만 환자는 해당 질병에 대한 경험과 정보의 부족으로 걱정과 불안이 있다.

② 의사는 의학적 지식이나 통계와 같은 객관적 자료를 통하여 진단하고 이후의 치료까지 생각하며 치료하지만 환자의 경우 비용이나 지금 당장의 불편함과 빨리 통증을 없애는 것에 관심을 가지게 된다. 이러한 관점의 차이는 의사와 환자 간에 생각의 차이로 자연스러운 의사소통을 할 수가 없다.

③ 의사의 경우 전문용어를 사용함에 따라 일상적인 언어로 느낄지 모르나 환자의 경우 생소하기 때문에 환자가 이해하기 쉬운 용어를 사용하여 설명한다.

2. 보호자와의 커뮤니케이션

환자는 치료와 진료를 결정을 하는데 있어서 혼자서 결정을 하기 보다는 보호자와 상의하고 결정을 내리는 경우가 많다. 따라서 환자는 물론이고 보호자(가족, 지인 등)와의 커뮤니케이션에 대하여 신경을 써야 한다.

보호자는 환자를 돌보는 과정에서 사회적, 물리적, 정신적, 경제적 부담을 하는데 과거에는 보호자가 치료과정에서 중요한 상대로 간주되지 않았다. 최근에 들어 보호자의 역할이 중요시되어 보호자가 의료현장에서 활동하고 교류할 수 있는 기회와 역할이 늘어나게 되었다.

(1) 보호자의 역할

보호자는 환자의 물질적, 정신적 차원에서 지원을 한다. 이러한 물질적 지원에는 수발, 서류작성, 비용납부 등이 있고 정신적 지원에는 심리적 안정과 건강을 되찾고자 하는 동기부여 등이 있다. 또한 보호자는 환자에게 정보를 제공하는 역할도 한다. 환자의 심리적 상태나 수면 등의 이유로 환자에 대한 정보가 환자에게 먼저 전해지는 경우보다 보호자에게 먼저 전해지는 경우가 많다. 그렇기 때문에 보호자는 의료진에게 받은 정보를 적절한 때에 환자에게 전달하는 역할을 하게 되고, 의사는 환자가 가족과 같이 있을 때 더 많은 설명과 시간을 보내고 환자 역시 가족과 있을 때 심리적 안정의 영향으로 더 적극적으로 의사에게 질문한다.

(2) 의료진과 보호자의 커뮤니케이션 유형

의료진이 환자에 대한 정보를 보호자에게 먼저 제공하는가, 환자에게 먼저 제공하는

가에 따라 특권적 대화와 여과된 대화로 나누어진다.

1) 특권적 대화

가족이 의료진에게 직접 설명을 듣고 상담, 질문 등을 하여 환자에게 정보를 제공하는 것이다. 유아기 혹은 의사표현을 할 수 없는 상태의 환자의 경우 보호자가 본 증상을 대신하여 의료진에게 설명하기도 한다. 그리고 의료진의 통보(진단명, 검사결과 등)가 환자의 심신과 증세를 악화시킬 우려가 있는 경우 보호자에게 먼저 전달한다.

2) 여과된 대화

특권적 대화와는 반대로 가족은 의료진에게 직접 설명을 듣기보다 환자로부터 2차적인 정보를 얻는다. 그런데 환자의 나이가 너무 어리거나 혹은 많거나 언어나 인지능력에 문제가 있을 경우 정확한 정보가 전달되지 못한다.

3. 동선별 커뮤니케이션

의료관광코디네이터는 [그림 4-2]와 같이 환자의 최초 접수부터 퇴원은 물론이고 홍보와 유치에 이르기까지 거의 모든 과정에 개입하게 된다.

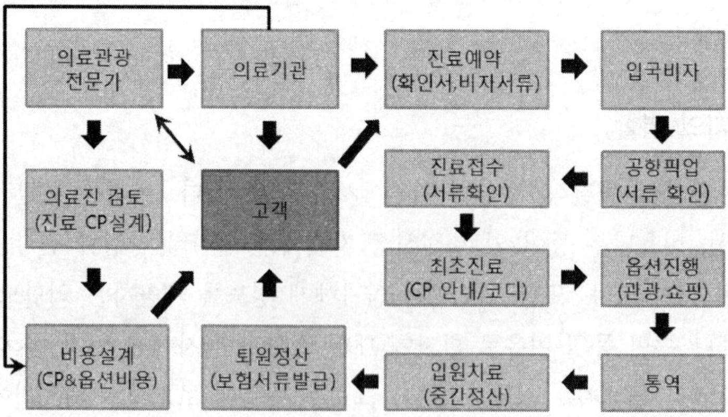

[그림 4-2] 의료관광코디네이터의 역할

(1) 통역자로서의 역할

의료기관의 현실상 외국인환자를 위하여 별도의 전문의료 통역사를 고용하기는 어렵다. 그렇다고 하여 의료지식이 없는 통역사를 쓰기에는 의료기관의 전문적 특성상 문제가 발생할 수 있다. 의료인이 직접 통역이 가능하다면 좋겠지만 의료인이 외국어까지 능

통하기 어렵고, 고급인력을 통역사로 여기저기 불러 가면 본래의 업무에 지장이 생길 수 있다. 즉 의학지식과 외국어 능력이 충분한 인력을 구하기가 쉽지 않다. 이러한 문제점의 해결방안의 하나로 다문화 가정의 의료인을 발굴하여 교육시켜 활용하는 것이 좋은 방안이 될 것이다. 또한 지금 당장은 재정적 부담을 느끼게 되겠지만 장기적인 관점에서 교육을 통하여 전문가를 양성해야 한다.

(2) 의료설계 역할

외국인환자들은 다양한 형태(전문 에이전트, 관광업자, 본인, 주변의 권유, 홍보 등)에 영향을 받아 의료관광을 오게 된다. 의료관광코디네이터는 이러한 형태를 파악하고 그에 맞게 의료관광을 설계하는 역할을 하게 된다. 외국인환자가 국내에 오기 위한 서류, 준비사항부터 환자에 대한 정보를 파악하여 담당의와 상의하며 의료관광을 설계한다.

(3) 안내업무와 신뢰

외국인환자는 낯선 환경에 대하여 불안을 느끼게 된다. 기존에 의료기관에 대하여 잘 알고 있다 하더라도 외국이기 때문에 자신이 알고 있는 것이 맞는지 확신할 수 없어 조심스러울 수밖에 없다. 따라서 의료관광코디네이터는 환자에게 친절하고 상세한 설명을 하며 안내를 한다.

(4) 마케팅 지원활동

의료기관이 외국인환자를 유치하기 위해서는 의료관광에 대한 전문가의 조언이 필요할 것이다. 외국인환자의 문화를 파악하고 이를 마케팅에 적절히 적용하여 환자를 유치함은 물론 양질의 서비스와 고객만족을 통한 매출상승의 역할을 해야 한다.

(5) 의료분쟁의 예방역할

해외환자 유치사업에서 빼놓을 수 없는 복병이 의료분쟁이다. 의료관광코디네이터는 외국인환자의 진료 프로세스를 일일이 확인하여 주의사항을 파악해야 한다. 그리고 사전에 고객과 보호자에게 주의사항을 알리고 서약(서약서, 녹취, 녹화 등)을 받도록 한다.

(6) 문화전도사의 역할

외국인환자는 국가마다 다른 문화를 지니고 있다. 이러한 문화를 존중하는 것이 환자의 만족도 상승에 영향을 주기 때문에 의료관광코디네이터는 환자와 접촉하는 모든 직원에게 사전 교육을 할 필요가 있다. 문화권 별로 해서는 안되는 행동이나 간략한 인사법 등을 주기적으로 교육하며 외국인환자 유치 시 해당하는 사람들을 교육시킨다.

4. 의료기관 내 커뮤니케이션

부서별 의사, 간호사, 의료기사, 직원 등의 커뮤니케이션이다. 환자는 주로 의료진과 접촉을 하지만 검사나 접수, 병원생활 등에 있어서 다양한 직원과 접촉하게 되므로 환자에 대한 정보나 주의사항 등이 적절하게 전달될 필요가 있다. Fagin은 의료진 간의 협동이 의료서비스의 양질을 위한 필요 요소라고 하였다. 환자와 접촉하게 되는 직원간의 커뮤니케이션이 원활해야 의료서비스의 양질이 확보된다.

㉄ 의사의 지시사항을 간호사가 잘못 이해한다면 잘못된 치료나 의료사고를 발생시킬 수 있다.

의료진뿐만 아니라 환자와 접촉하는 모든 직원이 환자에 대한 정확한 정보를 알지 못하면 시간이 지체되는 등의 문제가 발생한다.

(1) 의료기관 내 커뮤니케이션의 중요성

의료기관은 전문화되고 세분화된 다양한 직종이 단일 조직 내에 군집하여 있기 때문에 이러한 의료기관 내에서 이루어지는 커뮤니케이션이 중요하다. 크게 행정 및 경영부서와 진료부서로 나눌 수 있으며 이러한 부서는 다시 세분화된다. 이와 같이 직종간의 전공이나 지식의 차이, 근무조건의 차이, 권력이나 권한의 차이로 인하여 쉽게 융합되기 힘든 점이 있으므로 효과적인 커뮤니케이션을 통하여 의료기관의 양질의 의료서비스 향상과 업무능력의 향상으로 의료기관의 이윤창출에 기여해야 한다.

(2) 커뮤니케이션 방해요소

의료기관내 원활한 커뮤니케이션을 방해하는 요소에는 상호이해의 부족, 역할 스트레스, 자율성 확보를 위한 갈등이 있다.

1) 상호이해의 부족

의료기관의 다양한 직종은 서로 다른 전문교육을 통하여 교육을 받고 서로가 이해 가능한 상호교류가 없이 의료현장에서 바로 마주하게 되기 때문에 서로간의 이해관계에 따라 상충하게 된다. 새로운 장비도입으로 인한 전문인력의 증가와 부서의 세분화 등 직종의 확대는 이러한 현상을 더욱 부추기고 있다.

2) 역할 스트레스

자신의 권한이나 자원을 부여하는 업무영역을 갖고 싶어하지만 업무량이나 책임은 다른 사람에게 떠넘기고자 하는 행태는 의료기관 내 협동과 조화를 저해하며 커뮤니케이션에 악영향을 미친다. 의료현장에서 일어나는 업무는 인간의 생명과 건강을 다루는 일로 의료진의 실수는 한 생명의 미래를 빼앗아갈 수 있다. 이러한 특성 때문에 의료진은 많은 스트레스와 부담을 가지게 되어 스트레스와 피곤으로 인하여 거친 말투나 행동을 함으로써 커뮤니케이션을 저해한다.

3) 자율성 확보를 위한 갈등

의료현장에서는 의사가 간호사보다 권한이 더 크고 간호사에게 지시하는 등의 자율성이 더 크기 때문에 이러한 권력의 차이가 원활한 의사소통을 저해한다.

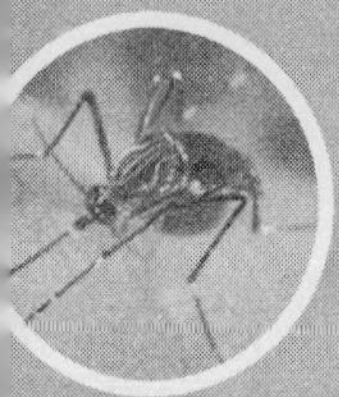

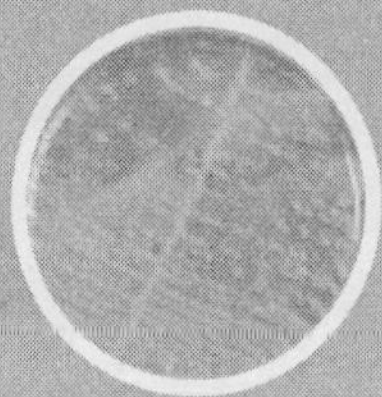

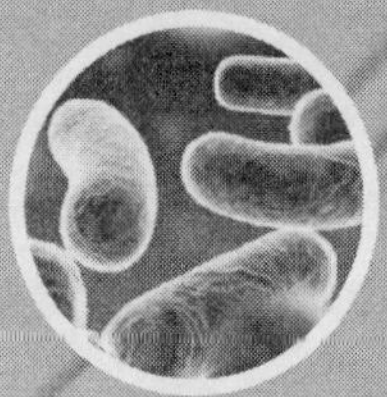

부 록

1. 관광 관련 약어와 해설
2. 관광 · 여행 관련 용어와 해설
3. 항공 · 운송 관련 용어와 해설
4. 호텔 · 숙박 관련 용어와 해설
5. 식음료 관련 용어와 해설
6. 호텔 · 카지노 관련 용어와 해설

1. 관광 관련 약어와 해설

	약어(용어)	해 설
A	ABC(World Airways Guide)	정기항공시간표를 알려주는 정기 간행물이다.
	ABC(Asiana Bonus Card)	아시아나항공 상용고객 우대제도이다.
	AFT(Actual Flying Time)	실제 비행시간
	AD(Agent Discounted Fare)	대리점 할인운임 : 여행대리점의 사원이 연수를 목적으로 항공여행을 할 때 각 항공사가 IATA인가 대리점의 한 점포에 대하여 연간 2회에 걸쳐서 통상운임의 75[%]를 할인한 항공권을 발행해 주고 있으며, 발행된 항공권의 유효기간은 3개월이다.
	Add-on	다른 상품의 구매로 여행이나 크루즈, 항공요금 등에 부과되는 비용이다.
	ADT Fare(Adult Fare)	성인. 만 12세 이상일 경우 전 부문에 걸쳐 성인 요금적용(만 12세 이상 관광자에게 적용되는 항공요금)한다.
	Agency Commision	대리점이 판매한 관광자의 항공권이나 화물의 판매에 대하여 지불되는 IATA 소정의 수수료이다.
	AUTH(Authorization)	티켓 발행 시 항공사에서 조건을 승인한 것이다.
	Agent	여행업계에서는 일반적으로 여행업자(Travel Agent) 또는 IATA 공인대리점(Approval Agent) 의미로 사용되고 있으며, 한편 이러한 대리점들이 항공권을 판매한 대가로 항공사로부터 지불받은 수수료가 Agent Commission이다.
	Airline Code	IATA에서 지정된 각 항공사별 Two Letter Alphabet Code 항공회사를 나타내는 문자이다.
	Airline Sticker	항공예약을 변경할 경우에 항공권에 변경내용의 새로운 사항을 기재하여 첨부하는 딱지표이다.
	Airport Code	전 세계 공항명을 알파벳 세 글자로 약호화한 것이다.
	Air Tax(Airport Tax)	국가에 따라서는 Airport Embarkation Tax, Airport Service Charge라고도 한다.
	American Breakfast	미국식 아침식사(유럽식 식사+계란 추가)이다.
	AP(American Plan)	호텔숙박요금 형식의 일종인데, 숙박료에 매일 2식이 포함되는 경우이다. 식사는 통상적으로 Tableof hotel 또는 Full pension이다.
	APEX Fare (Advanced Purchased Fare)	사전구입 회유운임이다. 이 운임은 해외에서 체제일수가 보통 25일에서 45일까지(항공사 차이가 있음) 사이에 이르는 비교적 장기간 해외여행을 하는 개인 여객에게 판매되는 할인운임으로서 보통 운임보다 약 35[%] 정도 저렴한 수준의 항공운임이다.
	ATM(Automated Ticket Machine)	자동 발권기
	ATR(Air Ticket Request)	대리점 : 여객 대리점 중 담보능력의 부족으로 항공권을 자체적으로 보유하지 못하고, 승객으로부터 요청받은 항공권을 해당 항공사 발권 Counter에서 구입하는 대리점이다.
	Attendant	동반자
	Auth	여행사 카운터나 영업부 직원이 항공사 직원에게 항공요금 승인을 받는 경우이다.

	약어(용어)	해 설
B	B&B(Bed and Breakfast)	객실료와 영국식 또는 콘티넨탈 아침식사(English or Continental Breakfast)를 제공하여 호텔숙박료를 계산하는 제도. 이는 영국과 유럽 전역에서 통용되고 있다.
	Baggage Check	항공권의 일부로서 여객이 예탁수하물의 운송을 약속하고, 그 여객의 수하물에 대하여 항공회사가 발행하는 수하물증이다.
	Bsiness Class	퍼스트 바로 뒤에 위치한 우등석이다.
	Belt	짐을 찾는 곳을 표시한다.
	Baggage Claim Tag	짐에 부치는 항공경로가 표시된 표, 짐분실 시 신고하는 표, 짐을 부친 영수증 수탁수하물의 식별은 용이하게 하기 위해 항공회사가 발행하는 증표로 수하물에 붙어 있는 물표와 교환하도록 만든 꼬리표이다.
	Block	여행사가 자리를 미리 항공사로부터 받아놓은 것, 호텔의 객실과 항공기의 좌석 등을 한꺼번에 예약하여 확보해 두는 것이다.
	Boarding Pass	탑승권, 비행기 좌석이 표시된다. 탑승권. 공항에서 탑승수속 시 항공권과 교환하여 관광자에게 주는 탑승표로써 비행기편명, 관광자성명, 좌석번호, 목적지, 탑승시간, 탑승게이트 등이 적혀 있다.
	Boarding Time	비행기 탑승하는 시간, 출발시간이 아니다. 항공기 출발시간 전 승객이 기내에 탑승할 수 있는 시간. 항공편 예약승객은 이 시간 이전까지 각 항공사 카운터에서 항공권을 탑승권과 교체 후 CIQ를 통과하여야 한다.
	Brochure	인쇄홍보물
	BSP(Bank Settlement Plan)	항공사와 여객 대리점 간의 업무 간편화를 위해 도입된 제도로 다수의 항공사와 다수의 대리점 사이에 은행이 개입하여 중립적인 항공권 양식 배포, 판매대금 및 판매수수료의 결제 등의 업무를 담당하는 제도이다.
C	Cabotage	한 국가영토(연안) 내의 상업적인 운송규제이며, 원칙적으로 타국 항공사는 타국가 내에서의 국내구간에서만의 운송이 금지되고 있다.
	Cancellation Charge	취소료는 항공사에 예약된 좌석을 이용하지 않거나 또는 호텔의 예약된 객실을 예정대로 고객이 사용하지 않는 것에 대하여 부과는 요금이다.
	Carrier	항공회사
	Charter Tour	전세여행
	CHD Fare(Child Fare)	소아운임. 만 2세 이상 12세 미만의 여행자에게 적용되는 항공요금으로서 성인요금(Adult Fare)의 50[%] 수준이다.
	Child	만 2세~만 12세 미만이다.
	City Code	전세계 각국 도시를 알파벳 3자로 약호화한 것이다.
	C.I.Q(Customs Immigration Quarantine)	세관, 출입국 심사, 이민국, 검역 : 출국 또는 입국 시에 공항에서 관할 관서가 행하는 제반 수속절차이다.
	CNCL(Cancel)	이미 예약된 항공좌석과 호텔객실 등을 취소할 때 사용된다.
	Coach	항공기의 여행자 클래스(할인된 요금)를 의미하고 전세버스를 지칭한다.
	Cabin Crew	승무원
	Code-Sharing Agreement	특별한 항공기에 동일한 이름과 carrier code를 사용하도록 한 두 항공사 사이의 협약이다.

약어(용어)		해 설
C	Combination Fare	합성운임 : 항공운임이 항상 단일구간에 대한 운임으로 표시되어 있지 않으므로 해서 복수이상의 운임을 결합하여 작성하는 운임이다.
	COMM(Commission)	여행상품을 타 여행사가 판매한 판매액에 대해 일정률의 금액을 지불하는 것이며, 이 금액은 판매대상에 따라 상이할 뿐만 아니라 적용률도 변동적이다.
	COMP(Complimentary)	무료로 제공되는 호텔객실 등이다.
	Complaint	판매한 여행상품에 대해 불편하거나 일정상에 차질이 생겨 손님이 회사에 항의하는 행위이다.
	Conducted Tour (Escorted Tour)	단체여행으로 출발부터 도착까지 Tour Leader가 함께 숙박하며 안내하는 여행이다.
	Confirmation Slip	호텔이나 지상수배에 대한 예약확인서이다.
	Connection Traffic	한 항공기편으로부터 여정이나 노선상의 중간지점에서 내려 동일 항공사나 타항공사의 다른 항공기편으로 갈아타고 계속 여행하는 여객이나 운송되는 화물이다.
	Connection Time	어떠한 지점에 도착한 항공기에서 연결 항공편으로 갈아타는 데 필요한 시간이다.
	Continental Breakfast	유럽식 아침식사(커피, 빵, 우유 등 간단한 식사)이다.
	Convetion Tour	국제회의 시작 전이나 회의가 끝난 후에 실시하는 각종 회의참석자들에 의한 여행이다.
	CPN(Coupon)	① Agent Coupon : 여행사 보관용 ② Flight Coupon : Boarding Pass와 바꾸는 TKT ③ Passenger Coupon : 승객의 영수증명
	CCCF(Credit Card Charge Form)	지불수단이 발권 항공회사가 인정하는 Credit Sales에 의하여 발권하는 경우에 사용된다.
	CRT(Cathode Ray Tube)	컴퓨터에 연결되어 있는 전산장비의 일종으로 TV와 같은 화면과 타자판으로 구성되어 있으며, Main Computer에 저장되어 있는 정보를 즉시 디스플레이해 보거나 필요시 In-put도 할 수 있다.
	Cruise	정기 노선을 가지고 있지 않은 선박회사나 여행업자가 포괄요금으로 여행자들을 모집하여 운항하는 호화스러운 여객선인데, 카리브해를 중심으로 매우 번창하고 있다.
	Charter	여객인원이 늘어남에 따라서 비행기를 추가로 늘리는 비정규 노선이다.
	Check In	탑승수속 일부 중에 하나로서 짐을 부치고, 탑승권을 받는 것이다.
	Check In Counter	Check In하는 장소이다.
D	DATO(Do All Possible)	항공좌석의 확보가 어려울 때 여행사가 항공사에 최선의 노력을 다해서 좌석을 확보해 달라고 요청할 때 사용된다.
	DEBIT	항공권 발권을 잘못하였을 경우 해당 항공사에서 여행사로 ADM(Agent Debit Memo)을 발송한다.
	Declare Custom	세관신고서
	Delation Of Indemnity (Letter Of Indemnity)	동반자 없는 소아 관광자, 환자, 기타 면책사항에 관한 항공회사에 만일의 경우에도 책임을 묻지 않는다는 요지를 기입한 보증서이다.

약어(용어)		해 설
D	Deposit	공탁금, 예치금 : 항공사가 여행사에 항공권을 배포하는 경우에는 매상금지연 납입과 같은 문제에 미리 대비하기 위하여 일정금액을 보증금으로서 예치하도록 요청하고 있다.
	Destination	목적지 : 관광여행의 최종목적지가 되거나 또는 관광여행의 완료지점으로서 왕복 또는 순회 여행인 경우에는 목적지와 출발지는 동일한 지점이다.
	Deposit Reservation	호텔예약 시 객실사용일 수에 구분 없이 적어도 하루 객실요금을 미리 받아두는 예약제도로서 이 때는 고객이 늦게 도착하더라도 1일 사용분의 객실은 남겨 놓아야 한다.
	Domestic Travel	모두 국내, 외 2개 지점간에 걸쳐서 여행을 하는 것으로 출발지, 도착지 그리고 경유지가 모두 동일한 국내에 한하는 여행이며, 이는 여행의 국내구간은 국내여행의 부문이다(=Domestic Tour : 내국인에 의한 국내여행이다).
	Dom	Domestic의 약자
	Duty Free	해당 나라에서 생산되지 않는 물건에 세금을 부과하지 않는 것이다.
	Double Booking	이중예약 : 동일한 여객이 동일노선 1회의 여행에 대하여 두 번 이상 중복하여 예약을 하거나 또는 동일한 투숙객이 객실을 2회 이상 동일한 호텔에 대하여 예약을 하는 경우에 해당되는 용어이다.
	DSR(Daily Sales Report)	항공권 판매에 관한 일일 판매보고서이다.
	DUPE(Duplicated Booking)	동일한 여객이 특정한 항공편에 2중으로 예약되어 있거나 또는 상이한 항공편에 각각 동일한 여객의 이름이 예약되어 있을 때 사용된다.
E	E/D Card(Embarkation Disembarkation)	출입국 신고서, 해외여행자가 출입국 시에 자신의 신분에 대하여 자세히 기입한 후 이를 공항이나 항구에 소재한 출입국 관리사무소에 제출하는 출입국 신고서이다.
	Endorsement	항공회사간에 항공권의 권리를 양도하기 위한 것으로서 항공권의 지정된 탑승구간을 다른 항공사로 옮기는 것이다.
	Entry Visa	입국사증. 보통 비자라고 하는 이것은 나라에 따라서는 출국사증(exit visa)의 취득을 요청하는 경우도 있으므로 이를 구분하기 위하여 입국사증이라는 용어가 사용된다.
	Escort	Tour Guide 또는 Tour Conductor라고 한다. 관광 그룹에게 여행과 이용시설을 지원하기 위해 동행하는 사람이다.
	ETA(Estimated Time of Arrival)	도착예정시간
	ETD(Estimated Time of Departure)	출발예정시간. 운송기관이 발행하는 시간표(time table)에 표시되어 있는 출발시각은 모두 ETD로 표시되어 있으며, 도착시각도 ETA(Estimated Time of Arrival)에 의거하여 기록되어 있다. 실제 항공기의 출발시각을 ATD(Actual Time of Departure)라고 하며, 실제의 도착시각은 ATA(Actual Time of Arrival)라고 한다.
	Eurail Pass	지정된 기간동안 Eurail Trains으로 무제한의 철도여행을 할 수 있는 표이다.
	Economy Class	일반석 좌석
	EP(European Plan)	숙박요금제도의 하나로서 식사가 따르지 않는 객실료만 계산하는 제도이다.
	Excess Baggage	초과 수하물. 이는 무료 수하물 허용량(free baggage allowance)을 초과하는 수하물을 지칭할 때 사용되며, 초과된 수에 대해 여객이 운송기관에 지불하는 요금을 초과 수하물운임이다.

약어(용어)		해 설
E	Excursion Fare	보통의 항공운임보다 저렴한 조건에서 항공여행을 할 수 있는 방법으로 개발된 항공운임인데, 여기에는 항공권의 유효기간과 행선지 등이 한정되는 조건이 많이 따른다. 이 항공권은 항공권의 유효기간을 단기간으로 제한하고, 또 일정한 구간의 여정으로 한정하는 대신에 아주 저렴한 운임으로 고객에게 제시하는 판매촉진용 운임의 일종이다.
	Extra Section / Flight	정기적으로 운항되지 않고 필요 시마다 설정, 운항되는 부정기 항로편이다.
F	Fam Tour (Familiarization Tour)	여행전문가들이나 대리점의 관계자들에게 판매인의 상품과 서비스를 친숙하게 하고, 판매를 증진시키기 위해 제공하는 패키지 여행이다.
	Family Plan	어린이를 동반한 부부손님에 대하여 추가요금을 적용하지 않는 특별객실요금이다.
	Flight Ticket	비행기표
	First Class	비행기 좌석에서 가장 앞쪽에 위치한 특등석(퍼스트가 없는 비행기도 많이 있다)이다.
	Ferry Flight	항공기를 운용하기 위해서 또는 기체를 정비기지로부터 이동하기 위해 기지로 항공기를 회항시키기 위한 비행편이다.
	FIT(Foreign Independent Travel)	항공요금과 숙박시설과 같이 두 개 또는 그 이상의 요소들이 포함된 패키지 여행. 본래는 외국을 혼자 여행하는 것이다(9인 이하의 개별여행이다).
	FOC(Free Of Charge)	무료
	FTBS(Frequent Traveller Bonus System)	대한항공 상용고객 우대제도이다.
G	Gastronomia	식여행 : 각지의 포도주를 마셔가며 식사를 즐기는 식도락여행이다.
	GIT(Group Inclusive Tour)	단체 포괄여행 (10인 이상의 단체여행)
	Go Show	예약을 하지 않았거나 또는 예약이 확인되지 않은 여행자가 여행출발 당일에 직접 공항에 나가서 대기 중 예약이 확약된 고객이 여행예정을 변경해서 출발시까지 예약을 취소하거나 또는 출발시간이 되어도 탑승수속을 하지 않는 노쇼우 여행자가 발생하여 이때 남는 좌석을 배정받아 항공여행을 하는 것이며, 이때 공항에서 대기하는 여행자를 Go show passenger 또는 Standby passenger라고 한다.
	Grand Tour	16세기 중기부터 1670년경 사이에 영국의 귀족계급이나 왕족의 자녀들이 교육목적을 위해 유럽대륙으로 여행한 것. 후에 문인도 대거 참여하였으며 유럽의 해외여행의 출발지이며, 유럽의 귀족 - 시인 - 문호들이 지식과 견문을 넓히기 위하여 유럽의 여러 나라를 순방하는 것이다.
	GSA(General Sales Agent)	총판매대리점. 항공사가 해외의 항공시장에서 지점이나 영업소를 개설하여 판매활동을 적극적으로 전개하기 힘들다고 판단될 때, 다른 항공회사나 여행사 등과 같은 기업들을 총판매대리점으로 지정하여 해당 국가 또는 해당 지역 내에서 대리점을 감독하고 홍보 및 선전활동을 전개하는 한편, 당해국 정부와의 교섭창구로 활용하는 경우이다.
	GTO (Government Tourist Office)	정부관광기구
	GATE	항공기가 대기하고 있는 장소이다.
	GMT	영국 그리니치 표준시간, 영국이 세계표준시간이다.

	약어(용어)	해 설
G	GTR(Government Transportation Request)	정부 및 산하단체가 항공사와 특별계약을 맺어 특별요금을 적용시키는 것으로 이때 여행사는 끼어들 수 없다.
	GV-GIT(Group Inclusive Tour)	운임을 적용하는 경우에 항공권면에 표시하는 코드인데, 만약 GV25라고 한다면 이는 25명을 최대 필요인원으로 하는 GIT 운임이다.
H	Hand Carry Baggage	출국수속 시 부치지 않고 기내에 여행객이 가지고 탑승할 수 있는 수하물 제한이 있으므로 반드시 탑승수속 시 카운터 직원에게 문의한다.
	Hat rack	선반
	Holding(HLDG)	현 상태를 진전 없이 그대로 유지할 때이다.
I	I.C.T(Inclusive Conducted Tour)	안내원이 인솔하는 포괄여행 또는 Escort가 여행의 전 여정에 따라 다니며 여객의 안내, 기타 필요한 서비스를 공유하는 포괄여행 형태이다.
	I.I.T(Inclusive Independent Tour)	개인 포괄여행이라 하며, 관광지에서 안내원이 서비스만을 행하고 그 외에는 관광객 단독으로 즐기는 관광. 일명 Local Guide System이라고도 한다.
	Immigration	법무부. 여행자의 출입국 관리를 총괄적으로 담당하는 정부기관이다.
	Iata	국제항공운송연합회
	Inbound	외국인의 국내여행을 알선하는 것을 의미한다. 반대로 한국인의 해외여행을 맡아보는 일을 Outbound라고 한다.
	Incentive Group Charter	챠터 계약자가 보상여행과 판매촉진을 위하여 챠터의 케이스로 이때에는 One Use Charter의 형태를 갖는다.
	Incentive Travel	회사가 성과에 대한 격려의 의미로 직원에게 제공하는 패키지 여행이다.
	Inclusive Tour	청부여행 : 여행 알선업자에게 필요한 총경비를 전액 지불하고 여행안내를 청부하는 것이다.
	Infant	유아 만 2세 이하, 자리배정을 받지 못한다.
	Int	International의 약자이다.
	Infant Fare	유아운임 : IATA 규정에는 2세 미만의 유아에게 적용되는 운임으로 성인요금의 10[%] 수준에서 결정한다.
	Inteline Tour	항공회사가 가맹 Agent를 초대하여 실시하는 여행이다.
	IT(Inclusive Tour)	포괄여행. 여행자가 항공여행수배, 지상수배를 일괄해서 행하고, 일반대중에게 팜플렛 등에 의해 선전, 모집, 판매하는 여행형태이다.
	ITN(Internet Travel Network)	인터넷 여행망
L	Land Arrangement	관광여행자들이 외국의 여행목적지에 도착하여 그 나라를 떠날 때까지 Tour operator에 의해서 제공된는 모든 서비스를 의미한다.
	Land Operator	일반적으로 현지 제반수배사항을 대행하는 여행사이며, Out-Bound 입장에서 현지 여행사를 바라본 입장이며, 일부는 국내인이 현지 법인여행사 설립 후 국내 연락사무실을 개설 국내시장을 공략하는 경우가 많다.
	Late Cancellation	호텔이나 항공회사가 규정해 놓은 시간보다 늦게 이루어진 예약취소이다.
	Local Time	표준시(GMT)에 대한 현지지방의 시간으로 모든 운송기관, 즉 관광여행자의 운송에 참여한 교통기관이 발간하는 시간표에 게재되어 있는 출발시각과 도착시각은 모두 현지시간으로 기록되어 있다.

약어(용어)		해 설
M	MCO(Miscellaneous Charges Order)	특별한 사람에게 교통편이나 여행서비스를 제공할 수 있도록 여행사 또는 유통업자에게 발행이 허용된 문서이다.
	MCT(Minimum Connecting Time)	연결 항공편 사이의 최소 허용시간이다.
	Meal Plan	하루에 한 번 또는 그 이상의 식사를 제공할 것인가에 대한 계획이다.
	Minimum Group Size	단체를 구성하는 최소한의 인원 수이다.
	Monitor Tour	개발기관 또는 개발 주최회사가 특정의 관광지를 소비자에게 관람토록 하여 관광지개발에 도움이 되는 의견을 구하기 위한 목적으로 만들어지는 여행계획이다.
N	NTBA(Name To Be Axised)	예약 시 명단을 주지 않았으나 추후에 명단을 통보하겠다는 의미이다.
	Non Endorsable	변경불가. 항공사가 항공권을 발행할 때 항공권편이나 타 항공회사 항공편으로 변경불가, 즉 타 항공사 항공기로 탑승할 수 없도록 조치한 것이다. 이러한 제한이 가해지는 항공권을 할인이 된 경우이며, 만약 이를 허용하는 경우에는 발행항공사가 운송항공사에 해당 운항구간에 해당하는 정상요금분을 전액 지급하므로 큰 손실이 일어난다.
	NON REF(Non Refundable)	발권용어로는 환불을 금지하거나 제약하는 취지의 표시로서 항공권면의 Form of Payment 란에 이를 기입한다. 이는 주로 할부방식 등과 같이 환불을 하는데, 제약이 있는 지불수단에 의해서 항공권이 발행되거나 운임 자체가 대폭 할인되어 있어 환불을 금지하고 있는 경우에 사용된다.
	Non Stop	무착륙 또는 도중 기항하지 않는 항공운항이다. 즉 목적지까지 중간 기항지 없이 비행하는 것이다. 이와 같은 운항 스케줄을 가진 특정한 항공편은 특히 비즈니스 여행자가 즐겨 이용하는 경향이 있는데, 이는 시간절약적인 변에서 장점이 있다.
	NOREC(No Record)	항공권상에는 예약 필이라고 기입되어 있으나 탑승지 운송지점에서는 그 여객에 관한 예약기록이 없는 상태이다.
	Normal Fare	보통운임 : 1년간 유효한 운임으로서 특별운임(special fare)에 부수되는 제반 제한적인 조건이 일체 적용되지 않는 운임이다.
	No-Show	손님이 공항에 나오지 않은 상태, 항공좌석을 사전에 예약했다가 예약취소 통보 없이 탑승하지 않은 상황이다.
	NSST(No-Smoking Seat)	금연석에 앉아 항공여행을 하려할 때 사용한다(반대는 Smoking Seat : SMST).
	NTO(National Tourist Office)	국가관광기관
O	OAG(Official Airline Guide)	모든 항공사의 리스트를 포함하고 있는 비행스케줄의 메인 가이드이다.
	Off Season Fare	비수기 운임 : 여행비수기에 관광사업체들이 여행자를 확보하기 위해 제공하는 할인운임이다.
	OP(Operator)	수배담당자
	Open	항공권 발권상의 용어로 탑승구간만 정해져 있을 뿐 탑승편과 일시에 관한 예약이 행하여져 있지 않은 상태이다.
	Open Ticket	예약이 되어 있지 않은 항공권이다.
	Operation	수배는 크게 항공수배와 지상수배로 나눌 수 있고, 일반적으로 지상수배를 의미. 지상수배에서 다루는 부분은 5가지가 있다. ① 현지 협력사 선정

약어(용어)		해 설
O	Operation	② 지상조건 확정(호텔, 식사, 가이드, 관광일정, 차량 등) ③ 행사요금 조정 ④ 행사진행 시 안내원을 통한 현지의 행사준비 사항점검 및 원활한 행사진행 유도 ⑤ 행사종료 후 고객의 고충사항 처리 등
	Option Tour	선택관광 : 임의관광으로서 미리 정하지 않고 필요에 따라 정하는 관광이다.
	ORG(Official Railway Exchange)	세계의 철도시각표
	Organizer	숙박과 지상교통기관을 수배하고 이들 여행부품에 대한 구입비를 사전에 지불함과 동시에 팜플렛 등을 통해서 여행을 선전해서 이를 보고 여행에 참가하려고 하는 고객을 모집하여 이 단체를 왕복 또는 주회 여행으로 기획하고 조직하는 개인(IATA 가맹회사 및 IATA 대리점을 포함)이다.
	Over Booking	호텔이나 항공회사가 예약상태가 이미 만원임에도 불구하고 다소 취소가 있을 것으로 예상하여 그 수용가능한 객실과 좌석수의 예약을 접수하거나 판매하는 것이다.
	Over Land Tour	통과 상륙여행 : 동일 국가 내의 어느 기항지로부터 타 기항지에 항해할 동안 통과 상륙의 허가를 얻어 행하는 15일 내에서의 여행이며, 동일 선박에 재승선할 때이다.
P	Package Tour	주체여행 : 교통편, 숙박시설 그리고 관광활동 등과 같은 요소들의 조합이 미리 결정된 여행이다.
	Passenger Coupon	국제선 항공권은 최종 백지페이지로서 여행종료 후 또는 교환발행의 경우에도 이것만은 항상 여객에게 남게 된다. 따라서 이것은 여행의 기록으로서도 사용될 수가 있으며, 또 여객의 운송계약의 증거서류로서도 이용될 수가 있다.
	Passport Control	여권검사대
	Pocket a Tour	모험여행
	Pata	아시아항공 운송연합회
	PNR(Passenger Name Record)	항공예약상태를 나타내는 것, 승객들의 예약 데이터가 저장된 기록이다.
	PTA(Prepaid Ticket Advice)	항공운임을 지불하는 사람과 실제로 탑승하는 여객이 지리적으로 떨어져 있는 경우에 지불인으로부터 항공요금을 영수한 항공회사가 탑승여객이 있는 지역의 항공회사에 다 항공권을 여객에게 넘겨주도록 의뢰하는 통지이다.
R	Reconfirmation	재확인 : 여행자가 항공여행 도중 어느 지점에서 72시간 이상 체류할 경우에는 늦어도 항공기 출발 72시간 전까지는 복편 또는 연속편에 대한 좌석예약을 재확인하여야 한다.
	Refund	환불 : 항공권 구입자에게 사용하지 않은 운송 또는 서비스에 대하여 전체나 부분의 운임, 요율 및 요금을 되돌려 주는 것이다.
	Reissue	재발행 : 적용운임상에 변경이 있을 경우 또는 여정변경, 항공사 변경, 좌석등급 변경 등의 사유로 차액을 징수하거나 차액을 지불하여 항공권을 재발행하여 주는 행위이다.
	REN(Refund Exchange Notice)	승객이 티켓을 반납하고 돈의 재지불 요구를 대비해서 준비해둔 문서이다.

약어(용어)		해 설
R	Retailer	여행소매업자 : 여행도매업자의 브랜드를 판매하기 위한 단순한 대리인 역할을 하는 업자이다.
	Reconfirm	다시 예약상황을 확인하는 것, 각 항공사 규정에 따라서 반드시 해야 하는 항공사가 있다.
	Retailer	여행소매업자 : 여행도매업자의 브랜드를 판매하기 위한 단순한 대리인 역할을 하는 업자이다.
	RQST(Request)	항공좌석이나 호텔객실 그리고 투어예약을 신청할 때 이렇게 표현한다.
	Rooming List	누가 누구와 객실을 공유할 것이라는 것을 나타내는 호텔 고객리스트이다.
	Round Trip	한 곳의 단기 체류지를 가지는 왕복여행이다.
	Routing	노선의 두 지점간 항공사에 의해 인가된 노선상의 비행로이다.
S	Safety Box	호텔 내에 비치된 귀중품 보관금고이다.
	Sending Service	출입국 절차를 대행해주는 서비스이다.
	Series Tour	동일한 형, 목적, 기간, 코스로서 정기적으로 실시되는 Tour이다.
	Shore Excursion	기항지 상륙여행 : 선박 또는 항공기가 그 항구나 도시에 도착한 후 출발할 때까지의 기간을 이용하여 일시상륙의 허가를 얻은 여행객이 그 부근 도시와 명승지 등을 관광하는 여행. 일명 일시 상륙여행이다.
	Str	지상교통기관이다.
	Stop Over	중간 경유지에 잠시 쉬었다 가는 것이다.
	Stand By	항공자리가 없어서 기다리고 있는 상태이다.
	Shuttle Service	예약을 접수하지 않고 근거리 지점간을 빈번하게 왕복하는 열차나 버스 서비스이다.
	S.I.T(Special Interest Tour)	특별 기획여행으로 단순한 관광여행이 아니라 손님의 관심을 끌기 위하여 특별한 테마를 갖고 기획, 운영되는 여행이다.
	Special Fare	항공운임 가운데 보통운임 이외의 것을 일반적으로 특별운임이라 하지만, 엄격한 의미에서 보면 보통운임과 할인운임 이외의 운임을 특별운임이라고 한다.
	Stopover	도중체류 : 여객이 항공사의 사전승인을 얻어 출발지와 도착지간의 한 지점에 상당기간(국내선 4시간, 국제선 24시간 이상)동안 의도적으로 여행을 중지하는 행위이다.
	STPC	당일 항공편 연결이 안될 때 주 노선 항공사가 승객의 숙식을 제공하는 것이다.
	Surface	항공일정 중에서 중간에 항공을 이용하지 않고 다른 교통수단을 이용하는 경우이다.
T	Tariff	공포된 항공요금 또는 항공요금이 포함된 책자이다.
	Transit Card	통과여객을 구분을 위한 카드이다.
	Through Check in	여행자가 항공기 운항 스케줄상으로 인해 한 항공편으로는 여정을 종료할 수 없이 여러 항공편을 이용하여야만 목적지에 도착할 수 있는 항공 스케줄에서는 공항에서 수하물 수속 시에 여객이 자신의 수하물을 최종 목적지에서 찾을 수 있도록 요청할 수 있다. 이때 여객이 수하물을 최종 여행목적지까지 부치는 것을 두루 체크인이라고 한다.

	약어(용어)	해 설
T	Through boarding	중간 경유지 탑승권을 처음 출발지에서 미리 받는 것. 중간 경유지 체크인을 미리 마치는 것이다.
	TKTL(Ticketing Time Limit)	항공예약은 마쳤으나 항공권을 구입해야 할 시한을 설정할 때 사용한다.
	Transit Room	통과여객 대합실이다.
	Transfer	이동. 주로 공항이나 역에서 호텔까지 가는 이동이며, PATA의 정의는 이를 여행업자가 어느 도시에 도착 또는 출발하는 경우에 제공되는 서비스, 즉 여행자를 공항터미널, 부두 또는 철도의 역으로부터 호텔까지의 교통편을 제공하는 등의 서비스를 규정하고 있다.
	Tax free	그 나라에서 생산된 물건에 세금부과를 하지 않은 것이다.
	Transit	항공편에 있어 어느 출발지에서 특정 목적지로 이동 시 중간의 어느 지점을 경유하여 계속 여행 시 경유지에서 잠시 머물렀다 이동하는 상태이다.
	Transfer	비행기를 타고 가다 중간 경유지에서 다른 비행기로 바꿔서 타고 가는 것이다.
	Traveller's Check	여행자수표 : 해외여행 시에 많은 외화를 현금으로 소지하고 다니면 분실하거나 도난을 당할 우려가 많기 때문에 이러한 사고를 막기 위해 사용되는 일종의 수표이다.
	Transit	같은 비행기를 중간에 잠시 경유해서 가는데 그 곳에서의 업무절차이다.
	Turn Away	빈 객실이 없어 예약하지 않고 찾아온 손님을 거절하는 일. Over Booking을 한 호텔에서 다른 호텔로 예약을 해주는 것이다.
	TWOV(Transit Without Visa)	여행객이 경유지국의 비자를 소지하지 않고 경유하려 할 때 적용된다.
U	Up Gracling	낮은 등급의 좌석에서 높은 등급의 좌석이용으로 옮겨져 좋은 서비스를 받도록 조치하는 것을 의미하는데, 이의 반대 경우가 Down Grade이다.
V	VAT(Value Added Tax)	몇몇 나라에서 상품과 서비스 구매에 적용하는 외국인 세금이다.
	Void	항공권이나 여권을 무효화시키는 경우이다.
	Voucher	여행사나 투어오퍼레이터가 숙박시설, 식사, 관광 또는 다른 여행상품에 대해 미리 지불하기 위해 발행하는 문서이다.
W	Waiting	항공자리나 예약상태를 나타내고 자리가 없어서 대기하거나, 예약확정을 받지 못한 상태에서 대기하는 것이다.
	Waiting Close	항공권 예약 시 좌석상태가 이미 초과되어 더 이상의 예약이 불가한 상황이다.
	Whole-saler	여행도매업자 : 항공기, 버스, 선박, 호텔, 레스토랑, 가이드 등의 여행 구성요소를 효과적이고 생산적으로 수배, 기획을 행하여 완제품으로서 대량으로 Tour를 설정하여 타 여행업자 또는 소매업자에 판매하는 업자이다.

2. 관광 · 여행 관련 용어와 해설

용 어	영문용어	해 설
가이드 할인요금	Discount of Guide Rate	고객과 동행하는 안내자 및 직원에 대해 숙박요금을 할인하는 제도이다. 일반적으로 여행사가 모집한 관광여행자들을 여행사 직원이 동반하여 여행할 때 그 여행사 직원에게 적용하는 할인 숙박료이다.
가족할인요금	Family Plan	가족동반 할인요금
가족호텔	Family Hotel	자녀들과 함께 여행하려는 사람들의 요구에 응하여 공간과 서비스 그리고 가족적인 분위기를 갖춘 상업숙박시설이다.
간이식당	Diner	자동차나 기차여행을 하는 사람들을 위해서 고속도로변이나 기차 내 또는 역주위에 설치한 간단하고 값싼 음식을 파는 식당이다.
게이트	Gate	관문도시, 일정지역을 방문하는 방문객에게 중요 입국경로의 역할을 하는 도시이다.
겨울철 휴양지	Winter Resort	겨울철의 휴양지
결론의 비약	Jumping to Conclusion	소비자의 관광행동에 있어 개인이 지각을 왜곡시키도록 하는 요인 중 하나이며 소비자들은 관련 자료를 모두 알아보지도 않은 채 나름대로의 결론을 내리는 경우를 지칭한다.
경유	Transit	통과, 경유, 여행의 목적지까지 가는 동안에 교통기관이 도중 들어가는 지점이다.
경치	Scene	경치, 풍경
공동관광선전기관	EATA(East Asia Travel Association)	일본국제관광진흥회의 제창에 의해서 1966년 동경에 설립되었다. 지역 내의 회원 각국간에 상호 협력함으로써 선전활동의 촉진과 시설의 충실을 기하여 관광사업을 진흥시키자는 데 그 목적이 있다. 홍콩, 일본, 한국, 마카오, 필리핀, 대만, 태국 등 7개국의 공적 관광기관을 회원으로 하는 공동관광선전기관이며 사무국은 동경에 있다.
공장시찰 여행	Pant Tour	미국에서 사용하고 있는 Industrial Tourism. 산업관광 또는 공장견학이다.
관광	Sightseeing	일정지역 내의 가벼운 형태의 여행이다.
관광	Tourism	관광, 관광사업, 관광산업, 관광왕래, 관광객이다.
관광 루트	Off Beaten Track	관광객이 잘 이용하는 관광 루트(우리나라에서는 서울 / 경주와 같은 루트)에 대해 그다지 관광객이 잘 이용하지 않는 관광 루트이다. Unbeaten Track이라고 한다.
관광객 등급	Tourist Class	1st Class에 대해서 통상 아래 클래스의 싼 운임등급이며, Tourist Class의 호텔이라고 하며, 격이 낮은 싸구려집(숙박소)과 같은 느낌이 있어 사용상 주의를 요한다.
관광객 안내소	Tourist Bureau	여행업자를 알려주고 관광지를 설명한다.
관광객 종합	Tourist Complex	갖가지의 관광객용 시설을 종합적으로 묶어서 만들어 놓은 건물 또는 지역이다.
관광객 서비스	Tourist Service(s)	관광객의 대우. 관광기업이 관광객에 대해서 제공되는 각종 서비스(숙박시설, 레스토랑, 토산품점, 환전소, 가이드, 여행업자, 투어, 각종의 할인 혹은 면세제도, 특별한 기획(잔치프로그램), 극장, 유형 · 무형의 모든 서비스)이다.

용 어	영문용어	해 설
관광객수	Tourist Arrival	관광지에 있어서의 방문자수이다.
관광객용 시설	Visitor Plant	PATA의 정의에 의하면 모든 숙박시설, 열차, 버스, 공원 등 여행목적지에 있는 시설이다.
관광객용 전화 서비스	Tele-Tourist Service	관광객용 전화안내 서비스이다.
관광 메뉴	Tourist Menu	어느 관광지를 찾아오는 고객을 위하여 그 지역의 독특한 요리를 맛볼 수 있게 하기 위한 메뉴 또는 관광객용으로 비교적 싼 요금으로 서비스용으로 만들어진 메뉴이다.
관광배경요소	Background Tourism Elements	관광자원분류에 있어 Basket 컨셉을 적용하여 바구니는 관광배경요소를 바구니에 담긴 제품은 관광시설과 교통에 해당된다고 분류하고 있다.
관광 버스	Motor Coach	관광 버스
관광산업	Tourist Industry	관광사업, 관광산업, 관광업계
관광수입	Tourist Income	어느 나라가 타국의 관광객으로부터 얻는 외화수입. Tourist Receipts 쪽이 더 잘 사용된다.
관광수입	Tourist Receipts	관광수입
관광숙박소	Tourist Home	관광객에게 숙박시설을 제공하는 소형 개인소유 숙박소로서 호텔이나 모텔보다 요금이 저렴하며, 시설면에서 미비한 점이 많다. 가족적인 분위기를 즐길 수 있다. Guest House로서도 알려져 있다.
관광시장	Tourist Market	보통은 관광객을 송출하나 때로는 관광객 수입시장을 의미하는 수도 있다.
관광안내	Tourist Information	여행안내이다. Travel Information이라고도 한다.
관광안내원	Guide	관광안내원
관광왕래	Tourist Flow	관광객의 유동
관광용 선박	Cruise	① 관광용 선박 ② 비정기 노선의 선박을 이용한 유람형 여행이다.
관광지 선전업자	Destination Promoter	소비자가 해당 관광지를 선호하고 관광토록 유도하는 관련 업자를 지칭한다. 관광대리점, 여행사무소, 컨벤션 기관 등이 이것에 포함된다.
관광지출	Tourist Expenditures	관광지출. 관광객소비액. 국민이 해외여행에 소비하는 금액 또는 어느 나라를 방문하는 관광객이 그 나라에서 숙박, 식사, 선물(토산품)구입, 구경(관광), 국내교통비 등에 소비하는 금액을 그 나라에서 보면 관광수입이 된다.
관광호텔	Tourist Hotel	관광객의 숙박에 적합한 구조 및 설비를 갖추어 이를 이용하게 하고 음식을 제공하는 자동차, 여행자호텔, 청소년호텔, 해상관광호텔, 휴양콘도미니엄 등의 숙박시설 등이 있다.
관광호텔등급	Tourist Hotel Classification	유럽 여러 나라에서는 별로 호텔의 등급을 표시하는데, 별 5개의 호텔은 특급, 별개의 호텔은 일반용을 나타낸다. 우리나라에서는 관광사업법 제24조 및 령 제4조에 의거 관광호텔업의 등급을 특1급, 특2급 및 1급, 2급, 3급 등으로 나누고 문화체육관광부장관이 결정한다.
관광회사	Sightseeing Company	지방의 관광 또는 시내관광을 운영하고 있는 여행사이다.
광고모집여행	Advertised Tour	광고선전을 통한 모집여행. 기획여행 상품판매에 있어 특히 광고에 의한 마케팅을 활용하는데 이를 Advertised Tour이라 한다.

용 어	영문용어	해 설
국가관광기관	NTO(National Tourism Organization)	각국의 국가관광기관, 한 국가의 관광정책을 수행하는 국가기관으로서 국가들간에 폭넓게 관광정책들을 결정하고 실행하는 권한을 갖고 있다. 보통 대외관광선전이라든가 외국인 관광객의 유치사업을 하고 있는 국가관광기관이다.
국내로의	Inbound	외국인의 국내여행
국내여행업자	Domestic Agent	국내여행업자
국내외 여행	Business Tourism	사업을 목적으로 한 관광을 포함하는 국내외 여행이다.
국립공원	National Park	국립공원
국적	Nationality	국적
국제관광기구	WTO(World Tourism Organization)	제2차 세계대전 후 국제관광사업의 급진적인 발전에 따라 1947년 영국여행휴가협회의 제창에 의해 파리회의에서 정식으로 발족된 국제관광기구이며, 이것은 세계 최초의 국제관광기구이다.
국제관광연맹	ITA(International Touring Alliance)	1898년에 International League of Touristic Associations의 명칭으로 설립된 세계에서 가장 오래된 관광관계 단체의 하나로 1919년에 ITA(International Touring Alliance)로 개칭하였다. 국제관광의 진흥을 목적으로 하고, 각국의 touring club, automobile club, cycling club, 수상 club, 도보 club, 여행대 association을 회원으로 하고 있다.
국제관광연맹센터	IFTC(International Federation of Tourist Centers)	1948년 모나코에 설립한 유럽의 관광기관, 관광안내소장의 연결기관 주 목적은 정보교환, 연결협조를 도모하는 데 있다. 회원수는 9개국, 본부는 프랑스의 리옹에 두고 있다(Federation Internationale de Centres Touristiques : FICT).
국제여행업자	International Agent	해외관광과 관련한 제반 업무를 처리할 수 있는 여행업자이다.
국제여행 제한규정	Exit Restrictions	국외여행 억제를 위한 제한규정이다.
스테킹	Stacking	카지노게임 Roulette의 기본동작으로 흐트러진 Chips를 세우는 동작이다.
스페인국철	RENFE	스페인국철. Reseau National des Chemins de Fer Espagols이다.
슬롯머신	Slot Machine	슬롯머신은 투입구에 동전을 넣고 투기의 수단으로 관광호텔에서 오락을 하는 것이다. 세계 최초의 슬롯머신의 이름은 '리버티 벨'로 1805년 미국의 Chals Pay가 만들었다. 이것은 모방이 아니라 구술을 사용하는 구술치기의 일종이다.
승객	Passenger	여행, 승객, 운송기관의 승객이며, 여행업계에서는 고객(여행자)을 가지고도 Passenger라고 한다.
시내관광	City Excursion	시내관광
시차	Time Difference	시차
시찰여행	Fam Tour	여행 관련자를 초청하여 관광지, 관광시설, 관광코스 등을 시찰하게 하는 여행이다.
식당차	Dining Car	열차의 식당차이다.
신분증	ID Card	Identification Card의 약자이다.
싱글챠타	Single Charter	ITC라든가 TGC와 같이 백 투 백(back to back)으로 일정기간 계속적으로 운항하는 챠타에 대해서 단발적으로 운항하는 챠타이다.

용 어	영문용어	해 설
공인여행상담원	CTC	Certified Travel Counselor 약자이다.
안내브로셔	Confidential Tariff	일반적으로 매년 1회 발행되는 여행중개업자용 판매 안내브로셔이다.
안내소	Information	안내. 관광안내소이다.
알 씨 아이	RCI(Resort Condominium International)	미국 인디아나 폴리스에 본사를 둔 세계적인 휴양지 시설교환업무를 대행해 주는 전문적인 콘도미니엄 조직회사이다.
왕복여행	RT	Round Trip의 약자이다.
세계일주	RTW	Round The World의 약자이다.
어랜징	Arranging	카지노게임 Roulette의 기본동작으로 금액 및 Setting Stack의 Color별 정리 Pay Off이다.
에소닉관광	Ethnic Tourism	색다른 문화와 인종·생활방식 등을 관광하는 이국적 관광이다.
여행인솔자	Escort	관광안내를 하는 Guide와 구분된다.
에약수행부서	Reservation Department	고객의 예약상황을 신속하고 정확한 응답기능을 수행하는 부서로서 새로운 예약을 위한 정확한 데이터를 수집하고 보존하여 원활한 예약을 수행한다.
에어텔	Airtel	항공편과 호텔숙박만을 결합한 여행상품이다.
여행대리점할인	AD	Agent Discount의 약자이다.
에이프런	Apron	카지노게임 Roulette의 기본동작으로 딜러가 Chips를 Sweeping한 다음 Chpping하는 장소 또는 Helper가 있는 곳이다.
에프씨티	FCT	해외여행 인솔자가 포함된 해외여행. Foreign Conducted Tour의 약자이다.
개인여행자	FIT	Foreign Independent Tour의 약자이다.
엘르센트릭	Allocentric	모험적이고 진취적인 관광자의 성격유형이다.
엠아이피	MIP	Most Important Person의 약자로 VIPVery Important Person보다 한 단계 중요한 고객이다.
여정 플레이트	Routing Plate	여정을 미리 각인하여 발권할 때에 임프린터(imprinter)의 좌측에 설치시키고 인자하기 위해서의 플라스틱 플레이트. 단체여객의 경우와 같이 동일여정의 대량 발권에 편리하다.
여정안	Suggested Itinerary	여정안
여정의 변경	Rerouting	여정의 변경이다.
여행그룹 챠타	TGC(Travel Group Charter)	1972년 미국에서 탄생한 챠타로 불특정 다수 시장을 대상으로 한다.
여행기간	Duration	여행기간
여행담	Travelogue	최근에는 슬라이드나 영화 등을 사용하여 여행지의 소개나 경험담을 하여 집객을 도모하는 일이 잘 행해지고 있다.
여행도매업자	Educational Tour	항공사, 여행도매업자, 각국 관광청 등이 여행업자를 위해 실시하는 연수여행이다.
여행보험	Travel Insurance	여행 중에 일어날 수 있는 사고를 위해 안전장치이다.
여행비용	Travel(ing) Cost	여행 중에 필요에 의해서 쓰는 경비이다.

용 어	영문용어	해 설
여행사 경영자	Agent Manager	여행업자이며 여행의 운영자이다.
여행사 외상매출 계정	Agent Account	여행사가 지불을 보증하는 외상매출계정이다.
여행사 원장	Agency Ledger Adjustment	여행사와의 거래를 별도로 취급하는 미수금 원장 중의 하나이다.
여행산업	Travel Trade	여행업계
여행성향	Travel Attitude	일반사람들의 여행에 대한 생각 및 일반적으로 여행을 하는 습관이 있는 사람들의 경향이다.
여행수입	Travel Expenditure	여행자가 여행에 지출한 금액. 일반적으로는 수지표상의 용어이다.
여행수지차	Travel Gap	여행수지의 언밸런스. 미국의 여행수지가 대폭적인 적자가 되고 있어 그것이 미국의 국제수지의 악화와 더불어 커다란 문제로서 취급되게 되었다.
여행시설	Travel Plant	Tourist Plant를 사용하는 수도 있는 관광시설이다.
여행시장	Travel Market	통상은 여행자를 대량으로 송출하는 시장이다. 북미와 유럽이 세계의 2대 여행시장이며, 우리나라로서는 일본도 가장 비중이 무거운 큰 시장으로서 주목되어 왔었다.
여행신분증명서	Travel Documents	여행상의 필요서류로 일반적으로는 여권 또는 신분증명서이다. Yellow Book(예방접종증명) 기타 물품 등의 수입증명서(또는 허가서) 등도 포함된다.
여행안내책자	Guide Book	여행안내책자
여행업자	Travel Agency	여행업자
여행일정표	Itinerary	여행일정표
여행자금대부	Traveloan	할부여행
여행자보호 시스템	Default Protection Plan	공급자의 채무불이행 시 여행객과 여행업자를 보호하기 위한 시스템이다.
여행자 송출국	Travel Plant Country	여행자를 해외로 내보냄
여행자 수입국	Travel-Receiving Country	여행자가 관광지에 들어가는 나라이다.
여행자수표	Traveler's Check(T/C)	여행자가 가지고 다니면서 쓰는 자기앞수표와 같은 것이다. 여행자가 직접 현금을 지참하여 심적 위협을 느끼지 않도록 현금과 같이 사용할 수 있도록 했으며, 이것은 하나의 수표로서 현금을 주고 매입할 때 서명을 해서 쓰기 때문에 제3자는 사용이나 위조를 할 수가 없게 되어 있다. 따라서 두 번 서명하지 않는 것은 분실이나 도난 시에 타인이 사용할 수가 없다. 즉 여행자수표는 회사 및 은행에 의하여 발행되며, 보험에 가입한 특수수표이다.
여행장애	Travel Barriers	일반적으로 전염병이라든가 음료수, 근대적이고도 쾌적한 교통수단의 결여, 자연적 · 신체적인 위험보다도 정치분쟁에 의한 여행제한이나 비싼 운임, 공항세, 출국세, 언어장벽, 사회적 · 경제적 불안 등의 인위적인 장애이다.
여행 프로그램	Vacation Program	여행업자 등이 휴가여행자를 표적으로 삼고 조직하는 Tour Program이다.

용 어	영문용어	해 설
염가여행	Budget Tour	일반적인 요금보다 저렴한 여행이다.
영국관광청	BTA(British Travel Authority)	1969년 정부명령에 의해 영국 여행휴가협회가 해산되고, 대신하여 BTA 및 English Tourist Board, Scottish Tourist Board, Wales Tourist Board 잉글랜드, 스코틀랜드, 웨일즈 관광위원회가 설립되었다. 같은 청의 주된 업무는 전 협회가 수행해 온 외객유치와 국내관광의 장려 및 국내의 숙박시설, 관광시설의 개선촉진에 있다.
영국여행업자협회	ABTA	Association of British Travel Agent의 약자이다.
예약업무	Arrangement	숙박 · 항공 · 교통 · 식사 · 관광 등에 관한 예약업무이다.
예정표	Schedule	표, 시간표, 예정표. 여행업계에서는 특히 일정표이다.
오그나이즈	Organizer	특별히 작성된 여정에 참가하는 단체여행자를 조직하는 자. 사전에 금액지불이 끝나고 팜플렛 등으로 선전되고 숙박 · 지상교통기관이 수배되어 IATA 가맹 항공회사의 편을 사용하며, 단체의 왕복 또는 Circle Tour를 기획 · 조직하는 게임(IATA 가맹회사 및 IATA 대리점을 포함)이다.
오더 포 크레딧	Order for Credit	Gaming, Chips, Coin, Plague 등을 Gaming Table로부터 Banker로 옮기기 위해 카지노 계장이 작성하는 Manual Credit System의 서식이다.
오리엔테이션	Orientation	여행출발 전이라든가 최초의 목적지에 있어서 여행업자가 여행자를 위해하는 설명출발도시와 목적도시. 항공권면상의 Origin, Destination난에 출발도시와 최종 목적도시명을 기입한다.
오버라이딩 커미션	Overriding Commission	특수한 판매노력을 필요로 하는 투어에 대해서 통상의 대리점수수료에 덧붙여서 지불되는 추가수수료이다.
오버랜드 패스	Overland Pass	그 나라의 출입국관리법에 기본을 두고서 배로 그 나라를 방문하는 외국인에 대해 그 배가 그 나라의 다른 항에서부터 출발할 때까지의 사이에 관광을 위하여 육로를 여행할 것을 희망하는 경우에, 신청에 의하여 발부되는 통과상륙허가증. 사증을 취득하고 있지 않더라도 일정기간의 체재가 허가된다. 단, 그 배는 입국관리당국으로부터 사전에 관광선의 지정을 받는 것이 통례이다. 기항지상륙 허가서하고는 다르다.
오버랜드 패신저	Overland Passenger	Overland Pass의 발부를 받고 입국한 외국인관광객이며 '통과관광객'이라 역하고 있다. 사증을 필요로 하는 '통과객'과 혼동하지 않도록 할 필요가 있다.
오토캠프	Autocamp	야외에서 숙박하는 일이나 또는 그 장소이다.
오픈죠 트립	Open-Jaw Trip	여객형태의 하나로 그냥 "오픈죠"라고 한다. 주유(周遊) 또는 왕복여행으로 출발지가 같고, 목적지에 있어서 항공기를 쓰지 않고서 2지점간을 이동하는 여행, 또는 출발지와 도착지가 다른 여행으로 각기 왕복운임을 쓸 수 있는 여행이다.
선택관광	Optional Tour	현지의 소여행. 미리(애당초부터) 여정에 짜여 넣어져 있지 않고, 여행자가 현지에서 자유로 선택할 수 있는 투어이다. 유료. 최근에는 자유여동형의 투어가 증가하여, 또 IT 챠터(ITC) 등의 운항에 따라 옵셔날 투어의 중요성이 재인식되고 있다. 임의 관광이다.
국외여행	Outbound	외국으로 나가는 경우의 해외여행 및 그에 관계하는 업무이다.
외국인관광객	Incoming Tourist	특히 해외에서 입국한 외국인관광객이다.

용 어	영문용어	해 설
외국인등록증	Alien Registration Card	외국인등록증
워터 클로젯	Water Closet	화장실
유료 화장실	Pay Toilet	유료 화장실
인센티브 여행	Incentive Tour	보상여행 또는 포상여행이다.
인포메이션 클럭	Information Clerk	호텔 방문객 및 투숙객에게 여행정보를 제공하는 직원이다.
일반여행업대리점	Sub Agent	일반여행업자의 대리점이다.
일본관광협회	JNTO	일본관광협회 Japan National Tourist Association의 약자이다.
일본여행자협회	JATA	일본여행자협회 JATA(Japan Association of Travel Agents)이다.
일시방문객	Temporary Visitor	관광객에 대해서는 각국이 모두 사 중의 면세 혹은 각종 세금의 면세 등 우대조치를 청구하고 있는 것이 보통이나, 정의를 정하는 혹은 국제적으로 통일하는 일이 몹시 곤란하므로 여행자를 그 체재일수로 장기체재자와 단기체재자(90일 정도로 하자는 안이 있다)로 나누어 단기체재자에 대해서는 갖가지의 편의를 주려고 하는 생각에서 Temporary Visitor 사용되게 되었다.
일시방문자	Excursionist	한 국가나 지방에 1일을 숙박하지 않고 24시간 미만의 여행을 하는 일시방문객이다.
일용품	Personal Effects	신 일용품. 여행자가 여행 중에 개인적으로 사용하는 옷(의류) · 화장품 등의 물건(물품)으로 각국이 모두 면세수입을 이전하는 것이 보통이나 국제적 통일기준을 만들 필요성에 따라 1954년에 Convention Concerning Customs Facilities for Touring이 작성되어 많은 나라가 이 조약에 가맹하고 있다.
입장료	Admission Fee	입장료
	Entrance Fee	공연, 경기를 구경하기 위하여 장내에 들어가기 위해 내는 돈
자연자원	Natural Re출처	관광자원의 하나로서, 그 보호에 대해서 각국의 관광기관 · 관계단체는 갖가지의 노력을 기울이고 있다.
장거리전화	Long Distance Call	장거리전화
재환전	Reconvert	재환전
재환전	Re-Exchange(Reconversion)	비거주자가 입국하여 외국환을 원화로 환전한 후 사용하고 남은 원화잔액을 출국 시 다시 외화로 환전하는 것이다.
저관여전략	Low-Involvement Strategy	소비자의 제품에 대한 관광수준이 낮을 때 이를 높은 관여전략으로 전환시키는 전략이다.
전망대	Observation Platform(Tower)	전망대
전망차	Observation Car	전망차
전망차	Vista Car	2층식 전차, 버스 등의 전망차이다.
접근성	Accessibility	관광의 세분화된 시장에 접근하여 활동할 수 있는 정도이다.
정기관광	City Tour	한 도시의 시내관광을 위한 정기관광 프로그램이다.
정킷	Junket	여행경비를 여행자 본인이 부담치 않는 시찰 · 답사 등의 여행이다.
정회원	Active Member	단체의 정회원이다. 준회원은 Allied Member라 한다.

용 어	영문용어	해 설
제3차 산업	Territory	관광사업을 포함하는 제3차 산업이다.
제비용포함 여행	All Expense Tour	포괄여행의 일종으로 식사, 관광, 세금, 기타 비용 등이 모두 포함된 여행이다.
조운트	Jaunt	하이킹 등 비교적 기간이 짧고 가벼운 형태의 여행이다.
조직여행	Organized Tour	여행사가 아닌 제3자가 기획하여 조직한 여행으로 통상은 단체여행이다.
좀비	Zombie	칵테일 이름으로 남태평양제도에서 Don이라는 백인에 의해 만들어졌으며, 그 뜻은 마법으로 죽은 사람을 되살아나게 한다는 초자연의 힘이나 그렇게 되살아난 사람을 의미한다.
종일관광	Wholeday Tour	전일(終日)관광. 여행일정상 사용한다.
종일여행	Full Day Excursion	종일여행
주회여행	Circle Trip	1개 이상의 여행목적지를 포함한 출발지로 다시 돌아오는 여행형태이다.
준비품	Outfit	준비품, 여행용품, 여행단체, (여행)준비(비)이다.
지브이	GV	단체여행객에게 적용되는 요금산정 시 최소인원을 표기하는 코드이다.
지아이티	GIT	단체여행자
지상수배부분	Land	지상수배부분
지상수배업자	Ground Operator	여행지에서의 운송·관광·숙박 등의 수배를 담당하는 현지여행업자이다.
직책수당	Position Allowance	Post Convention Tour 회의 후 여행. 회의의 종료 후 회의 참가자를 위해서 계획되고 만들어진 Organized Tour. 회의의 주최자 등 미리 계획을 세워 놓고 실시하는 관광이다.
짧은 여행	Trip	짧은 기간의 회유형 여행이다.
최종 일정표	Final Itinerary	출발 전에 확정된 최종적인 여행일정표이다.
최혜약관	Best Available	관광고객에게 제공 가능한 최선의 숙박시설과 서비스를 제공한다는 업자의 사전약속이다.
카운팅	Counting	카지노게임 Roulette의 기본동작으로 각 Zone Bet의 배수, 수치읽기이다.
컬러 칩스	Color Chips	카지노게임 Roulette의 기본동작으로 Play할 수 있는 Chips이다.
타이디 벳	Tidy Bet	카지노게임 Roulette의 기본동작으로 어수선하다고 느껴져 딜러가 인위적으로 단정하게 만든 것이다.
타이사이	Tai-Sai	Tai-Sai는 주사위 3개를 이용하여 고대부터 유명한 중국의 게임으로서 유리용기에 있는 3개의 주사위를 딜러는 3회 또는 4회를 진동시킨 후 뚜껑을 벗겨 3개의 주사위가 표시한 각각의 숫자 또는 구성되어 있는 거는 장소에 여러 종류의 Chips를 올려놓고 맞히는 게임이다.
탐사여행	Expedition	탐사·조사 등 특정한 목적을 가지고 하는 여행이다.
태국정부관광청	TAT	Tourism Authority of Thailand의 약자이다.

용 어	영문용어	해 설
태평양 관광협회	PATA-Pacific Area Travel Association	태평양 지역 각국이 세계 최대의 여행시장인 미국에서의 관광객 유치 및 지역 내 각국의 관광왕래의 촉진을 목적으로 하는 공동선전실시를 위하여 1951년 태평양 잠정여행협회로서 호놀룰루(Honolulu)에 설립하였고, 1953년 현재의 명칭으로 바꾸어 오늘에 이르고 있다. 출판물로서 Pacific Travel News(월간), 태평양 호텔 · 여행가이드(연간) 등을 발간하고 있다. 본부는 샌프란시스코에 있으며 회원은 57개국의 정부관광기관, 교통기관, 여행업자, 호텔 등이 가맹하고 있다.
태평양 지구관광협회	Pacific ASIA Travel Association	1951년에 설립된 태평양지역의 정부관광기관, 항공회사, 여행업자, 호텔 등이 가맹하고 있는 공동관광선전기관이다. 회원은 1,000을 넘는다. 보통 PATA라고 한다.
태평양 항공운임	Trans Pacific Fare	태평양 항공운임
테이블 게임 윈, 로스	Table Game Win or Loss	게임에서 고객에게 이겨서 얻은 Cash Plague, Gaming Chips 등의 총액에서 고객에게 Loss한 Cash, Gaming Chips Plague 등의 총액을 제한 것이다.
테이블 게임드롭	Table Game Drop	Drop Box에서 Collect한 통화의 총액이다.
테이블 고객양식	Table Inventory Slip	Gaming Table에서 Game Chip Coin, Plague 등의 재고를 기록하는데 사용하는 양식이다.
테크니컬 방문	TV(Technical Visit)	① 관광 이외의 목적, 즉 시찰을 목적으로 하여 상대방을 방문하는 것이다. ② 시찰을 목적으로 한 투어이다.
테크니투어	Technitour	Technical Visit와 같다.
텔레투어리스트 서비스	Tele-Tourist Service	관광객용 전화안내 서비스로 Automatic Service라고도 한다.
토마스 쿡	Thomas Cook	세계에서 가장 오랜 여행업자이며, American Express와 함께 세계 최대의 여행업자의 하나이다.
토마스 쿡 철도시간표	Thomas Cook Continental Timetable	토마스 쿡사에서 발행하고 있는 유럽을 중심으로 한 철도시간표이다.
통역	Interpreter	통역
동행안내	TC(Tour Conductor)	동행안내 T/C라고도 한다. 여행에 동행해서 현지에 있어서의 투어운영에 필요한 일절의 업무를 행하는 자이다.
동행안내요금	Tour Conductor's Fare	Tour Guide Fare라고도 한다. 항공운임의 경우는 보통 10명 이상의 단체의 인솔자에 대해서 적용되는 할인운임. 10명 이상 14명 미만의 단체의 경우는 11명째의 사람의 운임이 50[%] 할인이 되며, 재차 15명 이상인 단체의 경우는 16명째의 운임이 100[%] 할인이 된다. 단, 단체가 특수운임으로 여행하는 경우, 그 적용이 없는 경우 혹은 필요 구성인원 수가 다른 경우가 있다.
투어 가이드	Tour Guide	일반적으로는 소위 가이드이며, Tour Conductor, Tour Escort를 의미하는 경우 또는 가이드가 일을 겸해서 동행하는 경우가 있다. 우리나라에서는 가이드를 전업적으로 일하고 있는 사람의 특징은 여행업자의 전속으로 되어 있는 경우가 많아 Tour Conductor 혹은 Tour Escort의 일을 하기도 한다.

용 어	영문용어	해 설
투어 리더	Tour Leader	Tour Conductor
투어 매니저	Tour Manager	Tour Conductor와 같으며, 여행업자나 항공업자에게 Tour의 기획·판매·운영을 관리자로서의 주의를 기울이고 또한 수익상의 견지에서 컨트롤하고 지시하는 책임자를 두는 일도 있다.
투어 오그나이즈	Tour Organizer	PATA에서는 "특별하게 작성된 여정에 참가할 단체여행자를 조직하는 자. 투어 오퍼레이터하고의 구별은 Tour Organizer가 반드시 운임동맹의 지정을 받을 필요는 없으며, 또한 여행업자에게 커미션은 지불할 필요도 없는 점이다" 라고 정의를 내리고 있다.
투어 오퍼레이트	Tour Operator	우리나라에서 제각기의 목적지에 대해서 관광 버스, 레스토랑, 방문기업 등을 전문적으로 수배하는 업자. 현지의 일정과 정확하고 새로운 여행정보를 가지고 있다.
투어 호스트	Tour Host	Tour Conductor
트렁크 룸	Trunk Room	큰 가방이나 짐을 넣는 장기체류자의 수하물을 보관하는 방이다.
국외여행인솔자	TC	① Tour Conductor ② Traffic Conference ③ Traveler's Check 등의 약자이다.
티아이엠	TIM	Travel Information Manual의 약자 각국의 출입국수속(CIQ)에 최신의 규칙을 모아 놓은 것이다.
티지	TG	Tour Guide이다.
티피아이	TPI	Travel Press International의 약자. 국제여행업계전문지협회. 미국·영국·프랑스·일본(Travel Journal) 등의 대표지가 가맹이다.
판매원조물품	Sales Aid	Tour나 Destination을 판매함에 있어서 소용되는 물건으로 팜플렛은 물론 슬라이드, 영화, 포스터, 기타 Give-away(경품, 무료제공품)까지도 포함한다.
패이아웃	Payout	게임 테이블이나 Slot Machine에서 고객이 Win한 금액을 지급하는 것이다.
패키지	Package	여행에 필요한 교통·숙박·식사·팁·관광 등 일체의 경비를 포함하는 요금으로 여행구매자의 숫자에 의거 할인요금으로 판매된다.
패키지 투어	Package Tour	항공운임에 호텔요금·관광요금·식사요금(일부만의 경우도 있다) 등의 비용을 포함한 투어이다.
패티션	Petition	청원서. 사증(visa)의 신청에 필요한 서류로서 요구받는 수가 있다.
포괄단독여행	Inclusive Independent Tour	포괄단독여행이다.
포괄여행	All Inclusive Tour	숙박, 식사, 관광, 교통 등 여행의 제반 경비가 모두 포함된 여행이다.
포괄여행	Inclusive Tour	항공·관광·숙박·식사 등을 일괄 포함한 여행이다.
포괄전세여행	Inclusive Tour Charter	전세항공편에 의한 수송이 포함된 관광이다.
푸싱	Pushing	카지노게임 Roulette의 기본동작으로 40, 50, 60, 70, 80, 100, 120, 141개 등의 숫자로 Chips를 Rack에서 꺼내서 Set하여 Player에게 밀어주는 동작이다.

용 어	영문용어	해 설
풀 서비스 트레블 에이전시	Full Service Travel Agency	해외·국내 등 여행과 관련한 종합적인 서비스를 제공하는 여행사이다.
풍경의	Scenic	풍경의, 경치가 좋은
프레쥬어 트레벌러	Pleasure Traveler	Business Traveler와 대비시키는 경우의 관광객이다.
프린시펄	Principal	여행업계에서 대리자로서의 여행업자에 대한 본인의 의미로 항공회사, 선박회사, 철도회사, 버스회사, 호텔 등이다.
플라이 드라이브 패키지	Fly Drive Package	항공과 렌트카를 포함한 패키지 유형이다.
플랜트	Plant	시설의 의미로 잘 사용된다. Tourist Plant 등이다.
피크	Peak	산꼭대기를 두고 하는 말이나 여행업계에서는 Peak season을 줄여 Peak라고 말하는 일이 많다.
핀쿠션	Pin Cushion	바늘겨레. 여행자의 편의를 위해서 바늘·실·단추 등을 준비하고 있다.
필리핀관광협회	PTTA	Philippine Travel and Tourism Association의 약자이다.
학생할인	SD(Student Discount)	학생할인. 적용조건은 특례를 제외한다. ① 연간 수업을 행하는 학교의 12세 이상 26세 미만의 학생일 것이다. ② TC 3내, 또 TC 2의 여행에 한할 것이다. ③ 도중 항기(降機)는 인정하지 않는다 등. 보통운임의 25[%]할인. 신청은 항공회사 소정의 신청서에 학교장의 직인을 요한다.
한국관광공사	KNTO-Korea National Tourism Organization	한국의 관광산업발전 및 외화획득, 관광 서비스 개선 등을 목적으로 1962년 4월 24일 국제관광공사법이 제정되고, 그 해 6월 26일에 국제관광공사가 창립하여 운영되어 오다가 1982년에 12월 27일 한국관광공사로 그 명칭을 바꾸어 오늘에 이르고 있다. 1960년대에는 산하에 호텔, 여행사, 운수업체 등을 가진 영업체제였으나, 1974년 진흥체제로 전환하여 업체를 불하하고 현재까지 진흥, 개발, 교육훈련 업무에 주력하고 있다.
해피코트	Happi-Coat	외국인에 대한 Reception 등에 선물로서 제공되는 부인의 사교용 웃옷이다.
헬스 관광	Health Tourism	온천 및 휴양지와 연계한 건강증진 목적의 관광이다.
현지시간	Local Time	현지시간
현지여행업자	Local Agent	현지여행업자
현지지상수배	Land Arrangement	해외여행에 따른 현지 지상수배로 Land Operator에 의해 제공된다.
현지지상수배업자	Land Operator	현지관광의 지상수배를 전문으로 하는 여행업자이다.
홈 스테이	Home Stay	여행 시 현지의 가정을 방문하여 체재하는 것. 체류지역에 대한 생활문화를 습득할 수 있어서 새로운 여행영역으로 자리잡고 있다. 최근 국내에서도 이러한 홈스테이 상품이 개발·판매되고 있다.
환경관광	Environmental Tourism	자연적 경관이나 자원을 관광하는 환경적 관광이다.
회의 전 여행	Pre Convention Tour	회의 전 여행. 회의의 개최 이전에 가까이에 있는 관광지 또는 제법 먼 곳에 있는 관광지를 몇 곳 구경하고 회의개최지에 도착하도록 계획되어 만들어진 Organized Tour이다.

용 어	영문용어	해 설
후광효과	Halo Effect	소비자 관광행동에 있어 일반적인 인상이 다른 자극의 해석에까지 영향을 미치는 경우이다.
휠	Wheel	카지노게임 Roulette의 기본동작으로 Layout과 똑같은 번호가 있는 Ball이 돌아갈 수 있게 한 기계이다.
휴가별장	Vacation Home	특별한 계절동안에 비교적 단기간 사용되는 2차적인 거주지이다.
휴가여행객	Holiday Maker	휴가여행객
휴가의 조정	Staggering of Holiday	휴가의 조정. 유럽에서는 여름철에 사람들이 휴가를 모두가 한꺼번(일시)에 받아서 여행을 떠나기 때문에 그 혼잡완화가 커다란 문제로 되고 있다. 이와 같이 휴가여행자가 일시기에 집중하는 것을 조금이라도 방지하기 위해서 학교·공장·회사 등의 휴가를 계획적으로 변경·조정해서 받아 가도록 하자는 것으로서 유럽의 각국 정부에 있어서는 중요한 선책(旋策) 하나로 되어 있다.
휴양/레크리에이션	R/R(Rest and Recreation)	휴식(양)과 레크리에이션. 주로 미국 군인들의 휴가여행이다.
휴양지	Resort	휴양·보양지. 주로 바닷가(해변)나 산 등 경치가 좋은 곳이다.

3. 항공·운송 관련 용어와 해설

용 어	영문용어	해 설
2등 항실	Second Cabin	2등 항실
간선	Trunk Line	교통량이 많은 주요 노선이다.
간소화	Simplification	출입국수속의 간소화이다.
경유하여	Via	~경유
계기	Instrument	항공기의 계기
공시운임	Public Fare	운임표에 공시되어 있는 운임이다.
공시운임의 우선	Precedence of Published Fare	발권상의 용어로 여행출발지와 목적지의 두 지점 간에 여객운임이 직행운임(through fare)으로서 공시되어 있는 경우에는 비록 도중의 구간운임의 합산액이 이 공시운임을 밑도는 경우라도 이 싼 합산요금(운임)을 적용할 수 없으며, 공시 직행운임을 사용하지 않으면 안된다. 즉 A→B→C라고 여행할 때 AB+BC의 운임은 적용할 수 없다.
공유지역	Public Area(Public Space)	공유지역, 공공장소
공항세	Airport Tax	공항출국 시 징수되는 세금. 공항의 유지·보수 또는 세수확보, 해외여행 억제 등 여러 목적을 가지고 징수되는 목적세의 성격을 가지고 있다.
공항 코드	Airport Code	세계 각 도시의 공항을 구분하기 위하여 사용되는 3자리 문자. 1개 도시에 2개의 공항이 있는 경우도 있어 항공예약 시에 주의한다.
구간거리	Sector Mileage	국제선의 항공운임을 계산함에 있어서 마일리지 계산상 이 구간거리를 합계하여 Maximum Permitted Mileage와 비교한다.

용 어	영문용어	해 설
구두신고	Oral Declaration	세관검사 시에 서면으로 휴대품 등에 대해서 신고하는 일이 없이 세관직원의 물음(질문)에 구두로 답하는 것만으로 끝내는 검사제도이다. 세관의 간단화 · 신속화를 의해 각국에서 채택하고 있다.
구명 보트	Life Boat	구명 보트
구명 조끼	Life Jacket	구명 조끼
국내운송항공사	Domestic Airline	국내운송항공사
국내의	Inland	국내의
국영항공사	Flag Carrier	국가를 대표하는 항공사, 국영항공사
국영항공회사	National(flag) Carrier	각국의 국제항공회사. 국영항공회사라고 택하는 경우도 있으나, 반드시 완전한 국영(만)은 아니고, 민간자본이 들어가 있는 경우도 있다. 한 국가를 대표하는 항공회사이다.
국제민간항공운송기구	ICAO	International Civil Aviation Organization의 약자이다.
국제민간항공운송기구 알파벳	ICAO Phonetic Alphabet	국제민간항공운송기구에서 유선통신 시 정확한 알파벳 문자를 전달하기 위해 발음상 확실히 구분되는 단어를 지정 · 사용하도록 한 유선통화용 알파벳. 항공예약 시 승객의 이름, 예약 관련 단어 등 다양한 분야에 쓰이고 있다.
국제철도연맹	UIC	Union of International des Chemins de Fer의 약자이다.
국제특급열차	TEE(Trans-Europe-Express)	구주제국이 공동운항하고 있는 국제특급열차이다.
국제항공운송협회	IATA	International Air Transport Association의 약자이다.
금연석	Non-Smoking Seat	항공기의 좌석 중 금연석이다.
금연차	Non-Smoking Car	구미에서는 끽(흡)연차와 구별되고 있다.
기내 방송	Cabin Announcement	기내 방송이다.
기내 서비스	Inflight Service	항공기 탑승객에게 제공되는 유 · 무형의 기내 서비스이다.
기내 서비스 프로그램	Inflight Entertainment	영화 · 음악 등의 오락용 기내 서비스 프로그램이다.
기내식	Inflight Meal	기내식
기내의	Inflight	기내의. 비행 중의
기내 잡지	Inflight Magazine	기내 잡지
기장	Pilot in Command	항공기의 기장. Captain
기항지	Shore Pass	기항지. 상륙허가서이다.
기항지 상륙	Shore Excursion	선박의 승객. 승무원이 그들이 타고 있는 배가 항구에 정박(碇泊)하고 있는 동안에 상륙해서 구경(관광)을 하는 것이며, 일반적으로는 사증 없이도 선박 등의 장이 일괄해서 교부. 신청하는 shore pass로 상륙할 수 있다. 일정기간 이내의 상륙이 인정되고 있으나 행동범위에 대해서는 제한이 있다.
나사	NASA	National Aeronautics and Space Administration의 약자. 1958년 10월 1일에 발족한 미국의 각종 우주개발계획의 주요 기관이다.

용 어	영문용어	해 설
난기류	Turbulence	대기의 난기류이다.
평양 경유운임	South Pacific Fare	IATA 제1지구와 남서태평양에서 태평양 경유의 모든 운임이다.
네덜란드국철	NS	화란국철
노르웨이국철	NSB	노르웨이국철
노선 간의	Interline	노선 간의
니어 미스	Near Miss	항공기끼리 공중충돌할 뻔하는 등 위험한 상태이다.
단일주체 특허장	Single Entity Charter	단일의 단체, 회사 또는 개인이 일절의 비용을 부담하고 행하는 특허장. 우수세일즈맨의 보상초대 여행이라든가 스포츠 선수수송, 선원의 일괄수송 등에 이용되고 있다. Own Use Charter와 같다.
대기여객	Stand By Passenger	공항에서 취소되는 빈 자리를 기다리고 있는 대기여객이다.
대합실	Transit Room	통과객. 대합실
더블부킹	Double Booking	이중예약. 동일고객이 동일노선에 대하여 중복예약을 한 경우이다.
델리버리	Delivery	배달
도로표식	Road Sigh	도로표식
도움 카	Dome Car	천장이 유리로 되어 있는 전망용 차량이다.
동양항공회사 협회	OAA	Orientn Airlines Association의 약자로 이 협회의 전신은 1967년에 설립된 OARB로서 1970년 10월에 OAA로 개칭되었다. 동양에서 본거지를 갖는 지역항공회사가 가맹하고 있는 역내 항공운송사의 제문제의 협의를 위한 기구이다.
동체착륙	Belly Landing	항공기의 동체착륙이다.

4. 호텔 · 숙박 관련 용어와 해설

용 어	영문용어	해 설
3교대 근무	Graveyard Shift	3교대 근무
4인용 객실	Quad(Quadruple, Twin Double)	호텔의 객실형태로 4인이 이용할 수 있는 객실이다.
가니	Garni	식당이 없는 호텔이다.
가든파티	Garden Party	호텔의 레스토랑에서 개최하는 각종 축하연회를 호텔 또는 가정의 정원에서 개최하는 연회형식이다. 입식형식의 파티로서 돌아다니면서 음식을 먹는 것으로 연회장 중앙이나 한 쪽에 테이블을 놓고 그 위에 요리를 준비해 자기 식성대로 선택하여 먹도록 한다.
가스트하우스	Gast Haus	독일이나 프랑스의 여관이다.
국가용 객실상황	Room Inventory	객실조사라고 하는 것은 현재의 상황 점검하여 재실, 숙박연장, 객실변동, 고장난 객실, 가용객실 등을 하우스키핑, 예약, 영선실과 상호 연결시켜서 프론트 오피스(front office)에서 객실을 판매하는 데 있어서 아무 지장이 없도록 도와 주는 것이다.
개런티	Guarantee	서비스를 받게 될 사람의 수를 나타내는 것으로, 적어도 연회의 24시간 전에 연회기획 담당자가 계산해 산출한 고객의 숫자이다.

용 어	영문용어	해 설
개인욕실	Private Bath	개개의 객실에 달려 있는 욕실이다.
룸 메이드	Room Maid	객실에서 여러 가지 서비스를 담당하는 자로 객실의 청소 · 정비 · 정돈 등이 주된 업무이다. Room Attendant라고도 한다.
룸 서비스	Room Service	호텔의 객실에 손님의 요망으로 음료나 식사 등을 갖다 주는 것은 담당하는 계원 또는 그렇게 해서 호텔의 방에서 하는 식사. 통상 메뉴의 요금보다 10[%] 내지 15[%] 정도 비싼 요금으로 되어 있다.
객실 지배인	Room Manager	객실부분 담당의 지배인이다.
객실관리	Housekeeping	고객이 사용할 호텔, 모텔 등 숙박업소의 객실을 관리하는 작업으로서 객실의 정리정돈 및 비품을 관리하여 객실을 상품의 가치가 있도록 만드는 작업 또는 관리한다.
객실료	Room Rate	객실료
객실배정	Blocking Room	당일 도착할 고객의 객실을 사전에 배정하는 것이다.
객실배정	Room Assignment	객실배정은 개개의 예약에 대해 객실을 할당하는 것이며, 당일 예약된 고객이 도착하기 사전에 객실을 준비하여 도착 시 객실배정에 따른 시간을 단축시킴으로써 효율적인 업무를 수행함에 있다. 또 일정한 방법과 순서에 의하여 실시해야 하며, 주의사항을 숙지하여 차질이 없도록 하여야 한다.
객실번호	Room Number	호텔의 객실번호
객실변경	Change Room	고객이나 호텔의 사정에 의하여 객실을 변경하는 것이다.
객실예약원	Reservation Clerk	호텔 투숙객의 객실사용에 관한 예약업무를 담당하는 객실담당직원으로 대형 호텔의 경우는 룸클럭에서 독립되어 있으나, 작은 호텔은 룸클럭이 예약업무를 맡고 있다.
객실의 칸 수	Number of Rooms Unit	① 객실의 칸 수, 즉 객실의 단위수에 의해 계산되는 객실 수를 말한다. 물론 여기에는 호텔의 임원, 숙소나 창고 등으로 사용되는 House Use Room까지도 포함되는 객실 수인 것이다. ② 호텔기업이 보유하고 있는 객실 수를 대외적으로 공표하는 경우, 즉 호텔을 정부기관에 등록하거나 호텔의 판매촉진을 위한 선전과 광고 등에 있어서 유니트 객실 수를 공표하게 된다. 호텔의 객실 수가 호텔의 규모를 평가하는 기준이 되기 때문이다.
객실이용	Occupancy	객실이용률. 숙박시설의 경영에 있어서 시설의 가동상태를 가르키는 객실이용률의 지표이다. 산출방법은 실제로 사용된 객실 수를 그 호텔의 총객실 수로 나눈 값을 퍼센트로 나타낸다. 이것은 Room Occupancy이고, 베드를 단위로 나타내는 경우는 Bed Occupancy라고 한다.
객실이용인원	Number of Guests	객실이용인원 및 정원가동률을 계상한다.
객실점검자	Room Inspection Report	객실점검자(room inspector)에 의해 준비되는 객실상태의 점검기록장이다.
객실정비원	Room Inspection	객실정비원(room attendance, room rnaid)의 객실청소, 정리 · 정돈 후 고객에게 객실을 판매하기 전에 최후로 객실을 점검하는 것이다. 객실을 점검하는 직원을 Room Inspector이라 한다.
객실종류	Room Type	호텔 객실의 종류는 침대의 수와 크기에 따라 기본적인 4가지로 분류된다. ① Single Bed Room : 1인용 객실 또는 싱글 침대가 있는 1인실이다. 침대의 표준규격은 길이 195[cm]×너비 90[cm] 이상이고, 담요규격은 길이

용 어	영문용어	해 설
		230[cm] × 너비 170[cm] 이상이어야 한다. 또한 기준면적이 13[cm^2] 이상이다. ② Double Bed Room : 더블 침대가 있는 객실로 두 사람이 사용할 수 있는 넓은 형태의 객실이다. 이 침대의 폭은 보통 싱글 침대의 1.5배이다.
객실청소담당	Maid	객실 청소 및 정리담당자이다.
갤러리	Gallery	화랑
게스트 레저	Guest Ledger	숙박고객에 대한 인적 사항을 기록한 숙박부이다.
경비	Security	절도와 파괴행위로부터 종사원이 고객을 안전하게 보호하는 업무이다.
고객수	Guest Count	투숙고객수, 즉 등록된 고객의 수이다.
고객숙력 카드	Guest History Card	고객이 과거에 여러 번 방문한 숙력기록을 보존하는 카드로 고객의 방문회수, 사용객실, 사용기간, 특별한 선호 등을 기록하여 기존 고객을 보다 효과적으로 관리하기 위해 사용된다.
고객일일숙박	Guest Night	고객이 한 호텔이나 모텔 기타 숙박업소에 당일 숙박을 한 후 익일당 숙박업소에서 정한 일일숙박 기준에 의하여 체크아웃된 고객이다.
고우 쇼우	Go Show	빈 객실을 기다리는 손님이다.
공표요금	Tariff	① 공표요금을 일반적으로 호텔이나 여관에서 공표한 정규 요금을 지정하고 있으며, 호텔 브로셔에 있는 요금표를 태리프(tariff)라 한다. ② 각종 운임·요금표, 관세표, 세율표 등을 두고 말한다. 통상 태리프라고 하면 항공회사의 그것을 말할 때가 가장 많다. 여행비용을 계산하기 위하여 가장 중요한 자료이다.
공항호텔	Airport Hotel	공항 근처에 건설되는 호텔이며, 이 종류의 호텔은 현재 세계 각국의 유행처럼 되어 항공사업의 발전과 함께 세계적인 경쟁사업의 하나로 확대 일로에 있다.
관광객 숙박소	Tourist Cabin	초기의 자동차여행자를 위한 숙박소이다.
균일요금	Flat Rate	단체가 호텔에 숙박하는 경우 실료가 다른 객실을 사용하는 일도 있지만 그것을 균일화하게 한 요금이다.
그랜드 마스터 키	Grand Master Key	호텔의 전 객실을 다 열 수 있는 공통의 열쇠로 보통 당직 지배인이 보관하고 있으며 안에서 잠그어 두는 것(double lock)은 예외이다.
금연지역	Non-Smoking Area	호텔의 로비, 레스토랑, 기타 부대시설에서 담배를 피우지 말 것을 위해 지정해 놓은 장소이다.
금일예약	Today's Reservation	(Daily Pick-Up Reservation) 당일에 예약을 통하여 호텔에 투숙을 원하는 고객은 일반적으로 예약부서에 통제하는 것이 아니라 프론트에서 가능한 한 객실에 한하여 예약을 받는 것이다.
기본요금	Rack Rate	호텔경영진에 의해 책정된 호텔객실당 기본요금이다.
나이트 까운	Night Clothes	잠옷(Night Dress, Night Wear, Night Gown), 즉 잠을 잘 때 입는 옷이다.
나이트 스프레드	Night Spread	담요를 보호하고 각 고객에게 청결한 커버를 제공하기 위해 밤에 침대에 사용하는 가벼운 덮개이다.
나이트 캡	Nihgt Cap	여자들이 머리에 쓰고 잘 수 있도록 제공되는 위생적인 모자이다.
나이트 테이블	Night Table	객실의 침대 머리쪽에 있는 작은 테이블로 전화나 전기스탠드, 재떨이 등이 놓여 있고, 취침 시에 침대에 누워서 손이 닿는 범위에 라디오, 전기스위치, 보이(boy)나 메이드(maid)를 부르는 버튼 등이 설치되어 있다.

용 어	영문용어	해 설
난방시스템	Heating System	호텔의 난방은 에너지를 사용하며, 이것은 건물 전체를 통하여 각 객실에 더운 열을 공급하는 하나의 난방시스템이 된다. 이러한 시스템은 공기를 덥게 하는 데 사용되며, 찬 공기를 더운 공기로 바꿀 수 있는 온도조절장치로 되어 있다.
노 쇼우	No-Show	고객이 예약을 해놓고도 예약날짜에 아무 연락도 없이 나타나지 않는 무단 취소 고객이다.
노벨티	Novelty	노벨티는 호텔이용객에게 제공하는 호텔측의 선물인 동시에 호텔광고를 목적으로 한 판촉물. 호텔이용객에게 제공하는 노벨티의 종류로는 볼펜·메모지·재떨이·달력·수첩·전화번호부·우편엽서·편지봉투를 이용한 것이 있다.
뉴메틱 튜브	Pneumatic Tube	① 호텔 내의 각 영업장에서 발행하는 모든 전표 또는 청구서를 Front cashier에다 신속히 보내주는 기계로서 운송기이다. ② 영업현장부문과 Front cashier 사이의 업무연락수단으로 고객이 서명한 계산서를 원통에 넣으면 공기압축에 의해 신속히 전달되는 장치이다.
뉴스레터	News Letter	호텔에서 주별·월별·계절별 등으로 발간하는 호텔의 사업홍보와 광고, 사내 뉴스를 내용으로 하는 책자이다. 호텔사업에 있어서 뉴스 레터는 전문성을 지니고 있으며, 그 내용이 정보제공의 역할을 하여야 하며, 기존고객과 잠재고객을 끌여들일 수 있는 마케팅 도구로서 널리 이용되고 있다. 특히 호텔의 부대시설과 새로운 모델상품 소개에 널리 이용된다.
다이렉트 빌	Direct Bill	영업장에서 손님이 계산할 때 후불로 처리한 계산서이다.

5. 식음료 관련 용어와 해설

용 어	영문용어	해 설
가루얼음	Shaved Ice	가루얼음, 깍아낸 얼음, 간 얼음, 즉 빙수용으로 쓰는 얼음과 같이 눈처럼 곱게 빻은 가루얼음이다.
가르반죠	Garbanzo	병아리콩. 건조시켰거나 통조림으로 가공한 것을 구입할 수 있다.
가리비	Scallop	조개의 일종으로 껍질은 넓으며, 뚜껑이 되는 부분은 붉고 평평하나 반대쪽은 움푹하다.
가부르	Garbure	스프의 일종으로 스튜를 오븐에 넣어 조리하든가 걸쭉한 양배추나 잔 돼지고기를 넣은 것이다.
가블리트	Goblet	글라스의 일종으로 Stem이 달린 Tumbler라고 생각하면 된다. 물, 맥주, Soft Drinks나 Curshed Ice를 듬뿍 사용하는 Cocktail 등에 사용된다.
가우다 치즈	Gouda Cheese	네덜란드 남부에 위치한 가우다 근교에서 200여년 전부터 만들어진 것으로 Edam Cheese와 유사하나 지방함량이 높으며, 외피는 적색으로 염색한다. 이 치즈는 살균시키지 않은 우유를 가지고 만든 Sweet Curd Cheese로서 Semi-Soft에서 Hard Cheese까지 있다.
가토	G teau	케이크 과자이다.
가프롱	Gaperon	프랑스산 연질치즈로 압착하여 만든다. 지방함량은 30[%]이고, 소형의 돔형이며 원료는 버터밀크나 탈지유, 마늘향이 있다.

용 어	영문용어	해 설
간식	Callation	간식 .
갈릭 브레드	Garlic Bread	프렌치 브레드를 두께 1cm 정도로 얇게 자른 다음, 버터에다 마늘을 찧어 넣고, 실파 등을 썰어 만든 것을 발라서 오븐에 파삭파삭하게 구운 빵이다.
갈비등심 스테이크	Prime Rib of Beef	갈비등심 스테이크이다.
거르긴	Gherkin	달콤하거나 시큼한 작은 오이피클이다.
건강식 아침식사	Healthy Breakfast	비만증과 각종 성인병을 염려하는 고객을 위해 각종 미네랄과 비타민이 풍부하고 고단백, 저지방인 식품으로 구성한 것으로 생과일 쥬스, 플레인 요구르트와 과일, 빵, 커피로 구성된다.
검 페이스트	Gum Paste	슈거 파우다와 코스타치에 물을 붓고 반죽한 후 아라빅 검, 즉 건조 고무를 녹여 반죽한 것. 검이 없을 때는 젤라틴을 녹여 넣는다.
검보	Gumbo	닭고기 국물, 양파, 샐러리, 녹색고추, 오크라, 토마토 그리고 쌀로 이루어진 쿠레올 형태의 걸쭉한 수프이다.
게이트웨이 시티	Gateway City	조식용 과자. Waffle이다.
게임	Game	사냥하여 잡은 짐승이나 야생조류 혹은 그 고기이다.
게토스트	Gjetost	노르웨이산 경질치즈, 웨이를 부드러운 덩어리가 될 때까지 바짝 졸여서 만든다. 그동안에 유당이 카라멜화하므로 색깔은 갈색이 되고 맛이 달라진다. 원료유는 우유에 크림과 우유의 10[%] 이상의 염소젖을 섞은 것이다. 지방함량은 38[%] 정도이다.
게필러 피시	Gefullter Fisch	인기있는 유태인의 앙트레. 생선 필렛살에 같은 생선혼합물을 채우고 데친 것이다.
경식	Collation	간단한 식사나 간식이다.
계피	Cinnamon	중국, 인도네시아, 인도차이나가 원산지로 상록수 잡목과 비슷하며 높이는 9[m] 정도이다. 가장 얇은 외피를 가진 것이 우수품종이며, 두께가 굵어질수록 상품가치가 떨어진다. 이 껍질의 향은 아카시아 나무보다 순하며 붉은 색을 띠고 있다.
고르곤졸라 치즈	Gorgonzola Cheese	Roquefort Type의 Blue Cheese에 대한 이탈리아 명칭이다. 세계에서 가장 오랜 이름으로 알려진 이 치즈는 이탈리아의 알프스 산맥기슭에 위치한 Gorgonzola 마을 이름에서 유래되었다. 푸른곰팡이 치즈로 중이형의 원주형이다. 지방함량은 50% 정도이고 속은 부드럽고 크림모양이다.
고프레	Gaufr	조식용 얇은 과자로 Waffle이라고도 한다.
과일 케익	Fruit Cake	과일을 사용하여 만든 케익이나 파이 종류이다.
굴	Huitre	굴
굴라시	Gourlash	Hungarian Goulash라고도 하는 파프리카 고추로 진하게 양념하여 매콤한 맛이 특징인 헝가리식 쇠고기와 야채의 스튜(stew)이다.
그레이프 후루츠	Grape Fruit	자몽이라 하며, 아열대 지방에서 자라는 밀감과의 과일이다.
그린 빈스	Green Beans	일명 줄콩으로, Hot Vegetables에 사용된다.
그린 치즈	Green Cheese	가염처리된 생치즈이다.
그린 캐비지	Green Cabbage	양배추의 한 종류로, 잎들은 초록색이고 매우 꼬불꼬불하고 엉켜 있다.
그린 피스	Green Peas	둥글고 작은 초록색의 완두콩의 일종으로 Soup, Hot vegetables에 사용된다.

용 어	영문용어	해 설
그릿츠	Grits	거칠게 갈아서 구운 옥수수이다.
극피동물	Sea Cucumber	해삼류에 속하는 극피동물. 몸길이는 40[cm] 가량, 몸은 보통 밤색과 갈색이 서로 엇갈리어 얼룩얼룩한 무늬를 이룬다. 입둘레에는 많은 촉수가 있고, 무르고 연한 외피 속에는 자디잔 골편이 있음. 살은 식용하는 데 맛이 좋고 영양가도 좋다.
글라세	Glac	아주 진한 스톡(stock)이다.
글라세 드 비이얀드	Glac De Viande	고기스톡을 졸인 진한 고기 육즙이다.
글라스	Glace	설탕을 졸여 글라스 형태로 투명하게 보일 수 있도록 하는 것이다.
글라스러 치즈	Glassler Cheese	치즈공 대신에 치즈 덩어리에 틈새가 생긴 경우와 조직이 유연하지 못하여 틈새가 생긴 치즈이다.
글라시 치즈	Glassy Cheese	Glassler Cheese
글루타메이트	Glutamate	단백질에서 추출한 글루탄산의 나트륨염으로 음식의 맛을 향상시키는 조미료이다.
까망베르 치즈	Camembert Cheese	Soft Cheese의 일종으로 프랑스의 Normandy 지방의 Vimoutiers 근교의 Camembert 마을에서 처음 만들어졌으며, 먹을 때 외피를 벗겨 먹는 것이 보통인데, 이것은 자극적인 냄새가 너무 강하고, 과숙한 경우에는 Ammonia 냄새도 나기 때문이다.
깻잎	Sesame Leaf	참깨과에 속하는 1년생 식물로 밭에 심어 가꾸는 농작물이다. 인도 또는 아프리카가 원산이라 하는데, 우리나라, 중국, 북미, 미얀마, 터키, 일본 등지에서 자란다. 씨는 참깨라 하여 볶아서 깨소금을 만들어 양념에 쓰이며, 기름으로도 짜서 요리에 쓰고, 어린 잎은 식용으로 쓴다.
꼬냑	Cognac	프랑스의 꼬냑 지방의 포도주가 맛이 빨리 변하기 때문에 오래 저장할 수가 없어서 증류했던 것이 오늘의 우수한 브랜디로 평가받는 꼬냑이 된 것이다. 프랑스에서는 국법으로 꼬냑 지방에서 만든 브랜디만을 꼬냑이라고 부르게 하고 다른 지방 것은 그냥 브랜디라고 한다.
꼬뜨 뒤 론느	C tes du Rhone	Vinne에서 Avignon까지 Rhne 강을 따라 이어지는 포도밭으로 약 200km의 길이로 길게 북에서 남으로 포도밭이 있어 기후와 토질이 남부와 북부가 조금 달라 재배되는 포도품종도 12~13가지 종류나 된다. Red, Rose, White Wine을 다 생산하는데 주로 Red Wine을 생산한다.
꽃상추	Endive Witloof	꽃상추로서 샐러드 등에 쓰인다.
나바린	Navarin	당근과 순무를 곁들인 갈색 양고기 스튜이다.
나폴레옹	Napoleons	퍼프페이스트의 층을 크림퐁당으로 분리하고 퐁당아이싱을 씌운 프랑스의 패스트리이다.
나폴레옹 꼬냑	Napoleon Cognac	꼬냑 브랜디는 나폴레옹 1세가 가장 즐겨 마신 술로서 100년 이상 저장·숙성시킨 코냑제품에 대한 별칭으로서 나폴레옹이란 이름이 붙여지고 있다. 그러나 나폴레옹이란 명칭이 붙은 것은 전부 100년 이상된 것인지는 확실하지 않다. Napoleon이라고 표시되어 있는 것은 그 제조회사에서 생산되는 제품 중 최상품이다.
날계란	Plain Eggs	생계란(raw eggs), 날계란이다.
냉각음료수	Chilled Water	냉각된 음료수이다.

용 어	영문용어	해 설
너트메그	Nutmeg	인도네시아 몰루카스섬이 원산지이고, 서인도제도 반다섬과 파푸아에서 재배된다. 평균 높이가 9~10[cm], 열매는 복숭아와 비슷하며 속살이 많고 껍질과 핵 사이에 불그스레한 황색으로 덮여 있다. 육두구는 그 열매의 핵이나 씨를 말한다. 또한 Aspic 파이, 스프, 야채, Chicken fricassee, 송아지이다.

6. 호텔 · 카지노 관련 용어와 해설

용 어	영문용어	해 설
메이킹	Marking	카지노게임 Roulette의 기본동작으로 플라스틱 또는 금속으로 된 Marker로 표시하는 동작이다.
모빌 홈	Mobile Home	일반 가정의 모든 시설, 장비가 갖추어져 있어 여행에 편리하며 또한 일상 거주형태로 비교적 쉽게 이동할 수 있는 이동식 주거형태이다.
모빌리지	Movillage	자동차(Mobile)와 마을(Village)을 하나로 묶은 신조어로 자동차 이용 여행자를 위해 계획된 캠프장이며, 그의 목적을 위해 특별히 설치된 시설을 오토캠핑장(Autocamping)이라고 한다.
목적지	Destination	목적지
몬틸라	Montilla	Montilla는 Jerez에서 내륙으로 약 100마일쯤 들어가 Cordoba 근처에 위치한다. Sherry Wine에 눌려 빛을 못보던 지역이지만 좋은 와인이 나오는 알코올 도수 16도까지 천연적으로 되며 강화시키지 않고 출고시킨다.
무사증통과	TWOV(Transit Without Visa)	무사증통과. 나라에 따라서 다르나, 일정한 기간 내로 관광 등의 목적이면 사증 불요(不要)로 하고 있다.
무사증통과	TRWOV	Transit Without Visa의 약자이다.
무형 관광자원	Invisible Tourism Re출처s	무형 관광자원
미국 상무성 관광국	USTS	United States Travel Service의 약자이다.
미국 소매여행업자협회	ARTA	Association of Retail Travel Agents의 약자이다.
미국 여행기관협회	NATO	National Association of Travel Organizations의 약자이다. 국내관광사업의 진흥, 외국에서 미국으로의 관광왕래 증대를 위하여 1941년 워싱턴에 설립, 본 협회는 미국 내의 각종 운수업자, 호텔 · 모텔업자, 레스토랑, 출판사 등 여행에 관계있는 업자를 회원으로 하고 있다.
미국 여행작가협회	SATW	Society of American Travel Writers의 약자이다.
미국의 택시	Yellow Car	미국의 택시. Yellow Cap이라고도 하며, 전체를 노랗게(황색으로) 칠하고 있다.
미드 센트릭	Medcentric	관광자의 성격 중 Allocentric과 Psychocentric의 중간형태의 성격으로 모험적이지도 보수적이지도 않은 중간형태의 성격이다.
미상의원 관광협의회	STC	관광에 관한 법률을 제정하는 과정에서 자문역할을 하기 위한 미국 상원의 연합체이다. Senate Tourism Caucus의 약자이다.

용 어	영문용어	해 설
미주여행업협회	ASTA	미주여행업협회. American Society of Travel Agents의 약자이다.
미팅	Meeting	입국여행자를 마중하는 것이다.
버스 보이	Bus Boy	손님에게 직접 서비스를 하지 않는 종업원이다.
번호통화	Station(-to-Station) Call	번호통화
보이지	Voyage	장기간형태의 여행이다.
보통열차	Way Train	각 역 정차의 열차이다.
보통전보	OT(Ordinary Telegram)	보통전보
보험증서	Policy	여행업자에 있어서는 정책이다.
복수비자	Multiple Visa	해당 국가에 일정기간 내 자유롭게 입출국할 수 있는 비자이다.
볼거리	Point of Interest	관광의 볼만한 것(곳)이다.
봄베	Botanical Garden	식물원. 주요 관광자원으로 활용되고 있다.
부두	Pier	방파제이다.
부적절한 자극	Irrelevant Cues	소비자 관광행동에 있어 지각적 판단이 어려울 경우 부적절한 자극을 따르는 경우를 칭한다. 기능보다 색 · 외형 등을 따르는 경우이다.
비수기요금	Off Season Fare	비수기에 적용되는 할인운임이다.
빌라	Villa	부호나 유한계급의 별장에서 유래된 피서, 피한, 휴양, 야외 레크리에이션 활동 등을 위한 휴양지의 숙박시설이다.
사적	Landmark	사적. 유적
사증	Visa	여행자를 받아들이는 나라가 여행자에게 주는 입국인정서. 영사에 의해 발행된다.
사증신청	Visa Application	재한국 외국대사관, 영사관에 신청을 하는 것이다.
사증신청서	Visa Application Form	각국이나 도항목적에 따라서 신청서의 양식이 다르다.
사파리	Safari	수렵, 사냥. 근간 동아프리카를 중심으로 하여 수렵여행(카메라 사파리를 포함)이 성행하고 있다.
산업관광	Industrial Tourism	산업관광. 산업현장 및 관련 대상물 관광을 주요 목적으로 하는 관광이다.
산업관광	Technical Tourism	산업관광
상용여행업자	Commercial Agent	기업체의 상용거래를 취급하는 여행업자이다.
상해보험	Accident Insurance	최근에는 보험사의 고객서비스 강화에 따라 Insurance를 Assistance로 사용하기도 한다. 즉 보험금의 보상에 한정한 서비스가 아닌 각종의 부가서비스를 강화하여 종합적인 고객 서비스를 제공하는 보험들이 많이 만들어지고 있다.
설명변수	Explanatory Variables	관광수요예측과 관련한 설명변수이다.

용 어	영문용어	해 설
성수기	High Season	수요가 급증하는 시기로 각종의 원가가 높게 책정되며, 여행을 위해서는 사전예약이 필요한 시기이기도 하다.
세계 레저 레크리에이션 협회	WLRA(World Leisure and Recreation Association)	관광레저 레크리에이션의 연구, 교육, 홍보를 통해 국민생활의 질적 향상을 기하고 관광부문에 대한 자문 및 국가간의 협력증진을 도모하며 관광전문지를 발간하고 있다. 1956년 필라델피아에서 국제 레크리에이션 협회(International Recreation Association)로서 설립되어 1973년에 현재의 명칭으로 변경됐다. 회원은 미국·영국·일본 등 80개국의 개인과 120개국의 관계단체로 구성되며, 본부는 뉴욕에 있고, 주네브에 지부가 있다. 한국관이다.
세계관광 자동차협회	WTAO(World Touring and Automobile Organization)	1947년에 국제관광연맹(ITA : International Touring Alliance, AIT : Alliance International de Tourism)과 국제자동차연맹(IAF : International Automobile Federation, FIA : Federationale de i'Automobile)에 의해 1950년 설립되었다. 이 협회의 목적은 양기관의 조정적 역할을 수행하는 데 있으며, 양기관의 공동이익을 수호하고 자동차교통, 국제적 단체이다.
세계관광기구	WTO(World Tourism Organization)	관광분야에 있어서 중심적인 역할의 수행을 목적으로 한 국제기관이다. 전신은 관설 관광기관 국제동맹(IUOTO)이지만 1970년의 IUOTO 멕시코 총회에서 구성 및 조직의 개정안이 채택되어 1975년 1월에 설립됐다. 경제적 발전, 국제간의 이해, 평화와 번영에 기여하기 위하여 관광을 진흥·발전시키는 일에 목적을 두고 있다. 조직은 가맹국, 준가맹국 및 찬조가맹원으로 구성되어 세계 102개국의 정부가 가맹, 2보호령이 준가맹하고 있다.
세계관광수입	Global Tourist Earnings	세계관광수입
세계여행업자 협회	WATA(World Association of Travel Agencies)	여행업자로 구성된 민간관광기구이며, 회원업자의 권익보호, 여행거래질서의 확립, 여행요금 산출방법의 개선, 여행자보호에 관한 공동대책의 수립 및 협의를 주된 업무로 하고, 세계의 관광왕래촉진을 목적으로 하여 1949년 설립되었다. 제네바에 본부가 있으며, 1도시 1여행업자가 가맹하고 있고, 회원은 100여개국 이상에 걸쳐 있다. 세계 각국의 여행사·호텔에 관한 현황, 요금, 자료를 수집한 《Moster Key》(연보)를 매년 발간하고 있다.
소더스트 조인트	Sawdust Joint	규모가 작고, 품위없는 Gambling 시설로 이용자형태를 작은 금액으로 Play하는 고객을 유치, 그들이 단골로 애호하는 Gaming Style로 시설투자 및 여러 경비부담을 경감하는 효과가 있으나 삼류라는 이미지를 벗어나기 힘들다.
소매여행업자	Retail Travel Agent	호올셀러가 만든 여행상품(패키지 투어)을 일반객에게 판매하는 것을 주된 영업내용으로 하고 있는 여행업자이다.
손님접대	Hospitality	손님을 친절하게 접대하는 것이다.
수상 보트	Hovercraft	수상 보트

▬ 참고 및 인용문헌 ▬

01. 관광학개론, 미학사, 2003
02. 관광학 내부강의록, 변상록, 2012
03. 관광법규론, 임주환 · 조찬호, 현학사, 2008
04. 관광학원론, 김병용, 한올출판사, 2010
05. 관광학원론, 김홍일 외, 새로미, 2011
06. 관광학원론, 이정학, 대왕사, 2010
07. 관광산업의 서비스, 안성연 · 이회천 공저, 남두도서, 2008
08. 관광자원론, 박종찬 · 김성동, 남두도서, 2009
09. 광광상품론, 신도길 · 박성규 · 노윤구, 남두도서, 2012
10. 관광학개론의 이해, 최복수 · 김성동, 남두도서, 2009
11. 국내병원 외국인환자 진료계약서, 출입국관리국
12. 국제 의료관광 코디네이터, 박문각, 2013
13. 국제 의료관광 코디네이터, 보건의료관광 마케팅, (주)시대고시기획, 2012
14. 의학용어 및 질환의 이해, 나승권, 도서출판 상학당, 2013
15. 국외여행 인솔자 가이드북, 이현동, 남두도서, 2009
16. 국회 보건복지위원회, 수석전문위원, 의료분쟁조정 관련 심사자료, 2007
17. 고품격 관광서비스 실무론, 김영호, 남두도서, 2009
18. 고객만족 요럴땐 요렇게, 강희선, 영진미디어, 2007
19. 금융환경변화에 따른 우체국의 리스크 관리 방안, 이홍재 이범진, 2001
20. 마케팅 관리론, 김원수, 경문사, 1989
21. 모든 고객을 VIP로 …, 홍원상, 문화예술 마케팅, 조선닷컴, 2012
22. 소비자상담의 이해, 김영신, 시그마프레스 2005
23. 소비자행동의 이해와 마케팅 응용, 김소영, 형설출판사, 2008
24. 수술 · 임상 · 검사 의료기기, 나승권, 도서출판 상학당, 2014
25. 생리해부학 및 생체물성학, 나승권, 도서출판 상학당, 2013
26. 의료마케팅, 박주희, 현문사, 1987
27. 의료관광 구조와 실제, 범문에듀케이션, 2013
28. 여행사 경영실무, 서철현 · 이현동, 남두도서, 2009
29. 여행사 경영과 실무, 윤병국 외, 새로미, 2012
30. 의료기관 평가지침서, 보건복지가족부, 한국보건산업진흥원, 2008
31. 의료경영학회, 병원경영개론, 서원미디어, 2010
32. 의료보장론, 유승흠 · 박은철 신광출판사, 2009
33. 인터넷 관광정보론, 김영호, 남두도서, 2008
34. 의료서비스마케팅, 조우현, 퇴설당, 1999
35. 병원 마케팅의 이해, 박창식 펴냄, 대학서림, 2002
36. 외식산업 경영과 창업, 전영직 외, 백산출판사, 2008
37. 재활 · 피부미용 · 비만 의료기기, 나승권, 도서출판 상학당, 2015
38. 진찰 · 진단 의료기기, 나승권, 도서출판 상학당, 2014

39. 치료의료기기, 나승권, 도서출판 상학당, 2014
40. 커뮤니케이션, 커뮤니케이션북스, 2012
41. 2013 한국의료관광총람, 한국관광공사, 2013
42. 한국보건산업진흥원, 국제진료서비스 교재, 2009
43. 한국관광학회, 관광학총론, 백산출판사, 2009
44. 한국문화관광연구원, 글로벌 리더로서 관광을 말하라, 대왕사, 2008
45. 호텔실무경영론, 이호길 · 김미경 · 신형섭, 남두도서, 2011
46. 호텔서비스실무론, 김춘호 외, 새로미, 2007
47. 호텔프로젝트 실무, 이희천, 남두도서, 2010
48. 호텔관광서비스 마케팅 실무, 신형섭, 남두도서, 2013
49. 환자중심의 의료 커뮤니케이션, 박용익, 백산서당, 2010
50. 헬스커뮤니케이션 연구의 접근방법, 이병관, 2009
51. 헬스커뮤니케이션의 역사, 정의, 과제, 박동진 · 정의철, 2009
52. 현대 기초의학 및 의공학, 나승권, 도서출판 상학당, 2009
53. 현대 의용전자공학, 나승권, 도서출판 상학당, 2009
54. 현대 의료기기, 나승권, 도서출판 상학당, 2009
55. 현대 의용기계공학, 나승권, 도서출판 상학당, 2009
56. 현대 의료안전 · 법규 및 정보, 나승권, 도서출판 상학당, 2014
57. 한 종합검진센타 이용자의 만족도와 서비스 요구분석, 강상권, 연세대 보건대학원, 석사 학위논문, 1991
58. 병원입원 진료관리에 대한 고객의 만족도 조사연구, 박원필, 경희대 행정대학원 석사 학위논문
59. The Rise of Medical Tourism, 2009 Grail Research

[인터넷 홈페이지]

http : //www.mcst.go.kr(문화체육관광부)
http : //www.knto.or.kr(한국관광공사)
http : //www.kata.or.kr(한국여행업협회)
http : //www.ktri.re.kr(한국관광연구원)
http : //www.hotelkorea.or.kr(한국관광호텔업협회)
http : //www.happycampus.co.kr(해피캠퍼스자료실)
http : //www.naver.com(네이버 자료실)
http : //www.mest.kr(메스타임즈 : 관광경영론)
http : //www.metro.seoul.kr(서울특별시)
http : //www.metro.pusan.kr(부산직할시)
http : //www.metro.incheon.kr(인천광역시)
http : //www.metro.daegu.kr(대구광역시)
http : //www.metro.daejon,kr(대전광역시)
http : //www.metro.ulsan.kr(울산광역시)
http : //www.metro.kwangju.kr(광주광역시)
http : //www.provin.kyonggi.kr(경기도)
http : //www.provin.kwangwon.kr(강원도)
http : //www.provin.chunngnam.kr(충청남도)
http : //www.provin.chungbuk.kr(충청북도)
http : //www.provin.cheonbuk.kr(전라북도)
http : //www.provin.cheonnam.kr(전라남도)
http : //www.provin.kyungbuk.kr(경상북도)
http : //www.provin.kyungnam.kr(경상남도)
http : //www.provin.cheju.kr(제주)

찾아보기

■ 저자약력 ■

■ 나 승 권

- 서울청량초등, 경희중, 한양공업고등학교 전기과 졸업
- 한국폴리텍대학 동부산캠퍼스 전기, 전자과 2년 수료
- 한국폴리텍대학 인천캠퍼스 전기과 기능장과정 졸업
- 세명대학교 대학원 전기전자학과 졸업(의공학 및 전력전자응용전공, 공학박사)
- 삼육의료원 부산(한방)병원 전기 및 의공기사 7년 근무
- 한국수자원공사 전기기사 7년 근무
- 의공기사, 의공산업기사, 병원코디네이터(Hospital Coordinator)사, 의료정보관리사
- 의료기기상품기획사, 전기 · 전자기술지도사, 전기기기기능장, 전기공사기능장, 산업안전기사
- 전기공사특급기술자, 한국전력기술인특급기술자, 한국전력기술인특급감리사
- 한국전력기술인설계사 면허, 전자산업기사 이외 20개의 자격증과 면허취득
- 한국폴리텍대학 강릉캠퍼스 교수(현)
- 한국산업인력공단 의공(산업)기사, 의료전자기능사 이론, 실기(출제, 검토, 채점)위원(현)
- 한국보훈복지의료공단 감사자문위원 및 평가위원(현)
- 식품의약품안전처 의료기기자문위원 및 평가위원(현)
- (재)원주의료기기테크노밸리 의료기기자문위원 및 평가위원(현)
- 한국산업단지공단 원주단지혁신클러스터추진단 기술과제 평가위원(현)
- 국가직무능력표준(NCS) 기반의 훈련과정 편성 주강사(현)
- 직업능력개발훈련 사업심사평가위원
- 강원도산업경제진흥원 강원지식재산전문위원 및 평가위원(현)
- 강원테크노파크 기술개발사업선정(의료기기) 평가위원(현)
- 한국방송통신전파진흥원 강원본부 ICT산학동반성장협의회 위원(현)
- 메디칼디바이스저널 기술편집자문위원(현)
- 강원일보, 메디저널, 의약정보 의료기기기술 및 포럼기고(현)
- ㈜메디아나, ㈜씨유메디칼시스템, ㈜리스템, ㈜태연메디칼, ㈜대화기기, ㈜ED, ㈜메디칼써프라이, ㈜바이오프로테크, ㈜조양디엠, ㈜메디코넷 의료기술자문위원(현)
- TUV Korea Ltd. TUV Suddeutschland Group(Medical-Health-Service부서) 의료기기자문(현)
- ISO9001:2008 국제심사원, (사)키캄연구소 한국서비스품질우수기업인증 전문위원 및 평가위원
- 대한의용생체공학회 교육이사, 한국모바일학회 총무부회장, 한국컴퓨터정보학회 이사, 한국통신학회 학술이사, 대한의공협회, 한국의료정보교육협회, 대한전기학회, 한국산업기술재단, 대한전력전자학회, 한국산학기술학회, 한국항행학회 회원

보건의료서비스 지원관리

2016년 7월 30일 1판 1쇄 발행

저 자 나 승 권
발행인 남 승 우

발행처 도서출판 상尙 학學 당堂

서울시 동작구 사당로9가길 6(사당동)
TEL : 02) 595-1692~4
FAX : 02) 595-1394
E-mail : namdoo6@unitel.co.kr
신고 : 2-155호 (1968. 11. 29)

정가 32,000원

ISBN 978-89-6587-089-0 93510

〈디자인〉 편집 엄해숙 / 표지 나아기획